Prüfung und Verarbeitung von Arzneidrogen

Von

Dr. Fritz Gstirner

Dozent für Angewandte Pharmazie
an der Universität Bonn

Zweiter Band

Verarbeitung

Mit 16 Abbildungen

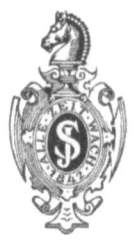

Springer-Verlag Berlin Heidelberg GmbH

ISBN 978-3-642-49053-8   ISBN 978-3-642-92646-4 (eBook)
DOI 10.1007/978-3-642-92646-4
Copyright 1955 by Springer-Verlag Berlin Heidelberg
Ursprünglich erschienen bei Springer-Verlag OHG., Berlin/Göttingen/Heidelberg. 1955
Softcover reprint of the hardcover 1st edition 1955

Vorwort.

Unter Verarbeitung von Arzneidrogen soll hier die Herstellung von Drogenauszügen verschiedenster Art durch Extraktion verstanden werden, die als Arzneipräparate Verwendung finden. Es werden somit allgemeine Methoden zur Gewinnung von Fluidextrakten, Trockenextrakten, Tinkturen, aromatischen Wässern, Sirupen, Infusen, Dekokten, stabilisierten Drogenauszügen und anschließend die besonderen Methoden zur Verarbeitung der einzelnen Drogen dargestellt, wie sie in pharmazeutischen Betrieben und Apotheken durchgeführt werden. Trocknung der frischen Arzneipflanzen und Zerkleinerung sowie Methoden zur Isolierung einzelner Wirkstoffe in chemisch reiner Form aus Extraktlösungen wurden nicht aufgenommen.

Arzneipflanzenpräparate verbürgen nur dann eine therapeutische Wirksamkeit, wenn sie einen entsprechenden Wirkstoffgehalt aufweisen, weshalb nach Möglichkeit eine Wirkstoffbestimmung durchgeführt werden soll. Aus diesem Grunde wurden auch die Prüfungsmethoden für die pflanzlichen Arzneipräparate, vor allem die Bestimmung der Wirkstoffe, aufgenommen, die meistens den Methoden bei den Drogen entsprechen, die im I. Band enthalten sind. Deshalb wird nur die Vorbereitung der Präparate zur Bestimmung beschrieben und für die weitere Ausführung wird auf die Bestimmung im I. Band verwiesen.

Die Ausarbeitung vielfach neuer chemischer Methoden zur Wirkstoffbestimmung ermöglichte es, auch deren Extraktion zu verfolgen, so daß die günstigsten Extraktionsbedingungen und Methoden der Weiterverarbeitung der Extraktlösungen festgelegt werden konnten. Von besonderem Wert sind die Bestimmungsmethoden auch für die Prüfung der Haltbarkeit der Präparate. Die Verarbeitung der Arzneidrogen hat durch die neuen chemischen Bestimmungsmethoden der Wirkstoffe eine Förderung erfahren, die zu Arzneipräparaten mit genauer kontrollierbarem Wirkstoffgehalt führte, als es bisher möglich war. Damit hat auch die Therapie mit Arzneidrogenpräparaten in vielen Fällen an Sicherheit und Verläßlichkeit gewinnen können.

Die im Deutschen Arzneibuch 6 und im Ergänzungsbuch 6 enthaltenen Methoden werden als bekannt vorausgesetzt und nicht mehr angeführt, sondern hauptsächlich die in der Literatur der etwa letzten 20 Jahre erschienenen Methoden und auch einige Verfahren von neueren Arzneibüchern anderer Länder. Die Voraussetzungen der Wirkstoffbestimmungen, die im I. Band enthalten sind, werden nicht wiederholt. Die theoretische, apparative und technologische Seite der Drogenextraktion wird nur gestreift, da sie in anderen Büchern ausführlich dargestellt wird.

Bonn, im Juni 1954.

F. Gstirner.

Inhaltsverzeichnis.

Allgemeine Verfahren.

Drogen-Verzeichnis.

Allgemeine Verfahren.

Aquae aromaticae.

Aromatische Wässer sind mit oder ohne Zusatz von Alkohol bereitete Lösungen von ätherischen Ölen in Wasser und stellen entweder echte oder größtenteils kolloidale Lösungen dar. Sie werden entweder durch Auflösen der Öle in Wasser oder durch Wasserdampfdestillation von frischen Pflanzenteilen oder von Drogen gewonnen. Die destillierten Wässer enthalten vorwiegend die leichter wasserlöslichen Stoffe, während diese in den Lösungen der ätherischen Öle fehlen. Das Lösen der Öle wird vielfach mit Hilfe von Talk und bei erhöhter Temperatur vorgenommen und die Lösung nach mehrtägigem Stehen filtriert.

Zur Gewinnung von aromatischen Wässern durch Wasserdampfdestillation wird die Droge entweder mit Wasser übergossen und zum Sieden erhitzt oder durch die auf einem Sieb liegende Droge wird Wasserdampf von unten eingeleitet. Blatt- und Blütendrogen mit parenchymatischer Struktur können unzerkleinert und unbefeuchtet destilliert werden, da das ätherische Öl meist im epidermalen Zellgewebe liegt und dieses durch Temperatur- und Osmosewirkung gesprengt und das Öl freigegeben wird. Früchte, Samen, Rinden, Blätter, in denen das Öl weniger leicht zugänglich ist, müssen zerkleinert oder gepulvert werden.

Da die durch Auflösen der Öle gewonnenen Wässer den durch Destillation aus der Droge bereiteten Wässern oft in Geruch und Geschmack erheblich nachstehen, empfiehlt RAPP[1], das Öl unmittelbar vor der Herstellung des Wassers der Wasserdampfdestillation auf folgende Weise zu destillieren, wodurch angenehm und mild schmeckende Wässer erhalten werden:

In einen Fraktionskolben gibt man 2 g ätherisches Öl und 50 bis 100 ccm Wasser. Mit dem seitlichen Kolbenansatze verbindet man mittels eines Schlauches ein gebogenes Glasrohr, in dessen mittlere Hälfte eine Kugel eingeschmolzen ist. Man erhitzt den Kolbeninhalt zum Sieden und leitet den Dampf in eine Literflasche voll destillierten Wassers. Die Kugel soll die beim Kochen eintretenden Temperaturschwankungen ausgleichen bzw. verhindern, daß Wasser in den Fraktionskolben zurückgeschleudert wird. Sobald etwa 25 g übergekocht sind, öffnet man zuerst den Stopfen des Fraktionskolbens und dann erst entfernt man die Flamme. Das so frisch überdestillierte Öl wird schließlich mit dem in der Vorlage inzwischen warm gewordenen Wasser kräftig geschüttelt und nach kürzerem oder längerem Stehen mit oder ohne Hilfe von Zusatz von Talk filtriert.

Die ätherischen Öle und auch besonders ihre wäßrigen Lösungen unterliegen mehr oder weniger schnell der Oxydation und Verharzung, wodurch die Wässer einen schlechten und beißenden Geschmack und Ge-

---

[1] Pharmaz. Ztg. **1926**, 831.

ruch annehmen können. Sie müssen deshalb vor Licht und Luft geschützt aufbewahrt werden. Die Oxydation wird verringert, wenn zum Lösen der Öle ausgekochtes und damit sauerstofffreies und wieder erkaltetes Wasser verwendet und das Lösen durch Schütteln in möglichst gefüllten Flaschen vorgenommen wird. Einige Öle werden vor dem Lösen mit Talk angerieben, um durch die vergrößerte Oberfläche das Lösen zu erleichtern und andererseits schwer- und unlösliche Terpenkohlenwasserstoffe, die Opalescenz der Wässer verursachen, durch Adsorption zu entfernen. Der Talk soll vorher mit Salzsäure behandelt werden, um alkalische Stoffe zu beseitigen, die die Oxydation begünstigen und in Augenwässern und Mixturen zur Fällung von Alkaloiden führen können. Frische Wässer reagieren meist schwach sauer (p_H 4 bis 6). Basische Klärmittel, wie Magnesiumcarbonat, Magnesiumoxyd lassen sich in den Wässern mit Phenolphthalein erkennen.

Um den Gehalt an ätherischem Öl aromatischer Wässer zu prüfen, arbeitete B. F. COOPER und E. A. BRECHT[1] ein Verfahren aus, das auf der Trübung des aromatischen Wassers nach Zusatz von gesättigter Natriumcitratlösung beruht, die sich von 20 untersuchten Salzlösungen am besten bewährte. Zur Ausführung der Bestimmung werden 15 ccm aromatisches Wasser mit der gesättigten Natriumcitratlösung titriert. Der Endpunkt läßt sich am besten erkennen, wenn man das Glasgefäß vor einen dunklen Hintergrund hält und mit einer elektrischen Lampe von der rechten Seite in Augenhöhe beleuchtet. Die Temperatur betrug bei allen Versuchen 25 bis 28°. Die Autoren fanden folgende Werte (Tab. 1):

Für sehr genaue Messungen ist zum Vergleich die Herstellung einer selbstgefertigten Kurve aus Wässern mit steigendem Gehalt an ätherischem Öl empfehlenswert, während zur Orientierung die angegebenen Werte genügen. Eine statistische Analyse aller Daten zeigte, daß die Genauigkeit in folgender Reihe abnimmt: Kampfer, Zimt, Fenchel, Pfefferminz, Spearmint (von Mentha spicata L.), Anis, Gaultheria.

Tabelle 1. *Mengen von gesättigter Natriumcitratlösung, die zur Erzeugung einer Trübung in 15 ccm-Proben 75% gesättigter aromatischer Wässer erforderlich sind.*

Aromatisches Wasser	ccm
Campherwasser U.S.P.	2,19
Zimtwasser U.S.P.	2,82
Pfefferminzwasser U.S.P.	3,15
Aniswasser N.F.	2,00
Fenchelwasser N.F.	2,50
Spearmintwasser N.F.	2,39
Gaultheriawasser N.F.	2,20

Über die Wirkung von Destillatwässern hat J. KLOSA[2] Versuche angestellt. Er fand, daß das Thymian- (Thymus vulgaris), Schafgarben- (Achillea millefolium) und das Zwiebeldestillatwasser (Allium cepa) auf die Keimung von Erbsensamen und das Wachstum der Wurzeln hemmend wirkt und die Wässer wie auch die Öle einen antibakteriellen Charakter zeigen. Keinen Einfluß auf die Keimung von Samen und Mikro-

---

[1] J. Amer. pharmac. Assoc. Sci. Ed. **41**, 394 (1952); Ref. Apotheker-Ztg. **4**, 200 (1952).
[2] Pharmaz. Zentralhalle Deutschland **87**, 74 (1948).

organismen zeigten das Öl (in 1 : 500) und Wasser von Fenchel, Pfeffer-
minze und Kamille. Dagegen wurde eine entzündungswidrige Eigen-
schaft des Kamillenwassers beobachtet, die an sich nur dem Öl zukommt. Bei der Prüfung der Destillatwässer des Thymian, der Schafgarbe
und der Kamille bei infektiösen Hautkrankheiten zeigte sich, daß Wund-
spülungen und -waschungen mit den genannten Wässern sehr günstig
auf die Heilung wirken. Die Bakterienflora wird rasch zerstört, der
fötide Wundgeruch verschwindet und die Wunden säubern sich. Dasselbe gilt von eiternden Schnittwunden und Verletzungen. Besonders bei
Entzündungen infektiöser und nichtinfektiöser Art waren Kombina-
tionen zwischen Thymian-, Schafgarben- und Kamillenwasser von
bestem Erfolg. Mit den genannten Wässern wurden auf Entzündungen
Umschläge gemacht.

Aqua Amygdalarum amararum.

Das Bittermandelwasser wird nach dem DAB 6 durch Auflösen von
Benzaldehydcyanhydrin hergestellt, das leicht zersetzlich ist und vielfach zu gelblichen, trüben und zu schwachen Präparaten führt. Es wurden deshalb andere Herstellungsmethoden vorgeschlagen. R. HOLDER-
MANN[1] empfiehlt z. B. Blausäure aus Blutlaugensalz und Schwefelsäure
zu entwickeln, in eine Vorlage mit verdünntem Weingeist zu destillieren
und nach Ermittelung des Gehaltes mit der entsprechenden Menge Benzaldehyd zu versetzen, der sich nach einigen Tagen vollkommen löst.
F. GOSCH[2] rät dagegen von einer Bereitung aus Blausäure und Benzaldehyd ab, da der Benzaldehyd des Handels meist mit Benzoesäure
stark verunreinigt ist, die die Einstellung des chemischen Gleichgewich-
tes sehr verlangsamt. Der Alkoholzusatz nach der Vorschrift des DAB 6
übt nach GOSCH auf das Gleichgewicht und die Haltbarkeit des Präparates keinen Einfluß aus und es genügt, das Benzaldehydcyanhydrin
nur in Wasser zu lösen. Bei Verwendung von Alkohol werden unnötiger-
weise die Verunreinigungen des Cyanhydrins mit aufgelöst, während bei
Verwendung von Wasser allein diese Substanzen von vornherein nicht
in die Lösung gelangen und abfiltriert werden können.
Nach H. AUTERHOFF[3] läßt sich das Bittermandelwasser aus Benzaldehyd, Kaliumcyanid und Weinsäure auf folgende Weise herstellen:

Es werden in einer gut verschließbaren 250 ccm-Flasche 0,78 g Benzaldehyd
in 50 g Spiritus (90°), in einem zweiten Gefäß 0,48 g Kaliumcyanid in 60,6 g
Aqua dest., in einem dritten Gefäß 1,1 g Acid. tartaric. in 80 g Aqua dest., gelöst.
Die Kaliumcyanid- und die Weinsäurelösung werden hintereinander schnell in die
250 ccm-Flasche mit der spirituösen Benzaldehydlösung gegossen. Um Verluste
an Blausäure zu vermeiden, muß das Gefäß gut verschlossen werden. Die Flasche
wird geschüttelt und für 3 Tage beiseite gestellt. Es kommt zu folgenden Reaktionen:

$$KCN + H_2C_4H_4O_6 \rightarrow KHC_4H_4O_6$$
$$C_6H_5COH + HCN \rightarrow C_6H_5CH(OH)(CN) \, .$$

---

[1] Pharmaz. Ztg. **1927**, 332.
[2] Pharmaz. Mh. **1931**. — [3] Süddtsch. Apotheker-Ztg. **88**, 129 (1948).

Das ausgeschiedene Kalium bitartaricum wird abfiltriert. Im Filtrat wird nach der Vorschrift des DAB 6 der Gehalt an freiem und gebundenem Cyanwasserstoff bestimmt. Falls das Präparat einen höheren Gehalt als den geforderten an Cyanwasserstoff aufweist, wird es durch Zusatz einer Mischung von 1 Teil Weingeist und 3 Teilen Wasser auf den vorgeschriebenen Gehalt gebracht.

Das Bittermandelwasser ist wenig haltbar, indem sich allmählich Ammoniumformiat, Benzoesäure, Benzoin und mit dem Alkali des Glases Natriumcyanid bilden. Licht- und Oxydationsschutz erhöhen die Haltbarkeit.

Zur Bestimmung der freien Blausäure empfiehlt GOSCH folgendes mercurimetrisches Verfahren von KOLTHOFF:

50 ccm Aqua Laurocerasi werden mit 10 ccm n/10- Quecksilbernitratlösung [die n/10-Hg(NO$_3$)$_2$ enthält pro 1000 ccm 20 ccm 4 n-HNO$_3$], also einen Überschuß versetzt. Dann setzt man 5 ccm 4 n-HNO$_3$ und 1 ccm Eisenammoniumalaunlösung als Indicator zu, kühlt unter der Wasserleitung auf etwa 12 bis 15° ab und titriert mit n/10 Rhodanlösung das überschüssige Mercurinitrat zurück. Die Berechnung erfolgt nach der Gleichung:

$$\text{g freie HCN} = \text{ccm verbr. n/10-Hg(NO}_3)_2 \cdot 0,027 \, .$$

Aqua Cinnamomi.

Das Zimtwasser enthält etwa 0,1% Zimtölbestandteile und zwar größtenteils Zimtaldehyd, in geringerer Menge Zimtsäure und Essigsäurezimtester. Da der Zimtaldehyd leicht zu Zimtsäure oxydiert wird, ist die Verwendung von sauerstofffreiem Wasser und die Aufbewahrung unter Lichtschutz und bei tiefer Temperatur besonders wichtig. Zur Unterscheidung von Wässern aus Cassiaöl, Ceylonöl und deren Destillaten gibt L. DÁVID[1] folgende Reaktionen an:

Zur Feststellung der Echtheit des Wassers werden 3 ccm Zimtwasser in einer kleinen Porzellanschale (von etwa 10 bis 12 ccm Inhalt) mit ebensoviel konzentrierter Essigsäure vermischt und im Wasserbade auf etwa 0,3 bis 0,4 ccm eingedampft. Der Rest wird in einen kleinen Meßzylinder gegossen, die Schale ausgewaschen und die Flüssigkeit mit konzentrierter Schwefelsäure unterschichtet. Es entsteht sofort ein citronengelber Ring. Nach kurzer Zeit bildet sich im oberen Teil der Schwefelsäure ein Ring von blasser Rosafarbe. (Aus Cassiazimtrinde mittels Destillation hergestelltes Wasser.)

Wurde das Wasser aus Cassiaöl durch Lösen hergestellt, so entsteht bei der Schichtung sofort ein rötlicher bis rotbrauner Ring, der von unten betrachtet, bestimmt rötlich erscheint. Nicht lange danach entsteht in der Essigsäure, ziemlich hoch über dem Ring ein blauer und im oberen Teil der Schwefelsäure ein rosafarben scheinender Ring. Im oberen Teil des rotbraunen Ringes erscheint langsam ein schmutzig-grünlich-bräunlicher Streifen. Zusammengeschüttelt nimmt die Flüssigkeit eine licht gelblich-braune Färbung an.

Aus Ceylonzimtrinde mittels Destillation hergestelltes Wasser: Bei der Schichtung tritt sofort ein dunkler, brauner Ring auf, der auch von unten betrachtet nicht rötlich scheint. Bald erscheint unmittelbar am oberen Teile des Ringes ein sich verstärkender, schmutzig-bläulich-grünlicher Streifen und in der Schwefelsäure ein separat stehender, blasser, bräunlicher Ring.

Aus Ceylonöl mittels Lösen: nach der Schichtung entsteht sofort ein brauner Ring und in der Schwefelsäure tritt ein etwas blaßrosa scheinender Ring auf. Nach dem Zusammenschütteln nimmt die Flüssigkeit eine gelblich-braune Farbe an.

---

[1] Pharmaz. Ztg. **1927**, 622.

Aqua Hamamelidis.

Das Hamameliswasser des Erg. B. 6 wird durch Destillation aus der Rinde hergestellt. Da eine Wirkung dieses Präparates angezweifelt wurde, hat H. Neugebauer[1] Versuche am Kaninchenohr ausgeführt und konnte für das Destillat von Hamamelis virginica und auch für das Destillat aus Corylus avellana eine positive Wirkung auf die Verkürzung der Blutungszeit wie auf die Beschleunigung der Blutgerinnung nachweisen.

Aqua Menthae piperitae.

Das Pfefferminzwasser enthält etwa 0,05% Pfefferminzöl, das vorwiegend aus Menthol, Menthylacetat, ferner aus Isovalerylaldehyd, Acetaldehyd besteht. Zur Unterscheidung verschiedener Qualitäten gibt L. Dávid[2] folgende Reaktionen an:

10 ccm Wasser werden in einem Probierrohr mit 4 g Kochsalzpulver geschüttelt. Dann werden 3,5 ccm entwässerter Äther hinzugegeben und wiederholt geschüttelt. Die klare Ätherschicht wird behutsam soweit als möglich in ein trockenes Reagenzglas gegossen und der Äther durch wiederholtes Eintauchen in ein heißes Wasserbad vertrieben. Der untere Teil des abgetrockneten Reagenzglases wird dann vorsichtig in eine Flamme gehalten, bis der Rückstand zu rauchen aufhört und auch im oberen Teile des Röhrchens kaum mehr etwas Rauch ist. Dann wird soweit abgekühlt, daß die Hand die Hitze ertragen kann, und in das entsprechend abgekühlte Reagenzglas 0,5 ccm Hirschsohn-Fuchsin-Reagens (0,1 g Fuchsin in 1000 g Wasser aufgelöst, in die Lösung wird bis zur Farblosigkeit Schwefeldioxyd eingeleitet) gegeben und dreimal unter gutem Schütteln zum Sieden erhitzt. Die Flüssigkeit nimmt eine dunkle, karminrote Farbe an. Nach dem Erhitzen werden 2 Tropfen Vanillin-Salzsäure (1 g Vanillin in 99 g rauchender Salzsäure gelöst) hinzugegeben, worauf die Flüssigkeit eine schön rot schimmernde Lilafarbe annimmt; dann wird mit 5 ccm Wasser verdünnt und 1 Tropfen Kaliumbichromatlösung hinzugefügt. Nach dem Zusammenschütteln entsteht eine rotbraune Farbe. Wird die Flüssigkeit einmal zum Sieden erhitzt, wird sie ganz oben lichter, nach einigem Stehen grünlich-braun, schließlich grünlich-blau. Diese Reaktionen gibt das aus Mitchamöl mittels Destillation bereitete aromatische Wasser.

Wenn das aromatische Wasser aus Mitchamöl durch einfaches Lösen bereitet wurde, dann verbleibt die durch Verdünnung mit Wasser gewonnene, ins Rötliche schimmernde violette Farbe auch nach Zugabe von Kaliumbichromatlösung und auch nach dem Sieden bestehen.

Wenn das aromatische Wasser aus billigerem minderwertigerem Öl bereitet wurde, dann können folgende Reaktionen eintreten:

1. Es entsteht eine ähnliche Reaktion, wie mit dem aus Mitchamöl mittels Destillation hergestellten Wasser, nur wird die Farbe der Flüssigkeit nach dem Sieden gelblich-braun.

2. Sie ist mit der Reaktion des aus Mitchamöl mittels Lösen hergestellten Wassers ganz identisch. Beide Reaktionen gibt das sogenannte „bisrectivicatum"-Öl.

3. Wenn das Pfefferminzwasser aus rectifiziertem Öl durch Destillation oder Lösen bereitet wurde, so nimmt das Gemisch nach Zugabe von Kalium bichromicum und Erhitzen eine geblich-braune Farbe an.

Die Qualitätsverminderungen älterer Präparate beruhen hauptsächlich auf einer Verseifung der Menthylester, auf der Oxydation des Menthols zu Menthon und der Aldehyde zu Säuren, wodurch eine Zunahme der sauren Reaktion eintritt.

---

[1] Pharmazie **3**, 313 (1948). — [2] Pharmaz. Ztg. **1927**, 622.

Aqua Rosae.

Das Rosenwasser enthält etwa 0,025% Rosenöl, das sich hauptsächlich aus Geraniol, Phenyläthylalkohol und Citronellol zusammensetzt.
Die Haltbarkeit des Rosenwassers ist nicht groß. Zur Feststellung, ob
das Rosenwasser aus natürlichem oder künstlichem Öl bereitet wurde,
werden nach L. Dávid[1] in 5 ccm Wasser 0,01 g Resorcin aufgelöst und
unter ständigem Schütteln in kleinen Anteilen 3 ccm konzentrierte
Schwefelsäure zugemischt. Das aus echtem Rosenöl bereitete Rosenwasser
bleibt beinahe farblos, während das aus künstlichem Öl (Heiko-Rose)
bereitete aromatische Wasser eine lebhafte orangerote Farbe annimmt.
J. Deshusses[2] prüft das Rosenwasser in gleicher Weise wie das
Orangenblütenwasser (S. 155). Als Umrechnungsfaktor bei der Chrom-
methode benützt er 0,372. Der Grenzwert der Geruchsstärke liegt bei
$1,2 \times 10^{-3}$ ccm. Zur Geruchsprobe werden 0,2 ccm Rosenwasser auf
Filtrierpapier getropft, das nach etwa 50 Minuten sich verflüchtigt, während bei Wasser mit synthetischem Öl der Geruch erst nach 190 Minuten
nicht mehr wahrnehmbar ist.

Decocta und Infusa.

Da die Löslichkeit und Haltbarkeit vieler Drogenwirkstoffe in Wasser
unterschiedlich ist, wurden für die Infus- und Dekoktbereitung vielfach
neue Vorschläge ausgearbeitet, um den individuellen Eigenschaften der
Drogen in erhöhtem Maße Rechnung zu tragen. Einer der älteren Vorschläge dieser Art geht auf Rapp[3] zurück, der die leichte Zersetzlichkeit
mancher Inhaltsstoffe durch Erhitzung, z. B. der Glykoside, berücksichtigt und entweder eine *kalte Maceration* oder die Gewinnung eines
kalten Vorlaufes, ähnlich wie bei den Fluidextrakten, und nachträglicher
Dampfbehandlung vorschlägt. Zur kalten Maceration wird die im Mörser
vorgefeuchtete Droge mit wenig Wasser bedeckt und dann mit dem
Pistill gut durchgearbeitet und durchgeknetet. Nach Entfernung des
konzentrierten Saftes wird mit frischem Wasser die Extraktion in derselben Weise wiederholt. Rapp konnte zeigen, daß auf kaltem und
heißem Wege ähnlich gehaltreiche Auszüge erhalten werden. Der Vorteil
der kalten Bereitung liegt vor allem in der Gewähr, daß die leicht zer-
setzlichen Pflanzenbestandteile unverändert extrahiert werden.

In manchen Fällen empfiehlt Rapp den durch Ausdrücken erhaltenen Preßrückstand nur bis zu $^1/_3$ des verlangten Flüssigkeitsvolumens
nachzuwaschen (Saft I) und den so vorbehandelten Preßrückstand der
Dampfbehandlung zu unterziehen. Saft I und Auszug II werden vereinigt.

Zusammenfassend teilt Rapp die Drogen nach Inhaltsstoffen ein und
gibt zur Herstellung von Dekokten und Infusen unter Berücksichtigung
obiger Versuchsergebnisse folgende Richtlinien:

Erste Gruppe der Drogen mit *ätherischen Ölen, Harzen, Balsamen usw.* als
Inhaltsstoffe. Diese Drogen werden am zweckmäßigsten mit 50% Alkohol in der
Reibschale angefeuchtet und dann lege artis ein Infus hergestellt.

[1] Pharmaz. Ztg. **1927**, 622. — [2] Pharmac. Acta Helvetiae **22**, 320 (1947).
[3] Pharmaz. Ztg. **1926**, 88.

Zweite Gruppe *alkaloidhaltige Drogen.* Wenn neben den Alkaloiden in den Drogen keine Glykoside vorhanden sind, so werden zunächst in der Reibschale die Pflanzenteile mit Wasser angefeuchtet und dann mit Zusatz von 1% Weinsäure oder Salzsäure lege artis ein Infus bereitet.

Sollten neben den Alkaloiden noch Glykoside zugegen sein, so stelle man einen kalten Vorlauf mit ⅓ der vorgeschriebenen Flüssigkeit her, den Preßrückstand infundiere man mit ²/₃ der vorgeschriebenen Flüssigkeit lege artis ohne Säurezusatz.

Dritte Gruppe *glykosidhaltige Drogen.* Bei diesen Drogen verfahre man wie oben beschrieben, indem man zunächst mit ⅓ der vorgeschriebenen Flüssigkeit einen Vorlauf bereite und dann erst mit dem Drogenrückstand und ²/₃ der vorgeschriebenen Flüssigkeit die Dampfbehandlung folgen lasse. Diese Methode wende man auch in allen zweifelhaften Fällen an, in denen man nicht sicher weiß, ob zersetzliche Stoffe vorliegen oder nicht. Variationen werden von Fall zu Fall immer noch notwendig sein.

Die Trennung der Flüssigkeit von der Droge kann bei ätherischen, harzigen oder alkaloidhaltigen Auszügen durch Filtration mit der Wattescheibe vorgenommen werden, während bei glykosidhaltigen Auszügen unbedingt das Kolieren durch Mull anzuwenden ist, um Verluste an wirksamen Bestandteilen zu vermeiden.

Die Brauchbarkeit dieses von RAPP vorgeschlagenen Verfahrens wurde von PH. HORKHEIMER[1] bestätigt. Ähnliche Vorschriften wurden auch von der Ph. Helvetica V aufgenommen:

Zur Infusbereitung wird die Droge in einer Reibschale mit einem Pistill und mit wenig Wasser bis zur gleichmäßigen Durchfeuchtung durchgearbeitet. Dann wird die Hälfte der vorgeschriebenen Wassermenge kalt zugesetzt, das Macerat 15 Minuten lang unter häufigem Umrühren stehengelassen und hierauf durch befeuchtete Watte filtriert. Der Drogenrückstand wird mit der zweiten Hälfte Wasser, das zum Sieden erhitzt ist, übergossen, 15 Minuten lang damit bedeckt stehengelassen, durch dieselbe Watte zum Kaltmacerat filtriert und das Filtrat mit Wasser auf die vorgeschriebene Menge ergänzt.

Zur Dekoktbereitung wird der Drogenrückstand mit der zweiten Hälfte Wasser kalt übergossen, 15 Minuten im Wasserbad erhitzt, 10 Minuten erkalten gelassen und dann durch Watte filtriert.

Da die Extraktionstemperatur von Dekokten, die insgesamt 30 Minuten im Wasserbad erhitzt werden, von der Dekoktmenge stark abhängig ist und großen Unregelmäßigkeiten unterliegen kann, gehen neuere Vorschläge dahin, die 30 Minuten lange Erhitzungszeit des Dekoktes auf 90 bis 100° erst von dem Zeitpunkt an zu rechnen, bei dem das Dekokt diese Temperatur erreicht hat. Auch soll das Volumen des fertigen Dekoktes und Infuses auf die vorgeschriebene Menge aufgefüllt werden. V. KWASNIEWSKI[2] schlägt deshalb folgende Vorschriften vor:

1. Dekokte: Die Droge wird mit ihrer dreifachen Gewichtsmenge Wasser im Mörser kräftig durchgearbeitet, 15 Minuten zugedeckt zur Seite gestellt, danach nochmals gut durchgearbeitet und mit der für das Dekokt vorgeschriebenen Menge kalten Wassers übergossen, im Wasserbade erhitzt und unter öfterem Umrühren 30 Minuten lang auf einer Temperatur von über 90° gehalten. Dann wird heiß durch Watte filtriert und mit Wasser ergänzt.

2. Infuse: Die Droge wird mit ihrer dreifachen Gewichtsmenge Wasser im Mörser angestoßen, 15 Minuten zugedeckt zur Seite gestellt, nochmals gut durchgearbeitet und mit der für das Infus vorgeschriebenen Menge siedenden Wassers übergossen. Unter wiederholtem Umrühren wird 15 Minuten lang zugedeckt ziehen gelassen, durch Watte filtriert und mit Wasser auf das vorgeschriebene Gewicht ergänzt.

---

[1] Süddtsch. Apotheker-Ztg. **1928**, 52. — [2] Pharmazie **6**, 42 (1951).

Sind alkaloidhaltige Drogen zum Dekokt oder Infus zu verarbeiten, so ist dem Wasser soviel Salz- oder Schwefelsäure hinzuzufügen, wie die Droge Alkaloide enthält.

Etwas weiter gehen noch z. B. die Ph. Svenska XI, 1946 und die Ph. Danica IX, 1948, die den Drogenrückstand zur Ergänzung des Volumens nochmals extrahieren und somit die genauesten Vorschriften darstellen:

Vorschrift der *Ph. Danica* 1948: Infuse. Wenn nichts anderes vorgeschrieben ist, entsprechen 10 Teile Infus 1 Teil Droge. Infuse werden hergestellt durch Übergießen der zerkleinerten Droge mit siedendem Wasser, 5 Minuten langem Erhitzen im Wasserbad, nach weiterem 25 Minuten langem Stehen bei Raumtemperatur wird koliert und der Rückstand leicht gepreßt. Ergibt sich nicht genügend Infus, so wird der Drogenrückstand nochmals mit soviel siedendem Wasser übergossen, daß nach neuerlichem Pressen genügend Extrakt für die vorgeschriebene Menge Infus erhalten wird. Nach dem Absetzen wird koliert. Dekokte. Dekokte werden im Verhältnis 1 Teil Droge zu 10 Teilen Dekokt hergestellt, indem die Droge mit kaltem Wasser übergossen, dann auf 90° im Wasserbad erwärmt und hierauf 30 Minuten lang unter häufigem Umrühren auf dieser Temperatur gehalten wird. Dann wird koliert und der Rückstand ausgepreßt. Reicht die Dekoktmenge nicht aus, um 10 Teile Dekokt zu geben, so wird der Drogenrückstand mit soviel siedendem Wasser übergossen, daß die fehlende Dekoktmenge erreicht wird. Nach dem Absetzen wird koliert. Vorschrift der *Ph. Svenska* 1946: Dekokte werden wie nach der Ph. Danica hergestellt. Bei den Infusen wird die Droge zuerst mit kaltem Wasser 15 Minuten angefeuchtet und dann mit siedendem Wasser übergossen und 30 Minuten unter öfterem Umrühren stehengelassen. Dann wird abgegossen und der Rückstand ausgepreßt. Dieser wird nochmals mit siedendem Wasser übergossen und ausgepreßt. Auf diese Weise werden aus 1 Teil Droge 10 Teile Infus bereitet. Das Infusum Ipecacuanhae wird aus dem Fluidextrakt hergestellt.

R. KRESS[1] setzt sich in seinen Vorschlägen für das DAB 7 für die doppelte Extraktion nach RAPP ein, wie sie die Ph. Hel. V aufgenommen hat und berücksichtigt weitgehend die Eigenschaften der Wirkstoffe in den einzelnen Drogen. Zur Haltbarmachung der wäßrigen Drogenauszüge schlägt KRESS einen Zusatz von 0,1 g Methyl-p-Oxybenzoesäure für je 100 g vor.

U. BOGS[2] schließt sich den Ansichten von KRESS weitgehend an, will aber den Unterschied zwischen Infusen und Dekokten vereinfachen und schlägt folgende allgemeine Vorschrift zur Herstellung von wäßrigen Drogenauszügen vor:

Die Droge wird in einem Mörser mit 10% der zur Verwendung kommenden Wassermenge mit einem Pistill gut durchgearbeitet. Die Flüssigkeit wird vorsichtig abgegossen und das Verfahren wiederholt. Dann wird die Droge mit dem restlichen Wasser in eine Infundierbüchse gebracht und auf dem Wasserbad auf etwa 90° erhitzt. Bei dieser Temperatur werden Blüten, Blätter, Kräuter und weiche Wurzeldrogen 15 Minuten und Rinden-, Hölzer- und Wurzeldrogen 30 Minuten unter wiederholtem Umrühren gehalten. Wenn bei einzelnen Drogen nichts anderes angegeben, wird nach dem Abkühlen auf 35° durch angefeuchtete Watte zu dem gewonnenen Vorlauf koliert und dem Auspressen und Nachwaschen von Drogenrückstand und Watte auf das vorgeschriebene Gewicht ergänzt.

Je nach den Inhaltsstoffen der Droge wird die Extraktion mit Salzsäure, Natriumcarbonat, verdünntem Alkohol oder auch kaltem Wasser vorgenommen.

---

[1] Pharmazie **8**, 311. (1953). — [2] Pharmazie **8**, 722 (1953).

V. KWASNIEWSKI[1] weist darauf hin, daß bei Drogen mit ätherischen Ölen durch die übliche Infusbereitung der größte Teil des ätherischen Öles verlorengeht und schlägt ein „*Destillokokt-Verfahren*" vor, nach dem das ätherische Öl durch Destillation dem Präparat erhalten bleibt, ohne daß das Verfahren besonders umständlich wird:

Apparatur (Abb. 1). Ein 1 Liter-Rundkolben wird durch ein gebogenes Glasrohr mit einem LIEBIG-Kühler verbunden. Als Auffanggefäß dient ein 500 g-Erlenmeyerkolben. Die Verbindungen werden durch Gummistopfen hergestellt. Der Stopfen auf dem Auffanggefäße enthält außerdem ein Glasrohr mit Hahn zum Entweichen der übergetriebenen Luft; er wird beim Beginn des Überdestillierens geschlossen, um einen Ölverlust zu vermeiden.

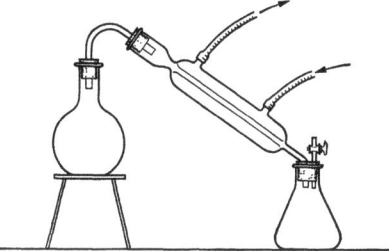

Arbeitsweise. Die „Destillokokte" werden, um eine größtmögliche Ausnutzung der Droge zu gewährleisten, 5%ig hergestellt.

Die frisch (in der Secalemühle) grob gepulverte Droge wird in den Rundkolben geschüttet und das Wasser eingefüllt (etwa 15 bis 20% mehr als vorgeschrieben). Dann wird der

Abb. 1. Apparatur zur Herstellung der Destillokokte von V. KWASNIEWSKI.

Kolben mit den anderen Teilen der Apparatur verbunden und auf dem Drahtnetz erhitzt. Es wird solange destilliert, bis etwa $^1/_5$ der Flüssigkeitsmenge aus dem Rundkolben in den Erlenmeyerkolben übergetrieben ist. Nun läßt man den Rundkolben mit dem Drogengute und der verbliebenen Flüssigkeit erkalten, filtriert seinen Inhalt durch Watte zu dem im Erlenmeyerkolben befindlichen Öldestillate hinzu und füllt das Ganze nötigenfalls auf das vorgeschriebene Gewicht auf.

Ist der Ölgehalt so groß, daß das ätherische Öl sich in Tröpfchen im Destillokokte abscheidet, die sich durch Schütteln nicht fein genug verteilen lassen, so fügt man 0,2% Lecithin als Emulgator hinzu. Dies ist jedoch äußerst selten der Fall.

KWASNIEWSKI hat eine Reihe solcher Destillokokte hergestellt und konnte an Hand der Tab. 2 zeigen, daß mit diesem Verfahren Ausbeuten von 95 bis 100% ätherischem Öl erhalten werden.

Tabelle 2. *Gehalt an ätherischem Öl verschiedener wäßriger Drogenauszüge.*

Droge	Ölgehalt in 10 g Droge ccm	Ölgehalt eines Infuses 10,0/200,0		
		nach DAB 6 ccm	nach Rapp ccm	Destillokokt ccm
Fol. Menth. pip.	0,11	0,02	0,035	0,11
Fruct. Foeniculi	0,35	0,04	0,06	0,32
Flor. Chamomillae	0,02	Spuren	0,005	0,02
Fol. Salviae	0,15	0,02	0,03	0,13
Fruct. Juniperi	0,12	0,02	0,04	0,11
Fruct. Carvi	0,43	0,05	—	0,42
Flor. Lavandulae	0,15	0,01	—	0,14
Flor. Tanaceti	0,09	Spuren	—	0,09
Herba Thymi	0,12	0,02	—	0,11
Rad. Angelicae	0,08	Spuren	—	0,08

Die Bestimmungen an ätherischem Öl wurden nach der Methode von UNGER durchgeführt.

[1] Pharmazie **8**, 651 (1953).

Um die Droge besser zu extrahieren, schlägt U. Bogs[1] eine *Heiß-perkolation* vor, die nicht länger dauert und nicht mehr Wartung erfordert als die bisherige Methode. Dieses Perkolationsdekokt-(Perkokt)-Verfahren besteht darin, daß aus dem Kolben A (Abb. 2), in dem das Wasser zum Kochen erhitzt wird, das kochende Wasser durch das Heberohr B zu einem kleinen Perkolatorrohr C geleitet wird und durch die dort befindliche Droge zum Auffanggefäß D läuft. Der Ablauf des Auszuggefäßes C ist mit einem Hahn c versehen, der es gestattet, den Ablauf und damit den Zulauf beliebig zu regulieren. Außerdem läßt sich an das Ablaufrohr ein Kühler anschließen, wenn die Droge sehr flüchtige Stoffe enthält und eine Kühlung der Vorlage D durch ein Kaltwasserbad nicht ausreicht.

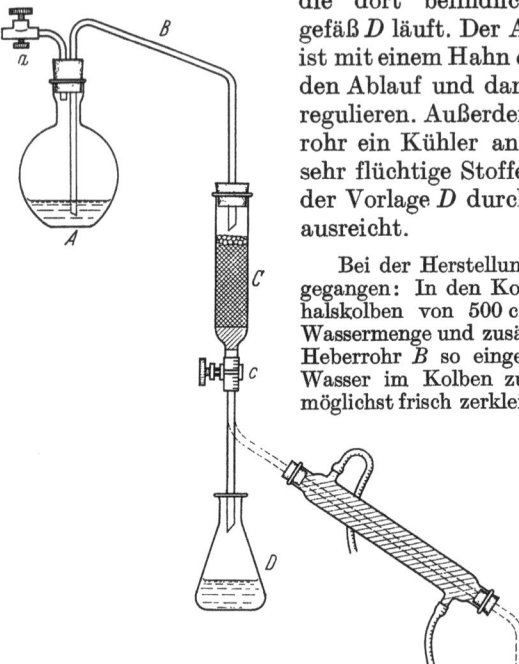

Bei der Herstellung eines Auszuges wird so vorgegangen: In den Kolben A (im Notfall ein Kurzhalskolben von 500 ccm) wird die vorgeschriebene Wassermenge und zusätzlich 50 ccm eingefüllt, da das Heberrohr B so eingestellt wird, daß etwa 50 ccm Wasser im Kolben zurückbleiben. Die Droge wird möglichst frisch zerkleinert als grobes Pulver in einem Mörser mit etwas Wasser, dem bei bestimmten Drogen Säure oder Alkali zugesetzt wird, oder gegebenenfalls mit etwas Spiritus gut durchgearbeitet und in das der Drogenmenge entsprechende Auszugsgefäß (z. B. bei 5 g Droge ein Rohr von etwa 2,5 cm Durchmesser und 8 bis 10 cm Länge) gebracht und gut eingedrückt,

Abb. 2. Apparatur zur Herstellung von Perkolationsdekokten von U. Bogs.

das nach unten mit einem Wattebausch verschlossen
ist. Über die Droge gibt man eine Schicht Glaskugeln, um ein Hochschwemmen der Droge beim Zulauf des Wassers zu vermeiden. Nach oben wird das Rohr mit einem durchbohrten Korken verschlossen, durch den das Zulaufrohr B führt. Wenn das Wasser in dem Kolben A kocht, wird die Flamme kleingestellt und das Ventil solange geschlossen, bis das Wasser das Gefälle des Heberrohrs überwunden hat, und dann wieder geöffnet. Der Ablaufhahn c wird so einreguliert, daß in der Minute etwa 120 bis 150 Tropfen ablaufen. Durch den Heber wird automatisch kochendes Wasser in demselben Tempo nachgeführt, bis der Wasserspiegel im Kolben A die Mündung des Heberrohres erreicht hat. Dies ist nach 20 bis 30 Minuten der Fall. Bei Drogen mit einem größeren Gehalt an ätherischem Öl schließt man nun das Ventil a und bläst noch etwas Dampf durch die Droge, um das ätherische Öl möglichst quantitativ in das Auffanggefäß zu befördern. In diesem Falle ist eine Kühlung notwendig. Das Heißperkolat ist vollkommen klar und braucht nicht mehr filtriert zu werden. Aus diesem Grunde verwendet man für D am zweckmäßigsten gleich das Abgabegefäß.

Die geschilderte Apparatur gestattet auch Macerate und Digestionen im Durchlaufverfahren herzustellen. In diesem Fall ist der Heber durch Lufteinblasen durch

[1] Pharmazie **8**, 926 (1953).

das Ventil a in Gang zu bringen. Auch Alkoholaturen lassen sich in der gleichen Art herstellen.

Im allgemeinen werden folgende Drogen zu Dekokten verarbeitet: Cort. Condurango, Cort. Frangulae, Cort. Granati, Radix Senegae, Rhiz. Tormentillae, Folia Uvae ursi, Radix Colombo, Herba Myrtilli, Cortex Quercus, Cortex Quillajae, Radix Ratanhiae, Radix Saponariae, Radix Sarsaparillae, Radix Liquiritiae, Tubera Salep, Cortex Chinae.

Zu Infusen folgende Drogen: Bulbus Scillae, Folia Jaborandi, Herba Lobeliae, Rhizoma Calami, Folia Malvae, Folia Menthae pip., Capita Papaveris, Rhizoma Rhei, Folia Salviae, Herba Thymi, Flores Tiliae, Cortex Cascarillae, Radix Gentianae, Radix Ipecacuanhae, Radix Valerianae, Secale cornutum, Folia Digitalis, Folia Convallariae, Folia Sennae.

Konzentrierte Infuse und Dekokte.

Die Frage, ob Infuse und Dekokte durch Verdünnen aus Konzentraten hergestellt werden dürfen, ist noch umstritten. Von manchen Arzneibüchern wird dies gestattet und sie enthalten mehrere solcher Konzentrate. Voraussetzung für die Verwendung von Konzentraten ist, daß die daraus hergestellten Infuse und Dekokte im Wirkstoffgehalt den frisch bereiteten Präparaten voll entsprechen. Trifft dies zu, so ist die Bereitung aus Konzentraten nicht nur einfacher, sondern auch wirtschaftlicher, da zur Konzentratgewinnung die Droge erschöpfender extrahiert wird als bei den frischen Infusen und Dekokten. Sofern die Konzentrate auf einen bestimmten Wirkstoffgehalt eingestellt sind, so ergeben sich daraus Infuse und Dekokte auch stets gleicher Wirkung. Die Konzentrate müssen eine entsprechende Haltbarkeit aufweisen.

Konzentrate werden auf verschiedene Art hergestellt, z. B. durch Digestion oder Maceration mit Wasser und nachträglichem Zusatz von Alkohol oder durch Maceration oder Perkolation mit alkoholischen Extraktionsmitteln. A. GUERRA[1] z. B. schlägt eine wäßrige Extraktion der Droge vor, die hydraulisch ausgepreßt und den Inhaltsstoffen entsprechend heiß oder kalt extrahiert wird.

Zu diesem Zweck wird die gereinigte und zerkleinerte Droge 24 Stunden mit Wasser bedeckt maceriert. Sodann wird erwärmt, wobei bei Digitalisblättern 70° nicht überschritten werden dürfen. China-, Granat-, Condurangorinde und Ratanhiawurzel sollen 30 bis 40 Minuten kochen, Bärentraubenblätter nicht mehr als 20 bis 25 Minuten. Alkaloid-, Glykosid- und ätherische Öldrogen sollen nur kalt maceriert werden. Dann wird soviel 95%iger Alkohol zugegeben, daß doppelt so viel Konzentrat erhalten wird, wie das Drogengewicht beträgt. Nach 14 Tagen Macerieren wird dem Alkohol wird gepreßt, notfalls mit dem Extraktionsmittel auf das Doppelgewicht ergänzt und filtriert.

Bei Eibischwurzel wird 20 Minuten gekocht und nach 24 Stunden Absetzenlassen gepreßt. Das Endprodukt soll 40% Alkohol und 20% Glycerin enthalten. Bei Senegawurzel wird 15 Minuten gekocht, 24 Stunden stehengelassen, mit Alkohol auf 60% vermischt, mit Ammoniak neutralisiert, 10 Tage absetzen gelassen, gepreßt und auf das Endgewicht ergänzt. Chinarinde wird 30 Minuten gekocht. Nach dem Abkühlen wird auf einen Alkoholgehalt von 75% verdünnt, dann werden 20% Glycerin zugegeben, 10 Tage maceriert und gepreßt.

---

[1] Boll. chim. farmac. **91**, 156 (1952); Ref. Apotheker-Ztg. **4**, 203 (1952).

Weitere Vorschriften aus Arzneibüchern sind unter folgenden Drogen-
bezeichnungen zu finden: Aurantium, Colombo, Ipecacuanha, Valeriana.
Infuse und Dekokte werden auch durch Verdünnen von Fluidextrakten gewonnen. Die Ph. Danica 1948 läßt z. B. das Infusum Condurango
durch Mischen des Fluidextraktes mit frisch gekochtem und wieder erkaltetem Wasser bereiten und nach der Ph. Svenska 1946 wird das Infusum Ipecacuanhae durch Verdünnen des Fluidextraktes hergestellt.

Zur Gewinnung von konzentrierten Dekokten fand SOLLAZZO[1] am
zweckmäßigsten, Fluidextrakte mit reinem Glycerin als Extraktionsmittel zu bereiten. Derartige Präparate behalten selbst bei längerer Aufbewahrung ihren Geruch und Geschmack und bleiben klar. Mit Wasser
verdünnt, geben sie klare Lösungen, die die Eigenschaften frisch bereiteter Dekokte besitzen.

Herstellung. Von 100 g Droge und 200 g destilliertem Wasser wird ein Dekokt
bereitet. Der Auszug wird filtriert und mit 100 g Glycerin gemischt. Die Mischung
wird in eine große Porzellanschale gebracht und das Wasser auf dem Wasserbad
bei höchstens 60° vollständig vertrieben. Nach dem Erkalten wird das fertige Präparat in Flaschen gefüllt, die gut verschlossen werden.

Eine eingehende Untersuchung, ob sich Trockenextrakte zur Bereitung von Dekokten und Infusen eignen, unternahm J. BÜCHI[2] an Rad.
Ipecacuanhae und Cortex Chinae. Er kam zu dem Ergebnis, daß eine
wäßrige Lösung des Extr. Ipecacuanhae sicc. Pharm. Helv. V imstande
ist, das Infus zu ersetzen. Der Vergleich von Chinadekokt und Extraktlösung ergab, daß sich die frisch aus der Droge durch Abkochung bereiteten Präparate von den Extraktlösungen wesentlich nur durch einen
höheren Gerbstoffgehalt unterscheiden. Die übrigen Eigenschaften hin-
sichtlich Zusammensetzung und Haltbarkeit stimmen gut überein. Zugunsten der Extraktlösung sprechen eine raschere und ökonomischere
Bereitungsmöglichkeit, und vor allem der Vorteil des stets normierten
Alkaloidgehaltes.

Ist hingegen die tonische Wirkung der Chinazubereitungen mehr als
dem Alkaloidgehalt dem Gerbstoffgehalt zuzuschreiben, und erweist sich
der Gerbstoffgehalt der Extraktlösung für diese Verwendungszwecke als
zu niedrig, so kann eine Lösung des nach Vorschrift von Ph. Helv. V gewonnenen Extraktes nicht als ein vollwertiger Ersatz eines Dekoktes
gelten.

Extracta.

Pflanzenauszüge werden durch Maceration, doppelte Maceration, Digestion, doppelte Digestion, Perkolation oder kontinuierliche Extraktion
hergestellt. Die Extrakte dienen entweder direkt als Arzneimittel, z. B.
als Infuse, Dekokte, Macerate, Tinkturen oder sie werden zu Fluidextrakten, weichen oder trockenen Extrakten weiterverarbeitet. Die
Extraktionsart richtet sich vielfach nach dem Extraktionsmittel. Wäßrige Auszüge werden durch Digestion oder Maceration, alkoholisch-

---

[1] Boll. chim. farmac. **1934,** 369; Ref. Pharmaz. Zentralhalle Deutschland
1934, 568.
[2] Pharmac. Acta Helvetiae **1932,** Nr. 9, 10, 11, 12.

wäßrige Auszüge durch Maceration aber hauptsächlich durch Perkolation und rein alkoholische und ätherische Extrakte vorzugsweise durch kontinuierliche Extraktion nach dem System Soxhlet bereitet. Zur Herstellung der Fluidextrakte wurde die Perkolation zur Reperkolation und über die Diakolation zur Evakolation gewandelt.

Perkolation.

Die Perkolation wurde verschiedentlich eingehend studiert[1], ohne daß eine besondere Ausführung derselben wesentliche Vorteile brachte. Weder Form des Perkolators, Temperatur, Über- oder Unterdruck vermögen die Wirkung der Extraktion entscheidend zu beeinflussen. Sie ist vorwiegend von der Extraktionszeit und der Menge Extraktionsmittel abhängig. Alle Maßnahmen, die die Extraktionszeit verlängern, wie langsames Einströmen, geringe Vorfeuchtung der Droge, Zwischenmaceration, langsame Perkolation erhöhen die Ausbeute an Wirkstoffen. Es genügt dazu eine geringe Menge Extraktionsmittel. Steht viel Extraktionsmittel, die fünf- bis zehnfache Menge der zu extrahierenden Droge, zur Verfügung, werden durch schnelle Perkolation die gleichen Extraktausbeuten erhalten.

Die Kenntnis der Ausführung der Perkolation wird vorausgesetzt, da sie in allen Arzneibüchern enthalten ist.

Der Verlauf der Wirkstoffausbeuten ist bei den einzelnen Drogen verschieden und hängt auch von der Löslichkeit der Wirkstoffe und von der Drogenbeschaffenheit ab. J. BÜCHI[2] hat die Extraktion einiger Alkaloiddrogen untersucht, deren Ergebnisse in Abb. 3 veranschaulicht sind. Daraus ergibt sich, daß 90% der Alkaloide von Folia Hyoscyami, Belladonnae und Rhizoma Hydrastis schon im Vorlauf enthalten sind, von Folia Cocae und Semen Strychni im 1. und 2. Perkolat, von Radix Ipecacuanhae annähernd mit dem 3. und von Cortex Chinae erst mit dem 5. Teilperkolat extrahiert werden.

K. MÜNZEL[3] weist darauf hin, daß bei der Perkolation von mehreren Kilogramm Droge durch das Vorliegen von zu vielen feinen Pulvers Schwierigkeiten auftreten können, indem die Droge ungleichmäßig extrahiert wird und die Perkolation sehr verlangsamt werden kann. Er schlägt daher eine sogenannte „Sedimentiermethode" vor, die sich an die „nasse Methode" der Chromatographie anlehnt, bei welcher das Rohr zuerst mit reinem Lösungsmittel gefüllt und das pulverförmige Absorptionsmittel in dünnem Strahl hineinrieseln und sedimentieren gelassen wird. Modellversuche mit ausgesiebtem Sand ergaben, daß mit diesem

---

[1] FEINSTEIN, K.: Theoretische und praktische Untersuchungen über das Perkolationsverfahren, Diss. E.T.H. Zürich 1936; BÜCHI, J. u. K. FEINSTEIN: Pharmac. Acta Helvetiae **11**, 121 (1936); GRAETZER, J.: Untersuchungen über die Extraktion durch Perkolation, Diss. E.T.H. Zürich 1941; SCHILL, W.: Pharm. Ztg. **86**, 413 (1950); LANG, W.: Arch. Pharmaz. **283**, 2 (1949); SCHULTZ, O. E.: Dtsch. Apotheker-Ztg. **1951**, 755; BÜCHI, J.: Arch. Pharmaz. **285**, 40, 98, 150, 202 (1952); SCHULTZ, O. E. u. J. KLOTZ: Arzneimittelforsch. **3**, 471 (1953).
[2] Pharm. Acta Helvetiae **12**, 326 (1937); Arch. Pharm. **285**, 49 (1952).
[3] Festschrift PAUL CASPARIS **1949**, 167; Ref. Scientia pharmac. **19**, 137 (1951).

Verfahren eine gleichmäßigere Lagerung der festen dispersen Teile zustandekomme. Menstruum soll immer soviel nachgefüllt werden, daß die sedimentierten Anteile stets einige cm damit bedeckt sind. An eine zwölfstündige Macerationsdauer schließt sich die eigentliche Perkolation an. Die Durchflußzeit ist verlängert, was sich im Sinne einer besseren

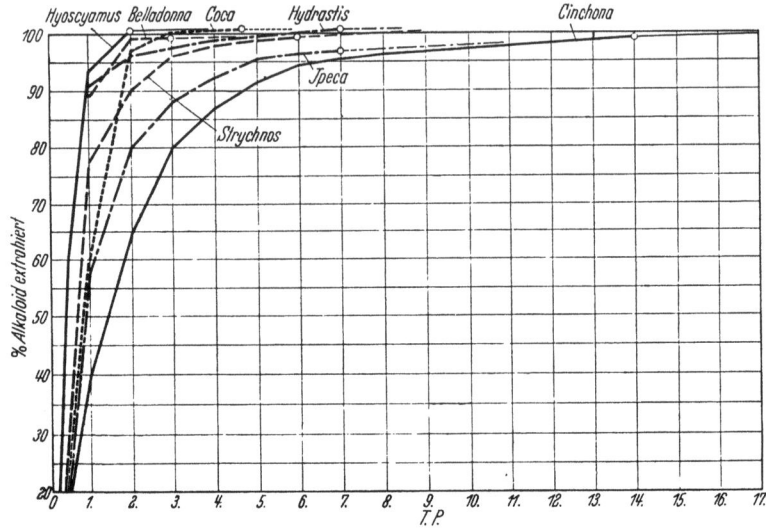

Abb. 3. Extrahierbarkeit der Alkaloiddrogen nach J. BÜCHI.
Abszisse: Menge der verwendeten Extraktionsmittel (Extraktartikel der Ph. H, V) angegeben in Teilperkolaten (1 T.P. = Drogenmenge). — *Ordinate:* Vom Gesamtalkaloidgehalt der Droge extrahierte Prozent Alkaloide.

Extrahierung auswirken wird. Ein Versuch mit Cortex Chinae zeigte, daß die „Sedimentiermethode" Extraktionsbedingungen schafft, die zwischen Perkolation und Maceration stehen, d. h. daß man keine hochkonzentrierten Vorläufe gewinnen kann, sondern die Teilperkolate annähernd gleiche Mengen an Inhaltsstoffen aufweisen. Ob die Vorteile der Vermeidung des Vorfeuchtens und des Vorquellens der Drogen und der gleichmäßigeren Extraktion des Drogengutes ausreichen, um dieses Verfahren an Stelle des bisher üblichen der Perkolation allgemein einzuführen, muß erst durch weitere Versuche geklärt werden.

Eine mathematische Formulierung des Extraktionsvorganges der Maceration und Perkolation mit Berechnung der Ausbeute wurde von O. E. SCHULTZ und J. KLOTZ[1] aufgestellt.

Evakolation.

H. BREDDIN[2] verlängerte die Extraktionszeit der Perkolation durch Regulierung des Zu- und Abströmens der Extraktionsflüssigkeit derart,

---

[1] Arzneimittelforsch. **3**, 471, 525 (1953).
[2] Das Diakolationsverfahren, Kirchhain 1935.

daß es möglich war, die Droge in zylindrischen Perkolatorrohren mit der gleichen Gewichtsmenge Extraktionsflüssigkeit zu extrahieren. Der Drogenaufsog wird durch Wasser aus der Droge herausgedrückt und die Durchströmungsgeschwindigkeit durch Vakuum aufrechterhalten. Während BREDDIN mehrere Extraktionsrohre hintereinander schaltete, wodurch die Extraktion sehr verlangsamt wird, schaltete E. KESSLER[1] mehrere Rohre nebeneinander. Die Höhe der Drogensäule bleibt dann in allen Fällen gleich. Zur Extraktion größerer Drogenmengen werden entweder breitere Rohre verwendet oder mehrere Rohre parallel geschaltet. Da bei gleich hohen Rohren auch die Durchströmungszeit gleich bleiben soll, so muß bei größeren Drogenmengen die Zu- und Abtropfgeschwindigkeit entsprechend beschleunigt werden. Bei z. B. drei parallel geschalteten Rohren wird bei jedem einzelnen Rohr die Zu- und Abtropfgeschwindigkeit gleich bleiben, auf die gesamte Drogenmenge berechnet, aber dreimal so schnell sein. Die Folge davon ist, daß die Extraktionszeiten von der Drogenmenge unabhängig und immer gleich sind.

Entsprechende Apparate sind unter der Bezeichnung Evakolator, Stadatrator und Stadaextraktor[2] im Handel erschienen. Eine Anleitung zur Herstellung der Extrakte ist dem Apparat beigegeben. Erwähnt sei, daß die richtige Regulierung des Einlauftempos der Extraktflüssigkeit H. MÜHLEMANN[3] nicht mit Quetschhahn, sondern auf folgende Weise vornimmt: Die Droge wird von Anfang an mit soviel Menstruum übergossen, daß dieses etwa 7 cm hoch über derselben steht. Dann wird der Apparat vollständig zusammengesetzt und unter der Droge gerade so stark evakuiert, daß bei vollständig offener Klemme Nr. 1, 2 und 3 das Menstruum aus der Vorratsflasche im richtigen Tempo nachgesaugt wird. Wenn das Menstruum beginnt, in die Saugflasche abzutropfen, wird in genau gleicher Weise die Abtropfgeschwindigkeit eventuell unter Zuhilfenahme der Klemmen 3 und 4 reguliert. Auf diese Weise läßt sich die Zu- und Abtropfgeschwindigkeit viel leichter als mit den Quetschhähnen regulieren.

Um eine Vermischung der vorgeschriebenen Extraktflüssigkeit mit dem nachdrängenden Wasser zu vermeiden, sollen 10% mehr Extraktflüssigkeit verwendet werden. Nach J. BÜCHI und K. FEINSTEIN[4] sind aber vielfach 20 bis 30% mehr Extraktflüssigkeit erforderlich, um der breiten Mischzone Rechnung zu tragen.

Zur leichteren Erkennung der Grenzschichte zwischen Extraktflüssigkeit und nachdrängendem Wasser, empfiehlt B. GROTE[5] das Wasser im Kontrast zur Drogenfarbe zu färben. Bei Blattdrogen bewährt sich eine rote, bei Wurzeldrogen eine grüne Farbe. Als Farbstoffe eignen sich die wasserlöslichen und ungiftigen Speisefarben. Die Anfärbung des Wassers muß allerdings kräftig sein.

---

[1] Pharmaz. Ztg. **80**, 1080 (1935); **81**, 1308 (1936).
[2] Hersteller: Württembergische Metallwarenfabrik, Geislingen (Steige).
[3] Pharmac. Acta Helvetiae **16**, 121 (1941).
[4] Pharmac. Acta Helvetiae **11**, 347 (1936).
[5] Dtsch. Apotheker-Ztg. **93**, 656 (1953).

Nach E. BARTHOLD[1] kann auch ohne Vakuum extrahiert werden, wofür er die in Abb. 4 wiedergegebene Anordnung des Apparates empfiehlt. Bei Stadatrat Primulae erhielt er z. B. mit und ohne Vakuum den gleichen Saponingehalt von 0,65%.

Einen neuen Weg zur Beschleunigung der Alkaloidextraktion versuchten W. J. BUTLER und G. A. WIESE[2], indem sie die Extraktion einiger Drogen mit einem nicht ionogenen *Netzmittel* durchführten, wodurch das Eindringen des Extraktionsmittels in die Drogenzelle erleichtert werden soll. Bei der Herstellung von Fluidextrakten konnten sie damit höhere Alkaloidausbeuten in den Vorläufen von 85 Teilen erreichen. Von dem Netzmittel wurden der Durchfeuchtungsflüssigkeit 20 mg-%, auf das fertige Fluidextrakt berechnet, zugesetzt. Wenn auch die einzelnen Netzmittel in ihrer Wirkung nicht sehr stark variierten, so scheinen einige sich für die einzelnen Drogen besser zu eignen. Bei Folia Belladonnae wurde die Alkaloidausbeute durch Polyoxyäthylen-glykol-sorbit-monolaurat von 0,20% auf 0,28% erhöht, bei Folia Hyoscyami durch Propylenglykol-monolaurat von 0,02% auf 0,05%, bei Cortex Chinae durch Sorbitmonolaurat von 1,36% auf 1,72%. Bei Radix Ipecacuanhae erhöhte sich im ganzen Fluidextrakt der Alkaloidgehalt durch Propylen-glykol-monolaurat von etwa 1,60 auf 1,80%.

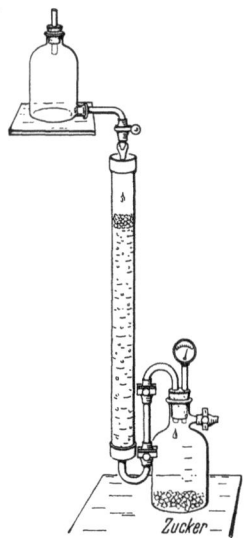

Abb. 4. Perkolator mit oder ohne Vakuum verwendbar von E. BARTHOLD.

Ähnliche Versuche wurden auch von E. BROCHMANN-HANSSEN[3] mit Cortex Chinae ausgeführt. Die Extraktion mit einem alkoholischen Extraktionsmittel und einem nicht ionogenen Netzmittel ergab keine günstigere Extraktion. Bei der wäßrigen Extraktion wurden mit kationenaktiven Netzmitteln in der Form von Salzen mineralischer Säuren bei 48stündiger Extraktion bessere Alkaloidausbeuten als ohne Netzmittel erhalten. Die Wirkung wird nicht nur einem höheren Lösungsvermögen, sondern auch einem Ionenaustausch zugesprochen. Da das Netzmittel erheblich von dem Drogenpulver adsorbiert wird, sind größere Mengen, etwa 0,5% des Netzmittels erforderlich. Anionenaktive Netzmittel sind nicht geeignet, da die Alkaloide gefällt werden.

O. E. SCHULTZ und J. KLOTZ[4] prüften den Einfluß von Sapo kalinus, Gummi arabicum, Quartammon, Rei, Cremophor EL und Saponin bei der Extraktion der Chinarinde, von denen nur Gummi arabicum die Ausbeute erhöhte.

Dieselben Autoren versuchten auch durch Schall, Ultraschall und durch vorhergehendes Einfrieren der gequollenen Droge mit Kohlen-

[1] Dtsch. Apotheker-Ztg. **93**, 145 (1953).
[2] J. Amer. pharmac. Assoc. Sci. Ed. **42**, 382 (1953).
[3] J. Amer. pharmac. Assoc. Sci. Ed. **43**, 27 (1954).
[4] Arzneimittelforsch. **4**, 325 (1954).

säureschnee die Extraktion zu verbessern. Durch das Einfrieren einer mit Flüssigkeit gesättigten Chinarinde sollten die intakten Zellen gesprengt und dadurch die Extraktion erleichtert werden. Sie kamen zu dem Ergebnis, daß zwar Beschallung mit einem Boschhorn, nicht aber Ultraschall die Extraktionsausbeute verbessert. Durch das Einfrieren wurden in den ersten Teilperkolaten 2 bis 3% größere Alkaloidausbeuten erreicht. Diese Mehrausbeute wurde aber bei längerer Perkolation bis zu 8 Teilperkolaten ohne Einfrierung aufgeholt.

Trockenextrakte.

Die Herstellung flüssiger alkoholischer Drogenextrakte wird fast ausschließlich mit Äthylalkohol vorgenommen, da die Extraktlösungen meist zur innerlichen Medikation verwendet werden. Trockenextrakte enthalten dagegen keinen Alkohol, so daß die Frage erhoben wurde, ob an Stelle des Äthylalkohols andere billigere Extraktionsmittel treten und vielleicht auch bessere oder vorteilhaftere Extraktausbeuten erhalten werden könnten. Eine systematische Untersuchung dieser Art an verschiedenen Drogen wurde von F. DUCOMMUN[1] und W. MÄRKI[2] durchgeführt. DUCOMMUN extrahierte mit Isopropylalkohol und Aceton und erhielt folgende Ergebnisse:

1. Extr. Chinae sicc. Verwendete Extraktionsmittel zur Perkolation:
a) Äthylalkohol 46 Teile, Wasser 50 Teile, Ameisensäure 4 Teile
b) Isopropylalkohol 46 Teile, Wasser 50 Teile, Ameisensäure 4 Teile
c) Aceton 30 Teile, Isopropylalkohol 50 Teile, Ameisensäure 4 Teile
Mit diesen drei Extraktionsmitteln wurden gleichwertige Trockenextrakte erhalten. 90% Alkaloide wurden mit Extraktionsmittel a) im 6. Teilperkolat mit Extraktionsmittel b) im 5. Teilperkolat und mit Extraktionsmittel c) im 4. Teilperkolat erhalten. Demnach werden die Alkaloide mit Isopropylalkohol + Aceton schneller als mit Äthylalkohol extrahiert. Reines Aceton und mit Wasser gesättigter Essigäther erwiesen sich als ungeeignet. Alle Trockenextrakte waren in ihren hygroskopischen Eigenschaften nahezu gleich.

2. Extr. Belladonnae sicc. Als Extraktionsmittel dienten Spiritus dilutus und verschiedene Mischungen von Isopropylalkohol und Aceton mit Wasser allein und auch miteinander. In allen Fällen wurden gleichwertige Extrakte erhalten, die Alkaloide waren bereits im 2. Teilperkolat extrahiert.

3. Extr. Strychni sicc. Auch hier wurden mit Isopropylalkohol und Aceton dem mit Spiritus dilutus bereiteten Extrakt gleichwertige Trockenextrakte erhalten.

4. Extr. Rhei sicc. Die besten Ausbeuten an Anthrachinon-Derivaten ergaben folgende drei Extraktionsmittel:
a) Spiritus 50 Teile, Wasser 50 Teile
b) Aceton 20 Teile, Isopropylalkohol 20 Teile, Wasser 60 Teile
c) Aceton 40 Teile, Wasser 60 Teile
In allen Fällen wurden annähernd dieselben Mengen Anthrachinon-Derivate extrahiert.

5. Extr. Gentianae sicc. Der Spiritus dilutus kann durch entsprechende Mischungen von Isopropylalkohol und Aceton mit Wasser ersetzt werden. Es werden in allen Fällen dieselben Glykosidmengen extrahiert. Mit einem Extraktionsmittel, bestehend aus Isopropylalkohol 35 Teilen, Aceton 35 Teilen, Wasser 30 Teilen verläuft die Extraktion jedoch doppelt so schnell. Während mit diesem Extraktionsmittel die Glykoside mit dem 2. Teilperkolat extrahiert werden, erfordern die anderen Extraktionsmittel 4 Teilperkolate.

---

[1] Pharmac. Acta Helvetiae **13**, 185 (1938).
[2] Pharmac. Acta Helvetiae **13**, 210 (1938).

Isopropylalkohol und Aceton hatten keinen nennenswerten Einfluß auf die in allen Fällen auftretenden hygroskopischen Eigenschaften der Trockenextrakte.

Eine andere Möglichkeit zu Trockenextrakten ohne Äthylalkohol zu gelangen, bietet die *Fermentmethode* von S. BARI[1], der mit Hilfe des Fermentprozesses unter Anwendung von Wasser zur Extraktion gleichwertige aber billigere Trockenextrakte zu erhalten versuchte. Die Methode beruht darauf, daß durch den Gärprozeß Kohlehydrate, wie Stärke, Schleim usw. abgebaut werden und das so erhaltene Extrakt klarer werden soll. Außerdem reagieren gebildete Säuren mit den Alkaloiden unter Salzbildung, die in Wasser löslich sind. Als Fermentträger hat sich Faex medicinalis besser als Alkoholhefe erwiesen, deren Extrakte mit Wasser gelatinöse Lösungen ergaben. BARI benützte für seine Versuche Folia Belladonnae, Cortex Chinae, Folia Hyoscyami, Opium und Semen Strychni. Er führte die Extraktion teils unter Erwärmung, teils bei Raumtemperatur, z. B. auf folgende Weise, aus:

a) 200 g Droge werden mit 1000 g Wasser im Dampfbad erwärmt, nach dem Abkühlen wird eine Anreihung von 5 g Faex med. pulv. Merck in Wasser zugesetzt und das Ganze unter häufigem Umrühren 5 Tage stehengelassen. Hierauf wird abgepreßt und der Rückstand wird nochmals mit 1000 g Wasser 12 Stunden behandelt und dann abgepreßt. Die vereinigten Extraktflüssigkeiten werden vorsichtig aufgekocht, abgeschäumt und im Vakuum eingedampft. Der Rückstand wurde nachgetrocknet.

b) 200 g Droge werden mit 1000 g Wasser und 5 g mit Wasser angeriebener Faex Med. pulv. Merck 5 Tage bei 20° stehengelassen. Dann wird eine halbe Stunde im Dampfbad erwärmt und nach dem Abkühlen abgepreßt. Der Rückstand wird wieder mit 1000 g Wasser 5 Tage zur Maceration stehengelassen, ebenfalls eine halbe Stunde im Dampfbad behandelt und nach dem Abkühlen abgepreßt. Die vereinigten Auszüge werden im Vakuum eingedampft.

Die Extraktausbeuten waren bei den einzelnen Verfahren unterschiedlich und infolgedessen auch der Alkaloidgehalt. Eine quantitative Alkaloidextraktion wurde jedoch nicht erreicht, teils lagen die Alkaloidausbeuten unter 50%. BARI schließt aus seinen Versuchen, daß die Fermentmethode für Folia Belladonnae, Folia Hyoscyami und Cortex Chinae angängig wäre, da die Herstellungskosten infolge der Verwendung von Wasser bedeutend niedriger wären und der vorgeschriebene Alkaloidgehalt erreicht werden würde. Nur für Semen Strychni eignet sich die Fermentmethode nicht, da der Alkaloidgehalt des Extraktes zu gering ist. Bei Extr. Opii. tritt bei gleichbleibendem Morphingehalt eine Steigerung des Gehaltes der Nebenalkaloide durch die Fermentmethode ein.

Das Verdampfen des Extraktionsmittels einer Extraktlösung, um ein Trockenextrakt zu erhalten, wird im Vakuum oder nach dem Zerstäubungsverfahren vorgenommen. Nach S. COLLETT[2] können Trockenextrakte auch durch Trocknen von Spissumextrakten mit Infrarotstrahlen gewonnen werden Zu diesem Zweck wird das Spissumextrakt in einer Schichtdicke von etwa 0,25 cm auf Pfannen aufgetragen und in einem Abstand von 12 cm mit einer 400 Watt Infrarotlampe bis zur Gewichtskonstanz bestrahlt. Dies war nach 30 bis 50 Minuten erreicht, wobei die

---

[1] Pharmaz. Zeitg. 1936, 629.
[2] J. Amer. pharmac. Assoc. Sci. Ed. **41**, 476 (1952).

Temperatur auf höchstens 80° gestiegen war. COLLETT hat auf diese Weise 43 Extrakte hergestellt und den Einfluß der Trocknung nach der Zunahme an unlöslichen Stoffen geprüft. Bei 28 Extrakten war der Gehalt an unlöslichen Stoffen nicht über 1% gestiegen. Bei den Extrakten von Cola, Strychnus, Hydrastis und Liquiritia wurden auch die Wirkstoffe vor und nach der Trocknung bestimmt. Das Extractum Hydrastis zeigte dabei die größte Wirkstoffabnahme von nur 5%.

Zur Einstellung des Trockenextraktes auf einen bestimmten Wirkstoffgehalt, wird das Extrakt entweder mit dem Verdünnungsmittel (Dextrin, Milch-, Rohrzucker, arabisch Gummi, Mannit, Sorbit, bibasisches Natriumphosphat) gleichmäßig vermischt oder dieses kann auch in der Extraktlösung vor dem Eindampfen zum Trockenextrakt gelöst werden. Damit wird die gleichmäßigste Vermischung erreicht und außerdem sind nach J. BÜCHI[1] die Extrakte weniger hygroskopisch. Zur Berechnung der erforderlichen Menge Verdünnungsmittel ist eine Bestimmung des Trockenrückstandes und des Wirkstoffgehaltes der Extraktlösung erforderlich, mit deren Hilfe die Menge nach folgender Formel[2] berechnet wird:

$$x = \frac{97 \cdot A}{a} - T \ .$$

T Trockenrückstand in g
x zuzufügende Menge Verdünnungsmittel in g
A in der Extraktlösung enthaltene Wirkstoffmenge in g
a geforderter Gehalt in %.

A reicht aus zur Bereitung von $\frac{100 \cdot A}{a}$ g Trockenextrakt und diese enthalten bei einem durchschnittlichen Feuchtigkeitsgehalt von 3% $\frac{97 \cdot A}{a}$ g Trockensubstanz. Man muß somit $\frac{97 \cdot A}{a} - T$ g Verdünnungsmittel zufügen.

Ist eine Wasserlöslichkeit des Extraktes nicht erforderlich, so werden zum Einstellen auch Drogenpulver, Stärke, Magnesiumoxyd oder $Ca_3(PO_4)_2$ benützt, womit die Extrakte weniger hygroskopisch werden.

Die gute Haltbarkeit der Wirkstoffe in den Trockenextrakten beruht in erster Linie auf dem Fehlen von Feuchtigkeit. Ein großer Teil der Trockenextrakte ist aber mehr oder weniger hygroskopisch und zieht Feuchtigkeit an. Abb. 5 von J. BÜCHI[3] zeigt die Wasseraufnahme einiger Trockenextrakte bei 60% relativer Feuchtigkeit. Als sehr hygroskopisch zeigen sich Extractum Cocae, Hydrastis, Strychni und Belladonnae, weniger hygroskopisch sind Extractum Chinae, Ipecacuanhae und Opii. Von manchen Arzneibüchern wird deshalb eine Höchstgrenze für den Feuchtigkeitsgehalt festgesetzt, der zwischen 3 bis 6% liegt.

Die **Bestimmung der Feuchtigkeitsaufnahme** von Trockenextrakten nahm J. BÜCHI[4] auf folgende Weise vor:

---

[1] Pharmac. Acta Helvetiae **13**, 343 (1938).
[2] Komm. Pharmac. Helv. V, 334.
[3] Pharmac. Acta Helvetiae **13**, 351 (1938); Arch. Pharmaz. **285**, 202 (1952).
[4] Pharmac. Acta Helvetiae **13**, 343 (1938); **27**, 157 (1952).

Etwa 1 g Trockenextrakt (genau gewogen) wird in einem flachen Wägeglas mit eingeschliffenem Deckel in einen Exsiccator gebracht, der mit 38%iger Schwefelsäure beschickt ist (liefert einen Luftraum mit 60% relativer Luftfeuchtigkeit). Nach verschiedenen Zeiten wird das Wägeglas dem Hygrostaten entnommen, verschlossen und zur Wägung gebracht. Aus der Gewichtszunahme wird die Wasseraufnahme in Prozenten der Einwaage berechnet.

Diese Bestimmung soll höchstens bis zum 6. Tag durchgeführt werden, da bei längerer Zeit infolge Veränderungen der Oberfläche Schwankungen in den Werten auftreten. Auch spielt der ursprüngliche Feuchtigkeitsgehalt der Trockenextrakte eine bedeutende Rolle. Aus diesem Grunde sollen die Trockenextrakte vor der Hygroskopizitätsbestimmung bis zum kleinstmöglichen Feuchtigkeitsgehalt im Vakuumtrockenschrank bei 35° und 2 mm Hg oder im P_2O_5-Exsiccator bei etwa 20° getrocknet werden.

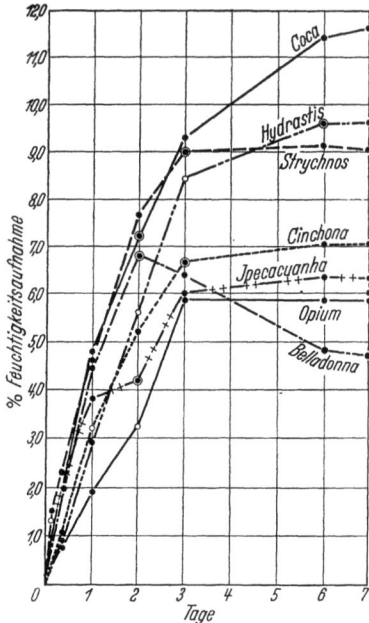

Abb. 5. Hygroskopizität von Trockenextrakten nach J. BÜCHI.

Im allgemeinen werden *Feuchtigkeitsbestimmungen* durch Trocknen bei 105° im Trockenschrank bis zur Gewichtskonstanz durchgeführt. Bei pflanzlichen Produkten, die eine Mischung verschiedener Stoffe darstellen, ist die Erreichung einer Gewichtskonstanz aber nicht möglich, da diese Stoffe bei höheren Temperaturen fortschreitende Veränderungen erleiden, in deren Verlauf eine dauernde Gewichtsabnahme eintritt. Diese Methode wird aber trotzdem vielfach als Konventionsmethode gebraucht, indem die Trocknungszeit auf eine gewisse Zeit, z. B. 2 bis 4 Stunden, festgesetzt wird. Andere Verfahren sind die Trocknung im Vakuumtrockenschrank bei tieferen Temperaturen, über Schwefelsäure oder Phosphorpentoxyd und mit Infrarotstrahlen. A. ZELGER[1] hat mit 2 g Extrakt das Verfahren im Trockenschrank bei 105° mit einer Trocknungszeit von 4 Stunden mit 48stündigem Trocknen über Schwefelsäure oder Phosphorpentoxyd verglichen mit dem Ergebnis, daß die beiden letzteren Methoden bei Trockenextrakten viel zu niedrige Werte ergeben. Die Werte der Trockenschrankmethode sind 5 bis 20mal, manchmal 50 bis 100mal höher. Wenn auch die Trockenschrankmethode zu hohe Werte liefert, so vermag sie trotzdem nach ZELGER eine Richtlinie zu geben, um den Feuchtigkeitsgehalt von Trockenextrakten beurteilen zu können. Trocknung über Schwefelsäure oder Phosphorpentoxyd wird von ZELGER abgelehnt.

---

[1] Pharmac. Acta Helvetiae **23**, 167 (1948).

M. Bouchardy und A. Mirimanoff[1] führten die Bestimmung mit infraroten Strahlen bei 63° aus und kontrollierten die Wasserabgabe mit dem Reagens von P. Boymond[2]. Es ergab sich dabei, daß bereits nach 1½ Stunden in den meisten Fällen die Extrakte das Wasser verloren hatten, aber bei längerer Trocknung mit infraroten Strahlen weitere Gewichtsverluste auftraten. Im Vergleich zur Bestimmung im Trockenschrank bei 105° waren die Werte aber bedeutend niedriger und überschritten nicht 3%. Die Bestimmung über Schwefelsäure bei 48stündiger Trocknungszeit ergab dagegen zu niedrige Werte, die Extrakte zeigten alle eine positive Reaktion auf Wasser.

Ausführung der Bestimmung: 1 g Extrakt wird auf einem Uhrglas von 30 qcm ausgebreitet und in einer Entfernung von 37 cm mit infraroten Strahlen 1½ Stunden bestrahlt. Die Temperatur des Extraktes beträgt 62 bis 63°.

Reagens nach Boymond: Bromphenolblau 5%
Natriumcarbonat, trocken . 15%
Stärke 40%
Traganthpulver 40%

Nachweis des Wassers: Ein Porzellantiegel von 4 cm Höhe und 3 cm oberem Durchmesser wird 10 Minuten in ein Paraffinbad von 130° gestellt, dann wird das Extrakt in den Tiegel gebracht und der Tiegel mit einem Uhrglas mit der Hohlseite nach unten bedeckt. Dieses wurde hauchdünn mit wasserfreier Vaseline in der Hohlseite bestrichen und darauf wurde das Reagens gestreut. Nach 5 Minuten ist das gesamte Wasser aus dem Extrakt entwichen, das sich durch Blaufärbung des Reagens zu erkennen gibt. Die Empfindlichkeit des Nachweises liegt bei 2 mg Wasser. In Tab. 3 sind einige vergleichende Werte zusammengestellt.

Tabelle 3. *Feuchtigkeitsgehalt von Trockenextrakten nach verschiedenen · Methoden bestimmt.*

Extrakt	Trocknungszeit Stunden	Wassergehalt in %, bestimmt durch		
		Infrarote Strahlen bei 63°	Trockenschrank bei 105°	Schwefelsäure Exsiccator 48 Stunden
Aloes	1½	2,9	—	—
	2½	3,0	4,2	0,1
Belladonnae	1½	0,6	2,3	—
	2½	0,8	3,4	0,05
Colocynthidis	1½	3,70	3,6	—
	2½	4,20	5,1	0,2
Rhei	1½	2,5	—	—
	2½	6,8	11,45	0,2
Strychni	1½	1,4	—	—
	2½	3,2	2,0	—

Bei der Trocknung mit infraroten Strahlen fiel die Reaktion auf Wasser nach 1½ Stunden negativ aus, so daß dieser Wert dem tatsäch-

[1] Pharmac. Acta Helvetiae **23**, 321 (1948).
[2] Pharmac. Acta Helvetiae **23**, 207 (1948).

lichen Feuchtigkeitsgehalt am nächsten kommen wird. Die Trocknungszeit im Trockenschrank bei 105° kǒnnte demnach wesentlich, vielleicht auf 30 bis 60 Minuten, verkürzt werden, um nur die Feuchtigkeit zu entfernen.

Zur trockenen Aufbewahrung von Trockenextrakten bewähren sich nach ZELGER vor allem gebrannter Kalk, Silikagel und Calciumchlorid, während Natronkalk weniger geeignet zu sein scheint.

Viele Extrakte enthalten im UV-Licht mehr oder weniger stark fluorescierende Stoffe, deren Fluorescenz oft erst auf Zusatz von Reagenzien deutlich hervortritt, so daß die Extrakte teilweise auf Grund solcher Fluorescenzen erkannt werden können. Ausführliche Arbeiten darüber wurden vcn L. ZECHNER und F. GSTIRNER[1] an den Extrakten, Fluidextrakten und Tinkturen des DAB 6 und in neuerer Zeit mit 48 verschiedenen Reagenzien von I. STEINER[2] an den Extrakten und Fluidextrakten der Ph. Helv. V ausgeführt, deren Ergebnisse und Einzelheiten im Original aus den umfangreichen Tabellen zu ersehen sind.

Fluidextrakte.

Allgemeine Vorschriften zur Herstellung von Fluidextrakten sind in den Arzneibüchern enthalten, spezielle Vorschriften werden bei den einzelnen Drogen angeführt. Obwohl eine Beurteilung eines Fluidextraktes nur eine Wirkstoffbestimmung ermöglicht und für die meisten Fluidextrakte solche Bestimmungen vorliegen, so können auch allgemeine Kennzahlen, wie Trockenrückstand und Brechungsindex eine annähernde Beurteilung ermöglichen. Solche Werte allein sind aber für eine sichere Beurteilung niemals ausreichend, da sie über die Wirkung des Fluidextraktes nichts aussagen können. E. FUNCK[3] gibt z. B. folgende Werte für einige Fluidextrakte an, die er teilweise selbst nach den Vorschriften des DAB 6 hergestellt hatte (Tab. 4):

Tabelle 4.

Fluidextrakt	Brechungsindex nD	Trockensubstanz %	Caesar & Loretz[4]
Extract. Aurantii fluid.	1.4061	43,30	15—42
Extract. Chinae fluid.	1,3770	27,60	28—34
Extract. Condurango fluid.	1,3673	22,00	mind. 15
Extract. Frangulae fluid.	1,3730	25,40	15—23
Extrakt. Hydrastis fluid.	1,3868	33,00	19—24
Extract. Secalis corn. fluid.	1,3664	21,40	9—14
Extract. Thymi fluid.	1,3690	23,00	15—23

Extractum et Tinctura Ferri pomati.

Die Herstellung des eisenhaltigen Apfelextraktes aus gepulvertem Eisen und dem Saft reifer saurer Äpfel wurde verschiedentlich kritisiert und dafür andere Verfahren vorgeschlagen.

---

[1] Pharmaz. Mh. **1930**, 6, 74, 221; **1931**, 28, 193.
[2] Pharmac. Acta Helvetiae **26**, 107 (1951).
[3] Pharm. Zentralhalle Deutschland **79**, 782 (1938).
[4] Die Untersuchung der Tinkturen und Fluidextrakte, 1929.

I. OBERHARD[1] untersuchte die Herstellung des apfelsauren Eisen-
extraktes durch Verarbeitung des Apfelsaftes sowohl mit Eisenpulver
als auch mit frisch gefälltem Ferrihydroxyd. Es gelang ihm dabei nachzuweisen, daß das Eisen, entgegen der herrschenden Ansicht, nicht als
Ferriion vorhanden ist, sondern nach längerem Aufbewahren praktisch
fast vollkommen zu Oxydul reduziert ist. Der Beweis läßt sich leicht
erbringen mittels Jodkalium in stark mit Salzsäure angesäuerter Lösung
des Extraktes, wobei das sich ausscheidende Jod in Chloroform oder
Schwefelkohlenstoff aufgenommen wird und die äquivalente Menge drei-
wertigen Eisens bestimmt bzw. seine allmähliche Reduktion quantitativ
verfolgt werden kann.

Bei Versuchen mit reiner Apfelsäurelösung und Eisenpulver beobachtete OBERHARD, daß besonders bei erhöhter Temperatur nicht nur
die Eisensalzbildung, sondern auch durch den Wasserstoff im statu nas-
cendi eine teilweise Reduktion der Apfelsäure zu Bernsteinsäure stattfindet:

$$\begin{array}{ccc} \mathrm{H_2C-COOH} & & \mathrm{H_2C-COOH} \\ | & + \mathrm{H_2} = & | & + \mathrm{H_2O} \,. \\ \mathrm{HOHC-COOH} & & \mathrm{H_2C-COOH} \end{array}$$

Die Bernsteinsäure verbindet sich mit dem Eisen zu in Alkalien und
Wasser unlöslichen Salzen, die bei der Bereitung der Tinktur die Löslichkeit des Extraktes herabsetzen und Trübungen hervorrufen.

Zur Bereitung des Extraktes aus Eisenoxydhydrat erwähnt OBER-
HARD, daß es richtiger wäre, gleich Eisenoxydul zu verarbeiten, da das
Eisenoxydhydrat im Extrakt allmählich reduziert wird. OBERHARD
wählte deshalb den Mittelweg zwischen diesen beiden Möglichkeiten, indem er den sauren Apfelsaft mit frisch gefälltem Eisenoxydulhydrat zur
Reaktion bringt. Er erhielt dabei entweder ein sehr hochprozentiges Präparat (bis etwa 9% Eisen) oder ein stark saures Extrakt, da zur Sättigung
von 2 Atomen Ferro-Eisen nur 2 Moleküle Apfelsäure erforderlich sind.
Bei dem folgenden von OBERHARD vorgeschlagenen Verfahren zur Herstellung des Extraktes und der Tinktur ist dieses Verhalten durch eine
entsprechende Berechnung berücksichtigt:

Man bereite eine 5%ige Lösung von kristallisiertem Ferrosulfat und eine gleiche
Menge 6%iger Lösung von kristallisiertem Natriumcarbonat. Die Eisenlösung
wird unter energischem Umrühren, in dünnem Strahl, in die Sodalösung eingegossen.
Beide Lösungen sollen möglichst kühl sein, um einen möglichst leicht löslichen
Niederschlag zu erzielen; die Sodalösung befinde sich in einem geräumigen Gefäß,
um ein Überlaufen bei der starken CO_2-Entwicklung zu steuern.

Der entsprechende Niederschlag wird sofort mit kaltem Wasser bis zur Neutralität ausgewaschen (Lackmuspapier) und noch feucht mit einer entsprechenden
Menge frisch ausgepreßten und durchgeseihten sauren Apfelsaftes vermischt. Nach
dem Auflösen wird der Saft filtriert und zur Extraktdicke (im Vakuum) eingedampft oder aber nach dem Eisengehalt zur Tinktur (Eisengehalt 0,6%) verdünnt.

Die Berechnung der gegenseitig entsprechenden Mengen Saft und Eisenvitriol
geschieht auf Grund einer Titration von 5 ccm des Saftes mit n/10-Lauge. Wenn
dazu „x" g Lauge verbraucht wurden, so braucht man für ein Liter Saft „55,6·x" g
5%ige Ferrosulfatlösung und ebensoviel 6%ige Natriumcarbonatlösung.

---

[1] Pharmaz. Ztg. **1929**, 13.

BELAKOWSKI[1] gibt folgendes Verfahren an: Der Preßsaft wird filtriert, worauf man den Gesamtsäuregehalt bestimmt. Dann gibt man soviel Eisenhydroxyd hinzu, daß an reinem Eisen die Hälfte entsprechend dem Gesamtsäuregehalt zugesetzt ist. Hierauf erhitzt man auf dem Wasserbade und läßt unter häufigem Umrühren 24 Stunden stehen. Dann wird abermals erhitzt und nach dem Absitzenlassen filtriert. Nachdem man die Masse auf die erwünschte Konzentration gebracht hat, gibt man noch 0,4 bis 0,5% Eisen hinzu. Zur Konservierung dienen 10% 90%iger Alkohol.

T. BENZINGER[2] weist darauf hin, daß der Saft reifer saurer Äpfel oft zu viel Extraktivstoffe enthält, so daß es nicht möglich ist, ein Präparat mit 5% Eisen zu erhalten. Durch Vergärung des Apfelsaftes mit Hefe gelingt es zwar, die Extraktivstoffe zu verringern und den Eisengehalt zu erhöhen, aber Geruch und Geschmack des Extraktes werden verschlechtert. BENZINGER schlägt vor, den Eisengehalt auf 2% zu beschränken.

Auch nach K. HOLDERMANN[3] ist es schwierig, den Eisengehalt von 5% zu erreichen, da der Säuregehalt der Äpfel großen Schwankungen unterworfen ist. Der Holzapfel z. B. wäre infolge seines höheren Säuregehaltes geeigneter als der kultivierte Apfel. Ebenso läßt sich auch mit dem Saft der Sanddornbeere (Hippophae rhamnoides L.) ein Extrakt mit über 5% Eisen bereiten, das sich in Farbe, Geschmack und Löslichkeit nicht von dem apfelsauren Extrakt unterscheidet wie etwa bei Verwendung der Vogelbeere (Sorbus aucuparia).

F. GRÄSER[4] schlägt unreife kultivierte Äpfel vor, die saurer als reife Äpfel sind. Um das Auspressen des Apfelbreies zu erleichtern, übergießt GRÄSER die kleinzerschnittene Ausgangsdroge mit der halben Menge heißen Wasser und preßt nach halbstündigem Stehen aus. Dann wird das Eisen zugegeben und auf dem Wasserbade bis zur Beendigung der Gasentwicklung erwärmt. Hierauf wird mit Wasser auf 50 Teile ergänzt, nach einigen Tagen koliert und die Kolatur eingedampft. Zur Herstellung der Tinktur ist das Eindampfen nicht erforderlich. Im Filtrat wird der Eisengehalt bestimmt und dann nur so lange eingedampft, daß eine Tinktur mit 0,5% Eisen sich ergibt. Dabei ist ein Zusatz von 10% einer Lösung von 1 Teil Zimtöl in 99 Teilen Weingeist zu berücksichtigen.

Sirupi.

Sirupe mit pflanzlichen Wirkstoffen werden entweder aus Drogenauszügen oder mit frischen Fruchtsäften hergestellt. Während die Bereitung von Drogenauszügen durch Maceration oder Perkolation keine Schwierigkeiten bietet, so werden für die Herstellung frischer Fruchtsäfte, besonders von Himbeeren und Kirschen, zur Sirupverarbeitung verschiedene Verfahren vorgeschlagen. Um klare Säfte zu erhalten und ein Gelieren zu vermeiden, müssen vornehmlich die kolloidal gelösten Pectine durch Vergärung ausgefällt werden. Die Vergärung der Pectine

---

[1] Pharmac. J. **4**, 29 (1939); Ref. Jb. Pharmaz. **75**, 193 (1940).
[2] Apotekarski Vjesnik **22**, 327, 361 (1940).
[3] Süddtsch. Apotheker-Ztg. **89**, 11 (1949).
[4] Süddtsch. Apotheker-Ztg. **89**, 463 (1949).

erfolgt durch die Pectolase, die Pectin entmethyliert, worauf die wasser-unlösliche Pectinsäure ausfällt und leicht abfiltriert werden kann. Die Gärung des frischen Fruchtbreies wird durch Zusätze von Zucker, Hefe oder Pectolase unterstützt. Um das Aroma zu erhalten, soll das Erhitzen des Sirups möglichst eingeschränkt werden.

Zur Bereitung des Himbeersirups wurden z. B. folgende Verfahren vorgeschlagen:

Vereinfachtes Verfahren zur Bereitung des Himbeersirups unter möglichster Schonung der labilen Stoffe von K. FEIST[1]:

Die vollständig ausgegorenen Himbeeren (mit oder ohne Zusatz von Zucker, mit oder ohne Zusatz von Hefe vergoren) werden abgepreßt, der Saft in fast vollständig angefüllte Flaschen oder Ballons gefüllt, auf die Oberfläche etwas Alkohol geschichtet, so daß sich eine Alkoholatmosphäre bildet, mit Korken verschlossen und im Keller einige Monate lang bis zur Klärung stehengelassen. Dann kann der Saft leicht klar abgehebert und der Rest filtriert werden. Auch dieser Saft kann leicht im Keller aufbewahrt werden, wenn auf die Oberfläche der fast ganz gefüllten Flaschen eine geringe Menge Alkohol geschichtet und der Stopfen vorher in Alkohol getaucht wurde. Dieser Saft kann dann jederzeit zur Bereitung des Himbeersirups verwendet werden, und zwar wird der Zucker darin in der Kälte gelöst. Ein solcher Sirup, der höherer Temperatur nicht ausgesetzt war, enthält alle Aromastoffe und Vitamine in unveränderter Form.

Die lästigen Trübungen des Himbeersirups entstehen nach H. KUNZ-KRAUSE[2] durch die Ellagsäure aus der Klasse der Tannoide, deren Gehalt in den Himbeeren in Wechselbeziehung zu den klimatischen Jahresverhältnissen steht. Je trockener und heißer der Sommer ist, desto reichlicher bildet sich die Ellagsäure. Diese geht aus den Himbeeren in den fertig gekochten Himbeersaft zunächst nur in kolloidaler Form über, trübt dadurch den Saft und scheidet sich später langsam in Form von Kristallen ab. Diese anfängliche Trübung durch Ellagsäure wird am besten durch ungestörtes Absetzenlassen in einem kühlen Raume beseitigt. Aufkochen oder andere Klärungsmaßnahmen sind in diesem Falle fehlerhaft und zwecklos.

Verfahren von G. CONCI[3]. Zerquetschte Himbeeren werden mit 2 bis 5% Zucker verrieben, mit 0,2% Hefe versetzt und 5 bis 6 Tage im offenen Gefäß stehengelassen. Nach Ende der Gärung preßt man aus, dann läßt man den Saft 6 bis 8 Tage im geschlossenen Gefäß absetzen, filtriert durch Papier und erhitzt in möglichst kleinem Gefäß im Wasserbad zum Sieden, gibt etwas Alkohol obenauf und verschließt mit sterilem Stopfen. In diesem „Wein", der sich mehrere Monate lang sicher hält, kann unter Aufkochen und Abschäumen die doppelte Menge Zucker gelöst werden.

In derselben Arbeit wird folgendes Verfahren von EHRENSTEIN erwähnt. Man läßt 2 kg Beeren mit einer Lösung von 50 bis 75 g Weinsäure in 500 g Wasser schlagen, 1 bis 2 Tage an einem kühlen Ort stehen und durch Leinwand abtropfen. In 100 g der Flüssigkeit werden unter Umrühren 160 g Zucker gelöst. Die oberste gallertige Schicht wird abgenommen.

H. BERNSEN, K. ILVER und C. G. LUND[4] gehen auf den Vorschlag von B. PONTOPPIDAN BÖRRILD[5] zurück, die Vergärung der Früchte bei

---

[1] Apotheker-Ztg. **1931**, 1020. — [2] Pharmaz. Zentralhalle Deutschland **1932**, 609.
[3] Boll. chim. farmac. **81**, 121 (1942); Ref. Jbber. Pharmaz. **77**, 222 (1942).
[4] Dansk Tidsskr. Farmac. **22**, 79 (1948); Ref. Pharmaz. Zentralhalle Deutschland **88**, 387 (1949).
[5] Dansk Tidsskr. Farmac. **17**, 79 (1943).

der Herstellung von *Himbeer- und Kirschsaft* durch die sogenannte Pectolasemethode durchzuführen. Bei ihr wird das störende Pectin des
Saftes durch Zusatz von Pectolase gespalten. Sie kommen bei ihren
Untersuchungen zu der Feststellung, daß die Bereitung kürzere Zeit be-
ansprucht, die Ausbeute größer, der Geschmack besser ist, der Frucht-
zucker erhalten bleibt, unbeabsichtigte Nebengärungen (Essigsäure-
gärung) vermieden werden und das Verfahren nach ästhetischen Ge-
sichtspunkten vorzuziehen ist. Für Kirsch- und Himbeersaft wird folgende Herstellungsvorschrift angegeben:

Frisch gepflückte, vollreife Früchte werden mit gewöhnlichem Wasser gewaschen, zerdrückt, auf 45° erwärmt und ihnen für jedes kg Fruchtbrei 3 g Pectolase zugesetzt. Die Temperatur wird 3 Stunden lang unter häufigem Umrühren
konstant gehalten. Falls sich bei der dann – unter Vermeidung von Eisengeräten
– vorzunehmenden Pressung die Flüssigkeit noch nicht vollständig von den festen
Bestandteilen trennen läßt, muß das Verfahren (dreistündige Aufbewahrung bei
45° unter weiterem Zusatz von je 3 g Pectolase für jedes kg) – notfalls mehrmals –
wiederholt werden. Der abgepreßte Saft wird gleichfalls der Pectolasebehandlung
– unter gleichen Bedingungen – unterworfen, bis die Probe auf Pectinstoffe mit
Weingeist negativ ausfällt. Nach zweitägiger Abkühlung, möglichst im Eisschrank,
wird der Saft filtriert, schnell aufgekocht und in sterilisierte oder behelfsweise mit
0,4%iger Chloraminlösung gespülte Flaschen gegeben. Diese sollen ganz gefüllt,
mit sterilisierten Korken verschlossen und mit Paraffin überzogen werden. So
bereiteter und abgefüllter Fruchtsaft ist wenigstens ein Jahr lang haltbar.

Für die Herstellung von Fruchtsäften, deren Pectinzerstörung durch Pectolase
so lange dauert, daß daneben die unerwünschte Gärung zu befürchten ist, wird ein
konservierender Zusatz von 3 g Benzoesäure auf 1 kg Fruchtbrei empfohlen.

E. V. CHRISTENSEN und O. STRÖH ANDERSEN[1] wenden sich gegen
diese Pectolasemethode, die auch in die Ph. Danica 1948 aufgenommen
wurde. Sie weisen auf die schwierige Bereitungsweise, die umständliche
Apparatur, die Schwerfiltrierbarkeit des Rohsaftes und auf den unter
Umständen notwendigen, recht hohen Benzoesäuregehalt zur Konservierung des Fruchtbreies hin. Die Verwendung von Pectolase zur Zerstörung des Pectins halten sie für einen Fehlgriff, da Farbe, Geruch,
Geschmack, Extrakt- und Aschegehalt des Saftes dadurch beeinflußt
werden. Sie bezweifeln auch seine Haltbarkeit. Deshalb schlagen sie eine
von ihnen modifizierte Fermentierungsmethode nach folgendem Arbeits-
gang vor:

Die durch Holzgeräte zerquetschten Früchte werden in einem irdenen Gefäß
mit 5% Zucker und einer gärfähigen Kultur von Weinhefe versetzt. Nach 6 bis
10 Stunden beginnt eine starke Gärung, während welcher der Ansatz häufig um-
gerührt wird. Nach 2 bis 3 Tagen, wenn die Intensität der Gärung nachläßt, wird
der Saft abgepreßt. Dabei wird die Pressung in kleinen Anteilen vorgenommen,
und jeder Preßrückstand nach dem Auflockern erneuter Pressung unterworfen,
um eine maximale Ausbeute zu erzielen. Der Rohsaft wird für wenige Tage in völlig
gefüllten Flaschen zur Beendigung der Gärung in den Keller gestellt, wo die Stärke
der Gärung schnell abnimmt, und die Hefe zu Boden sinkt. Der praktisch klare
Saft wird abgehebert und der Rückstand vom Bodensatz durch Saugfiltration im
BUCHNER-Filter getrennt. Der so gewonnene saure Fruchtsaft wird mit 0,1%
Natriumbenzoat[2] versetzt und in völlig gefüllten, mit gewöhnlichen Korken ver-

---

[1] Dansk Tidsskr. Farmac. **23**, 79 (1949); Ref. Pharmaz. Zentralhalle Deutschland **88**, 387 (1949).

[2] Besser nimmt man Benzoesäure oder Nipagin, da Natriumbenzoat kaum
konserviert.

schlossenen Flaschen aufbewahrt. Nach einigen Tagen bildet sich ein geringfügiger Bodensatz, der leicht durch ein BUCHNER-Filter zu entfernen ist, wenn später aus dem Saft der Sirup bereitet werden soll.

Das Wesen dieser Methode liegt in der Beschleunigung der Gärung durch Zugabe von Hefe, in der Aufrechterhaltung der Gärung nach dem Abpressen durch Hinzufügung von Zucker, in der Ausschaltung der Lufteinwirkung durch die Nachgärung in ganz gefüllten Flaschen und in der Vermeidung jeder Erhitzung, die lediglich später für die Sirupbereitung durch kurzes Aufkochen nötig ist.

Ein Vergleich der nach dieser und nach der Pectolasemethode hergestellten Säfte zeigte, daß Saft von Himbeeren und Kirschen nach der Gärungsmethode weit besser, der von schwarzen Johannisbeeren etwa ebensogut ist wie Saft nach der Pectolasemethode. Die Autoren betrachten die richtig gelenkte Gärungsmethode als eine sehr schonende Herstellungsart, die in Verbindung mit möglichst geringer Anwendung von Wärme die Bewahrung der natürlichen Farbe, des Geruches und des Geschmackes für den Fruchtsaft sichert.

Verfälschungen von Himbeersirup können nach G. CONCI[1] auf folgende Weise mit Hilfe der Capillarbilder im WOODschen Licht erkannt werden: Himbeersirup fluoresciert grünlich-blau, besonders im obersten Rand, bei Zugabe von Borsäurelösung entsteht bläulich fluorescierender Fleck. Cochenillesirup: keine Fluorescenz, aber mit Borsäurelösung gelbe Fluorescenz. Mit Himbeerrot verfälschter Sirup: schwach bläuliche Fluorescenz, mit Borsäurelösung keine Farbänderung.

K. MÜNZEL[2] hat eine Vorschrift zur Herstellung eines *Feigensirups* ausgearbeitet, bei der das Pectin, das die Feigen zu 5% enthalten, ähnlich wie bei dem Himbeersaft der Ph. Dan. 1948, durch Pectolase abgebaut wird, um die Filtration zu erleichtern:

I	Carica (I)	120 g
	Fructus Sennae (I)	60 g
II	Nipagin M 1 Teil	q. s.
	Aqua 999 Teile	
III	Aqua	q. s.
IV	Acidum tartaricum	q. s.
V	Pectolasum	q. s.
VI	Manna	80 g
VII	Saccharum	400 g
		1000 g

I wird mit 600 g *II* während 3 Stunden maceriert und hierauf unter kräftigem Pressen koliert. Nachdem die Kolatur zum Sieden erhitzt worden ist, werden nach dem Abkühlen auf Zimmertemperatur in je 100 g Kolatur 0,4 g *IV* gelöst. Liegt hierauf das p_H der Kolatur noch nicht zwischen 3,5 und 4, so wird es durch weiteren Zusatz von *IV* auf diesen p_H-Bereich eingestellt. Zur Kolatur werden 3 g *V* gegeben und von Zeit zu Zeit durch Umrühren aufgeschwemmt. Ungefähr alle 6 Stunden wird folgende Prüfung auf Pectinabbau durchgeführt: Eine Probe Kolatur wird durch ein kleines Faltenfilter in ein Reagenzglas filtriert. Die ersten 2 ccm Filtrat werden mit 1 ccm Weingeist (95 Vol.-%) unter Schütteln gemischt. Das Pectin ist genügend abgebaut, wenn innerhalb einer Minute keine Trübung, Fällung oder Ausflockung entsteht.

---

[1] Boll. chim. fermac. **81**. 121 (1942); Ref. Jbber. Pharmaz. **77**, 222 (1942).
[2] Pharmac. Acta Helvetiae **28**, 273 (1953).

Wird diese Probe nach 24 Stunden noch nicht erfüllt, so werden nochmals 3 g *V* zugesetzt; wieder wird ungefähr alle 6 Stunden mit der oben erwähnten Probe auf Pectinabbau geprüft. Sobald diese Probe erfüllt ist, wird die Kolatur filtriert. Im Filtrat wird *VI* gelöst, mit *II* auf 600 g ergänzt und mit *VII* zu einem Sirup gekocht, der noch heiß durch befeuchtete Watte filtriert wird. Nach dem Erkalten wird mit *III* auf 1000 g ergänzt. Nach einer Woche wird der Sirup, wenn nötig, nochmals filtriert.

Zur Feststellung geeigneter *Konservierungsmittel* für Sirupe prüften TH. SABALITSCHKA und E. BÖHM[1] Benzoesäure, Natriumbenzoat, Salicylsäure, Thymol, Mirkobin und Nipagin bei Sir. simplex, Rhei, Mannae und Althaeae. Es zeigte sich dabei, daß sich nur Thymol, Nipagin und Benzoesäure als brauchbar erwiesen. Die übrigen Konservierungsmittel wie Natriumbenzoat, Salicylsäure und Mikrobin konnten in den angewandten Konzentrationen bis 0,15% die Schimmelbildung nicht verhindern. Weiterhin ergab sich, daß die konservierende Kraft der drei genannten Mittel nicht bei allen Sirupen die gleiche ist. So wurde die Schimmelbildung vollkommen unterdrückt

	Thymol	Nipagin	Benzoesäure
	%	%	%
bei Sir. simplex durch	0,05	0,05	0,1
bei Sir. Mannae durch	–	0,05	0,15
bei Sir. Althaeae durch	–	0,025	0,15
bei Sir. Rhei durch	0,05	0,075	–

Von diesen drei Konservierungsmitteln kommt für die Praxis in erster Linie das Nipagin in Betracht, da es geschmacklos und gänzlich unabhängig von der Reaktion und den Reaktionsfähigkeiten des zu konservierenden Präparates ist.

Stabilisierte Arzneipflanzenpräparate[2].

Ein Teil der pflanzlichen Wirkstoffe liegt im Protoplasma der Pflanzenzellen als Glykoside oder in Form enzymempfindlicher Verbindungen vor, während darauf eingestellte Enzyme sich außerhalb der Zelle in besonderen Zellen befinden. Stirbt die Pflanze ab, z. B. bei der Ernte oder wird sie verletzt, so gelangen die Enzyme (Hydrolasen, Oxydasen, Peroxydasen) mit diesen Stoffen in Berührung und spalten die Glykoside in das Aglukon und den entsprechenden Zuckeranteil. Das Aglukon ist meist schwächer physiologisch wirksam als das genuine Glykosid oder überhaupt unwirksam, so daß ein großer Teil der Wirkstoffe durch Enzymwirkung zerstört wird. Besonders stark tritt diese Wirkstoffabnahme durch Enzyme bei den Arzneipflanzen mit herzwirksamen Glykosiden auf, wie Digitalis, Convallaria, Scilla, Adonis. Aber auch von zahlreichen anderen Arzneipflanzen sind ähnliche Erscheinungen bekannt, z. B. bei Radix Valerianae, Semen Colae, Flores Verbasci, Radix Gentianae, Rhizoma Rhei u. a.

---

[1] Pharmaz. Ztg. **1926**, 496.
[2] Übersichtsliteratur. MOSER, H., in BAMANN-MYRBÄCK: Die Methoden der Fermentforschung, S. 2962; Süddtsch. Apotheker-Ztg. **79**, 430, 519, 527 (1939); Pharmazie **3**, 433 (1948). – NEUGEBAUER, H.: Pharmaz. Ind. **1942**, 149.

Will man die Wirkstoffe in ihrer genuïnen Form erhalten, so müssen die Enzyme in ihrer Wirkung gehemmt oder vernichtet werden. Drogen oder auch Präparate, die die genuinen enzymempfindlichen Wirkstoffe durch Vernichtung der Enzyme enthalten, werden stabilisierte Drogen oder stabilisierte Präparate genannt.

Da die Enzymwirkung nur im wäßrigen oder feuchten Milieu vor sich geht, gelangt man zu *stabilisierten Drogen* schon durch schnellen Wasserentzug. Dies geschieht durch möglichst rasche Trocknung der frischen unzerkleinerten Pflanzenteile. Temperaturen von 30 bis 40° sind zu vermeiden, da gerade in diesem Bereich die Enzymtätigkeit besonders lebhaft ist. Die Höhe der Temperatur richtet sich nach der Widerstandsfähigkeit der Wirkstoffe. Digitalisblätter sind z. B. durch schnelles Erhitzen bei 60 bis 70° stabilisiert, Adonisblätter durch einstündiges Erhitzen auf 110°, für Semen Strophanthi wird halbstündiges Erhitzen auf 80 bis 100° empfohlen. Durch höhere Temperaturen als 80° tritt oft Farbveränderung chlorophyllführender Pflanzenteile ein, die aber nicht mit einer Wirkstoffverminderung verbunden sein muß. Erst nach der vollkommenen Trocknung dürfen die Pflanzenteile zerkleinert und müssen dann trocken aufbewahrt werden, am besten luftdicht verschlossen über einem Trockenmittel.

Eine andere Art der Stabilisierung ist die Abtötung der Enzyme durch Einwirkung von Wasserdampf, Alkoholdampf oder Dämpfen einer anderen organischen Flüssigkeit, entweder bei normalem Druck oder bei Überdruck. Wichtig ist dabei, daß die frischen unzerkleinerten Pflanzenteile nur mit den Dämpfen und nicht mit der Stabilisierungsflüssigkeit in Berührung kommen, um eine Extraktion zu vermeiden. Bei der Stabilisierung mit Überdruck handelt es sich im Prinzip immer um einen Autoklaven oder auch um zwei miteinander verbundene Autoklaven, wobei man dann in einem Gefäß die Flüssigkeit erhitzt und in Dampfform in das zweite Gefäß übertreten läßt, in dem sich das Stabilisierungsgut befindet.

Genauer besteht z. B. ein solcher Apparat aus 1. einem Dampfentwickler mit Sicherheitsventil und einer Einfüllöffnung, 2. einem Alkoholrezipienten, der erhöht angebracht ist, 3. einem darunter gelegenen Aufnahmegefäß für die zu stabilisierenden Pflanzen, 4. einem Kühler. Vom Dampfentwickler geht eine Rohrleitung zum Alkoholrezipienten und von dieser Leitung abzweigend eine solche zum Stabilisierungsgefäß. Vom Dampfentwickler gehen die Dämpfe in das Alkoholgefäß und erhitzen den Alkohol. Die Alkoholdämpfe treten dann über in den geheizten Stabilisator, passieren die Pflanzen und werden im Kühler kondensiert. Man erzielt mit dem Apparat folgende Vorteile: 1. Die Stabilisierung wird nur durch Alkoholdämpfe bewirkt, nicht durch flüssigen Alkohol, da in dem heißen Stabilisator keine Kondensation eintritt und dadurch eine Extraktion der Drogen vermieden wird. 2. Die Verluste an Alkohol sind äußerst minimal.

G. WEISFLOG und J. BÜCHI[1] geben folgendes Verfahren zur Stabilisation im Alkoholdampf unter Druck an, wonach sie Bärentrauben-

---

[1] Pharmac. Acta Helvetiae **19**, 421 (1944).

blätter stabilisierten, das aber auch bei anderen Drogen Anwendung finden kann:

Ein gewöhnlicher Autoklav wird mit Wasser bis auf 100° aufgeheizt und die Blätter währenddessen locker und in dünnen Schichten in zwei für den Autoklaven passende Drahtgitter gelegt. Dann wird der Autoklav geöffnet, das Wasser rasch entfernt und durch 95% Industriesprit ersetzt, die Körbe eingepaßt und wieder geschlossen. Diese Manipulation benötigt etwa 4 Minuten; die Temperatur im Autoklav sinkt während dieser Zeit nicht unter 75°. Sobald nun Alkoholdämpfe entweichen, wird das Ventil geschlossen, und man wartet, bis das Manometer auf 1½ Atmosphären steht. Die Zeit vom Moment des Einbringens der Blätter bis zum vollständigen Abtöten der Fermente ist die „kritische Zeit", während der möglicherweise Plasmolyse eintreten und ein fermentativer Abbau durch die bei der erhöhten Temperatur aktivierten Fermente stattfinden kann. Es ist deshalb wichtig, diese Zeitspanne auf ein Minimum zu beschränken und die Dämpfe schlagartig und überhitzt auf das Blattmaterial wirken zu lassen. Nach dem oben geschilderten Vorgehen erreichten wir den Druck von 1½ Atmosphären bei einer Temperatur von 80° nach 5 Minuten und hielten die Temperatur für weitere 5 Minuten auf dieser Höhe. Stellt man die Heizung nun ein und läßt das Manometer selbsttätig auf Null zurücksinken, so wird nach unseren Erfahrungen in dieser Zeit das Pflanzenmaterial noch so stark extrahiert, daß der Alkohol eine dunkelgrüne Farbe annimmt. Wird dagegen die Stabilisation nach 5 Minuten durch Öffnen des Ventils, das zwecks Rückgewinnung von Alkohol mit einem Kühler verbunden ist und Herausheben der Körbe mittels eiserner Haken beendet, so ist die Stabilisationsflüssigkeit nur schwach gefärbt. Es ist demnach anzunehmen, daß nur wenig Wirkstoff in Lösung gegangen ist. Das Vorwärmen des Autoklaven mit Wasser ist ein unbedingtes Erfordernis, um das Kondensieren von Alkohol, der dann auf die Blätter fallen und diese teilweise extrahieren würde, zu verhindern. Außerdem haben wir auf den oberen Korb einen umgestülpten Glastrichter als Schutz gegen abtropfenden Alkohol aufgesetzt. An den kalten Blättern selbst kondensiert sich selbstverständlich bis zum Temperaturausgleich ebenfalls Dampf, was jedoch nicht zu verhindern ist.

Die stabilisierten Drogen werden dann weiter zu Extrakten und Tinkturen verarbeitet, die die genuinen Wirkstoffe enthalten. Eine Stabilisierung durch UV-Licht ist nach L. HÖRHAMMER und R. HÄNSEL[1] infolge der geringen Energieausnutzung durch die hohe passive Absorption von Drogen und Extrakten (Filterwirkung) wenig rationell.

Stabilisierte Tinkturen und Extrakte. Zu stabilisierten Tinkturen und Extrakten gelangt man nach BOURQUELOT auch direkt von den frischen Pflanzenteilen, indem sich an die Stabilisierung sofort die Extraktion anschließt. Die Stabilisierung wird mit siedendem Alkohol derart vorgenommen, daß die unzerkleinerten frischen Pflanzenteile in siedenden Alkohol gebracht werden, der die Enzyme abtötet. Gleichzeitig findet schon eine Extraktion statt. Nach der Stabilisierung werden die Pflan-

---

[1] Arch. Pharmaz. **284**, 164 (1951).

zenteile zerkleinert und mit dem Stabilisierungsalkohol unter Erhitzen extrahiert. Zur Extraktion verwendet man hochprozentigen Alkohol, der durch den Wassergehalt der frischen Pflanzenteile verdünnt wird. Solche stabilisierte Tinkturen sind im Cod. gall. und in der Ph. Helv. V enthalten, aus denen einige Beispiele angeführt werden:

a) Stabilisierte Baldriantinktur der Ph. Helv. V: 1000 Teile frische, gut gewaschene Baldrianwurzel werden unzerkleinert in einen mit Rückflußkühler versehenen Glaskolben mit 1000 Teilen Weingeist auf dem Wasserbade erhitzt. Man hält 20 Minuten lang im Sieden, läßt dann erkalten, gießt die weingeistige Lösung ab und stellt sie beiseite. Alsdann werden die Baldrianwurzeln fein zerkleinert mit dem abgegossenen Weingeist wieder in den Kolben gebracht, der Kolbeninhalt mit Weingeist auf 2000 Teile ergänzt und nochmals 20 Minuten lang im Sieden gehalten. Nach dem Erkalten wird die weingeistige Lösung abgegossen, der Rückstand abgepreßt, die Preßflüssigkeit mit der abgegossenen Lösung vereinigt und nach achttägigem Stehenlassen in der Kälte filtriert.

b) Stabilisierte Roßkastanientinktur des Codex gall. 1948 (Alcoholatura aesculi stabilisati): In einen tarierten Kolben mit Rückflußkühler bringt man 1000 g 75%igen Alkohol und erhitzt diesen auf dem Wasserbad zum Sieden. In den siedenden Alkohol werden 1000 g in zwei oder 4 Stücke (je nach der Größe) zerschnittene und geschälte frische Roßkastanien eingetragen und das Sieden wird 20 Minuten fortgesetzt. Nach dem Erkalten wird der Alkohol abgegossen und die Roßkastanien zerrieben. Diese werden erneut mit dem abgegossenen Alkohol 20 Minuten auf dem Wasserbad unter Rückflußkühlung erhitzt. Nach dem Erkalten wird das Gewicht mit 75%igem Alkohol ergänzt, die Droge abgepreßt und die Flüssigkeit filtriert.

Zur Gewinnung von Trockenextrakten werden die Tinkturen bzw. die Extraktlösungen im Vakuum eingedampft.

Zu stabilisierten Pflanzenauszügen gelangt man auch mit wasserfreien Extraktionsmitteln, z. B. mit fetten Ölen, wie es als einziges Präparat noch das Oleum Hyperici darstellt. Allerdings findet dabei ein Gärungsprozeß statt, aber das Hypericin bleibt in öliger Lösung erhalten. Besonders wirkungsvoll sollen die Frischpflanzenpräparate der Firmen Madaus und Schwabe sein: die frische Pflanze wird mit Milchzucker verrieben, wobei der Saft im Augenblick des Zerquetschens aufgesaugt wird, so daß die Inhaltsstoffe in nahezu unverändertem Zustand erhalten bleiben. Durch diese schlagartige Trocknung bei der Zerstörung der Zelle wird jede Möglichkeit eines fermentativen Abbaues unterbunden.

Tincturae.

Extraktionsmittel.

Die meisten Tinkturen werden mit 60 gew.-%igem Alkohol hergestellt, wenn nicht besondere Löslichkeitsverhältnisse der Wirkstoffe vorliegen, die eine andere Alkoholkonzentration oder ein anderes Extraktionsmittel verlangen. Nach theoretischen Überlegungen können jedoch mit etwa 40%igem Alkohol die größten Extraktausbeuten erwartet werden. Durch das Trocknen wird das Quellungswasser abgegeben, die Zelle wird dadurch abgetötet und der Protoplasmaschlauch durchlässig. Die noch gelösten Zellinhaltsstoffe dringen in den aus Eiweißstoffen bestehenden Protoblasten und in die Zellwandung ein. Dadurch entstehen teils unlösliche Eiweißverbindungen, teils werden die Inhalts-

stoffe von den hochmolekularen Pectinen der Zellwand adsorptiv gebunden. Die Quellung der Drogen sinkt mit steigender Alkoholkonzentration des Extraktionsmittels, so daß mit Wasser die meisten Extraktivstoffe gelöst werden können. Nach Modellversuchen von W. Lang[1] mit
Alkaloid-Tanniden, Gelatine-Tannin, Tannalbin und Methylenblauagar
lösen sich aber adsorptiv an Pectinstoffe und Eiweißstoffe gebundene
Inhaltsstoffe besser mit steigender Alkoholkonzentration. Diese beiden
Löslichkeitskurven schneiden sich bei etwa 40%igem Alkohol. Er-
fahrungsgemäß werden auch mit 40 bis 50%igem Alkohol bei Drogen
die größten Mengen an Extraktstoffen erhalten. Nach Schrader[2] besitzt
auch 42%iger Alkohol die größte Viscosität, die sich gleichfalls günstig
auf die Extraktion auswirkt.

Umgekehrt können nach E. Esteve[3] in Drogenauszügen auch unlösliche Stoffe durch Bildung von Adsorverbindungen mit Kolloiden, eine
Art chemischer Pseudoverbindungen, in Lösung gebracht werden. Nach
Esteve ist z. B. die adsorptive Kraft zwischen Alkaloiden und den jeweiligen Kolloiden die Ursache, daß beide die Lösung des anderen Teiles
verzögern, obwohl sie eine solche überhaupt erst möglich machen.

Nach Untersuchungen von M. Herzog[4] stimmen diese theoretischen
Überlegungen nicht immer mit den praktischen Erfahrungen überein.
Herzog stellte eine größere Anzahl Alkaloidtinkturen mit 60 und 45%-
igem Alkohol her, der allerdings 1% Salzsäure, auch 2% Milchsäure,
0,5% Schwefelsäure enthielt, und bestimmte Extrakt- und Alkaloidgehalt. Bei den meisten Tinkturen mit 45%igem Alkohol war auch der
Extraktgehalt mehr oder weniger höher als bei den Tinkturen mit 60%-
igem Alkohol. In einigen Fällen waren die Werte gleich, aber die Tincturae Colchici, Ipecacuanhae und Veratri zeigten einen geringeren Extraktgehalt als die Tinkturen mit 60%igem Alkohol. Dagegen hatten die
Tinkturen mit 45%igem Alkohol überwiegend einen tieferen Alkaloidgehalt oder die Werte waren gleich und nur bei Tinctura Ipecacuanhae
mit 45%igem Alkohol war der Alkaloidgehalt höher. Demnach läßt sich
ein Extraktionsmittel nicht schematisch für die Tinkturenherstellung
verwenden, sondern es muß für jede Droge das geeignete Extraktionsmittel gewählt werden.

Über ein neues Verfahren zur Herstellung von Tinkturen (Auszügen) besonderer
Wirksamkeit und Charaktereigenschaften berichtet F. O. W. Meyer[5] nach er-
folgter Patentanmeldung[6]. In umfassenden Reihenversuchen war gefunden worden,
daß bei nahezu allen Auszügen, gleichgültig nach welchem Verfahren und mit
welchen Mitteln sie dargestellt wurden, wesentliche qualitative Verbesserungen
und erhöhte, potenzierte Gesamtwirkung erzielt werden können, wenn das Menstruum keine der bisher üblichen „reinen" Flüssigkeiten ist, sondern „biochemische
Salze", etwa nach Art und Menge der physiologischen Kochsalzlösung oder eines
künstlichen Blutserums, enthält. Die Versuche zeigten, daß außer Kochsalz,
Natriumcarbonat, Calciumchlorid, Kaliumchlorid, Natriumcarbonat, Natrium-

---

[1] Arch. Pharmaz. **283**, 115 (1950). — [2] Pharmaz. Ztg. **1933**, 1159.
[3] Farmac. Nueva 7, 141 (1942); Ref. Jber. Pharmaz. **77**, 213 (1942).
[4] Pharmazie 7, 331 (1952).
[5] Wien. pharmaz. Wschr. **1942**, 167; Pharmaz. Zentralhalle Deutschland **86**
46 (1947).
[6] M 152 441 IV a/30 h.

sulfat, Kaliumsulfat, Natriumphosphat auch andere „biochemische" Salzkombinationen, die ähnliche Eigenschaften besitzen, geeignet sind, wenn sie in Mengen angewandt werden, die in Wasser gelöst zu sogenannten blutisotonischen Lösungen führen würden. Dabei wurde in nahezu allen Fällen eine geschmackliche Abrundung der Drogenauszüge erzielt, die von den Patienten als angenehm bezeichnet wurde, ohne daß diese imstande waren, die Geschmacksveränderung deutlicher zu charakterisieren, die Ursache dieser typischen Umstimmung näher zu umreißen.

Maceration.

Wenn die Tinkturen durch Maceration bereitet werden, so können nach Versuchen von P. BOHRISCH[1], L. ROSENTHALER[2], W. PEYER[3] und H. ESCHENBRENNER und GÄRTNER[4] auch geschnittene (conc.) Drogen Verwendung finden, die bezüglich Extraktgehalt und Alkaloidgehalt den Tinkturen aus gepulverten Drogen gleichwertig sind, aber eine leichtere Prüfung des Drogenmaterials gestatten.

Nach W. PEYER[3] und J. MARSCHAK[5] ist eine 10 Tage lange Maceration nicht nötig. MARSCHAK untersuchte an 8 Tinkturen die Zunahme des Trockenrückstandes bzw. des Alkaloidgehaltes innerhalb von 3 bis 7 Tagen bei gewöhnlicher Maceration mit dem Ergebnis, daß die Extraktausbeute nach 4 bis 5 Tagen in einigen Fällen (Tinct. Gentianae, Tinct. amara) nach 3 Tagen nicht mehr erhöht wurde. A. JERMSTAD und O. ÖSTBY[6] erhielten dagegen die besten Resultate bei 8 bis 10tägiger Maceration. Sie hatten jedoch die Bestimmungen nur jeweils am 3., 8. und 10. Tag ausgeführt.

Zur Erhöhung der Extrakt- und Tinkturenausbeute wird eine starke Pressung der feuchten Drogenmasse empfohlen. F. GRAF[7] weist darauf hin, daß größere Ausbeuten erzielt werden, wenn das Preßgut nach der Pressung aufgelockert und nochmals gepreßt wird. Diese zweite Preßflüssigkeit sei nach dem spez. Gewicht zu schließen besonders extraktreich. Allerdings macht GRAF für das Ansteigen des spez. Gewichtes auch das Zurückgehen des Alkoholgehaltes in der Preßflüssigkeit mit verantwortlich. MARSCHAK[5] verglich die Konstanten von Tinkturen, deren Drogenrückstand ausgepreßt und nicht ausgepreßt wurde. Die Ergebnisse zeigen, daß die Unterschiede geringfügig und praktisch belanglos sind. MARSCHAK schlägt vor, die Pressung bei Tinkturen zu vermeiden und den Alkohol der Drogenmasse durch Destillation zurückzugewinnen. H. TRUNKEL[8] erwähnt, daß durch das Auspressen des Drogenrückstandes Bestandteile in die Tinktur gelangen, die die Trübungserscheinungen verursachen sollen.

Doppelte Maceration.

Extraktreichere Tinkturen als durch einfache Maceration werden durch doppelte Maceration erhalten, über die von ESCHENBRENNER und GÄRTNER[4] vergleichende Versuche vorliegen.

---

[1] Pharmaz. Zentralhalle Deutschland **1912**, Nr. 53; **1913**, Nr. 1, 2. 4.
[2] Schweiz. Apotheker-Ztg. **1923**, Nr. 3.
[3] Süddtsch. Apotheker-Ztg. **1929**, Nr. 65. — [4] Pharmaz. Ztg. **1933**, 160.
[5] Pharmaz. Zentralhalle Deutschland **1933**, 145.
[6] Pharmac. Acta Helvetiae **1934**, Nr. 8.
[7] Pharmaz. Ztg. **1930**, 275. — [8] Pharmaz. Ztg. **1933**, 1054.

Die doppelte Maceration wird in der Art vorgenommen, daß die Droge mit der Hälfte des vorgeschriebenen Menstruums 5 Tage lang maceriert wird. Nach dieser Zeit wird die Flüssigkeit abgegossen und die Droge mit der zweiten Hälfte Menstruum abermals 5 Tage lang maceriert. Die Droge wird nun abgepreßt und die beiden Auszüge vereinigt. ESCHEN-BRENNER und GÄRTNER stellten 22 Tinkturen sowohl auf diese Art als auch durch einfache Maceration nach dem DAB 6 her und verglichen die Tinkturen in bezug auf Trockenrückstand und in einigen Fällen auf den Alkaloidgehalt.

Aus den Ergebnissen geht eindeutig hervor, daß die durch doppelte Maceration gewonnenen Tinkturen an Trockenrückstand und Alkaloiden den Tinkturen der einfachen Maceration überlegen sind. Der günstige Einfluß der doppelten Maceration wurde auch von WEBER[1] bestätigt.

Perkolation.

Durch Perkolation können im Gegensatz zur Maceration die Drogen erschöpfend extrahiert werden, so daß sich gehaltreichere Tinkturen ergeben und die Drogen besser ausgenützt werden. Bei der Perkolation werden die Extraktstoffe kontinuierlich abgeführt und die Droge kommt ständig mit reinem Menstruum in Berührung, wodurch das Konzentrationsgefälle innerhalb und außerhalb der Drogenzelle aufrechterhalten bleibt und eine erschöpfende Extraktion ermöglicht wird. Bei der Maceration stellt sich ein Konzentrationsgleichgewicht ein, wodurch die Extraktion zum Stillstand kommt, ohne die Droge vollkommen zu erschöpfen. Die Überlegenheit der Perkolation gegenüber der Maceration wurde von zahlreichen Autoren bestätigt, z. B. von W. PEYER[2], A. JERM-STAD und O. ÖSTBY[3], TRUNKEL[4], F. GSTIRNER[5], BARI[6], MOSIG[7]. Eingehend berichtet W. SCHILL[8] über die Tinkturenperkolation und gibt folgende ausführliche Vorschrift zur Herstellung von Tinkturen durch Perkolation mit röhrenförmigen oder schwach konischen Perkolatoren an:

1. Die Befeuchtung des Drogenpulvers mit Ausziehflüssigkeit.

Die Droge wird im allgemeinen als grobes oder mittelfeines Pulver verwendet. Die Befeuchtung geschieht in einem Porzellanmörser oder in einer Emailleschale, und zwar werden in der Regel 100 Teile Drogenpulver nach und nach mit 40 Teilen Ausziehflüssigkeit verrieben.

2. Das Vorquellenlassen des befeuchteten Drogenpulvers.

Zu diesem Zwecke wird das befeuchtete Drogenpulver in ein gut schließendes Gefäß gebracht, z. B. in ein Einmacheglas (Weckglas) oder in eine Porzellan-Standkruke. Das Drogenpulver wird nicht festgedrückt, sondern bleibt locker in dem

---

[1] Ber. ung. pharmaz. Ges. **1933**, 434; Ref. Pharmaz. Zentralhalle Deutschland **1934**, 136.
[2] Süddtsch. Apotheker-Ztg. **1929**, Nr. 65.
[3] Pharmac. Acta Helvetiae **1934**, Nr. 8. — [4] Pharmaz. Ztg. **1933**, 1054.
[5] Pharmaz. Ztg. **1934**, 310; Die deutsche Apotheke **1934**, Nr. 50.
[6] Pharmaz. Ztg. **1935**, 852, 880, 1265.
[7] Dtsch. Apotheker-Ztg. **1939**, 368. — [8] Pharmaz. Ztg. **86**, 413 (1950).

Gefäß liegen (lediglich leichtes Schütteln ist erlaubt, um die Oberfläche zu ebnen). Man läßt das befeuchtete Drogenpulver 2 Stunden lang vorquellen. Längeres Vorquellenlassen, etwa über Nacht, schadet in keinem Falle. Aus Gründen der Arbeitszeit ist es sogar empfehlenswert, die nächsten Arbeiten — das Einfüllen des vorgequollenen Drogenpulvers in den Perkolator und das Einströmenlassen der Ausziehflüssigkeit — erst am folgenden Tage vorzunehmen, da die genannten Arbeiten in den frühen Vormittagsstunden begonnen werden müssen, damit an demselben Tage auch noch die sechsstündige Maceration im Perkolator erfolgen kann.

3. Das Einfüllen des vorgequollenen Drogenpulvers in das Perkolatorrohr.

Als Perkolatorrohre sind starkwandige Röhren aus chemisch widerstandsfähigem Glas (z. B. Jenaer Geräteglas 20) mit verschmolzenen Enden geeignet. Eine Rohrlänge von 1 m wird man in der Regel nicht überschreiten und eine lichte Weite von 18 mm nicht unterschreiten, da sich sehr lange und enge Rohre schwer entleeren lassen. Im allgemeinen wird man für kleinere Tinkturmengen mit folgenden 4 Rohrweiten auskommen:

a) 18 bis 20 mm lichte Weite,   c) 40 bis 45 mm lichte Weite,
b) 25 bis 30 mm lichte Weite,   d) 55 bis 60 mm lichte Weite.

Erstrebt man eine Röhrenausrüstung, die es ermöglicht, die Rohre fast immer bis zu einer Länge von etwa 90 cm zu füllen, muß man 9 Perkolatorrohre (1 m lang) mit lichten Weiten zwischen 20 und 60 mm vorrätig halten.

Das Perkolatorrohr, das man benutzen will, wird an einem Ende durch einen nur schwach konischen oder zylindrischen, einmal durchbohrten Gummistopfen verschlossen, durch dessen Bohrung vorher ein Glasrohr gesteckt worden ist. Das im Innern des Perkolatorrohres befindliche Ende dieses Glasrohres schließt mit dem Gummistopfen glatt ab, während das andere Ende etwa 5 cm aus dem Gummistopfen herausragt. Nach dem Eindrehen des Gummistopfens wird vom offenen Ende des Perkolatorrohres aus eine doppelte Lage Mull und etwas Watte auf den Gummistopfen gebracht und mit einem runden Holzstab angedrückt.

Das vorgequollene Drogenpulver wird — ein Schlagen durch ein Sieb ist nicht erforderlich — mittels eines Porzellan- oder Glaslöffels und eines Pulvertrichters (aus Glas) in das Perkolatorrohr gegeben. Nach jeder Zugabe von 2 bis 3 Löffeln Drogenpulver wird dieses mit einem runden Holzstab, der bequem in das Perkolatorrohr paßt und etwa 10 cm länger als dieses ist, ganz leicht angedrückt. Noch gleichmäßiger geht das Füllen des Perkolatorrohres vor sich, wenn man, wie es C. Koch[1] beschreibt, an Stelle des dicken Rundholzstabes einen dünnen Holzstab benutzt, an dessen unterem Ende ein durchlochter Gummistopfen aufgesteckt ist und mit glatter Fläche abschneidet. Dieser Gummistopfen darf jedoch nur einen etwa ½ mm geringeren Durchmesser besitzen, als die lichte Weite des Perkolatorrohres beträgt. Bringt man nun den beschriebenen Stab in das Perkolatorrohr und gibt mit der rechten Hand durch den Pulvertrichter löffelweise vorgequollenes Drogenpulver hinzu, während man mit der linken Hand den Stab ständig dreht, so rieselt das Drogenpulver rings um den Gummistopfen herab und wird gleichzeitig ganz leicht angedrückt. — Zum Einfüllen des Drogenpulvers in einen schwach konischen Perkolator ist nur zu bemerken, daß das eingefüllte Drogenpulver ebenfalls ab und zu ganz leicht anzudrücken ist.

4. Das Aufbauen des gesamten Perkolationsgerätes.

Nach dem Füllen des Perkolatorrohres wird das gesamte Perkolationsgerät aufgebaut. Als Stative dienen bei Perkolatorrohren bis 1 m Länge und bis etwa 5 cm äußerem Durchmesser Laboratoriumsstative, deren Eisenstab 150 cm lang ist, und normale Klemmen entsprechender Weite mit halbrunden Backen. Auf die Eisenplatte des Statives wird eine tarierte Flüssigkeitsflasche mit nicht zu enger Öffnung gestellt, deren Größe so zu bemessen ist, daß sie das gesamte Perkolat aufnehmen

---

[1] Pharmaz. Ztg. **80**, 552 (1935).

kann. Die Öffnung der Flasche versieht man, um ein Verdunsten der Tinktur zu verhüten, mit einem durchbohrten Korkstopfen. Durch diese Bohrung führt — nicht stramm sitzend, sondern beweglich — ein Normaltropfenzähler, über dessen oberes Ende ein etwa 8 cm langes Stück Schlauch (am besten Vakuumschlauch mit nicht zu geringer lichter Weite) gezogen ist. Ins Innere dieses Schlauches hat man vorher einen „Docht" eingeführt. Diesen bereitet man sich, indem man etwas Watte mit einem Stückchen Mull umgibt und dann das Ganze durch Drehen zu einem dochtähnlichen Gebilde formt. Dieser Docht hat einen doppelten Zweck: Erstens filtriert er das Perkolat nochmals und verhütet ein Verstopfen des Capillarrohres des Normaltropfenzählers, und zweitens läßt sich die Tropfenzahl des abtropfenden Perkolats besser einstellen. Das obere Ende des Dochtschlauches wird an dem erwähnten Abflußrohr des Perkolatorrohres befestigt. Die Einstellung der jeweils vorgesehenen Abtropfgeschwindigkeit geschieht mittels eines Schraubquetschhahnes, der in der Mitte des Dochtschlauches angesetzt wird, und mittels einer Uhr mit Sekundenzeiger oder einer Stoppuhr. Sehr viel besser als mit einem gewöhnlichen Schraubquetschhahn läßt sich die Tropfenzahl mit einem Quetschhahn einstellen, der nicht eine kleine, sondern eine große Rändelschraube besitzt.

Das Perkolatorrohr wird mittels zweier Klemmen mit halbrunden Backen am Stativ befestigt. Bei Perkolatorrohren größeren Durchmessers empfiehlt es sich, das untere Rohrende außerdem auf einem durchbohrten Holzbrettchen ruhen zu lassen, das auf einem Stativring liegt. Die obere Öffnung des Perkolatorrohres wird mit einem durchbohrten Korkstopfen verschlossen. Durch dessen Bohrung führt man — nicht stramm sitzend, sondern beweglich — das Glasrohr der Zuflußvorrichtung bis etwa 3 cm über das obere Ende der Drogensäule ein. Die selbsttätige Zuflußvorrichtung besteht aus einer mit der Öffnung nach unten gerichteten und die Ausziehflüssigkeit enthaltenden Flüssigkeitsflasche, einem durchbohrten Gummistopfen und einem Glashahn. Das eine Ansatzrohr dieses Glashahnes wird so kurz wie möglich gestaltet, führt durch den Gummistopfen und schneidet mit diesem im Innern der Flasche glatt ab. Das andere Glashahnansatzrohr, das ungekürzt bleibt, reicht durch den Korkstopfen hindurch in das Perkolatorrohr. Der Glashahn ist erforderlich, um das Rohr der Zuflußvorrichtung durch die Bohrung des Korken einführen und herausziehen zu können, ohne daß währenddessen Ausziehflüssigkeit abfließt, wie es der Fall sein würde, wenn die Flüssigkeitsflasche nur mit einem einfachen Glasrohr versehen wäre und sich nicht verschließen ließe. Die Flüssigkeitsflasche, in die man vorher die gesamte Ausziehflüssigkeit — bei größeren Drogenmengen eine Teilmenge — gegeben hat, wird mittels einer den Flaschenhals umfassenden Klemme mit halbrunden Backen am Stativ befestigt. Größere Flaschen müssen zusätzlich durch Stativringe gehalten werden.

Bei der Herstellung von Tinctura Valerianae aetherea ist das Röhrenperkolationsgerät in folgender Weise zu gestalten: Um ein Verdunsten des Äthers zu verhüten, sind alle Teile des Perkolationsgerätes dicht miteinander zu verbinden. Die Flasche, in die das Perkolat abtropft, wird mit einem doppelt durchbohrten Gummistopfen verschlossen. Durch die eine Bohrung führt der Normaltropfenzähler, durch die andere ein rechtwinklig gebogenes Glasrohr, an das ein U-förmiger Blasenzähler angeschlossen ist. Durch diesen Blasenzähler, der Wasser als Sperrflüssigkeit enthält, kann die Luft aus dem Perkolationsgerät entweichen. — Wenn beim konischen Perkolator die Flasche mit der Ausziehflüssigkeit nur locker aufsitzt, kann Tinctura Valerianae aetherea in diesem Gerät nicht bereitet werden.

5. Das Einströmen der Ausziehflüssigkeit in die Drogensäule.

Bei völlig geöffneter Abtropfvorrichtung läßt man durch Öffnen des Glashahnes die Ausziehflüssigkeit in die Drogensäule einströmen. In dem Maße, wie die Flüssigkeit in der Drogensäule nach unten vordringt, fließt neue Ausziehflüssigkeit selbsttätig nach. Damit dieser Flüssigkeitsnachschub bei der beschriebenen einfachen Anordnung ungehindert stattfinden kann, muß man die Glashahnbohrung und die Ansatzrohre des Glashahnes recht weit wählen. Ist die Flüssigkeit am unteren Ende der Drogensäule angekommen, wird der Schraubquetschhahn geschlossen.

6. Die Maceration im Perkolator.

Man läßt nun die Droge im Perkolator macerieren, und zwar 6 Stunden lang. Eine wesentlich längere, insbesondere tagelange Maceration wirkt sich nachteilig aus.

7. Das weitere Zufließenlassen von Ausziehflüssigkeit und das Abtropfen des Perkolates.

Nach Beendigung der sechsstündigen Maceration wird der Schraubquetschhahn der Abtropfvorrichtung wieder geöffnet, so daß das Perkolat nunmehr abtropfen kann. Die jeweils vorgesehene Tropfenzahl wird mittels des Sekundenzeigers einer Uhr oder mittels einer Stoppuhr eingestellt. Man läßt bei Anwendung von 100 g Droge und eines 1 m-Rohres am Normaltropfenzähler abtropfen:

a) bei dem im Ansatzverhältnis 1 + 5 zu bereitenden Tinkturen
   4 Normaltropfen je Minute,
b) bei den im Ansatzverhältnis 1 + 10 zu bereitenden Tinkturen
   8 Normaltropfen je Minute.

Der Einstellung des abtropfenden Perkolates auf eine bestimmte Abtropfgeschwindigkeit ist bei Verwendung des Normaltropfenzählers als Abtropfvorrichtung eine natürliche Grenze gesetzt. Mehr als 160 Tropfen in der Minute lassen sich nach den Feststellungen von SCHILL nicht mehr einwandfrei beobachten. Müßten bei größeren Tinkturenmengen mehr als 160 Normaltropfen je Minute abtropfen, so empfiehlt es sich, die Benutzung von Tropfenzählern, deren Tropfen das Doppelte, Dreifache oder sonstige Vielfache eines Normaltropfens beträgt, so daß man die entsprechende geringere Anzahl großer Tropfen abtropfen lassen kann. Mit solchen Tropfenzählern läßt sich die Abtropfgeschwindigkeit auch bei größeren Tinkturenmengen bis zur beobachtbaren Höchstgeschwindigkeit gut einstellen. Wenn bei sehr großen Tinkturenmengen auch dieses Verfahren nicht mehr möglich sein sollte, dann müßte die Abtropfmenge statt auf eine bestimmte Abtropfgeschwindigkeit, d. h. Tropfenzahl je Minute, auf eine bestimmte Anzahl ccm je Minute mittels eines Meßgerätes eingestellt werden. Aus Gründen der Einfachheit wurde die beim Perkolieren einzuhaltende Abtropfgeschwindigkeit bzw. Abtropfmenge lediglich auf Grund der verarbeiteten Drogenmenge angegeben.

Während des Hauptarbeitsganges des Perkolationsverfahrens, der Verdrängung, ergänzt sich die etwa 3 cm hoch über der Drogensäule stehende Ausziehflüssigkeit selbsttätig aus der Vorratsflasche. Da es bei größeren Drogenmengen nicht angängig ist, die Vorratsflasche wegen ihrer Schwere so groß zu wählen, daß sie die gesamte Ausziehflüssigkeit aufnehmen kann, muß man die Ausziehflüssigkeit in der Vorratsflasche stets rechtzeitig ergänzen, und zwar in beliebiger Menge aus einer großen tarierten Flasche, in die man bereits vor dem Aufbauen des Perkolationsgerätes die Gesamtmenge Ausziehflüssigkeit eingewogen hat. Auf diese Weise vermeidet man bei der Zugabe der Ausziehflüssigkeit in Teilmengen Fehler betreffs der Gesamtmenge. Es empfiehlt sich, für jede der gängigen Tinkturen je eine beschriftete und tarierte Flasche für die Ausziehflüssigkeit, das Perkolat und die Preßflüssigkeit bereit zu haben. Das Leergewicht ist auf diesen Flaschen mit dem Diamanten zu vermerken.

Die zuzusetzende Gesamtmenge Ausziehflüssigkeit (also einschließlich der zur Befeuchtung der Droge notwendigen Menge) richtet sich naturgemäß hauptsächlich nach dem vorgeschriebenen Ansatzverhältnis und dem Sollgewicht der herzustellenden Tinktur. Während jedoch bei dem Macerationsverfahren die genaue Ausbeute an Tinktur nicht feststeht und Schwankungen unterliegt − mit Ausnahme der Harztinkturen ist die Ausbeute in der Regel geringer als die hinzugegebene Menge Ausziehflüssigkeit − leitet man die Herstellung der Tinkturen nach dem Perkolationsverfahren so, daß stets eine von vornherein gewollte, bestimmte Menge Tinktur, das „Sollgewicht", erhalten wird. Dieses Verfahren besitzt neben praktischen Vorteilen den Vorzug, daß die Wirkstoffe der verarbeitenden Drogenmenge stets in einer bestimmten, gleichbleibenden Tinkturenmenge enthalten sind. Da man nun normalerweise auch bei stärkstem Auspressen nicht die gesamte hinzugegebene Menge Ausziehflüssigkeit als Tinktur wiedergewinnt, muß man in der

Regel etwas mehr Ausziehflüssigkeit zusetzen, als das Sollgewicht beträgt. Es ist stets richtiger, etwas zu viel als zu wenig Ausziehflüssigkeit hinzuzugeben, damit das filtrierte Perkolat und die filtrierte Preßflüssigkeit zusammen auf jeden Fall das Sollgewicht ergeben. Ein etwaiger Überschuß an Preßflüssigkeit wird aufbewahrt und zur Befeuchtung des Drogenpulvers bei der nächsten Herstellung der gleichen Tinktur benutzt. Die über das Sollgewicht hinaus verarbeitete Menge Ausziehflüssigkeit stellt somit keinen völligen Verlust dar.

Tab. 5 zeigt, welcher prozentuale Überschuß an Ausziehflüssigkeit bei den einzelnen Tinkturen ungefähr erforderlich ist. Die angegebenen Zahlen, deren Mittelwert etwa 3,5% beträgt, stammen aus einer Versuchsreihe, bei der je 500 g Tinktur hergestellt wurden, und sollen eine Richtlinie für die praktische Arbeit darstellen. Bei Tinctura amara und Tinctura Gentinae lag der Verbrauch an Ausziehflüssigkeit infolge des hohen Extraktgehaltes der Enzianwurzel unter dem Sollgewicht. Der erforderliche Überschuß an Ausziehflüssigkeit war jedoch nicht immer umgekehrt proportional dem Extraktgehalt der Droge bzw. dem Trockenrückstand der Tinktur. Größere Tinkturmengen scheinen allerdings etwas mehr überschüssige Ausziehflüssigkeit, als in der Tab. 5 verzeichnet ist, zu erfordern, da sich größere Drogenmassen nicht so weitgehend auspressen lassen wie kleinere.

Tabelle 5.

Tinctura	Erforderlicher Überschuß an Ausziehflüssigkeit %	Tinctura	Erforderlicher Überschuß an Ausziehflüssigkeit %
Absinthii	3	Digitalis	6
amara	−1	Gentianae	−3
Arnicae	5	Ipecacuanhae	3
aromatica	7	Lobeliae	3
Aurantii	4	Pimpinellae	8
Calami	4	Ratanhiae	3
Cantharidum	3	Strophanthi	2
Capsici	2	Strychni	3
Chinae	1	Tormentillae	1
Chinae comp.	2	Valerianae	3
Cinnamomi	8	Valerianae aeth. ...	9
Colchici	3	Veratri	3
Colocynthidis	5	Zingiberis	6

8. Das Auspressen der Drogenmasse nach beendetem Abtropfen des Perkolats.

Nach beendetem Abtropfen des Perkolats wird die feuchte Drogenmasse mittels eines langen und starken Drahtes, der an seinem unteren Ende etwas umgebogen oder zu einer Spirale gedreht ist, aus dem Perkolatorrohr herausgeholt, auf ein Leinen- oder Nesseltuch gebracht, das in einem Glastrichter ausgebreitet ist (etwa ablaufende Flüssigkeit fließt dann in die für die Preßflüssigkeit vorgesehene Flasche, die sich unter dem Trichter befindet) und schließlich mittels einer guten Presse (Handpresse oder Differential-Hebelpresse) so lange ausgepreßt, bis aus dem Preßkuchen keine Flüssigkeit mehr herauskommt. Auf vollständiges Auspressen ist größter Wert zu legen, da andernfalls die Ausbeute an Preßflüssigkeit, die zum Auffüllen des Perkolats benötigt wird, verringert wird.

9. Das getrennte Klärenlassen der Preßflüssigkeit und des Perkolats.

Die trübe Preßflüssigkeit wird nicht mit dem Perkolat vereinigt, sondern man läßt beide Flüssigkeiten getrennt klären, wobei in der Regel eigentlich nur die Preßflüssigkeit einer Klärung bedarf. Das Perkolat ist lediglich gut umzuschütteln, damit die im unteren Teil der Flasche befindliche extraktreichere Flüssigkeit sich mit den oberen extraktärmeren Schichten völlig mischt. Zweckmäßigerweise schüttelt man das Perkolat bereits während des Abtropfens wiederholt vorsichtig um, damit der Konzentrationsausgleich schon während des Perkolierens soweit wie möglich erfolgt. Das Klären der trüben Preßflüssigkeit dauert naturgemäß einige Zeit. Im allgemeinen hat sich nach etwa einer Woche der Bodensatz abgesetzt und die darüber befindliche Flüssigkeit völlig geklärt.

10. Die Filtration des Perkolats.

Die Filtration des Perkolats wird so lange verschoben, bis die Preßflüssigkeit sich geklärt hat und filtriert werden kann. Alsdann wird das Perkolat entweder durch ein Faltenfilter oder — wesentlich zweckmäßiger — durch ein entsprechend großes Druckfilter mit einer Jenaer Filterplatte G 3 in die tarierte Standflasche filtriert und das Gewicht des Filtrates ermittelt. Die Benutzung der dichteren Filterplatte G 4 ist nur dann erforderlich, wenn das Perkolat einen sehr feinen Niederschlag enthält, was jedoch nur selten vorkommt.

11. Die Filtration der Preßflüssigkeit.

Die Preßflüssigkeit wird, wenn sie sich geklärt hat, in gleicher Weise wie das Perkolat filtriert. Hierbei kann man zwar das zur Filtration des Perkolats benutzte Filter wieder verwenden, aber man darf die Preßflüssigkeit nicht in das filtrierte Perkolat filtrieren, sondern in eine besondere, tarierte Flasche. Sodann wird das Gewicht der filtrierten Preßflüssigkeit festgestellt.

12. Das Auffüllen des Perkolats mit Preßflüssigkeit bis zum Sollgewicht.

Nunmehr wird das filtrierte Perkolat mit filtrierter Preßflüssigkeit bis zum Sollgewicht aufgefüllt und das Gemisch umgeschüttelt. Bleibt Preßflüssigkeit übrig, so wie sie, wie bereits erwähnt wurde, aufbewahrt und zur Befeuchtung des Drogenpulvers bei der nächsten Herstellung der gleichen Tinktur benutzt. Reicht die Preßflüssigkeit ausnahmsweise zum Auffüllen bis zum Sollgewicht nicht aus, so wird die fehlende Menge mit Ausziehflüssigkeit ergänzt. Hierdurch wird die Tinktur natürlich verschlechtert. Mit dem Auffüllen auf das Sollgewicht ist die Herstellung der meisten Tinkturen beendet. Bei denjenigen Tinkturen, die einen bestimmten, eng begrenzten Wirkstoffgehalt oder einen bestimmten Wirkstoffmindestgehalt aufweisen müssen, ist natürlich anschließend noch die Gehaltsbestimmung vorzunehmen. Im erstgenannten Falle folgt auf diese nötigenfalls noch die Einstellung auf den vorgeschriebenen Wirkstoffgehalt.

Über in mathematische Formeln gekleidete Gesetzmäßigkeiten der Maceration und Perkolation berichten O. E. SCHULTZ und J. KLOTZ[1].

Diakolation.

Bei der Maceration treten infolge des Alkoholaufsoges in der Droge und durch Verdunstung während der Pressung stets erhebliche Verluste an Alkohol ein und auch die Tinkturenperkolation erfordert eine größere Menge Menstruum als der fertigen Tinktur entspricht. Diese Nachteile entfallen bei der Diakolation von H. BREDDIN[2], nach der die Tinkturen ohne Pressung und in Ausbeuten von 98 bis 100% fertiger Tinktur gewonnen werden, in dem Sinne, daß nahezu dieselbe Gewichtsmenge Tinktur erhalten wird als Extraktionsmittel zum Ansetzen derselben verwendet wurde. Dies wird erreicht durch röhrenförmige Perkolatoren,

---

[1] Arzneimittelforsch. **3**, 471 (1953).
[2] Pharmaz. Ztg. **1931**, 400, 802; Das Diakolationsverfahren, Heinrich Breddin, Kirchhain N.-L.

sogenannte Diakolatoren, aus denen der Drogenaufsog durch Austreiben mit Wasser fast restlos gewonnen werden kann. Gleichzeitig wird die Droge erschöpfender extrahiert und die Tinktur extraktreicher als durch Maceration.

Zur besseren Erkennung der Grenzschichte zwischen Extraktflüssigkeit und nachdrängendem Wasser empfiehlt B. GROTE[1] das Wasser im Kontrast zur Drogenfarbe mit wasserlöslichen und ungiftigen Speisefarben zu färben. Für die Anfärbung, die kräftig sein muß, eignet sich bei Blattdrogen eine rote, bei Wurzeldrogen eine grüne Farbe.

Bei den meisten Drogen verläuft die Diakolation und das Austreiben mit Wasser ohne jede Schwierigkeit. Manche Drogen quellen jedoch, wenn sie mit Wasser in Berührung kommen, wodurch die Geschwindigkeit des Flüssigkeitsstromes verlangsamt oder gänzlich unterbrochen wird.

In solchen Fällen kann auf verschiedene Art eine Beschleunigung erreicht werden. Man kann, wie es GRAMBERG[2] vorschlägt, z. B. eine Wasserstrahlpumpe unter Vorschaltung einer Saugflasche benützen. Jedoch ist dabei ein Alkoholverlust durch Verdunstung zu erwarten, wenn trotzdem die Geschwindigkeit nicht wesentlich erhöht wird und die abgesaugte Tinktur längere Zeit dem Vakuum ausgesetzt bleibt. Um diesen Nachteil des Aussaugens zu vermeiden, schlägt H. BREDDIN vor, die Droge im Diakolator nicht in absteigender, sondern in aufsteigender Richtung mittels einer Druckvorrichtung zu extrahieren und ebenfalls den Drogenaufsog von unten aus mit Wasser durch Druck herauszutreiben.

Die Verzögerung der Extraktion durch Quellung kann auch durch das von F. KELLER[3] angewandte Verfahren vermieden werden, wonach die Droge zuerst mit einem stärkeren Alkohol und später mit dem abgesparten Wasser extrahiert wird. Ein ähnliches Vorgehen schlägt P. BOLDUZZI[4] für die gewöhnliche Perkolation vor. Allerdings entspricht diese Extraktionsart nicht mehr ganz dem vorgeschriebenen Extraktionsmittel des Arzneibuches. Schließlich kann in solchen Fällen auf das Austreiben mit Wasser verzichtet werden, indem man die Droge nach dem vollkommenen Abtropfen der Tinktur herausnimmt und auspreßt. Auf diese Weise erhält man immer noch extraktreichere Tinkturen und meistens auch größere Ausbeuten als durch gewöhnliche Maceration.

Folgende Tinkturen lassen sich z. B. spielend durch Diakolation gewinnen: Tinct. aromatica, Tinct. Chinae, Tinct. Chinae cps., Tinct. Cinnamomi, Tinct. Colchici, Tinct. Digitalis, Tinct. Gallarum, Tinct. Ipecacuanhae, Tinct. Lobeliae, Tinct. Ratanhiae, Tinct. Strophanthi, Tinct. Strychni, Tinct. Tormentillae, Tinct. Veratri, Tinct. Fumariae, Tinct. Pini cps. und andere mehr.

Schwierigkeiten bereiten wegen des starken Quellungsvermögens z. B. Pericarp. Aurantii, Fr. Capsici, Fr. Colocynthidis, Radix Gentianae, Radix Primulae.

---

[1] Dtsch. Apotheker-Ztg. **93**, 656 (1953).
[2] Die deutsche Apotheke **1934**, Nr. 43.
[3] Die deutsche Apotheke **1934**, Nr. 41.
[4] Boll. chim. farmac. **65**, 37; Ref. Pharmaz. Zentralhalle Deutschland **1926**, 437.

Digestion.

Die Gewinnung von Tinkturen durch Digestion auf dem Wasserbade wurde von JERMSTAD und ÖSTBY[1] geprüft. Sie gingen auf folgende Weise vor:

100 Teile Drogenpulver werden mit 1000 Teilen verdünntem Weingeist in einen mit Rückflußkühler verbundenen, ausreichend großen Rundkolben gebracht und während 3 Stunden auf dem Wasserbad digeriert. Die Masse wurde lauwarm koliert und der Rückstand ausgepreßt. Nach dem Abkühlen wurde die Flüssigkeit filtriert und das Filtrat mit verdünntem Weingeist auf 1000 Teile gebracht.

JERMSTAD und ÖSTBY kommen allgemein zu dem Schluß, daß dieses Verfahren in der Leistungsfähigkeit zwar hinter Maceration und Perkolation zurücksteht, aber ermöglicht, jede beliebige Tinktur im Laufe von wenigen Stunden fertigzustellen. Das Verfahren verdient weitere Beachtung.

S. BARI[2] unterzog sechs verschiedene Herstellungsverfahren gleichzeitig an demselben Drogenmaterial einer eingehenden Prüfung, um den Wert der einzelnen Verfahren kennenzulernen. Er verglich die Verfahren der Maceration, der doppelten Maceration, Perkolation, Diakolation und Digestion an 24 Tinkturen, die er im Verhältnis 1:10 mit 63,9 gew.-%igem Alkohol bereitet hatte. Aus den Werten des Trockenrückstandes (Tab. 6) und des Wirkstoffgehaltes der einzelnen Tinkturen geht die Überlegenheit der Perkolation und Diakolation gegenüber den anderen Extraktionsverfahren deutlich hervor. Die Ausbeuten der durch Perkolation und Diakolation gewonnenen Tinkturen sind einander ähnlich. Wenn auch in der Mehrheit durch das Diakolationsverfahren größere Ausbeuten erzielt werden, scheint für manche Drogen die Perkolation zur Bereitung der Tinktur vorteilhafter zu sein (Tinct. Gallarum, Strophanthi, Strychni u. a.).

Turbo-Extraktion.

Um den Konzentrationsausgleich innerhalb und außerhalb der Drogenzelle bei einem Tinkturenansatz zu beschleunigen, versuchte man den Ansatz in einer dauernden Bewegung zu halten. L. ROSENTHALER stellte sogenannte „Schütteltinkturen" her, indem der Tinkturenansatz in einer Schüttelmaschine dauernd geschüttelt wurde. Die Extraktionszeit konnte aber auf diese Weise nicht abgekürzt werden.

M. MELICHAR, V. RUSEK und J. SOLICH[3] gelang es dagegen, mit einem hochtourigen Mischer, dem Turmix-Mischer, mit 8 bis 13000 Umdrehungen pro Minute, vollwertige Tinkturen in wenigen Minuten herzustellen. Die Ergebnisse dieses Verfahrens sind im Vergleich mit Maceration und Perkolation an einigen Tinkturen in Tab. 7 zusammengestellt, in der die Werte des Trockenrückstandes und des Alkaloidgehaltes eingetragen sind.

Man kann daraus entnehmen, daß durch die Turbo-Extraktion die Droge innerhalb von 7 bis 10 Minuten in gleicher Weise extrahiert wird

---

[1] Pharmac. Acta Helvetiae **1934**, Nr. 8.
[2] Pharm. Ztg. **1935**, 852, 880, 1265. — [3] Českosl. Farmac. **2**, 338 (1953).

Tabelle 6.

Trockengehalt in Prozenten der laut verschiedenen Extraktions-Verfahren hergestellten 24 Tinkturen.

Nr.	Bezeichnung der Tinktur	Maceration		2fache Maceration		Digestion		3 Std. im Wasserbad erwärmt bei Anwendung eines Rückfluß-Kühlers		Perkolation		Diakolation	
		A %	B	A %	B	A %	B	A %	B	A %	B	A %	B
1	Tinct. Absinthii comp.	2,58	2,5	2,7	2,6	2,62	2,6	3,45	3,3	3,7	3,64	4,7	4,64
2	Tinct. amara	2,55	2,4	2,45	2,4	2,35	2,7	2,97	2,76	3,2	3,22	3,65	3,5
3	Tinct. aromatica	1,0	0,94	1,05	1,0	1,05	1,1	1,3	1,1	1,15	1,16	1,3	1,26
4	Tinct. Aurantii	3,1	3,0	3,1	3,06	3,25	3,24	3,72	3,64	4,05	3,88	4,22	3,92
5	Tinct. Belladonnae	1,8	1,54	1,58	1,54	1,8	1,92	2,27	2,14	1,55	1,54	2,7	1,34
6	Tinct. Cannabis Indicae	1,2	1,14	1,1	1,1	1,2	1,16	1,4	1,5	1,55	1,56	1,7	1,6
7	Tinct. Cantharidum	1,7	1,48	1,75	1,64	1,86	1,8	2,2	2,0	1,95	1,7	2,35	1,9
8	Tinct. Capsici	2,48	2,4	2,50	2,5	2,25	2,12	2,68	2,7	3,15	3,04	2,8	1,74
9	Tinct. Chamomillae	2,13	2,06	1,95	1,92	2,15	2,16	2,50	2,54	2,8	2,86	2,8	2,64
10	Tinct. Chinae	5,29	3,06	2,95	2,4	3,2	3,0	3,78	3,3	3,95	3,78	3,85	3,8
11	Tinct. Chinae comp.	4,07	4,04	4,05	3,6	4,9	4,48	4,83	4,6	6,45	5,64	6,6	5,6
12	Tinct. Cinnamomi	0,6	0,6	0,47	0,7	0,65	0,68	0,9	0,74	0,7	0,7	0,6	0,5
13	Tinct. Colchici	1,7	1,62	1,45	1,3	1,5	1,56	1,7	1,8	1,75	1,66	1,7	1,5
14	Tinct. Digitalis	2,72	2,14	2,57	2,4	3,10	3,26	3,77	3,84	3,58	3,54	3,45	3,4
15	Tinct. Gallarum	1,3	1,26	6,4	6,5	6,0	6,6	7,0	6,84	6,55	7,0	7,0	7,1
16	Tinct. Gentianae	2,8	2,76	2,7	2,76	2,65	2,96	3,17	3,24	3,3	3,46	3,5	3,56
17	Tinct. Ipecacuanhae	1,54	1,62	1,42	1,44	1,4	1,44	1,67	1,6	1,9	1,9	3,2	1,62
18	Tinct. Lobeliae	1,15	1,2	1,02	1,0	1,2	1,26	1,38	1,44	1,8	1,68	1,65	1,6
19	Tinct. Nucis Vomicae	0,95	1,04	1,05	1,04	1,05	1,08	1,23	1,2	1,25	1,16	1,2	1,08
20	Tinct. Opii simpl.	3,5	3,56	3,2	3,2	3,45	3,6	5,32	4,2	3,7	3,74	2,74	2,58
21	Tinct. Opii crocata	4,05	4,68	4,8	4,96	5,15	5,86	7,98	6,1	4,95	4,96	7,0	6,76
22	Tinct. Ratanhiae	2,2	2,1	1,95	1,9	2,15	2,08	2,3	2,46	2,4	2,36	2,6	2,66
23	Tinct. Strophanthi	1,7	1,06	1,73	1,24	1,7	1,42	2,25	2,16	1,8	1,8	1,55	1,54
24	Tinct. Veratri	1,12	0,96	1,0	0,8	1,1	1,04	1,15	1,06	1,3	1,3	1,45	1,4

A = Nach Fertigstellung.   B = Nach 1 Jahr.

Tabelle 7. *Vergleich zwischen Turbo-Extraktion mit Maceration und Perkolation.*

	Turbo-Extraktion nach Minuten						Mace-ration	Perko-lation
	1	2	5	7,5	10	15		
Radix Calami 1 : 5								
Trockenrückstand %	—	4,49	4,74	—	—	—	4,95	—
Folia Belladonnae 1 : 10								
Trockenrückstand %	—	1,76	1,90	2,04	2,13	—	2,01	2,40
Alkaloidgehalt % ...	—	0,015	0,022	0,025	0,029	—	0,027	0,026
Folia Belladonnae 1 : 5								
Trockenrückstand %	—	—	3,41	3,86	3,97	4,16	—	4,40
Alkaloidgehalt % ...	—	—	0,041	0,050	0,053	0,058	—	0,050
Radix Gentianae 1 : 5								
Trockenrückstand %	3,56	4,56	6,46	—	6,81	—	6,72	—
Cortex Chinae 1 : 5								
Trockenrückstand %	—	—	—	—	5,65	—	5,85	6,54
Alkaloidgehalt % ...	—	—	—	—	1,12	—	1,05	1,11

wie durch Maceration oder Perkolation. An dieser Wirkung der Turbo-Extraktion dürfte auch die zusätzliche Zerkleinerung der Droge zu feinem Pulver durch den Messereinsatz des Gerätes beteiligt sein. Wenn es auf diese Weise möglich ist, eine Droge sehr schnell zu extrahieren, so ist die Tinkturenmenge durch das Fassungsvermögen des Apparates beschränkt. Außerdem ist zu berücksichtigen, daß die Tinkturen stark erwärmt werden. Die Autoren beobachteten eine Temperaturerhöhung von 19° auf 33 bis 43° nach 10 Minuten langer Extraktion und auf 53° nach 15 Minuten.

M. SCHIRM[1] hat eine Glasapparatur konstruiert, mit der 500 ccm Tinktur nach einem dem *Soxhlet-Prinzip* ähnlichen Verfahren hergestellt werden können. Das Extraktionsmittel wird direkt durch Wasserdampf erhitzt und die Extraktstoffe werden nur ganz kurze Zeit höheren Temperaturen ausgesetzt, so daß sie keine thermische Zersetzung erleiden.

Haltbarkeit.

Die ungleichmäßige Beschaffenheit verschiedener Tinkturen aus der gleichen Droge kann nach J. OTT[2] durch den wechselnden *Feuchtigkeitsgehalt der Droge* mit verursacht werden. Der Begriff „lufttrocken" ist ziemlich gedehnt, so daß Drogen mit 20% und 2% ebenfalls als „lufttrocken" gelten. Der Gehalt an Trockensubstanz einer Tinktur aus „feuchter" Droge wird viel geringer sein müssen, als aus einer „trockenen" Droge, und die Tinktur wird eine geänderte äußere Beschaffenheit aufweisen. Ein hoher Wassergehalt der Droge kann durch hydrolytische Vorgänge auch die Wirksamkeit der Tinktur stark beeinträchtigen (Tinct. Digitalis). OTT schlägt deshalb vor, jeweils die Feuchtigkeit der Drogen zu bestimmen und durch Umrechnung diese Drogenmenge zur Tinkturenbereitung zu verwenden, die der vollkommen trockenen Droge

---

[1] Arch. Pharmaz. **287**, 46 (1954). — [2] Pharmaz. Ztg. **1927**, 781.

(Trockensubstanz) entspricht. Zur Berechnung dieser Menge dient folgende Formel:

$$x = \frac{100 \cdot p}{t}$$

x = Menge der zur Fabrikation nötigen feuchten Droge, p = Gewicht der Trockensubstanz der anzuwendenden Droge, t = Gewicht der Trockensubstanz in Prozent der zur Verfügung stehenden Droge. Beispiel: Es sollen 25 kg einer Tinktur 1:5 hergestellt werden. Die zur Verfügung stehende Droge hat einen Wassergehalt von 12%, also 88% Trockensubstanz. x ist also $\frac{100 \cdot 5}{88} = 5,69$. Statt 5 kg Trockensubstanz müssen demnach 5,69 kg feuchte Droge zum Ansatz genommen werden.

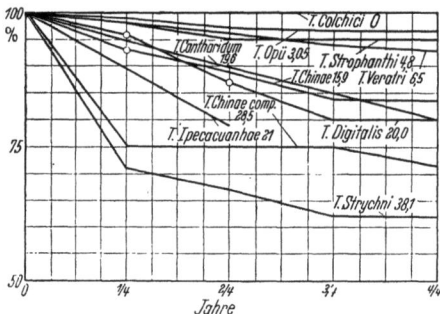

Abb. 6. Gehaltsänderungen der Tinkturen bei Bestrahlung mit Tageslicht.

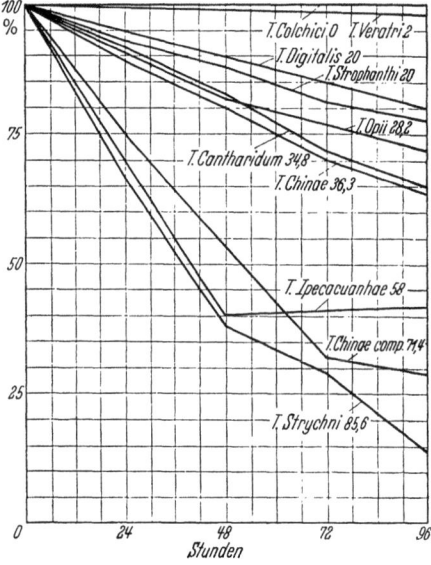

Abb. 7. Gehaltsänderungen der Tinkturen bei Bestrahlung mit Ultraviolettlicht.

Der Einfluß von Sonnenlicht und Ultraviolettlicht-Bestrahlung auf pharmazeutische Tinkturen, besonders alkaloidhaltige Tinkturen, wurde eingehend von A. ROJAHN[1] geprüft. Der Tageslichtbestrahlung wurden die Tinkturen in gewöhnlichen Reagenzgläsern unmittelbar hinter dem Fenster der Sonnenbestrahlung ausgesetzt. Als Lichtquelle der Ultraviolettlicht-Bestrahlung diente das Normalmodell der HERAEUSschen Quecksilberquarzlampe, von der die Tinkturen in 15 cm Entfernung in Quarzglasreagenzgläsern aufgestellt waren. Die Ergebnisse veranschaulichen Abb. 6 und 7, in denen auf der Abszisse die Zeit und auf der Ordinate der Alkaloidgehalt aufgetragen ist:

Man sieht daraus, daß durch 96stündige Ultraviolettlicht-Bestrahlung der Alkaloidgehalt stärker abnimmt als durch einjährige Tageslicht-Bestrahlung und daß in Tinct. Strychni die größte Abnahme erfolgt,

---

[1] Pharmaz. Zentralhalle Deutschland **1932**, 401; **1933**, 625.

während die physiologisch feststellbare Wirksamkeit der Tinct. Digitalis, für die das DAB 6 als einzige Tinktur eine besonders sorgfältige Aufbewahrung vorschreibt, relativ nur eine geringe Verminderung erfährt. Nach einjähriger Tageslicht-Bestrahlung erlitt Tinct. Hydrastis eine Alkaloidabnahme um etwa 25%, Tinct. Capsici eine Capsicinabnahme um 35%. Stabil blieben Tinct. Aconiti, Belladonnae, wahrscheinlich auch Tinct. Granati, die merkwürdigerweise eine Alkaloidzunahme von etwa 12% aufweist, und Tinct. Strophanthi, deren Verlust nur unter 5% lag. Der Farbstoffgehalt nimmt ab bei Tinct. Capsici, zu jedoch bei Tinct. Granati, Hydrastis, Arecae und erreicht nach zeitweiligem Verblassen seinen Ausgangswert schließlich wieder bei Tinct. Aconiti und Strophanthi.

Durch 48 stündige Ultraviolettlicht-Bestrahlung erleiden eine Alkaloidabnahme Tinct. Arecae um 28%, Tinct. Hydrastis um 23% und Tinct. Capsici eine Capsicinabnahme um 35%, während Tinct. Aconiti, Belladonnae, Granati (?) und Strophanthi stabil bleiben. Die Farbe nimmt ab bei Tinct. Aconiti, Belladonnae und Capsici, zu jedoch bei Tinct. Arecae, Hydrastis, Strophanthi und bleibt einigermaßen konstant bei Tinct. Granati.

Wasserstoffionenkonzentration.

Über die Wasserstoffionenkonzentration von Tinkturen hat W. SCHILL[1] ausgedehnte Versuche ausgeführt, indem er von 34 selbst hergestellten Tinkturen des DAB 6 den p_H-Wert mit der Glaselektrode bestimmte. Tinctura Aloes, Aloes composita, Benzoes, Catechu, Gallarum, Myrrhae, Opii crocata, Opii simplex und Scillae wurden nach dem Macerationsverfahren des DAB 6, die übrigen 25 Tinkturen nach dem Röhrenperkolationsverfahren bereitet. Die p_H-Werte sind in Tab. 8 zusammengestellt, woraus sich ergibt, daß alle Tinkturen sauer sind. SCHILL weist

Tabelle 8. *p_H-Werte der DAB 6-Tinkturen.*

Tinctura	p_H	Tinctura	p_H
Absinthii	5,39	Gallarum	5,18
Aloes	5,66	Gentianae	4,82
Aloes composita	5,52	Ipecacuanhae	5,89
amara	5,32	Lobeliae	5,42
Arnicae	5,82	Myrrhae	4,54
aromatica	5,39	Opii crocata	5,10
Aurantii	5,21	Opii simplex	4,90
Benzoes	4,24	Pimpinellae	5,50
Calami	5,07	Ratanhiae	5,49
Capsici	5,56	Scillae	6,14
Catechu	5,94	Strophanthi	6,19
Chinae	4,89	Strychni	6,07
Chinae composita	4,99	Tormentillae	5,21
Cinnamomi	5,30	Valerianae	5,65
Colchici	5,62	Valerianae aetherea	5,55
Colocynthidis	5,63	Veratri	5,91
Digitalis	5,99	Zingiberis	6,58

[1] Pharmazie **3**, 218 (1948).

darauf hin, daß es sich in der Mehrheit um Einzelwerte handelt, die als solche zu bewerten sind. Nur von einigen Tinkturen liegen mehrere Messungen vor, die ergaben, daß die p_H-Werte von Tinkturen, die aus Drogen verschiedener Herkunft und verschiedenen Erntejahren bereitet waren, nur geringfügige Unterschiede zeigten und in derselben Größenordnung lagen. Der p_H-Wert ist auch von dem Extraktgehalt weitgehend unabhängig. SCHILL hat 18 Chinatinkturen auf verschiedene Weise hergestellt, wie Maceration, Perkolation, Diakolation, Evakolation und aus verschiedenen Drogen. Die p_H-Werte dieser Tinkturen lagen zwischen 4,865 und 5,06, während der Trockenrückstand Werte zwischen 3,48 und 8,30% aufwies. SCHILL führt dieses Verhalten auf das ausgeprägte Pufferungsvermögen der Drogenauszüge zurück, so daß große Unterschiede in der Konzentration der gelösten Bestandteile nicht in gleicher Weise zu stark differierenden p_H-Werten führen. Bei steigender Alkoholkonzentration wird die Dissoziation immer mehr zurückgedrängt, wodurch der p_H-Wert sich erhöht. SCHILL fand bei Chinatinkturen, die mit 40 bis 90 vol.-%-igem Alkohol bereitet waren, ein Ansteigen des p_H-Wertes von 4,38 auf 5,35.

Prüfung.

Farbe der Tinkturen.

Wenn auch die Farbe einer Tinktur über die Wirkung oder die Wirkstoffe nichts auszusagen vermag, so kann sie immerhin Anhaltspunkte für die Qualität geben. Im erhöhten Maße gilt dies für Tinkturen, die keine bestimmbaren Wirkstoffe enthalten und man bei einer Beurteilung auf äußere Merkmale, wie Farbe, Geruch und Geschmack angewiesen ist. Um die Farbe einer Tinktur als Kennzeichen heranzuziehen, wurden mehrere umfangreiche Arbeiten durchgeführt mit dem Ziele, die Bezeichnung der Farbtöne möglichst objektiv auszudrücken und durch Aufspaltung eines Farbtones in mehrere Farbtöne die Charakteristik umfassender zu gestalten. Von diesen meist sehr ausgedehnten Arbeiten kann nur das Prinzip oder der Analysengang angeführt und die Einzelergebnisse müssen in den Originalarbeiten nachgesehen werden.

Um bei der Farbbezeichnung von subjektiven Einflüssen unabhängig zu sein und den Farbton genau bezeichnen zu können, haben A. MAYR-HOFER und PH. BECK[1] die Farben mit Hilfe des OSTWALDschen Farbenkreises festgelegt, mit dem es möglich ist, die Farbe mit Buchstaben und Zahlen auszudrücken. P. DANCKWORTT[2] hat stufenphotometrische Messungen an Tinkturen mit dem PULFRICH-Photometer bei verschiedenen Wellenlängen vorgenommen, so daß die Farbe einer Tinktur in einem Kurvenbild festgelegt werden kann (Abb. 8). Besonders Farbveränderungen bei älteren Tinkturen lassen sich auf diese Weise gut veranschaulichen, da sie sich an einem geänderten Kurvenverlauf erkennen lassen. DANCKWORTT faßt seine Ergebnisse dahin zusammen, daß die Farben der Tinkturen keineswegs gleichmäßigen Änderungen unterworfen sind, sondern bald heller, bald dunkler werden. Sehr viele Tinkturen geben so

---

[1] Pharmaz. Presse **1933**, H. 11. — [2] Arch. Pharmaz. **1935**, 467.

charakteristische Kurven, daß eine Erkennung möglich ist. Die Veränderungen der Tinkturen beim Stehen ohne Belichtung sind nicht groß, so daß die typischen Merkmale der Kurven — die Meßbereiche und Knickpunkte — sich nach einem Jahr deutlich zeigen. Die stufenphotometrische Untersuchung gibt ferner einen guten Einblick in den Alterungsvorgang der Tinkturen.

Ähnliche Untersuchungen, aber nur bei einer Wellenlänge, wurden auch von E. FUNCK[1] mit dem PULFRICH-Photometer ausgeführt. Die Photometer- und auch Refraktometerwerte einer großen Anzahl DAB 6-Tinkturen sind in Tab. 9 zusammengestellt.

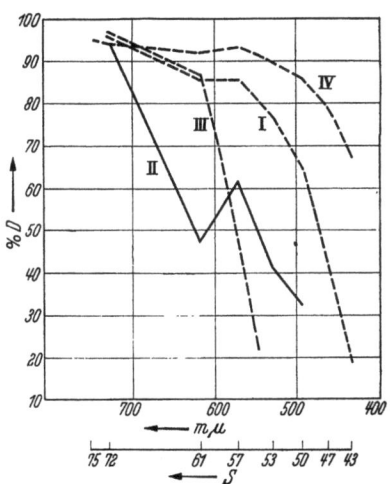

Zur Charakterisierung von Tinkturen auf Grund der Farbe wird die *Capillaranalyse* vielfach herangezogen, die von GOPPELSROEDER am Ende des vergangenen Jahrhunderts ausgearbeitet und 1922 von H. PLATZ in das pharmazeutische Laboratorium eingeführt wurde. Die Capillaranalyse beruht auf dem verschieden hohen Aufsteigen gelöster Stoffe in Capillarmedien (Filtrierpapier), wodurch die Farbe, z. B. von Tinkturen, in mehrere Töne in charakteristischer Weise zerlegt wird. Durch das Betrachten der Capillarbilder im ultravioletten Licht, wobei weitere Farbänderungen eintreten, wird in die Farbtöne eine neue Mannigfaltigkeit gebracht. Die Capillaranalyse auf pharmazeutischem Gebiet, einschließlich sämt-

Abb. 8. Kurven stufenphotometrischer Messungen an Tincturen.
I. Tinctura Arnicae. — II. Tinctura Belladonnae. — III. Tinctura Capsici.
IV. Tinctura Strophanthi.

licher neueren Arbeiten, wurde von H. NEUGEBAUER[2] ausführlich beschrieben. Danach werden die Capillarstreifen wie folgt hergestellt:

In zylindrische Glasgefäße von etwa 5 cm Höhe und etwa 3 cm lichte Weite, die mit 5 ccm Tinktur gefüllt sind, werden 2 cm breite (etwa 25 cm lange) Capillarstreifen eingehängt, deren unteres in die zu prüfende Lösung tauchende Ende beim Capillarisieren den Boden des Glasgefäßes eben berühren muß, ohne an die Glaswand anzustoßen. Nach 24stündigem Stehen an einem zugfreien und nicht zu warmen Ort oder schon früher, falls die Flüssigkeit vom Capillarstreifen aufgesogen, nehme man ab und trockne. Erst nach dem Trocknen beobachte man die Farben im Tageslicht, wie unter der Analysenlampe.

Da die Steighöhe der Capillarbilder stark von der Luftfeuchtigkeit abhängt, ist es zweckmäßig, das Aufsteigen der Tinktur in einem Glaskasten mit gleichmäßiger Luftfeuchtigkeit vorzunehmen.

Für die Capillarstreifen eignen sich am besten nach NEUGEBAUER die Papiersorten Nr. 604 und Nr. 597 von Schleicher & Schüll.

---

[1] Pharmaz. Zentralhalle Deutschland **80**, 117 (1939).
[2] NEUGEBAUER, H.: Die Capillar-Luminescenzanalyse im pharmazeutischen Laboratorium, Leipzig 1933.

Tabelle 9. *Refraktometer- und Photometerwerte einiger offizineller Tinkturen.*

Bezeichnung	Refraktometerwerte	D v. H.	Photometerwerte		
	Brechungsindices nD		E	Küvette mm	Filter
Tinct. Absinthii ...	1,3655	11,50	0,939	5	S 53
Tinct. Aloes	1,3922	16.60	0,780	5	S 75
Tinct. Aloes comp.	1,3698	11,50	0,939	5	S 57
Tinct. amara	1,3701	23,00	0,638	5	S 53
Tinct. Arnicae	1,3637	49,00	0,310	10	S 53
Tinct. aromatica ..	1,3640	13,20	0,875	5	S 53
Tinct. Aurantii ...	1,3695	15,50	0,810	10	S 53
Tinct. Benzoes	1,3875	10,60	0,975	10	S 53
Tinct. Calami	1,3660	29,00	0,538	10	S 53
Tinct. Capsici	1,3671	2,80	1,552	5	S 53
Tinct. Chinae	1,3685	39,00	0,409	10	S 75
Tinct. Chinae comp.	1,3638	50,00	0,295	10	S 75
Tinct. Cinnamomi	1,3630	4,60	1,337	10	S 53
Tinct. Cholchici ...	1,3630	53,00	0,276	5	S 53
TinIt. Colocynthid.	1,3651	11,20	0,951	20	S 43
Tinct. Gallarum ..	1,3821	11,60	0,936	10	S 53
Tinct. Gentianae .	1,3700	7,20	1,149	10	S 53
Tinct. Ipecacuanh.	1,3635	26,60	0,575	10	S 53
Tinct. Lobeliae ...	1,3639	17,50	0,757	10	S 53
Tinct. Myrrhae ...	1,3720	14,50	0,839	10	S 53
Tinct. Pimpinellae .	1,3651	50,00	0,301	10	S 53
Tinct. Ratanhiae ..	1,3730	44,00	0,357	10	S 77
Tinct. Scillae	1,3639	35,80	0,446	20	S 43
Tinct. Strophanthi	1,3629	63,00	0,201	10	S 53
Tinct. Strychni ...	1,3710	52,50	0,284	10	S 53
Tinct. Tormentillae	1,3710	52,50	0,284	10	S 75
Tinct. Valerianae..	1,3668	9,00	1,046	10	S 53
Tinct. Valer. äther.	1,3655	32,80	0,484	10	S 53
Tinct. Veratri	1,3630	13,40	0,873	10	S 53
Tinct. Zingiberis ..	1,3628	36,60	0,437	10	S 53

Von RAPP[1] und A. ROJAHN[2] werden zur Untersuchung pharmazeutischer Präparate sogenannte langgestreckte Capillarbilder empfohlen, die unter einer Glasglocke mit einer wasserdampfgesättigten Atmosphäre bereitet werden.

Sind die Capillarbilder einförmig, so können charakteristische Farbbilder durch Anwendung von Reagenzien erhalten werden, die der Tinktur zugesetzt oder auf den fertigen Capillarstreifen aufgetragen werden. Letztere Art wird von NEUGEBAUER bevorzugt. Solche Reagenzien sind z. B.: Kalilauge, Natronlauge (10%), gesättigte Aluminiumsulfatlösung, Lösungen von Borax, Magnesiumsulfat, verdünnte Salzsäure, Schwefelsäure usw.

Zur genauen Farbbezeichnung der Tinkturen und der Capillarstreifen konstruierten ROJAHN und HEINRICI[3] den *Farbkomparator*, der eine Messung der Farben im Tageslicht und unter der Analysenlampe mit der OSTWALDschen Farbentafel ermöglicht.

---

[1] Pharmaz. Ztg. **1928**, 1585. — [2] Pharmaz. Ztg. **1929**, 14.
[3] Pharmaz. Ztg. **1932**, 1020.

G. Berg[1] erweiterte die Capillaranalyse besonders für die DAB 6-Tinkturen in der Art, daß es möglich ist, aus einem capillarisierten Streifen sowohl den Alkoholgehalt als auch eine vorhandene Verunreinigung mittels eines speziellen Teststreifens und eines aus den Capillaranalysen zusammengestellten, für jede Tinktur besonderen Kurvenbildes zu erkennen. Berg stellte von jeder Tinktur 8 Verdünnungen (teils mit Wasser, teils mit Alkohol, der den Alkoholgehalt der Tinktur übertraf) her, die er alle unter den gleichen Verhältnissen capillarisierte. Die Zahl der Verdünnungen ist nicht festgelegt, jedoch steigert eine größere Zahl derselben die Genauigkeit der Kurven. Von den so erhaltenen Streifen wurden folgende Punkte graphisch ausgewertet:

1. Die Steighöhe; — 2. die Höhe des auftretenden Bogens; — 3. die Auftrittsstellen der besonders alkohollöslichen Stoffe.

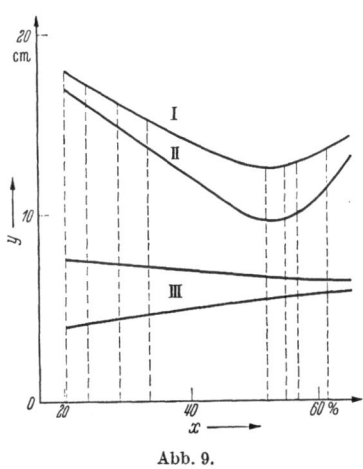

Abb. 9.

Die Auswertung dieser Punkte wurde in einem Koordinatensystem vorgenommen. Berg trug die Alkoholgehalte der einzelnen Verdünnungen auf die Abszisse auf, während auf die Ordinate die verschiedenen markanten Punkte der einzelnen Streifen aufgetragen wurden. Die Verbindung gleicher Streifenpunkte untereinander ergab die für jede Tinktur speziellen Kurven. Mit diesen Kurven ist die systematische Abhängigkeit der oben erwähnten Punkte vom jeweiligen Alkoholgehalt der Tinktur deutlich veranschaulicht (Abb. 9). Aus diesem Bild soll der Alkoholgehalt abgelesen werden können. Der Vergleich mit einem Standardstreifen ermöglicht die Erkennung von Verfälschungen und Verunreinigungen.

L. Zechner und F. Gstirner[2] spalteten den einheitlichen Farbton einer Tinktur und auch der Fluidextrakte und Extrakte durch Zusätze von Reagenzien und durch Ausschüttelungen mit frischdestillierten organischen Lösungsmitteln in mehrere Farberscheinungen auf, die auch besonders im UV-Licht oft ein sehr charakteristisches Bild ergaben.

Bestimmung des Extraktgehaltes
(Trockenrückstand).

Die Bestimmung des Extraktgehaltes in Form des Trockenrückstandes wird in der Weise vorgenommen, daß 5 bis 10 g Tinktur in einem tarierten Wägegläschen (bei folgender Aschebestimmung benützt man eine Porzellanschale) auf dem Wasserbad eingedampft werden und das Wägegläschen im Trockenschrank bei 105° getrocknet wird. Eine Trock-

[1] Pharmaz. Ztg. **85**, 371 (1949).
[2] Pharmaz. Mh. **1930**, 6, 74, 221; **1931**, 28, 193.

nung bis zur Gewichtskonstanz ist wegen der fortschreitenden Zersetzung der organischen Substanzen bei diesen hohen Temperaturen nicht möglich, weshalb für vergleichende Bestimmungen eine einheitliche Trocknungszeit festgelegt werden muß, die vielfach 2 Stunden beträgt. Daß diese Trocknungszeit bedeutend herabgesetzt werden kann, geht aus Untersuchungen von M. BOUCHARDY und A. MIRIMANOFF[1] hervor, die bei Trockenextrakten mit Hilfe eines Reagens die vollkommene Wasserfreiheit prüften, worüber unter Extrakten (S. 21) näher berichtet wird.

Die Abhängigkeit des Trockenrückstandes von der Form des Abdampfgefäßes wurde von H. IMHOF[2] an Tinct. Valerianae und Extr. Aurantii fl. geprüft, wozu er folgende Gefäße benutzte:

Aluminiumschale .... 7,5 cm Durchmesser
Nickelschale .... 5,5 cm ,,
Silberschale .... 8,2 cm ,,
Quarzschale .... 8,5 cm ,,
Quarzglas .... 8,5 cm ,,
Wägegläschen .... 4,5 cm ,,
Porzellanschale ,,Rosenthaler'' .... 7,0 cm ,,
Konische Glasschale ,,Götze'' ..... 7,5 cm ,,

Die Untersuchung ergab, daß die Werte in der Aluminiumschale am niedrigsten und in dem Wägegläschen mit seinem geringen Durchmesser und der dadurch bedingten Höhe der Rückstandschicht am höchsten ausfielen. Ebenso waren die Werte von den Versuchen in der Silberschale ziemlich niedrig. Die Werte in der Aluminiumschale und im Wägegläschen zeigten folgende Unterschiede:

	Tinct. Valerianae 10,0	Tinct. Valerianae 20,0
Aluminiumschale	4,50%	4,54%
Wägegläschen	4,66%	4,80%
	Extr. Aurantii fl. 10,0	Extr. Aurantii fl. 20,0
Aluminiumschale	31,70%	32,36%
Wägegläschen	34,86%	37,00%

Bei Anwendung desselben Gefäßes fallen die Werte mit großer Gleichmäßigkeit aus. IMHOF empfiehlt als besonders geeignet die Porzellanschalen von Ph. Rosenthaler & Co., Marktredwitz in Bayern, von 70 mm Außendurchmesser und 35 mm Höhe. Nach dem Eindampfen der Tinktur oder des Fluidextraktes auf dem Wasserbade wird der Rückstand gewöhnlich 2 Stunden lang im Trockenschrank bei 100° getrocknet und nach dem Erkalten im Exsiccator gewogen. IMHOF empfiehlt, nur so viel Flüssigkeit einzudampfen, daß der Trockenrückstand nicht mehr als 1 g beträgt. Demnach wird man bei Tinkturen etwa 10 g, bei Fluidextrakten etwa 5 g verwenden. In Tab. 10 sind die Werte für den Trockenrückstand der Tinkturen nach Caesar & Loretz[3] angeführt, die nach der von IMHOF empfohlenen Arbeitsweise erhalten wurden.

Um die Oberfläche der Tinktur zu vergrößern und damit ein schnelles und leichtes Trocknen zu erreichen, schlägt H. KUNZ-KRAUSE[4] vor, die

---

[1] Pharmac. Acta Helvetiae **23**, 321 (1948).
[2] Süddtsch. Apotheker-Ztg. **1928**, 239.
[3] Caesar & Loretz: Die Untersuchung der Tinkturen und Fluidextrakte 1929.
[4] Pharmaz. Zentralhalle Deutschland **76**, 205 (1935).

Tabelle 10.

	Spez. Gew. 15°	Trocken- rückstand %	Mindest- Alkoholzahl	Mindest- Alkoholgehalt Gew.-%	Besonderes
Tinct. Absinthii	0,903—0,912	2,5 — 3,3	7,5	55,73	
Tinct. Aloes	0,884—0,894	12,5 —16,0	9,5	70,59	
Tinct. Aloes comp. ...	0,905—0,912	3,4 — 3,8	7,7	57,21	
Tinct. amara	0,910—0,920	4,5 — 6,0	7,5	55,73	
Tinct. Arnicae	0,898—0,910	1,5 — 1,7	7,7	57,21	
Tinct. aromatica	0,900—0,906	1,8 — 2,2	7,7	57,21	
Tinct. Aurantii	0,910—0,925	5,4 — 7,2	7,4	54,98	
Tinct. Benzoes	0,875—0,890	13,0 —17,0	9,0	66,87	
Tinct. Calami	0,905—0,917	3,7 — 5,5	7,7	57,21	
Tinct. Cantharidum ..	0,825—0,845	1,9 — 2,5			mindest. 0,07% Cantharidin
Tinct. Capsici	0,835—0,845	1,0 — 1,9	10,8	80,24	
Tinct. Catechu	0,930—0,945	9,0 —10,0	7,3	54,24	
Tinct. Chinae	0,910—0,920	3,0 — 5,0	7,3	54,24	mindest. 0,74% Alkaloide
Tinct. Chinae comp. ...	0,910—0,920	4,6 — 7,0	7,3	54,24	mindest. 0,37% Alkaloide
Tinct. Cinnamomi ...	0,900—0,910	1,3 — 1,9	7,5	55,73	
Tinct. Colchici	0,897—0,905	0,5 — 1,7	7,7	57,21	mindest. 0,04% Colchicin
Tinct. Colocynthidis ..	0,837—0,847	1,0 — 2,0	11,5	85,45	
Tinct. Digitalis	0,796—0,799[1]	0,55— 0,58	13,2	98,0	
Tinct. Gallarum	0,945—0,960	11,0 —14,0	6,5	48,30	
Tinct. Gentianae	0,917—0,930	6,0 — 8,0	7,3	54,24	
Tinct. Ipecacuanh. ...	0,902	1,8 — 2,3	8,0	59,44	mindest. 0,194% Alkaloide
Tinct. Lobeliae	0,890—0,905	1,2 — 2,0	8,0	59,44	
Tinct. Myrrhae	0,840—0,850	4,0 — 6,0	10,2	75,79	0,05% Morphin
Tinct. Opii benz.	0,897—0,902	0,4 — 0,6	7,4	54,98	
Tinct. Opii crocat.....	0,980—0,990	5,0 — 7,0	3,5	26,01	0,98—1,02% Morphin
Tinct. Opii simpl.	0,974—0,980	4,0 — 6,0	3,5	26,01	0,98—1,02% Morphin
Tinct. Pimpinellae ...	0,900—0,915	3,0 — 4,5	7,3	54,24	
Tinct. Ratanhiae	0,910—0,925	4,0 — 7,0	7,4	54,98	
Tinct. Rhei vinos.....	1,040—1,070	18,0 —21,0			
Tinct. Scillae	0,940—0,950	11,0 —15,0	6,8	50,52	
Tinct. Strophanthi ...	0,890—0,900	1,3 — 1,5	7,5	55,73	0,39—0,41% g-Stropanth.
Tinct. Strychni	0,896—0,910	1,1 — 1,6	7,5	55,73	0,246—0,255% Alkaloide
Tinct. Tormentillae ..	etwa 0,908	etwa 5,6	7,7	57,21	
Tinct. Valerianae	0,906—0,920	3,3 — 5,0	7,5	55,73	
Tinct. Valerianae aether.	0,810—0,825	1,4 — 2,5			
Tinct. Veratri	0,900—0,910	2,0 — 2,5	7,7	57,21	
Tinct. Zingiberis	0,895—0,905	0,8 — 1,5	7,7	57,21	

---

[1] Dichte 20°.

4*

Tinktur auf einen spiralig eingerollten Streifen Filtrierpapier aufzusaugen, der in einem Wägegläschen gewogen wird:

Wägegläschen mit Filtrierpapier (Abb. 10) werden nach dem Trocknen tariert; hierauf bringt man auf den Boden des Gläschens 2 bis 3 g Tinktur und bestimmt sofort bei aufgesetztem Stopfen das Gewicht der Tinktur. Nachdem die vom Filtrierpapier aufgesogene Tinktur zunächst bei gelinder Wärme verdunstet ist, wird bei 105° bis zur Gewichtskonstanz getrocknet. Rückstände mit mehr oder weniger leicht flüchtigen Bestandteilen − Benzoesäure, Cantharidin u. ä. − sind bei entsprechend niedrigen Temperaturen zu trocknen.

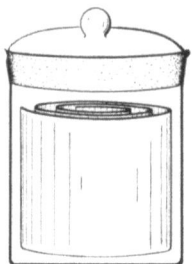

Abb. 10.

Schnelle und einfache Bestimmung des Trockenrückstandes mit Hilfe der Torsionswaage von A. Kuhn und R. Seifert[1]:

0,5 ccm der zu untersuchenden Flüssigkeit werden auf ein durchlochtes lufttrocken gewogenes Zellstoffblättchen in der Größe von 25 × 40 mm aufgetropft und an einem numerierten Drahtbügel aufgehängt. Gleichzeitig wird ein zweites Zellstoffblättchen zum Zwecke der Wasserkontrolle in den Trockenschrank gebracht und beide Blättchen bei 105° eine halbe Stunde lang getrocknet. Nach halbstündigem Auskühlen im Chlorcalciumexsiccator wird gewogen. Aus dem spezifischen Gewicht der Flüssigkeit und unter Berücksichtigung der Feuchtigkeit des Zellstoffblättchens wird der Trockenrückstand berechnet.

Vergleichende Bestimmungen mit dem Makroverfahren ergaben hinreichend genau übereinstimmende Werte.

W. Kern und Th. Cordes[2] empfehlen die Bestimmung des Trockenrückstandes von Tinkturen und anderen Flüssigkeiten mit dem Planwägegläschen auszuführen (Abb. 11).

Es besteht aus zwei dünnen, vollkommen plangeschliffenen, etwa 30 qcm großen Glasplättchen. Diese sind auf den Seiten, die mit der Analysensubstanz in Berührung kommen, mattiert. Das eine Gläschen ist mit der matten Seite nach oben auf 3 Glasfüßchen montiert und mit einer galgenartigen Aufhängevorrichtung versehen, während das zweite, in der Mitte einen Glashaken tragend, abnehmbar ist. Das

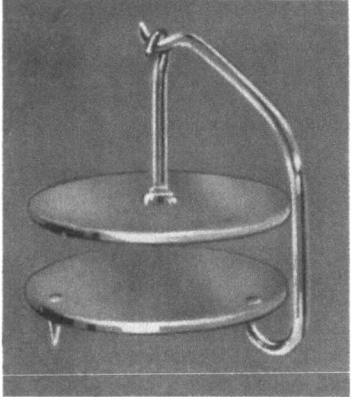

Abb. 11. Planwägegläschen.

Wägegläschen wird durch Einstellen in den Exsiccator konstant gewogen. Die Gewichtskonstanz ist sehr leicht zu erreichen und das Gewicht verändert sich auch nach zahlreichen Wägungen nur um Milligrammbruchteile. Die Analysensubstanz wird nun je nach Beschaffenheit mit einer Pipette, einem Glasstab oder einem kleinen Spatel auf die festmontierte Platte gegeben. Für eine Bestimmung genügen etwa 100 bis 200 mg. Nach Aufbringen der Analysensubstanz wird die bewegliche Platte fest aufgelegt, damit während der Wägung keine Verdunstung stattfinden kann. Bei pastenförmigen, emulsionsartigen Zubereitungen ist dies auch kaum zu befürchten, während bei dünnflüssigen, vor allen Dingen alkoholhaltigen Substanzen, z. B. Tinkturen und Extrakten auch bei aufgelegter Glasplatte eine merkliche, wenn auch nur ganz allmähliche Verdunstung stattfindet. Bei

[1] Pharmaz. Ztg. 1934, 547. — [2] Pharmaz. Industrie 13, 252 (1951).

derartigen Präparaten ist es daher erforderlich, daß die Wägung rasch vonstatten geht. Die Verwendung einer automatischen Waage läßt sich hierbei kaum umgehen. Dünnflüssige Substanzen fließen auf der festmontierten Platte von selbst auseinander, während bei Emulsionen und pastenförmigen Substanzen eine Ausbreitung der Analysensubstanz durch inniges Gegeneinanderreiben der Planflächen erreicht werden muß. Bei empfindlichen Substanzen kann man die Wägung nach Trocknung im Exsiccator ohne Anwendung von Wärme vornehmen. Die Trocknungszeit beträgt bis zur Erlangung der Gewichtskonstanz etwa 20 Minuten für dünnflüssige Substanzen, insbesondere alkoholartiger Art, dagegen für Pasten, Salben und Emulsionen etwa 2 Stunden. Im Trockenschrank ist zur Erzielung der Gewichtskonstanz eine Trocknungszeit von 10 Minuten bei 50° in den meisten Fällen ausreichend. Für Emulsionen, Pasten sind allerdings etwa 20 bis 30 Minuten nötig. In Tab. 11 sind einige Werte im Vergleich mit solchen der Makromethode

Tabelle 11. *Trockenrückstandswerte nach verschiedenen Methoden.*

Präparat	Makromethode %	Planwägegläschen	
		Exsiccator %	Trockenschrank 50° %
Tinct. carminativa	4,0	4,0	4,1
Tinct. Ipecac. I	1,4	1,3	1,3
Tinct. Ipecac. II	1,4	1,3	1,3
Tinct. Calami	4,2	4,4	4,4
Tinct. Strophanthi	1,2	1,3	1,2
Emulsio Paraffini ·..............	41,7	41,7	41,9
Past. Salomonis	91,1	91,2	91,1
Emuls. Ol. Jecoris aselli	53,1	53,7	53,2
Tyloseschleim..................	4,3	4,4	4,2
Emulsio vicinosa	26,0	26,6	26,2
Tinct. Pimpinellae	2,5	2,7	2,6
Extr. Condurango fl.	16,1	16,2	17,0
Tinct. Benzoes	15,5	15,8	15,2
Tinct. Quebracho	1,1	1,2	1,1
Tinct. Opii benz.	1,2	1,4	1,3
Crataegus	6,5	6,7	6,8
Extr. val. fl.	10,3	10,8	10,9
Ungt. molle	89,8	90,1	89,7
Lanolin	80,4	80,5	80,3
Eucer. c. aqua	50,2	50,2	50,5
Extr. Thymi fl.	20,4	20,4	20,7

zusammengestellt, die eine sehr gute Übereinstimmung zeigen. Bei der Makromethode wurde von den Tinkturen und Extrakten 10 g im Glasschälchen von 8 cm Durchmesser und 3 cm Höhe auf dem Wasserbad eingedampft, eine Stunde im Trockenschrank bei 102 bis 105° getrocknet und nach dem Erkalten im Exsiccator gewogen. Emulsionen und Salben wurden mit geglühtem Seesand verrieben, etwa 2 Stunden im Trockenschrank unter häufigem Durcharbeiten bei 102° getrocknet und nach dem Erkalten im Exsiccator zur Wägung gebracht.

Indirekte Verfahren zur Extraktgehaltsbestimmung.

C. Risch[1] hat ein Verfahren zur Prüfung von Tinkturen entwickelt das nicht nur die Bestimmung der Dichte, der Alkoholzahl, des Extraktgehaltes und der Wirkstoffe erübrigen soll, sondern auch einen Einblick in die Herstellungsart der Tinkturen geben kann. Dieses als Diaphano-

---

[1] Pharmaz. Ztg. **1932**, 302, 316; **84**, 112, 254 (1948); **86**, 161 (1950).

metrie bezeichnete Verfahren beruht auf der Trübung, die beim Versetzen einer alkoholischen Tinktur mit Wasser, Salzsäure, Tanninlösung, Alaunlösung, MAYERS Reagens, Bleiacetatlösung und Kalilauge entsteht, die im Diaphanometer[1] gemessen wird.

Das Verfahren, das weitere Beachtung verdient, hat bisher noch keine größere Anwendung gefunden und könnte mit Hilfe moderner Apparate zur Messung von Trübungen eine Hilfe zur Beurteilung von Tinkturen werden.

Ähnlich der Diaphanometrie ist die sogenannte „*Wasserprobe*", die darauf beruht, daß ein bestimmtes Volumen einer Tinktur mit einer bestimmten Menge Wasser gemischt und die dabei auftretende Veränderung der Tinktur beobachtet wird. A. JERMSTAD und K. SAXHOLM[2] schlagen für die Anzahl ccm Wasser, die in 10 ccm Tinktur eine Trübung hervorrufen, den Ausdruck „Trübungszahl" vor, die mit anderen Veränderungen (Farbe, Niederschläge, Schaumbildung) für die einzelnen Tinkturen charakteristisch ist. Da noch keine endgültigen „Trübungszahlen" bekannt sind, wird es sich für die Praxis empfehlen, die zu prüfende Tinktur mit einer Standardtinktur bezüglich der Trübungszahl zu vergleichen.

H. SCHRADER[3] versucht die *Viscosität* der Tinkturen als neue Konstante für die Beurteilung der Tinkturen, vor allem des Extraktgehaltes einzuführen. Er benutzte zur Viscositätsmessung das Viscosimeter von HÖPPLER.

R. HOLDERMANN[4], der die Messung mit dem OSTWALDschen Reibungsröhrchen ausführte, äußert sich weniger günstig über die Viscositätsmessung von Tinkturen. Durch den stark wechselnden Feuchtigkeitsgehalt der Drogen wird der Alkoholgehalt und somit die Viscosität der Tinkturen so stark beeinflußt, daß die Messung der Viscosität zur Bestimmung des Trockenrückstandes sehr ungeeignet erscheint, geschweige, daß sie eine Alkaloidbestimmung zu ersetzen vermag.

F. WRATSCHKO und J. KOWARZ[5] unterzogen die Tinkturen *refraktodensimetrischen* Untersuchungen, nach denen es möglich ist, durch Bestimmung des Brechungsindex in wenigen Minuten den Extraktgehalt von Tinkturen zu ermitteln.

Bestimmung des Alkoholgehaltes.

Die Alkoholzahl des DAB 6.

Zur Ermittelung des Alkoholgehaltes der Tinkturen hat das DAB 6 die *Alkoholzahl* eingeführt. Die Ansichten über die Brauchbarkeit der Alkoholzahl für die Praxis sind geteilt. Sie wird z. B. als unverläßlich abgelehnt von W. PEYER und F. DIEPENBROCK[6] und HERZOG-HANNER[7].

---

[1] Vereinigte Laus. Glaswaren Berlin, Lausitzer Straße 10.
[2] Norges Apotekerforen. Tidsskr. **1930**, Nr. 12, 13; Ref. Pharmaz. Ztg. **1930**, 1100.
[3] Pharmaz. Ztg. **1933**, 1159. — [4] Pharmaz. Ztg. **1934**, 10.
[5] Pharmaz. Presse **1930**, H. 7 bis 10; Ref. Pharmaz. Ztg. **1930**, 1346.
[6] Apotheker-Ztg. **1926**. 903.
[7] Die chem. und physikal. Prüfungsmethoden des DAB 6, S. 93.

Sie empfehlen die Alkoholbestimmung nach dem Schweizer Arzneibuch durch Ermittelung des spez. Gewichtes des von der Tinktur gewonnenen Destillates und Berechnung mit Hilfe der Alkoholtabelle von WINDISCH. Demgegenüber konnten K. HERING[1], der eine neue Apparatur (Abb. 12) angibt, und E. MEYER[2] keine Vorzüge dieses Verfahrens mit der DAB 6-Methode feststellen, da sich mit der Alkoholzahl in viel kürzerer Zeit ein ebenso richtiges Urteil über den Alkoholgehalt der Tinkturen fällen läßt.

Die Brauchbarkeit dieser HERINGschen Apparatur wird von E. MEYER[2], H. WIBELITZ[3] und F. SCHLEMMER und M. SIE-GERT[4] anerkannt und besonders wegen ihrer Einfachheit empfohlen.

SCHLEMMER und SIEGERT und auch F. GRAF[5] machen darauf aufmerksam, daß die Destillatmengen des DAB 6 von 11 ccm bei den mit verdünntem Alkohol und 13 ccm bei den mit Spiritus hergestellten Tinkturen nicht immer zuverlässig sind und schlagen vor, die Destillation so lange mit Hilfe eines Thermometers fortzusetzen, bis der Siedepunkt des Wassers (Berücksichtigung des Barometerstandes) erreicht ist und zur Sicherheit noch etwa 1 ccm nachzudestillieren. Die Nichtberücksichtigung dieser Tatsache führt WIEBELITZ zu dem Schluß, daß die vom DAB 6 angegebenen Mengen Kaliumcarbonat zur Abscheidung des Alkohols zu hoch sind und nur bei Zusatz von kleineren Mengen richtige Ergebnisse erhalten werden.

Aus den Versuchen von F. GRAF[5] geht hervor, daß der Faktor 7,43 des DAB 6, mit dem die Alkoholzahl zur Errechnung des Alkoholprozentgehaltes multipliziert werden muß, bei einem reinen Alkohol-Wasser-Gemisch richtig ist und trotz öfterer Ablehnung in der Literatur

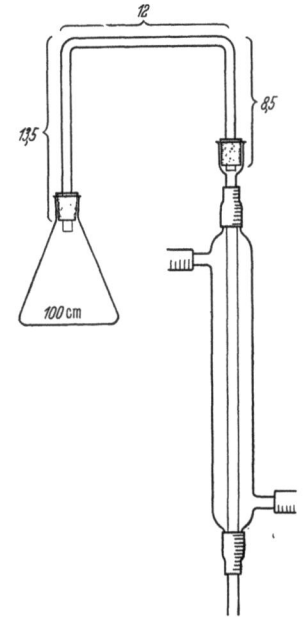

Abb. 12. Apparatur zur Bestimmung der Alkoholzahl von K. HERING.

von SCHLEMMER und SIEGERT „wenigstens für die beiden im Arzneibuch hauptsächlich für Tinkturenansatz verwendeten Weingeist-Wasser-Mischungen in Ordnung" befunden wird. Die Richtigkeit dieses Faktors wurde deshalb vielfach bezweifelt, da der durch Multiplikation der Alkoholzahl mit 7,43 errechnete Alkoholprozentgehalt der Tinkturen meistens niedriger ausfällt als dem zum Ansetzen der Tinktur benützten Alkohol entspricht. Auch ein Überblick über die Alkoholzahlen der z. B. mit Spiritus dil. bereiteten Tinkturen zeigt, daß die Alkoholzahlen verschieden sind, obwohl bei allen mit Spiritus dil. bereiteten Tinkturen dieselbe Alkoholzahl erwartet werden müßte.

[1] Apotheker-Ztg. **1929**, 180. — [2] Apotheker-Ztg. **1929**, 405.
[3] Pharmaz. Ztg. **1930**, 729.
[4] Apotheker-Ztg. **1933**, 932.
[5] Pharmaz. Ztg. **1931**, 261.

Dieser erniedrigte Alkoholgehalt gründet sich auf den Extraktgehalt der Tinktur. Je höher dieser ist, um so tiefer muß der Alkoholgehalt sein. Nach W. MEYER[1] besteht zwischen dem Prozentgehalt des reinen Alkohols (x), der Alkoholzahl (Al), die nach der Arbeitsweise des DAB 6 gefunden wird, und dem Trockenrückstand (z) der Tinktur folgende Beziehung:

$$x = \frac{Al \cdot 7{,}43 \cdot 100}{100 - z},$$

woraus die Abhängigkeit des Alkoholgehaltes der Tinktur vom Trockenrückstand bei konstantem Alkoholgehalt des reinen Menstruums klar hervorgeht. W. MEYER gibt dazu folgendes Beispiel:

Wird Tinctura Aloes angesetzt, Verhältnis 1 + 5, Trockenrückstand zwischen 12,5 und 17% schwankend, ausgegangen von einem Spiritus mit 87%, so liegen im Augenblick des Ansetzens vor: 87 Teile absoluter 100%iger Alkohol, 13 Teile Wasser und 20 Teile Aloe. In der fertigen Tinktur hat sich das Verhältnis natürlich verschoben. In 100 Teilen Filtrat sind z. B. 15 Teile Trockenrückstand. Dann müssen sich Alkohol und Wasser im Verhältnis 87 : 13 in den Rest von 85 Teilen Flüssigkeit — denn mehr ist prozentual nicht vorhanden, die absoluten Mengen kommen aber nicht in Betracht — teilen, das heißt, in der fertigen Tinktur sind höchstens 74% Alkohol, entsprechend einer Alkoholzahl von etwas über 9,9 und etwa 11% Wasser enthalten.

Es ergibt sich daraus, daß erst aus Alkoholzahl und Trockenrückstand zusammen ein richtiges Urteil über den Alkoholgehalt einer Tinktur gebildet werden kann. Ein zu tiefer Alkoholgehalt muß nicht immer durch Bereitung der Tinktur mit einem zu schwachen Alkohol, sondern kann durch einen hohen Trockenrückstand bedingt sein, der gerade für eine gute Qualität der Tinktur spricht. Den Zusammenhang zwischen Alkoholzahl bzw. Alkoholgehalt der Tinkturen und Trockenrückstand, hat W. MEYER tabellarisch zusammengestellt. Daraus ergibt sich, daß mit sinkender Alkoholzahl der Trockenrückstand steigt und Theorie und Praxis gut übereinstimmen. Die wenigen Ausnahmen sind auf andere Gründe zurückzuführen, vor allem auf den Feuchtigkeitsgehalt der Drogen, auf Verdunstungsverluste und chemische Umsetzungen des Alkohols. Auch Tab. 13 zeigt die Abhängigkeit des Alkoholgehaltes von dem Trockenrückstand.

Schnellmethode nach D. Payer[2].

PAYER sondert den Alkohol durch Sättigen mit Kaliumcarbonat ab und berechnet nach dem Zentrifugieren den Alkoholgehalt aus der abgetrennten Alkoholschicht:

5 g des Materials werden in einem in 0,1 ccm eingeteilten Zentrifugenrohr mit 0,5 ccm 40%iger KOH erst eine halbe Minute, dann nach Zugabe von 2 g fein gepulvertem Kaliumcarbonat 2 Minuten geschüttelt, dann wird bei einer Tourenzahl von 1500 bis 2000 eine Minute zentrifugiert, das Zentrifugierrohr in Wasser von 20° gestellt und nach 10 Minuten die ccm des oberen alkoholischen Teiles nach dem unteren Meniskusrand abgelesen. Die erhaltene Zahl muß mit 14,86 multipliziert werden, um den Alkoholgehalt in Gewichtsprozenten zu erhalten.

---

[1] Apotheker-Ztg. **1933**, 1089.
[2] Ber. ung. pharmaz. Ges. **13**, 43 (1937); Ref. Jber. Pharm. **72**, 262 (1937).

Berechnungsmethode nach Wratschko[1].

Man berechnet hierbei den Alkoholgehalt aus der bestimmten Trockenmasse und dem spez. Gewicht nach der Formel:

$$x = \frac{\text{spez. Gew.} \cdot 100 - (\text{Trockenrückstand} \cdot 1{,}33)}{100 - \text{Trockenrückstand}}.$$

Die Zahl 1,33 bedeutet das spez. Gewicht der Trockenmasse und gilt für mit verdünntem Spiritus bereitete Präparate. Bei mit Spiritus DAB bereiteten Tinkturen ist dafür 1,18 zu setzen. x gibt das spez. Gewicht des verwendeten Alkohols an, so daß gleich nach der Tabelle von WIN-DISCH die Gewichtsprozente des verwendeten Alkohols abgelesen werden können.

„Chloroform-Probe".

Eine Schnellmethode zur annähernden Ermittlung des Alkoholgehaltes von Tinkturen ist die *„Chloroform-Probe"* von PEYER und DIEPENBROCK[2]. Sie beruht darauf, daß wasserfreier Alkohol sich mit Chloroform in jedem Verhältnis mischt, während von Spiritus-Wasser-Mischungen eine dem größeren Wassergehalt entsprechende größere Menge erforderlich ist. Nach PEYER und DIEPENBROCK stellt man die Probe zur allgemeinen Orientierung wie folgt an:

Man bringt gleiche Teile Tinktur und Chloroform in ein Reagenzglas und vergleicht die Höhe der Trennungslinien der beiden Flüssigkeitsschichten mit der Höhe der Trennungsschicht einer auf dieselbe Art selbstbereiteten oder normalen Tinktur. Sind die Schichtenhöhen beider Versuche gleich, so kann daraus auf einen normalen Alkoholgehalt der untersuchten Tinktur geschlossen werden.

W. WINKLER[3] erweiterte dieses Verfahren, indem er die Menge Tinktur ermittelt, die zur Lösung von 1 ccm Chloroform bei 20° erforderlich ist. Er verfährt folgendermaßen:

In eine 20 ccm fassende Probierröhre wird 1 ccm Chloroform gegeben und aus einer Feinbürette so viel von der zu untersuchenden Tinktur hinzugefügt, bis bei 20° eben eine vollkommen klare Lösung entsteht. Bei den mit starkem und absolutem Alkohol hergestellten Tinkturen wird in die Probierröhre 1 ccm Chloroform und 1 ccm Wasser gegeben und dann Tinktur bis zur klaren Lösung aus der Feinbürette zurinnen gelassen.

Bei Tinct. Opii spl. und Tinct. Opii crocata, die nur mit annähernd 35%igem Spiritus bereitet sind, verfährt man wie folgt:

Man gibt in die Probierröhre 1 ccm Chloroform und 1 ccm Opiumtinktur, dann soviel 90%igen Weingeist, bis bei 20° eine klare Lösung entstanden ist. Der Verbrauch an starkem Weingeist betrug bei Tinct. Opii crocata im Mittel 1,74 ccm, bei Tinct. Opii simplex im Mittel 1,73 ccm.

Für diese Ausführung der Chloroformprobe gibt WINKLER bei den einzelnen normalen Tinkturen des DAB 6 folgende Grenzwerte an Tinktur zum Lösen von 1 ccm Chloroform an:

[1] KERN, W.: Angewandte Pharmazie, 1951, S. 171.
[2] Apotheker-Ztg. **1926**, 903.
[3] Pharm. Zentralhalle Deutschland **1931**, 641.

```
Aloetinktur ............ + 1 ccm Wasser   2,5–2,7 ccm
Aloetinktur, zusammenges. ..............  3,0–3,2   „
Arnicatinktur ..........................  3,3–3,5   „
Aromatische Tinktur ....................  3,3–3,5   „
Baldriantinktur ....................      3,5–3,7   „
Benzoetinktur .......... + 1 ccm Wasser   3,2–3,4   „
Bibernelltinktur .......................  3,5–3,7   „
Bittere Tinktur ........................  3,4–3,6   „
Brechnußtinktur ........................  3,0–3,2   „
Brechwurzeltinktur .....................  3,2–3,4   „
Chinatinktur ...........................  3,3–3,5   „
Chinatinktur, zusammenges. .............  3,4–3,6   „
Enziantinktur ..........................  3,4–3,6   „
Fingerhuttinktur ........ + 1 ccm Wasser  2,0–2,2   „
Galläpfeltinktur .......................  3,7–3,9   „
Ingwertinktur ..........................  3,3–3,5   „
Kalmustinktur ..........................  3,4–3,6   „
Koloquintentinktur ...... + 1 ccm Wasser  2,5–2,7   „
Lobelientinktur ........................  3,4–3,6   „
Myrrhentinktur ........ + 1 ccm Wasser    2,9–3,1   „
Nieswurzeltinktur ......................  3,1–3,3   „
Opiumtinktur, benzoeh. .................  3,5–3,7   „
Pomeranzentinktur ......................  3,7–3,9   „
Ratanhiatinktur ........................  3,2–3,4   „
Spanischpfeffertinktur ... + 1 ccm Wasser 2,6–2,8   „
Strophanthustinktur ....................  3,1–3,3   „
Tormentilltinktur ......................  3,2–3,4   „
Wermuttinktur ..........................  3,7–3,9   „
Zeitlosetinktur ........................  3,2–3,4   „
Zimttinktur ............................  3,3–3,5   „
```

Mit Tinct. Scillae kann die Probe wegen Bildung eines gallertartigen Niederschlages nicht ausgeführt werden.

Alkrumeter-Methode.

W. H. HEIN und J. KRUTZSCH[1] haben ein neuartiges Verfahren und Gerät (Alkrumeter) zur Bestimmung des Alkoholgehaltes von Tinkturen ohne Destillation entwickelt, das sich durch große Einfachheit auszeichnet und auf der verschiedenen Wärmeausdehnung von Wasser und Alkohol beruht. Bei diesem Verfahren wird die Untersuchungsflüssigkeit in einem mit eingeschliffenem Thermometer und angesetztem Steigrohr versehenen Meßgerät mit Hilfe einer Glühlampe erhitzt. Die sich ausdehnende Flüssigkeit passiert im Steigrohr zwei Marken, bei deren Erreichen jeweils die Temperatur abgelesen wird. Die leicht feststellbare Temperaturdifferenz der beiden Ablesungen ermöglicht die direkte Feststellung des Alkoholgehaltes der Untersuchungslösung mit Hilfe einer dem Apparat beigegebenen Eichkurve. Der Extraktgehalt bis zu 2% wirkt sich nicht auf das Ergebnis aus. Bei höherem Extraktgehalt muß dem Alkoholgehalt eine Korrektur zugezählt werden, deren Größe etwa dem zehnten Teil des Extraktgehaltes gleich ist (dieser kann z. B. aus den Tab. 10, 11, 12 u. 13 abgelesen werden). Bei 10% Extraktgehalt einer Tinktur wäre also zu dem gemessenen Alkoholgehalt 1% zu addieren. Wenn keine Korrektur angebracht wird, ist mit einer maximalen

---

[1] Dtsch. Apotheker-Ztg. **91**, 245 (1951).

Abweichung von 1,5% Alkohol, bei Korrekturanbringung nur mit etwa 0,5% Abweichung zu rechnen. In Tab. 12 sind die Ergebnisse von einigen Tinkturen mit denen der DAB 6 und der Pyknometer-Methode zusammengestellt.

Tabelle 12. *Vergleichende Alkoholgehaltsbestimmungen in Gew.-% Alkohol mit Pyknometer-, DAB 6- und Alkrumeter-Methode.*

| Tinktur | Extrakt-gehalt | Pyknometer-Methode | | DAB 6-Methode | | Alkrumeter-Methode |
		Dichte des Destillates	Alkohol-gehalt	Alkohol-zahl	Alkohol-gehalt	Alkohol-gehalt
Blindwert X	0	0,9265	44,2	6,05	44,9	44,3
Tinct. Arnicae	1,37	0,8866	61,9	8,2	60,9	61,1
Tinct. Capsici	2,02	0,8441	79,9	10,8	80,0	79,1
Tinct. Valerianae .	3,20	0,9002	55,4	7,35	54,6	54,1
Tinct. Absinthii ...	5,51	0,9012	54,2	7,35	54,6	53,8
Tinct. Gentianae .	6,50	0,8967	56,4	7,4	55,0	53,8
Tinct. Benzoes	11,77	0,8743	66,4	8,9	66,1	65,2
Tinct. Gallarum ..	13,00	0,9005	53,7	7,2	53,5	52,2

Ein weiterer Vorteil der Alkrumetermethode liegt darin, daß die Bestimmungen unabhängig von der Temperatur sind und die zur Messung verwendete Tinktur unverändert erhalten bleibt. Die Brauchbarkeit des Verfahrens wurde z. B. von K. HUBER[1] bestätigt.

Refraktometrische Bestimmung des Alkoholgehaltes.

Eine Schnellmethode zur Alkoholbestimmung in Tinkturen haben R. FISCHER und F. KOLMAYR[2] entwickelt, die auf einer refraktometrischen Messung beruht. In der zu prüfenden Flüssigkeit wird nach Vornahme einer reinigenden Fällung der Alkohol durch Übersättigen mit Kaliumcarbonat ausgesalzen. Durch Schütteln mit Benzol wird der gesamte Alkohol aufgenommen und durch refraktometrische Prüfung der Benzollösung quantitativ erfaßt. Wichtig ist, daß außer Alkohol keine anderen Stoffe vom Benzol aufgenommen werden, die den Brechungsindex des Benzols verändern. Dies wird durch verschiedene Fällungsmittel, meist Bleiacetat, erreicht. Nach sorgfältiger Kontrolle des Verfahrens kamen die Autoren zu folgender einfachen Ausführung:

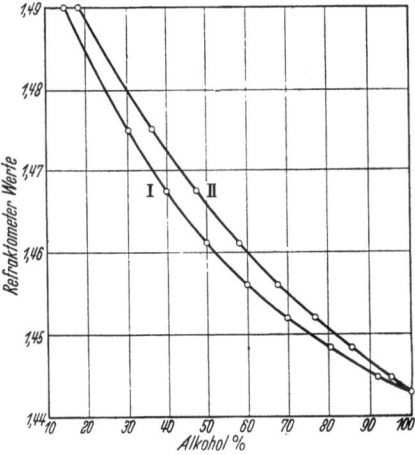

Abb. 13. Kurve von 0 bis 100% für 5 ccm + 2,5 ccm Benzol. Verdünnt 1 + 2 (für Tinkturen). I = Gew.-%, II = Vol.-%. (Es empfiehlt sich die Übertragung der Kurve auf Millimeterpapier.)

[1] Schweiz. Apotheker-Ztg. **90**, 493 (1952); Ref. Apotheker-Ztg. **5**, 37 (1953).
[2] Pharmaz. Zentralhalle Deutschland **93**, 54 (1954).

5 ccm der zu prüfenden Tinktur werden mit 10 ccm der in der Tab. 13 angegebenen Lösung versetzt, 1 bis 2 Minuten geschüttelt und nach dem Absetzen des Niederschlages filtriert (kleiner Pfropfen aus Asbestmaterial in einem aus einer Eprouvette hergestellten Trichterrohr). Genau 5 ccm des Filtrates werden mit Kaliumcarbonat gesättigt und 1 bis 2 Minuten mit 2,5 ccm Benzol ausgeschüttelt. Eine etwa entstandene Emulsion wird durch Zentrifugieren (Handzentrifuge!) getrennt. Es genügt jedoch, wenn sich etwa 0,5 ccm Benzol klar abgeschieden haben, da für die Bestimmung im Refraktometer selbst nur 2 bis 3 Tropfen verwendet werden, die man mittels Augentropfer entnimmt. Der Prozentgehalt wird aus der Kurve der Abb. 13 abgelesen. Dauer der Bestimmung 15 bis 20 Minuten.

In der Tabelle sind auch die Werte des berechneten und gefundenen Alkoholgehaltes eingetragen, die ausgezeichnet übereinstimmen.

Nachweis von Isopropylalkohol.

Erkennung von Propyl-, Isopropylalkohol und Vergällungsmitteln in Tinkturen **durch Sinnenprüfung** der fraktionierten Destillate nach PEYER und DIEPENBROCK[1].

Von 20 g Tinktur werden 4 × 3 ccm abdestilliert und die Destillate in 4 Bechergläser von 400 bis 500 ccm gebracht.

Gleichzeitig werden von 20 g einer zuverlässigen, selbst hergestellten Tinktur in gleicher Weise 4 × 3 ccm abdestilliert und in 4 ebenso große Bechergläser verteilt. Danach wird für eine möglichst große Verteilung der Oberfläche der einzelnen Fraktionen dadurch gesorgt, daß man die Gläser der Reihe nach in fast horizontaler Haltung um ihre Längsachse dreht und die einzelnen Fraktionen durch den Geruch prüft.

Die etwaige Anwesenheit von Propylalkohol oder Isopropylalkohol ist in Fraktion 2 und 3 besonders deutlich wahrnehmbar und nicht zu verkennen, namentlich, wenn man den Geruch dieser Fraktionen und den der aus reinen Tinkturen hergestellten vergleicht.

Ebenso lassen sich auf diese Weise andere fremde Stoffe erkennen wie Aceton, Pyridinbasen, Campher, Lack- und Harzgerüche, Geruch nach ätherischen Ölen, Weinbrandgeruch usw.

Chlorcalciumprobe auf Propyl- und Isopropylalkohol:

50 g Tinktur werden mit 20 g Chlorcalcium siccum in einen gut mit Gummistopfen verschlossenen Erlenmeyer über Nacht unter bisweiligem Umschütteln stehengelassen.

Danach werden 20 ccm abdestilliert. Das Destillat wird dann, ebenso wie ein Vergleichsdestillat aus garantiert reiner Tinktur, in ein Reagenzglas mit gut schließendem Gummistopfen und am besten mit Maßeinteilung gebracht, 15 g Chlorcalcium siccum (grob gepulvert) hinzugefügt, kräftig durchgeschüttelt und über Nacht stehengelassen.

Da Chlorcalcium in Propyl- und Isopropylalkohol unlöslich oder so gut wie unlöslich ist, sich hingegen in Alkohol löst, kann man aus der Höhe der am nächsten Morgen ungelösten Salzschicht im Vergleich mit der Kontrollprobe auf die Anwesenheit von Propylalkohol oder Isopropylalkohol schließen.

Zum genaueren Nachweis des Isopropylalkohols dienen folgende Proben nach PEYER und DIEPENBROCK, die auf der Oxydation des Isopropylalkohols zu Aceton beruhen, das durch Farb- oder Fällungsreaktion nach ELLRAM, LEGAL oder DENIGÈS identifiziert wird:

Von 50 g Tinktur werden 20 ccm abdestilliert. Diese 20 ccm werden mit 0,3 g Kaliumdichromat und 6 Tropfen Schwefelsäure versetzt und eine Viertelstunde lang am Rückflußkühler auf dem Drahtnetz (Sparflamme) oder auf dem Wasser-

---

[1] Caesar & Loretz: Die Untersuchung der Tinkturen und Fluidextrakte.

Tabelle 13.

Tinctura	Fällungsmittel	I Trockenrückst. Gew.-%	II Verw. Alk. Vol.-%	III Berech. Vol.-%	IV Gef. Alk. Vol.-%	V Schwund Vol.-%
Aloes	gesättigte Pb-acetatlösung unter Zusatz von etwa 0,2 g festem Pb-acetat Benzol schwach gelbbraun	15,0	90	83,4	83,5	6,5
Digitalis ...	Wasser + Benzol Benzol grün	0,55	99,8	99,8	100	—
Benzoes ...	gesättigte Pb-acetatlösung Benzol gelblich	15,0	89	82,4	82,5	6,5
Capsici	Wasser + Asbest Benzol rötlich	1,5	89	88,4	88,5	0,5
Colocynth. .	Wasser + Asbest Benzol gelblich	1,4	89	88,4	88,5	0,5
Jodi	gesättigte Thiosulfatlösung	10,0	89	84,6	84,6	4,4
Myrrhae ...	gesättigte Pb-acetatlösung Benzol fast farblos	4,9	89	86,8	86,8	2,2
Quillajae ..	gesättigte Pb-acetatlösung Benzol farblos	2,0	89	88,1	88,3	0,7
Aconiti	gesättigte Pb-acetatlösung Benzol leicht gelblich	1,5	70	69,5	69,5	0,5
Absynthii ..	Wasser + Asbest Benzol farblos	2,9	70	69,0	69,0	1,0
Arnicae ...	gesättigte Pb-acetatlösung Benzol fast farblos	1,9	70	69,4	69,4	0,6
Asae foetid.	gesättigte Pb-acetatlösung Benzol gelblich	9,0	70	66,9	66,7	3,3
Calami	Wasser Benzol bräunlich	4,2	70	68,6	68,5	1,5
Cardamomi	gesättigte Pb-acetatlösung Benzol bräunlich	1,5	70	69,5	69,5	0,5
Catechu ...	gesättigte Pb-acetatlösung Benzol fast farblos	11,0	70	66,3	66,5	3,5
Chamomillae	gesättigte Pb-acetatlösung Benzol gelblich	2,8	70	69,0	69,0	1,0
Chinae	gesättigte Pikrinsäurelösg. dann festes Pb-acetat Benzol farblos	4,5	70	68,5	68,5	1,5
Cinnamomi	gesättigte Pb-acetatlösung Benzol farblos	1,7	70	69,4	69,5	0,5
Colchici	Wasser Benzol farblos	1,9	70	69,4	69,4	0,6
Gallarum ..	gesättigte Pb-acetatlösung Benzol farblos	13,5	70	65,4	65,4	4,6
Gentianae .	Wasser Benzol fast farblos	6,5	70	67,8	67,6	2,4
Ipecacuanhae	10% Natronlauge Benzol bräunlich	1,8	70	69,4	69,5	0,5
Lobeliae ...	10% NaOH Benzol gelblich	1,6	70	69,5	69,5	0,5
Ratanhiae .	gesättigte Pb-acetatlösung Benzol farblos	5,6	70	68,1	68,0	2,0
Scillae	Wasser + Asbest Benzol gelblich	12,0	70	65,9	67,5	2,5

Tabelle 13 *(Fortsetzung)*.

Tinctura	Fällungsmittel	I Trocken-rückst. Gew.-%	II Verw. Alk. Vol.-%	III Berech. Alk. Vol.-%	IV Gef. Alk. Vol.-%	V Schwund Vol.-%
Strophanthi	gesättigte Pb-acetatlösung Benzol farblos	1,7	70	69,4	69,5	0,5
Strychni ...	10% NaOH Benzol fast farblos	1,4	70	69,5	69,6	0,4
Tormentillae	gesättigte Pb-acetatlösung Benzol farblos	5,6	70	68,1	68,0	2,0
Valerianae .	Wasser + Asbest Benzol fast farblos	4,0	70	68,6	68,6	1,4
Zingiberis ..	gesättigte Pb-acetatlösung Benzol farblos	1,2	70	69,6	69,6	0,4
Belladonnae	gesättigte Pb-acetatlösung Benzol fast farblos	2,5	25	24,6	24,6	0,4
Opii	gesättigte Pikrinsäurelösg. Benzol farblos	5,5	35	34,1	34,0	1,0
Sabadillae .	10% NaOH Benzol farblos	2,0	28	27,7	27,8	0,2

bade erhitzt. Danach werden 5 ccm abdestilliert und wie folgt zur Prüfung auf Aceton verwendet.

a) Mit Nitroprussidnatrium. 1 ccm des Destillates wird mit 1 ccm Natronlauge und 5 Tropfen frisch bereiteter (1: 40) Nitroprussidnatriumlösung versetzt. Ist Aceton zugegen, so tritt eine Rotfärbung auf, die nach dem vorsichtigen Übersättigen der Flüssigkeit mit Essigsäure (Tropfglas!) in Violett, besser violettrötlich, übergeht.

b) Nach Ellram. 3 ccm Destillat werden mit einem Tropfen wäßriger Furfurollösung (1:20) versetzt, und diese Mischung wird auf 2 ccm konzentrierte Schwefelsäure geschichtet. Nach einigen Minuten oder sofort beim Erwärmen entsteht an der Berührungsfläche, wenn Aceton vorhanden ist, eine rosa oder rote Färbung.

Während auf diese Art der gleichzeitige Nachweis von Isopropylalkohol und Aceton erschwert ist, änderte W. Meyer[1] das Verfahren derart ab, daß die Erkennung von Aceton, Methylalkohol und Isopropylalkohol bei gleichzeitiger Anwesenheit in galenischen Zubereitungen möglich ist. Die Methode gründet sich darauf, daß bei vorsichtiger Destillation sich Methylalkohol (S.P. 64°), Aceton (S.P. 56°) und Isopropylakohol (S.P. 82°) fraktioniert destillieren lassen. W. Meyer gibt dazu folgende Arbeitsvorschrift:

50 g der Tinktur werden vorsichtig und unter vorzüglicher Kühlung abdestilliert. Die ersten 5 ccm werden aufgefangen und nach den bekannten Methoden auf Aceton und Methylalkohol geprüft. Für jede dieser Untersuchungen stehen dadurch 2,5 bis 3 ccm zur Verfügung, eine völlig ausreichende Menge. Sodann werden in einem Erlenmeyer, welcher am besten gekühlt gehalten wird, die nächsten 20 ccm aufgefangen. − Den Rückstand im Destillationskolben kann man nach geringer Abkühlung mit Schwefelsäure ansäuern und zwecks Nachweis von Pyridin weiter abdestillieren. − Die 20 ccm Destillat werden gut durch Schütteln gemischt und halbiert. Die eine Hälfte, 10 ccm, wird am Rückflußkühler vorsichtig mit Kaliumdichromat und Schwefelsäure behandelt und dann das Oxydationsprodukt in der üblichen Weise der erneuten Destillation unterworfen. Mit gleichen Teilen der beiden Hälften der ursprünglich zweiten Fraktion (der zurückgestellten und der oxydierten) wird nunmehr nach den üblichen Verfahren (Arzneibuch, Technische Bestim-

---

mungen, ELLRAM, DENIGÈS) der Acetonnachweis versucht. Ist die unbehandelte, zurückgestellte Hälfte farblos oder schwach gefärbt, die oxydierte hingegen mehr oder minder stark oder sehr stark gefärbt, so ist neben dem aus der ersten Fraktion nachgewiesenen Aceton noch gleichzeitig Isopropylalkohol in der untersuchten Tinktur nachgewiesen. Sind beide Proben farblos oder gleich stark gefärbt, so ist Isopropylalkohol nicht anwesend. Eine gleiche Färbung rührt dann von nachträglich übergegangenen Acetonmengen her.

Der einfache und direkte Nachweis von Isopropylalkohol nach TH. BOEHM und K. BODENDORF[1] gründet sich darauf, daß beim Unterschichten von Isopropylalkohol mit einer Lösung von m-Nitrobenzaldehyd in Schwefelsäure an der Berührungszone ein karminroter Ring entsteht. Aceton gibt mit diesem Reagens einen gelben Ring, der langsam und in höheren Schichten als der rote Isopropylalkohol-Ring entsteht und diesen nicht stört. Höhere Alkohole geben ähnliche Reaktionen, kommen aber kaum als Fälschungsmittel wegen ihres hohen Preises in Betracht. Jedenfalls deutet eine positive Reaktion auf kein einwandfreies Präparat hin. Die Reaktion wird bei Tinkturen und Spiritussen wie folgt ausgeführt:

a) Tinkturen. Von 10 g Tinktur werden einige (5 bis 7) ccm abdestilliert (bei Tinct. Jodi Zusatz von Natriumthiosulfat, DAB S. 705). 2 ccm des Destillates (oder 2 ccm der bei der Bestimmung der Alkoholzahl erhaltenen alkoholischen Schicht) werden mit 4 ccm Wasser verdünnt, mit 0,2 g Carbo medicinalis eine halbe Minute lang geschüttelt und filtriert;

b) Spiritusse. 2 ccm des Spiritus werden mit 4 ccm verdünnter Schwefelsäure versetzt, mit 0,2 g Carbo medicinalis eine halbe Minute lang geschüttelt und filtriert;

2 ccm des nach a) oder b) erhaltenen Filtrates werden mit einigen ccm einer frisch bereiteten, etwa 1 %igen Lösung von Metanitrobenzaldehyd in konzentrierter Schwefelsäure unterschichtet und 1 Minute lang in ein heißes Wasserbad gestellt. Die Anwesenheit von Isopropylalkohol gibt sich durch einen intensiv karminrot gefärbten Ring zu erkennen, der allmählich die ganze Schwefelsäureschicht durchdringt.

Entsteht nur ein bräunlicher Ring, so sind 2 ccm des obigen Filtrates erneut mit 4 ccm Wasser zu verdünnen und mit 0,2 g Carbo medicinalis zu behandeln und wie oben zu prüfen. Einwandfreie Präparate geben nach dieser Behandlung keine Reaktion.

In Zweifelsfällen empfehlen BOEHM und BODENDORF den Nachweis des Isopropylalkohols durch Oxydation zu Aceton nach RAE[2] in folgender Ausführung:

Man verwendet den Apparat zur Bestimmung der „Alkoholzahl" nach DAB S. LII. Der Siedekolben wird mit 2 g der zu prüfenden Tinktur oder alkoholischen Zubereitung, 3 g gepulvertem Kaliumdichromat und 35 ccm verdünnter Schwefelsäure beschickt. Hierauf verschließt man den Kolben sofort mit dem Siedeaufsatz und destilliert 2 ccm in einen kleinen Meßzylinder. Zu dem Destillat gibt man 8 ccm Ammoniakflüssigkeit (10% Gehalt), 2 g Ammoniumchlorid und, sobald alles gelöst ist, 5 Tropfen Nitroprussidnatriumlösung (1 : 40). War in dem Untersuchungsmaterial Isopropylalkohol enthalten, so tritt (bei Mengen bis zu 1% herab) sofort oder (bei geringeren Mengen) innerhalb einiger Minuten eine violette Färbung auf, die beim Stehen immer kräftiger wird und mehrere Stunden lang beständig ist. Acetaldehyd gibt unter diesen Bedingungen keine Färbung. War also in dem Untersuchungsmaterial kein Isopropylalkohol enthalten, so zeigt die Probe lediglich die durch die Eigenfarbe des Nitroprussidnatriums bedingte schwach gelbliche Farbe, die sich auch im Laufe mehrerer Stunden nicht verändert.

Bei Tinct. Jodi sind für die Oxydation 2 g des nach Vorschrift des Arzneibuches, S. 705, mit Hilfe von Natriumthiosulfat erhaltenen Destillates zu verwenden.

---

[1] Arch. Pharmaz. **1930**, 249. — [2] Ref. Apotheker-Ztg. **1926**, 928.

Dieser Nachweis des Isopropylalkohols ist nur in acetonfreiem Untersuchungsmaterial durchführbar.

G. REIF[1] benützt zum direkten Nachweis des Isopropylalkohols eine Farbreaktion mit *Piperonal in Schwefelsäure*, die auch für Spiritusse, Trinkbranntweine, kosmetische Mittel und Einreibungsmittel verwendbar ist. Zwei Jahre nach der ersten Bekanntgabe dieser Reaktion im Ärchiv der Pharmazie, wonach die Reaktion für verschiedene Präparate in besonderer Weise ausgeführt werden mußte, änderte REIF die Reaktion in einheitlicher Weise für sämtliche Präparate in folgender Weise um:

Von 10 ccm der zu untersuchenden Probe wird der Alkohol auf dem siedenden Wasserbad in einen kleinen Meßzylinder, der in Eiswasser steht, unter Verwendung eines LIEBIGschen Kühlers abdestilliert. Sobald nichts mehr überdestilliert, werden 0,3 ccm des gut durchgeschüttelten Destillates sowie 0,7 ccm eines etwa 80%igen Alkohols (hergestellt aus 20 ccm absolutem Alkohol und 80 ccm Wasser) in ein Reagenzglas gebracht, in dem sich eine zuvor bei gewöhnlicher Temperatur bereitete Lösung von 0,1 g Hydroxylaminhydrochlorid in 3 ccm Wasser befindet. Hierauf wird gut durchgeschüttelt und genau 3 Minuten bei gewöhnlicher Temperatur stehengelassen. Dann werden 0,4 g Carbo medicinalis DAB 6 hinzugefügt, abermals gut durchgeschüttelt und durch ein kleines trockenes Filter filtriert, wobei das völlig klare Filtrat in einem 100 ccm fassenden Rundstehkolben aufgefangen wird. Zu diesem Filtrat werden 5 ccm einer alkoholischen 0,5%igen Piperonallösung (hergestellt aus 0,5 Piperonal in 100 ccm absolutem Alkohol), dann langsam unter Vermeidung des Siedens 20 ccm konzentrierte Schwefelsäure (spez. Gew. 1,84) gegeben und hierauf gut durchgeschüttelt. 4 bis 5 ccm dieses Reaktionsgemisches werden in ein etwa 50 ccm fassendes Becherglaschen von etwa 4 cm Durchmesser gebracht und genau 5 Minuten auf einem im Sieden befindlichen Wasserbade erhitzt. Nach diesem 5 Minuten langen Erwärmen wird das Becherglaschen vom Wasserbad weggenommen und 30 ccm einer 30%igen reinen Essigsäure hinzugegeben.

Bei Abwesenheit von Isopropylalkohol wird die essigsaure Lösung, die man vorteilhafterweise auf einer weißen Unterlage betrachtet, entweder sofort farblos oder schwachrosa. Die Rosafärbung verschwindet aber nach einigen Minuten wieder, wonach die Flüssigkeit farblos oder gelblichgrau erscheint.

Bei Anwesenheit von Isopropylalkohol nimmt dagegen die essigsaure Lösung eine rosa bis rote Färbung an, die eine halbe Stunde oder länger bestehen bleibt. (Bei kleinen Mengen Isopropylalkohol wechselt zuweilen die Rotfärbung nach einigen Minuten nach Rotbraun und nach weiteren Minuten wieder nach Rot.) Als maßgebende Färbung für die Beurteilung, ob in der geprüften Flüssigkeit Isopropylalkohol enthalten war oder nicht, wird zweckmäßig die etwa 10 bis 15 Minuten nach Zugabe der 30%igen Essigsäure vorliegende Färbung angesehen.

Nachweis von Methylalkohol.

Der Nachweis des Methylalkohols nach dem DAB 6 beruht auf der Oxydation desselben mittels Kaliumpermanganat zu Formaldehyd, der mit Guajakolschwefelsäure durch eine Rosafärbung erkannt wird. Nach MATTHES[2] ist bei der Bereitung der Guajakolschwefelsäurelösung auf eine vollständige Lösung des Guajakols in der Schwefelsäure zu achten, da durch Kaliumpermanganat auch Äthylalkohol zu Acetaldehyd oxydiert wird, der bei Anwesenheit von wasserentziehenden Mitteln (Schwefelsäure) mit Guajakol, nicht aber mit Guajakolschwefelsäure unter Bil-

---

[1] Arch. Pharmaz. **1928**, 382; Z. Unters. Lebensmittel **1930**, H. 3; Ref. Pharmaz. Ztg. **1931**, 144.
[2] Pharmaz. Ztg. **1926**, 1508.

dung eines ebenfalls rosa gefärbten Körpers reagiert. MATTHES schlägt vor, das Guajakol durch *Kalium sulfoguajakolicum* zu ersetzen, um Fehlschlüsse zu vermeiden. Entsprechend dem größeren Molekulargewicht löst man 0,04 g Kalium sulfoguajakolicum, wobei eine Kühlung überflüssig ist, und arbeitet genau nach der Vorschrift des DAB 6. Die Verläßlichkeit dieses abgeänderten Methylalkoholnachweises des DAB 6 wurde von R. BAUER[1] bestätigt.

Als besonders geeignet zum Nachweis von Methylalkohol erweist sich nach W. MEYER[2] *Morphin, Morphinsulfat und Apomorphin* in der Ausführung der ,,Technischen Bestimmungen":

50 g Probe werden mit 50 g Wasser gemischt und im Scheidetrichter mit 50 ccm Petroleumbenzin von der Dichte 0,670 bis 0,710 kräftig geschüttelt. Nach mindestens 12stündiger Ruhe wird die untere Schicht abgelassen, 100 ccm davon mit 20 ccm Normalschwefelsäure versetzt und etwa 70 ccm abdestilliert.

Etwa 35 ccm Destillat werden aus einem kleinen Kölbchen mit Hilfe eines wirksamen Siedeaufsatzes wiederholt übergetrieben. Dabei empfiehlt sich es, für die Verbindung der Glasteile Glasschliffe zu verwenden. Der Abtrieb soll tropfenweise ablaufen. Es wird immer etwa die Hälfte des Kolbeninhaltes übergetrieben und der Abtrieb sodann aus einem anderen Kolben mit einem gleichartigen Siedeaufsatz erneut in gleicher Weise übergetrieben.

Beträgt die auf diese Weise erhaltene abgetriebene Menge etwa 10 bis 15 ccm, so treibt man diese zur Anreicherung des Methylalkohols aus einem kleinen Kolben nochmals über. Der Kolben trägt ein etwa 90 cm langes U-förmig gebogenes Glasrohr, dessen aufsteigender Schenkel eine Länge von 25 cm und dessen absteigender Schenkel eine solche von etwa 45 cm aufweisen soll. Mit einer kleinen Flamme regelt man das Übertreiben so, daß die untere Hälfte des absteigenden Schenkels des Glasrohres nicht warm wird. Man fängt die ersten beiden ccm des Abtriebes getrennt auf. Jede dieser beiden Proben wird in einem weiten Probierglas mit 4 ccm Schwefelsäure (enthaltend 20 g Schwefelsäure in 100 g) versetzt. Alsdann wird 1 g fein zerriebenes Kaliumpermanganat in kleinen Teilmengen unter lebhaftem Umschütteln zugefügt. Das Gemisch soll nicht wärmer als etwa 50° werden, es ist daher nötigenfalls durch Einstellen in kaltes Wasser entsprechend abzukühlen. Sobald die Umsetzung beendet ist, wird die Flüssigkeit durch ein kleines trockenes Filter unter Zurückgießen der erst abgelaufenen Tropfen in ein starkwandiges Probierglas klar abfiltriert und der meist schwach rötlich gefärbte Filterablauf gut verschlossen beiseite gestellt, bis er farblos geworden ist.

Die so vorbereiteten beiden Proben werden durch Einstellen in Eiswasser abgekühlt, mit etwa 2 ccm gekühlter, reiner Schwefelsäure von der Dichte 1,84 versetzt und die Flüssigkeit mit einem Glasstab vorsichtig durchgerührt. Sodann wird je 1 ccm einer frisch bereiteten Lösung von 0,2 g Morphin, Morphinsulfat oder Apomorphinhydrochlorid in 10 ccm reiner Schwefelsäure hinzugefügt.

Ist in der Probe Methylalkohol vorhanden, so tritt bei Anwendung von Morphin oder Morphinsulfat alsbald eine violettrote, bei Anwendung von Apomorphinhydrochlorid eine blauviolette Färbung ein, die in vielen Fällen rasch in eine Mißfärbung übergeht. Haben sich die Proben bereits nach dem Schwefelsäurezusatz erheblich dunkel gefärbt oder entsteht bei Zusatz des Morphins oder Apomorphins sogleich eine braune bis schwarze Mißfärbung, so ist der ganze Versuch zu wiederholen.

Nachweis von Pyridinbasen.

Pyridinbasen werden nach W. MEYER[3] auf folgende Weise erkannt:

100 ccm Tinktur werden mit 1 ccm Schwefelsäure (spez. Gew. 1,84) versetzt und auf dem Wasserbade auf etwa 15 ccm eingedampft. Nach dem Erkalten werden

---

[1] Pharmaz. Ztg. **1926**, 1543. — [2] Apotheker-Ztg. **1928**, 269.
[3] Pharmaz. Ztg. **1928**, 1600.

5 g festes, chemisch reines Ätzkali hinzugefügt, wobei vorhandene Pyridinbasen durch den Geruch wahrnehmbar sind.

Zum exakten Nachweis des Pyridins hat W. MEYER von 300 ccm Tinktur nach Zusatz von 30 ccm Normalschwefelsäure ungefähr 150 ccm übergetrieben. Der Abtrieb kann zur Prüfung auf Methylalkohol oder Aceton benutzt werden. Der im Kolben verbliebene Rückstand von etwa 175 ccm wurde auf 10 ccm (bei hohem Extraktgehalt der Tinktur oder bei Vorhandensein von Zucker bis zur Dickflüssigkeit) eingeengt, in einen kleinen Rundkolben übergespült und mit 20 ccm Natronlauge (enthaltend 15 g Natriumhydroxyd in 100 g) versetzt. Nunmehr wurde etwa. die Hälfte unter Verwendung eines Kugelaufsatzes übergetrieben und der Abtrieb in 5 ccm Normalschwefelsäure aufgefangen. Nach Beendigung des Übertreibens wurde der Inhalt der Vorlage auf etwa 5 ccm wieder eingeengt und der Schwefelsäureüberschuß durch Zugabe von kleinen Mengen Calcium carbonic. puriss. pro analysi abgestumpft. Sodann wurde der Schaleninhalt durch eine kleine Siebplatte abgesaugt. Unter Umständen genügt auch eine Filtration, jedoch wird dann meist zu viel Flüssigkeit vom gebildeten Calciumsulfat zurückgehalten und außerdem dauert die Filtration bedeutend länger. Der klare Filterablauf wurde zunächst mit 1 ccm Bariumchloridlösung (enthaltend 10 g Bariumchlorid in 100 g) versetzt und der entstehende Niederschlag von Bariumsulfat durch ein hartes Filter abfiltriert. Durch Zusatz eines Tropfens derselben Chlorbariumlösung zum Filtrat muß man sich überzeugen, daß alle Schwefelsäure restlos ausgefällt ist, andernfalls ist die Fällung und Filtration zu wiederholen. Zu dem säure- und sulfatfreien klaren Filtrat wurden 2 bis 3 Tropfen konzentrierte Cadmiumchloridlösung zugefügt. Nach einiger Zeit (mitunter erst nach 2 bis 3 Tagen) scheiden sich bei Vorhandensein von Pyridinbasen feine Kriställchen aus, die sich unter dem Mikroskop bei etwa 100facher Vergrößerung als „spießige, stern- und ährenförmige Nadeln" zeigen. Sie stellen Pyridincadmiumchlorid dar. Zur letzten Identifizierung filtrierte MEYER nach dem Abgießen des blanken Überstehenden den kristallhaltigen Rest durch ein kleines, aschefreies Filter, wusch etwas mit Wasser nach und gab einige Tropfen warmer Natronlauge auf das Filter (welches natürlich zerriß), wobei deutlich der Geruch nach Pyridinbasen auftrat.

Nachweis von Phthalsäurediäthylester.

Die Prüfung auf Phthalsäurediäthylester beruht nach den „Technischen Bestimmungen" auf einer blauroten (violettroten) Färbung, die beim Zusammenbringen von Phthalsäurediäthylester mit *Pyrogallol* in Gegenwart von Schwefelsäure entsteht.

Ausführung nach W. Meyer[1]. 20 bis 50 ccm Tinktur werden mit der nötigen Menge Bleiessig versetzt, das Filtrat wird mit derselben Menge Wasser verdünnt und mit 25 ccm Benzin ausgeschüttelt. Der Benzinauszug wird in einer flachen Schale auf dem Wasserbade eingedampft. Der Verdampfungsrückstand wird mit 5 bis 10 Tropfen Schwefelsäure von der Dichte 1,84 unter Umrühren mit einem Glasstabe vermischt und über einer kleinen Flamme (Sparflamme) unter fortwährendem Umrühren erhitzt, bis die Säure sich zu verflüchtigen beginnt. Nunmehr wird die Schale an der Stelle, auf die das Pyrogallol gebracht werden soll, etwas stärker erhitzt, damit das zuzusetzende Pyrogallol sofort schmilzt. Durch Schiefhalten der Schale läßt man die Schwefelsäure etwas ablaufen und bringt einige Kristalle Pyrogallol auf die erhitzte Stelle. Bei Vorhandensein von Phthalsäurediäthylester entsteht hier fast sofort („blitzartig") eine deutliche blaurote (violettrote) Färbung. Ist die blaurote (violettrote)Färbung deutlich eingetreten, so ist damit das Vorhandensein von Phthalsäurediäthylester in der zu untersuchenden Probe nachgewiesen. Tritt die Färbung nicht ein oder entstehen andere Farbtöne, so ist der Nachweis nicht erbracht. Besondere Vorsicht ist bei Vorhandensein von Ameisensäure geboten. Die hierdurch entstehende Färbung ist jedoch mehr ziegelrot und kann bei einiger Übung nicht mit dem durch Phthalsäurediäthylester hervorgerufenen Farbton verwechselt werden.

---

[1] Apotheker-Ztg. **1928**, 265.

Die Reaktion von UTZ[1] zum Nachweis des Phthalsäurediäthylesters beruht auf der Verseifung mit konzentrierter Schwefelsäure, wobei die freie Phthalsäure bzw. ihr Anhydrid entsteht, das weiter mit *Resorcin* zu Fluorescin kondensiert wird. Einige Tropfen des mit Ammoniak gesättigten Reaktionsgemisches erteilen etwa ½ Liter Wasser eine deutlich grünlichgelbe Fluorescenz. Praktisch verfährt man nach LYONS[2] in der Weise, daß man die Petrolätherausschüttelung mit 3 Tropfen Natronlauge in einer Porzellanschale zur Trockenen verdampft. Den Rückstand versetzt man mit 25 mg Resorcin und einigen Tropfen konzentrierter Schwefelsäure und erhitzt über kleiner Flamme auf etwa 160°, bis die anfangs braune oder rote Farbe in eine orangegelbe übergegangen ist. Nach dem Erkalten gibt man 25 ccm Wasser und Ammoniakflüssigkeit im Überschuß hinzu. Bei Anwesenheit von Phthalsäurediäthylester fluoresciert die Flüssigkeit gelbgrün.

Ausführung der Reaktion nach H. Szancer[3]. Einige Tropfen des braunen Reaktionsgemisches (konzentrierte Schwefelsäure + untersuchter Alkohol + Resorcin) werden in etwa 500 ccm destilliertes Wasser gebracht und durchgemischt und zu der sauer reagierenden Flüssigkeit einige Tropfen Ammoniaklösung DAB 6 zugefügt. Bei Anwesenheit von Phthalsäurediäthylester in der untersuchten Flüssigkeit beginnt die obere wäßrige Schicht zu fluorescieren. Die Fluorescenz ist leicht durch den Vergleich mit der Farbe der unteren Wasserschichten erkenntlich und verteilt sich über die ganze Lösung, sobald durchgemischt wird.

Nach G. BÜMMING[4] ist bei dieser Farbreaktion Vorsicht geboten, da beim Erhitzen von Resorcin mit Schwefelsäure auf 160° auch bei Abwesenheit von Phthalsäurediäthylester ein Körper entsteht, der in wäßriger Lösung mit Ammoniak fluoresciert.

SZANCER[3] verwendet statt Resorcin auch *Phenol* (etwa 1 g auf 1 ccm der untersuchten Lösung), wodurch die Kondensation zur Bildung von Phenolphthalein führt. Einige Tropfen des Reaktionsgemisches werden in etwa 300 ccm Wasser gegossen und die wäßrige farblose (nicht gelbe wie bei der Fluorescinbildung) Lösung mit Liqu. Kali caustici versetzt. Eine violettrote Färbung zeigt die Anwesenheit von Phenolphthalein bzw. Phthalsäurediäthylester im Untersuchungsmaterial an.

Spezielle Verfahren.

Aloe.

Extractum Aloes.

Die Herstellung eines Aloeextraktes soll die unwirksamen Harzbestandteile entfernen, wofür die verschiedene Löslichkeit in heißem und kaltem Wasser oder auch in Aceton benützt wird. In siedendem Wasser ist Aloe nahezu vollkommen löslich und während des Erkaltens scheidet sich ein Teil, vornehmlich harzige Bestandteile, wieder aus. Diese harzigen Stoffe werden in konzentrierter Lösung teilweise in kolloidaler

---

[1] Pharmaz. Zentralhalle Deutschland **1924**, 20. — [2] Apotheker-Ztg. **1933**, 615.
[3] Pharmaz. Zentralhalle Deutschland **1929**, 502.
[4] Pharmaz. Zentralhalle Deutschland **1925**, 549.

Form in Lösung gehalten und durch Verdünnen mit Wasser gefällt. Die wäßrige Extraktion der Aloe muß deshalb in der Weise erfolgen, daß die Harze aus verdünnter Lösung und durch tiefe Temperaturen abgeschieden werden. Außerdem ist das Eindampfen der Extraktlösung unbedingt im Vakuum erforderlich.

Zur Reaktion des DAB 6, daß Aloeextrakt sich in 5 Teilen Wasser fast klar löst und die Lösung auf weiteren Zusatz von Wasser trübe wird (Aloeharz), wurden verschiedentlich Ansichten geäußert. H. OTTO und H. IMHOFF[1] stellten fest, daß diese Reaktion bei genau nach der Vorschrift des DAB 6, also im Vakuum, eingeengten Extrakten nicht eintritt, da die wäßrige Lösung bei weiterem Zusatz von Wasser klar bleibt. Dagegen tritt Trübung bei alten Extrakten ein und solchen, die nicht im Vakuum eingeengt wurden. Sie schließen daraus, daß das im Vakuum eingedampfte Präparat harzfrei sei und sehen im Klarbleiben der wäßrigen Lösung bei Zusatz von Wasser einen Beweis für das Arbeiten im Vakuum. Sie schlagen eine entsprechende Änderung der Reaktion des DAB 6 vor. Nach den Gutachten, die sie von E. GILG, KROEBER, RAPP und PEYER eingeholt haben, sind Extrakte, die bei der fraglichen Reaktion klar bleiben, als hochwertige anzusehen. H. KAISER und K. EGGENSPERGER[2] bestätigen den Befund von OTTO und IMHOF, bezweifeln aber, daß das Einengen des Extraktes im Vakuum mit einem geringeren Harzgehalt verbunden wäre. Wird nämlich die wäßrige Extraktlösung vor dem Einengen geteilt und eine Hälfte offen, die andere im Vakuum eingedampft, so tritt bei dem offen eingedampften Extrakt die Trübung ein, nicht bei dem im Vakuum eingedampften Extrakt. Da der Harzgehalt in beiden Teilen gleich groß war, so kann das Klarbleiben der wäßrigen Lösung nicht auf einen geringeren Harzgehalt zurückgeführt werden, sondern es müssen andere Stoffe, die sich bei höherer Temperatur zersetzen, für die Trübung verantwortlich gemacht werden.

Nach HOLDERMANN[3], der auf eine langjährige Erfahrung zurückblickt, tritt diese Trübung bei Extrakten um so mehr ein, je älter das Präparat ist, auch wenn es im Vakuum eingeengt wurde, und dürfte hauptsächlich durch Spaltungs- und Oxydationsprodukte eines Teiles der Anthrachinonglykoside verursacht werden.

Das Schweizer Arzneibuch V läßt die Droge mit Aceton extrahieren, womit man nach KIEFER[4] ein Extrakt erhält, das an Mäusen geprüft, wesentlich stärker wirkt als ein wäßriges Extrakt. Nach dreifacher Maceration bleiben größtenteils harzartige Bestandteile zurück, die nicht abführend wirken und Leibschmerzen verursachen:

100 Teile mittelfein zerkleinerte Aloe werden in 500 Teile Aceton eingetragen, sofort kräftig umgeschüttelt und das Gemisch unter häufigem Umschütteln während 6 Stunden maceriert. Nach dem Absetzenlassen wird die Acetonlösung dekantiert und der Aloerückstand mit 300 Teilen Aceton und nachher nochmals mit 100 Teilen Aceton wie das erstemal behandelt. Die dekantierte Lösung wird filtriert und das Aceton auf dem Wasserbade so weit abdestilliert, bis der Rückstand Sirupkonsistenz angenommen hat. Hierauf wird dieser unter vermindertem Druck unterhalb 60° zur Trockene gebracht. 1 Teil Aloeextrakt entspricht etwa 1,25 Teilen Aloe.

[1] Süddtsch. Apotheker-Ztg. **1928**, 675. — [2] Süddtsch. Apotheker-Ztg. **1928**, 742. [3] Süddtsch. Apotheker-Ztg. **1928**, 816. — [4] Dissertation Basel 1925.

Balsamum tolutanum.

Sirupus Balsami tolutani.

Nach dem Erg. B. 6 wird Tolubalsamsirup mit Hilfe von Magnesium-carbonat hergestellt, um die freien Säuren des Balsams leichter in Lösung zu bringen. Trotzdem wird nur ein geringer Teil des wasserunlös-lichen Balsams gelöst, vor allem Benzoesäure, Zimtsäure und aroma-tische Stoffe.

Das Schweizer Arzneibuch 5 läßt den Balsam mit Sand vermischen, um durch die vergrößerte Oberfläche die Extraktion der löslichen Be-standteile zu erleichtern:

20 Teile Tolubalsam werden zerrieben und in 40 Teilen Weingeist aufgenommen Die trübe Lösung wird mit 180 Teilen gereinigtem Quarzsand nach und nach ge-mischt und die Mischung bei etwa 50° getrocknet. Das Balsamsandgemisch wird mit 60 Teilen Wasser aufgenommen und am Wasserbad bei 50 bis 55° während einer Stunde unter häufigem Umschwenken ausgezogen. Nach dem Absetzenlassen wird die Lösung dekantiert und warm auf 640 Teile Zucker filtriert. Das Balsam-sandgemisch wird noch zweimal mit je 100 Teilen Wasser während je einer halben Stunde wie oben behandelt und die Lösung warm der ersten Zuckermischung zugefügt. Darauf wird das Balsamsandgemisch mit so viel warmem Wasser nach-gewaschen, daß 1000 Teile Sirup erhalten werden. Nach völliger Lösung des Zuckers wird der Sirup filtriert.

Nach NEUBERGER und WEIL[1] enthält der Sirup 0,08 bis 0,1% Bal-sambestandteile, die sich durch Perforation mit Chloroform aus dem Sirup extrahieren lassen. Es gehen somit nur etwa 5% des Balsams in den Sirup über. In dem Balsamanteilen des Sirups sind besonders die Balsamsäuren mit etwa 85% angereichert. Auch das Verhältnis von Verseifungszahl und Säurezahl hat sich vom ursprünglichen Balsam (2,2) zugunsten der Säurezahl im Sirup (0,88) verschoben.

Zur Bereitung eines Extraktes aus Tolubalsam für die Herstellung des Sirups geben NAUBERGER und WEIL folgende Vorschrift an:

27 g Tolubalsam werden am Rückflußkühler in 50 g Spiritus gelöst, darauf werden durch den Kühler 500 g Glycerin und 200 g Wasser zugegossen und auf dem Wasserbad noch eine halbe Stunde weiter erhitzt. Nach dem Erkalten wird das Gemisch vor Licht geschützt mindestens eine Woche aufbewahrt und erst dann filtriert, bis das Filtrat nur noch höchstens schwach kolloid opalesciert. Dieses Extrakt wird mit 9 Teilen Sirupus simplex gemischt. Die Mischung ist opalescierend getrübt, setzt aber nicht ab. Dieser Sirup entspricht einigermaßen in seinem Bal-samgehalt und dieser in seiner Zusammensetzung dem Sirup des Schweizer Arznei-buches 5. Das Extrakt riecht und schmeckt stark nach Tolubalsam, es muß vor Licht geschützt aufbewahrt werden und ermöglicht eine schnelle Bereitung des Sirups.

Der im Tolubalsamsirup bisweilen auftretende Leuchtgasgeruch rührt nach L. ROSENTHALER[2] von Styrol her, das aus Zimtsäure durch die Ein-wirkung von Mikroorganismen (Aspergillus niger, Penicillium glaucum) entsteht:

$$C_6H_5CH{=}CH \cdot COOH = CO_2 + C_6H_5CH{=}CH_2 \text{ (Styrol)}.$$

---

[1] Pharmac. Acta Helvetiae **22**, 523 (1947). — [2] Pharmaz. Ztg. **1933**, 532.

Bulbus Allii sativi.

Tictura Allii sativi.

Nach dem Erg. B. 6 wird 1 Teil frische, enthäutete und zerquetschte Knoblauchzwiebeln mit 2 Teilen Spiritus 10 Tage lang maceriert. Nach J. BREINLICH[1] läßt sich die Herstellung auf folgende Weise wesentlich abkürzen: Frisch geschälte Knoblauchzehen werden unter Zufügen von 5 bis 10% geglühten Seesandes im Mörser (Porzellan) fein zerstoßen und 4 Stunden stehengelassen. Dann wird der Weingeist zugegeben und am nächsten Tag ausgepreßt und filtriert. Im Vergleich mit der Erg. B.-Vorschrift wurden in beiden Tinkturen 0,107% Diallyldisulfid bzw. 0,048% ätherischer Ölschwefel argentometrisch ermittelt.

Der Vorschrift des Erg. B. 6 liegt der Gedanke zugrunde, daß das ätherische Knoblauchöl als Wirkstoff wasserunlöslich und alkohollöslich ist, weshalb die Tinktur mit starkem Weingeist bereitet wird. Nachdem aber das Alliin und dessen Spaltprodukt, das bactericide Allicin, wasserlöslich sind, würde ein Alkohol geringerer Stärke auch genügen.

Nach dem Codex medicamentarius 1937 wird die Tinktur mit 60%igem Alkohol bereitet. A. GUILLAUME und J. A. WADIE[2] schlagen jedoch vor, daß vor der Behandlung der Droge mit Alkohol eine wäßrige Maceration durchgeführt werden soll, um eine Schädigung der Allinase zu vermeiden. Nach denselben Autoren unterliegt der Knoblauchsaft, der durch 12stündige Maceration von 1 kg zerstampften Knoblauchzwiebeln mit 500 ccm Wasser und anschließendem Abpressen erhalten wird, im Laufe der Zeit fermentativen Veränderungen. Bei Versuchen zur Stabilisierung dieses Saftes erwies sich eine dreiwöchige Kältebehandlung als besonders erfolgreich.

Geruchlose Knoblauchpräparate lassen sich nach H. MOSER[3] durch Stabilisierung mit Alkoholdämpfen auf folgende Weise herstellen:

Die vertrockneten Häute der Knoblauchzwiebeln werden abgeschält unter strenger Vermeidung jeder Verletzung der fleischigen, lebenden Teile. Dann werden die Zwiebeln mit Alkoholdampf eine halbe Stunde bei 80 bis 90° einem Stabilisierungsprozeß unterworfen. Nach dem Abkühlen kann die nun plastisch gewordene Masse entweder zu Auszügen verarbeitet werden oder besser zu Trockenpräparaten, die nun keine Spur von Knoblauchgeruch mehr aufweisen. Das Verfahren soll durch DRP. geschützt sein.

Zur Vermeidung der Allinasewirkung extrahieren STOLL und SEEBECK[4] mit Kohlensäure gefrorene und gemahlene Knoblauchzwiebeln mit Methanol oder Äthanol, so daß der Wassergehalt durch Aufnahme des im Knoblauch enthaltenen Wassers 15 bis 20% nicht übersteigt. Zum Beispiel werden 1 kg frische Knoblauchzwiebeln mit 3 kg Kohlensäure gefroren, nach dem Mahlen in 3 Liter Äthanol eingetragen, mit einem Tauchsieder auf 10° erwärmt, eine Stunde lang gerührt und dann abgenutscht. Der Rückstand wird noch zweimal mit je 2 Liter 80%igem Äthanol angerührt, die vereinigten Auszüge werden im Vakuum auf 200 ccm eingedampft, mehrmals mit Äther zur Entfernung von Fettstoffen geschüttelt und die wäßrige Lösung zum Trockenprodukt eingedampft (Ausbeute 62 g). Dieser Rückstand ist geruchlos, hat aber einen scharfen, brennenden Geschmack und enthält 6% organisch gebundenen Schwefel.

Zur Herstellung des *Sirupus Allii sativi* nach dem Erg. B. 6 werden 30 Teile Tinktur mit 45 Teilen Tinctura aromatica und 925 Teilen Sirupus simplex gemischt.

---

[1] Pharmaz. Zentralhalle Deutschland **89**, 217 (1950).

[2] Produits Pharm. **5**, 421 (1950); Ref. Pharmaz. Zentralhalle Deutschland **90**, 128 (1951).

[3] Pharmazie **3**, 493 (1948). — [4] Helv. chim. Acta **31**, 189 (1940).

Bulbus Scillae.

Reaktionen für Extrakte nach L. Dávid[1]. 1 g zerriebener Auszug (Extrakt) wird in einem trockenen Reagenzglas mit 10 ccm Äther geschüttelt, die ätherische Flüssigkeit in eine Porzellanschale filtriert und der Äther auf dem Wasserbade vertrieben. Der Rückstand färbt sich beim Lösen in 4 ccm Resorcin-Schwefelsäure (0,05 g Resorcin + 10 ccm konzentrierte Schwefelsäure) grünlichbraun, dann olivgrün und zuletzt braun. Die Flüssigkeit fluoresciert gleichzeitig grün. Diese Färbungen werden wahrscheinlich durch das Scillipikrin hervorgerufen.

Wird Acetum Scillae mit Äther ausgeschüttelt und der Verdunstungsrückstand mit Resorcin-Schwefelsäure vermischt, entsteht eine rötlichbraune Färbung (Scillitoxin).

S. STASIAK[2] untersuchte verschiedenartig bereitete *Galenika* auf biologischem Wege. Er prüfte Acetum Scillae der Ph. Hg. III., das durch Maceration mit einem wäßrigen Menstruum, das 6% Essigsäure und 10% Spiritus dilutus enthält, bereitet wird, weiter Tinctura Scillae DAB 6, die im Verhältnis 1 : 5 durch Maceration, Tinctura Scillae U. S. P. X., die im Verhältnis 1 : 10 durch Perkolation mit Spiritus dilutus hergestellt werden und eine mit konzentriertem Alkohol durch Perkolation bereitete Tinktur. Der Wirkungswert der Präparate wurde mit der Katzenmethode nach HATSCHER-MAGNUS ermittelt, wozu ein Vergleichsstandard Scillaren-Sandoz diente, dessen dosis letalis mit 0,182 pro 1 kg Katze ermittelt wurde. Die Ergebnisse der Untersuchung sind in Tab. 14 im Wir-

Tabelle 14.

Nr.	Herstellungs-verfahren	Trocken-rückstand Gewichts-%	Aschen-gehalt Gewichts-%	D_{15°	Alkohol-gehalt Vol.-%	Eichungs-wert (Katze) 100 g = mg Scillaren-Sandoz
1	Ph. Hg. III	7,34	0,173	1,023	10,88	12,81
2	DAB 6	14,44	0,165	0,950	60,64	37,56
3	U.S.P.X	7,69	0,108	0,923	64,56	15,98
4	Perkoliert mit konz. Alkohol	0,18	—	0,805	—	8,20

kungswert von Milligramm Scillaren-Sandoz pro 100 g Acetum bzw. Tinktur angegeben. Zur Wertbestimmung wurde das Acetum nach dem Neutralisieren mit n-Natronlauge in 10facher, die Tinktur DAB 6 in 40facher, die Tinktur U. S. P. X. in 20facher Volumverdünnung mit physiologischer Kochsalzlösung benützt und in jedem Fall die angewandte Tinkturenmenge gewogen. Von der mit konzentriertem Alkohol bereiteten Tinktur wurden 20 ccm (= 16,1 g) mit physiologischer Kochsalzlösung auf 150 ccm aufgefüllt. Jedes Präparat wurde an vier bis fünf Katzen geprüft.

Aus der Tabelle ergibt sich, daß die DAB 6-Tinktur mit 37,56 mg Scillaren-Sandoz auch nach Umrechnung des Extraktionsverhältnisses auf 1 : 10 den höchsten Wirkungswert aufweist, an den der Essig und die Tinktur U. S. P. X. mit 12,81 mg bzw. 15,98 mg Scillaren-Sandoz auch nicht nur annähernd heranreichen. Auffallend ist wie auch bei an-

---

[1] Pharmaz. Ztg. 1927, 622. — [2] Arch. Pharmaz. 1932, 385.

deren Glykosiddrogen der ungünstige Einfluß des konzentrierten Alkohols, der den Wirkungswert fast auf die Hälfte herabsetzt.

Oxymel Scillae. Nach H. ABE[1] können in Oxymel Scillae wegen des Meerzwiebelessigs die FIEHERsche Reaktion und die Formoltitration nach KIESGEN zum sicheren Nachweis des Kunsthonigs nicht benützt werden. Die beste Garantie dieses Präparates bietet nur die Selbstbereitung.

Die Haltbarkeit stark wasserhaltiger Präparate wird wegen der hydrolytischen Spaltung der Glykoside nicht groß sein und durch alkalische Zusätze, wie Liquor Kalii acetici, Theobromino-natrium-salicylic. beim Infusum Scillae weiter verringert werden. Nach K. KOCH[2] soll immerhin die Wirksamkeit der Scilla-Glykoside durch solche Zusätze nicht beeinflußt werden.

Eine Übersicht über die industrielle Herstellung der Glykoside aus Bulbus Scillae gibt F. O. MEYER[3].

Cantharides.

Tinctura Cantharidum.

Zur Herstellung der Cantharidentinktur erwähnt L. M. OHMART[4], daß man die höchste Cantharidinausbeute erhält durch Perkolation mit einem Gemisch von 90 Teilen Alkohol + 10 Teilen Eisessig oder durch Maceration mit Alkohol, der 0,5 bis 1,0% Salzsäure enthält. Im ersten Falle beträgt die Cantharidinausbeute 81,7%, im letzteren 96,7%.

Zur Bestimmung des Cantharidins geben H. VALENTIN und R. FRANCK[5] folgendes Verfahren mit Adsorption über Aluminiumoxyd an, wonach man reines, weißes Cantharidin erhält:

Ein Adsorptionsrohr von $3,2 \times 40$ cm wird mit einem dickflüssigen Gemisch von chemisch reiner Tonerde und Aceton gefüllt, das überschüssige Aceton wird abgesaugt und etwa hindurchgetretene Tonerde aus dem Auffanggefäß entfernt. Dann saugt man 20 g Cantharidentinktur durch das Rohr und regelt die Geschwindigkeit so, daß pro Sekunde höchstens 2 Tropfen Filtrat entstehen. Nachdem man zunächst mit 10 ccm eines Gemisches gleicher Teile Aceton und Chloroform und darauf mit 20 ccm Chloroform nachgewaschen und das Vakuum beseitigt hat, nimmt man das Adsorptionsrohr heraus, läßt den Inhalt des Auffanggefäßes (am besten ein zylindrischer Scheidetrichter) in einen gewogenen Soxhletkolben fließen, spült den Scheidetrichter mit 5 ccm Chloroform nach, destilliert das Aceton-Chloroformgemisch bis auf einige ccm ab und läßt den Rest bei mäßiger Wärme freiwillig verdunsten. Nachdem man die letzten Anteile des Chloroforms durch Einblasen eines Luftstromes entfernt hat, übergießt man den Rückstand mit 10 ccm einer Mischung von 19 Raumteilen Petroleumbenzin und 1 Raumteil Alkohol und läßt das verschlossene Kölbchen 12 Stunden lang stehen. Alsdann gießt man die Flüssigkeit durch einen mit einem Wattebausch verschlossenen Trichter und wäscht den kristallisierten Rückstand unter leichtem Umschwenken etwa viermal mit je 5 ccm der Petroleumbenzin-Alkoholmischung nach, bis diese farblos abläuft. Die auf die Watte gelangten Kristalle löst man durch Auftropfen von 5 ccm Chloroform und gibt die Lösung in das Kölbchen zurück. Das Chloroform läßt man unter gelindem Erwärmen verdunsten und trocknet den Rückstand

---

[1] Pharmaz. Ztg. **1930**, 1479.
[2] Dtsch. Apotheker-Ztg. **1939**, 385. — [3] Pharmazie **3**, 553 (1948).
[4] J. Amer. pharmac. Assoc. **26**, 643 (1937). — [5] Pharmaz. Ztg. **81**, 943 (1936).

12 Stunden lang im Exsiccator. Das Gewicht des Rückstandes muß mindestens 0,014 g betragen, was einem Mindestgehalt von 0,07% Cantharidin entspricht. Sein Schmelzpunkt betrage etwa 210°.

Auch hier dürfte die Bildung von Lösungsvermittlern für Cantharidin in Petroleumbenzin gegeben sein, die ähnlich, wie bei der Droge angegeben (Bd. I, S. 91), entfernt werden könnten.

Capita Papaveris.

Extractum Papaveris.

Nach Untersuchungen von F. GSTIRNER und K. VOLLMER[1] eignet sich zur Morphinextraktion aus Mohnkapseln hochprozentiger Alkohol, etwa 90 bis 95%iger, der das Morphin quantitativ erfaßt, während die Lösung anderer Extraktstoffe gering ist. Mit steigendem Wassergehalt des Alkohols nimmt die Extraktion nichtalkaloidischer Stoffe schnell zu und der Morphingehalt des Extraktes verringert sich entsprechend. Bei einer Droge mit 0,4% Morphin, die mit 90%igem Alkohol, der 0,1 n-Salzsäure enthielt, extrahiert wurde, beträgt im fünffachen Perkolat die Morphinausbeute 77% und die Extraktausbeute 8,5%. Im achtfachen Perkolat wird mit 0,02 n-salzsaurem Alkohol eine 100%ige Morphinausbeute erreicht, der Extraktgehalt beträgt 9,2%. Mit steigendem Salzsäuregehalt erhöht sich infolge Hydrolyse der Zellsubstanz auch die Extraktausbeute. Der größte Morphingehalt befindet sich bei der Perkolation nicht in den ersten Perkolaten, sondern mit etwa 30% im 5. und 6. Perkolat, da vermutlich die leicht alkohollöslichen Harze zuerst extrahiert werden.

Eine quantitative Extraktion läßt sich auch durch kontinuierliche Extraktion im Soxhletapparat mit Äthanol oder Methanol ohne Säurezusatz erreichen. Die Extraktausbeute beträgt bei Äthanol 8,4%, bei Methanol nur 6,4%, weshalb Methanol das günstigste Extraktionsmittel darstellt. Wird diese Extraktlösung eingedampft, so ergeben sich Trockenextrakte mit 6 bis 8% Morphin, bei einem Morphingehalt der Mohnkapseln von 0,4 bis 0,5%. Wird die alkoholische Extraktion mit Calciumhydroxyd durchgeführt, so sinkt die Extraktausbeute und der Morphingehalt des Extraktes erhöht sich um etwa 1%.

Eine weitere Anreicherung des Morphingehaltes ist auf verschiedene Weise möglich:

a) Die Extrakte enthalten etwa 20% wachsartige Stoffe (in der Droge sind sie zu etwa 2% vorhanden), die aus einer wäßrigen Lösung des Alkoholextraktes mit Chloroform ausgeschüttelt werden können. Der Morphingehalt erhöht sich dann auf 9 bis 11%.

b) Das zur Sirupkonsistenz eingeengte und von den Wachsen mit Chloroform befreite Extrakt kann mit hochprozentigem Alkohol oder mit Alkohol und alkalischen Stoffen extrahiert werden. Dabei erwiesen sich Ammoniak und Natronlauge als ungeeignet, während mit Calciumhydroxyd oder Calciumcarbonat ein Teil der nichtalkaloidischen Stoffe beseitigt werden kann. Die Rückstände der auf diese Weise erhaltenen Extraktlösungen betragen aber immer noch mehr als 3 bis 4% der Droge

---

[1] Apotheker-Ztg. **61**, H. 3 (1949).

und damit ist bei einer quantitativen Morphinextraktion in dem erhaltenen Trockenextrakt der Morphingehalt auf etwa 10% gestiegen.

c) Die Alkaloide können mit einem mit Wasser nicht mischbaren Lösungsmittel ausgeschüttelt und dadurch angereichert werden. Dies läßt sich auf folgende zwei Arten ausführen:

1. Durch Ausschütteln eines schwach alkalischen Mohnkapselextraktes mit einer Mischung von Chloroform oder Benzol mit Alkoholen oder Phenol[1]. Zum Beispiel wurden 100 g Mohnkapseln durch zweimaliges Auskochen mit 500 g 90%igem Alkohol + 5 ccm konz. Salzsäure extrahiert, die Extraktlösungen auf etwa 300 ccm eingeengt und mit 10%iger Sodalösung bis zur Rötung von Phenolphthalein versetzt, dann dreimal mit einer Mischung von 150 ccm Benzol und 150 ccm Butanol ausgeschüttelt. Die organischen Lösungen wurden filtriert und dann fünfmal mit 100 ccm 0,05 n-Salzsäure ausgeschüttelt. Die salzsauren Lösungen wurden dann kurz zur Vertreibung von Resten Benzol und Butanol erhitzt, nochmals filtriert und dann zur Trockene eingedampft. Der Trockenrückstand wog 1,41 g, entsprechend 1,41% Extraktausbeute.

Die organische Lösung entzieht der Extraktlösung neben den Alkaloiden die Wachse und Harze sowie geringe Mengen anderer Extraktstoffe und ist grün gefärbt. Bei der Ausschüttelung der organischen Lösung mit der wäßrigen Säure bleiben die Harze und Wachse zurück und die wäßrige Lösung ist von den geringen Anteilen anderer Extraktstoffe gelbbraun gefärbt. Der Trockenrückstand der wäßrigen Ausschüttelung ist sehr hygroskopisch und ohne Anwendung eines Vakuums bei einer Temperatur von 100° nicht pulverisierbar.

Die Morphinbestimmung ergab in den 1,41 g Extrakt einen Gehalt von 26,5%, dem eine Morphinausbeute von 85% entspricht. Abgesehen von den Schwierigkeiten bei der Alkalisierung und Pufferung der Mohnauszüge auf p_H 9 bilden sich bei der Ausschüttelung mit Butanolbenzol schwer trennbare Emulsionen. Dagegen läßt sich die Ausschüttelung der organischen Phase mit 0,05 n-Salzsäure leicht ausführen.

2. Durch Ausschütteln der Alkaloidhydrochloride aus einem stark sauren Mohnkapselextrakt mit einer Mischung von Chloroform und Phenol. Zum Beispiel wurde die Extraktlösung aus 100 g Droge auf 20 g eingeengt, mit 6 ccm 35%iger Salzsäure versetzt und fünfmal mit 10 ccm Phenol-Chloroformlösung (20 g Phenol in 80 g Chloroform ausgeschüttelt), die organischen Lösungen filtriert und fünfmal mit 20 ccm Wasser ausgeschüttelt und dieses dann abdestilliert. Der Trockenrückstand wog 1,5 g entsprechend 1,5% der Droge und die Morphinbestimmung ergab einen Gehalt von 28,6%, so daß eine Morphinausbeute von 97% erzielt wurde. Außerdem enthielt das Produkt 3,9% nichtphenolische Nebenalkaloide.

Auch dieses Produkt ist sehr hygroskopisch. Da deshalb auch ein Verreiben des im Vakuum getrockneten Rückstandes mit Stärke oder Milchzucker schwierig wäre, wurde versucht, in den wäßrigen Ausschüttelungen der Phenol-Chloroformlösung Milchzucker in etwa einem Viertel des

---

[1] Diese Möglichkeit wurde auch von Schweizer Patenten ausgenützt.

zu erwartenden Trockenrückstandes zu lösen und dann die Lösung zu einem Trockenprodukt einzudampfen. Es zeigte sich dann, daß der Rückstand ohne Anwendung eines Vakuums durch Trocknen bei 95° bis zur Gewichtskonstanz in einen pulverisierbaren Zustand zu überführen ist und damit die hygroskopischen Eigenschaften bedeutend vermindert wurden. Auf diese Weise läßt sich auch der Morphingehalt genau auf 20% einstellen.

Nach diesen Versuchen wollen die Autoren für das Präparat keine eigentliche Vorschrift geben, da die Art der Anwendung der angeführten Gedankengänge und der Grad der Anreicherung weitgehend technologische Fragen sind und von den örtlichen Gegebenheiten abhängig sein werden.

Cortex Cascarae sagradae.

Fluidextrakte und Trockenextrakte, die wie die Frangulaextrakte (S. 87) mit 25%igem Alkohol hergestellt werden, sind schwach wirksam, schlecht haltbar und wenig zweckmäßige Präparate. CH. SCHOUSEN[1] stellte auf Grund colorimetrischer Bestimmungen fest, daß zur Bereitung des Fluidextraktes kein schwächerer Alkohol als Spiritus dilutus verwendet werden soll. Das Fluidextrakt kann durch Perkolation oder durch Reperkolation hergestellt werden. Vor dem Perkolieren soll der Ansatz 4 Tage lang stehen.

Auch H. AUTERHOFF[2] erhielt mit 70 gew.-%igem Alkohol ein Trokkenextrakt mit 5,96% Gesamt-Anthracenverbindungen, mit 30 gew.-%igem Alkohol ein solches mit nur 3,63%. Die biologische Prüfung an der Maus zeigte auch mit 16 bis 17 mg ED_{50} eine bessere Wirkung gegen 21 bis 22 mg bei dem Extrakt mit 30 gew.-%igem Alkohol. Besonders hoch ist auch der Anteil von Anthrolverbindungen, der bei dem Extrakt mit 70%igem Alkohol 54,1%, bei dem Extrakt mit 30%igem Alkohol 68,3% beträgt. Ein 15 Jahre altes Trockenextrakt zeigte dieselbe biologische Wirkung wie ein frisch hergestelltes Extrakt. Diese große Stabilität ist aus der Konstitution des wichtigsten Glykosides erklärlich, bei dem der Zucker mit dem Oxanthronhydroxyl verknüpft ist.

Nach Untersuchungen von W. H. BRUCE und T. D. WHITTET[3] geben rein wäßrige Auszüge Glykosidausbeuten von etwa 30%. Erst durch Autoklavieren der Droge mit Wasserdampf vor der Extraktion steigt die Ausbeute auf 72%, aber in allen Fällen sind die extrahierten Glykoside nur zur Hälfte biologisch wirksam.

Unterscheidung zwischen Extr. Cascarae fl. und Extr. Frangulae fl. nach Kroeber[4]. Man vermischt 5 ccm jedes Fluidextraktes mit 45 ccm Wasser und filtriert nach mehrstündigem Stehenlassen von dem reichlich voluminösen Niederschlag ab. Je 5 ccm des Filtrates werden versetzt mit je

1. 0,1 ccm 10%iger Tanninlösung,
2. 10 ccm Wasser und 0,5 ccm Eisenchloridlösung (1 : 10),
3. 6 ccm Wasser und 0,1 ccm Sublimatlösung (1 : 5),
4. 0,1 ccm Essigsäure (30%ige),
5. 6 ccm Wasser und 0,5 ccm Ammonmolybdatlösung.

[1] Dansk Tidsskr. Farmac. **1932**, 105; Ref. Pharmaz. Ztg. **1932**, 737.
[2] Arzneimittelforsch. **3**, 137 (1953).
[3] J. Pharmac. Pharmacol. **5**, 823 (1953). — [4] Pharmaz. Praxis **1910**, H. 1.

Faulbaumrindenextrakte zeigen keinerlei Reaktionen. Sagradaextrakte zeigen sofortige starke Trübung. Bei Probe 5 bildet sich ein Niederschlag von 50% des Volumens.

Schüttelt man 0,5 ccm der Extrakte mit 50 ccm einer 0,5%igen Kalilauge, so bildet sich beim Faulbaumrindenextrakt ein rosa Schaum, bei Sagradaextrakt ein weißgelblicher Schaum.

· I. STEINER und K. LEUPIN[1] unterscheiden die beiden Extrakte mit Hilfe von Fluorescenzfarben im UV-Licht, die auf Zusatz von Reagenzien entstehen. Es werden jeweils etwa 0,05 g Trockenextrakt oder 4 bis 5 Tropfen Fluidextrakt mit 10 ccm Lösungsmittel versetzt und die so erhaltene Lösung oder Aufschwemmung unter der Analysenquarzlampe betrachtet:

1. Wasser: Sowohl Frangulaextrakt (F) als auch Purshianaextrakt (P) (= Cascaraextrakt) leuchten blaugrau. Es werden je einige Tropfen einer 10%igen wäßrigen Bariumhydroxydlösung hinzugefügt und mit Wasser verdünnt: F zeigt blaue, P gelblich-grüne Fluorescenz.

2. Aceton-Wasser (gleiche Teile): Es treten ähnliche Fluorescenzfarben in Erscheinung wie oben.

3. Alkohol 95%: F fluoresciert rötlich, P gelb, nach Zusatz von Barytwasser und Verdünnen mit Wasser leuchtet F blaugrau, P gelblichgrün.

4. Chloroform: Die Extrakte werden in einem Scheidetrichter je mit einigen Tropfen Wasser versetzt und mit 10 ccm Chloroform kräftig geschüttelt. Die abgetrennte und filtrierte Chloroformlösung zeigt bei F intensiv gelbe, bei P blaß weißlichgelbe Fluorescenz. Die Chloroformlösung wird mit 5 ccm Wasser ausgeschüttelt und der so erhaltene wäßrige Anteil mit 1 ccm Barytwasser versetzt: F fluoresciert intensiv blau, P intensiv gelb. Diese Reaktion läßt sich auch mit den entbitterten Extrakten durchführen.

5. Wäßrige Chloralhydratlösung 70%: Etwa 0,01 g Trockenextrakt werden in 1 bis 2 ccm Chloralhydratlösung eingetragen und kräftig geschüttelt: F zeigt rötlichgelbe, P leuchtend hellgrüne Fluorescenz.

6. Alkoholische Anästhesinlösung 5%: Ausführung der Reaktion gleich wie oben, F blaß gelblichweiß, P intensiv blau.

7. Alkoholische Benzoesäurelösung 5%: Ausführung der Reaktion wie bei 5., F intensiv gelb, P intensiv blau.

Einige Drogen und entsprechend auch Extrakte können mit folgender Reaktion von A. B. SVENDSON[2] unterschieden werden:

10 mg Droge werden mit 1 ccm rauchender Salpetersäure versetzt und danach vorsichtig mit 5 ccm Ammoniakflüssigkeit gemischt. Die entstehende rotviolette Flüssigkeit wird mit 5 ccm Äther ausgeschüttelt, der bei Chrysarobin, Rhabarber, Senna und Frangula violett gefärbt wird. Bei Cascara sagrada und Aloe verläuft die Reaktion negativ.

Cortex Chinae.

Decoctum Chinae.

Das Decoctum Chinae wurde verschiedentlich eingehend geprüft, um eine befriedigende Alkaloidausbeute zu erhalten. Infolge der geringen Wasserlöslichkeit der Alkaloide und ihrer Verbindungen ist die Extraktion stark von dem Feinheitsgrad der Droge und von dem Verhältnis Droge zur Menge Extraktionsflüssigkeit abhängig. Aus fein geschnittener

---

[1] Pharmac. Acta Helvetiae **15**, 8 (1940).
[2] Dansk Tidsskr. Farmac. **24**, 49 (1950); Ref. Pharmaz. Zentralhalle Deutschland **89**, 387 (1950).

Droge wird z. B. die doppelte Alkaloidmenge extrahiert als aus grob geschnittener Rinde. Bei den Ansatzverhältnissen der Droge von 5, 10, 20 g : 200 ccm Wasser fällt die Alkaloidausbeute von 60% über 50% auf 30%. Die Lösung der Alkaloide wird aber bedeutend durch einen Zusatz einer Säure erhöht. J. Büchi[1] prüfte z. B. Salzsäure, Ameisensäure, Citronen- und Weinsäure mit dem Ergebnis, daß die Alkaloidausbeute in erster Linie von der Wasserstoffionenkonzentration und weniger von der Art der Säure abhängig ist. Bei einem Dekokt 10 : 200 wird z. B. mit 2 g Weinsäure oder mit 3 g 10%iger Salzsäure dieselbe Alkaloidausbeute von etwa 72% erreicht. Büchi, der eine sehr alkaloidreiche Rinde mit 13,6% Alkaloiden benützte, erhielt eine Alkaloidausbeute von 80% bei einem Drogenpulver (V) im Verhältnis 10 : 200 und 5 g 10%ige Salzsäure. Bei alkaloidärmeren Drogen mit z. B. 6,5% Alkaloiden werden nach W. Awe[2] mit 1 g verdünnter Salzsäure in einem Dekokt 5 : 100 Alkaloidausbeuten von 80 bis 90% erhalten, wenn außerdem die Kochzeit auf eine halbe Stunde ausgedehnt wird.

Extractum Chinae fluidum.

Die schwere Extraktion der Chinaalkaloide aus der Droge veranlaßte mehrere eingehende Untersuchungen über die Herstellung des Fluid- extraktes und führte zu zahlreichen Vorschlägen. F. Gstirner[3] z. B. ver- glich sechs Arzneibuchmethoden, nach denen mit wäßrigen oder alko- holischen Extraktionsmitteln und auch mit Salzsäurezusatz gearbeitet wird, und erhielt in allen Fällen Alkaloidausbeuten von 80 bis 90%, wenn 10 Nachläufe gewonnen wurden. Günstig erweist sich für die Extraktion, wenn die Salzsäure und ein erhöhter Glycerinzusatz auf eine möglichst große Menge Extraktionsmittel verteilt ist. Gstirner erhielt eine Alka- loidausbeute von 94% auf folgende Art:

100 Teile Droge werden mit einem Gemisch von 15 Teilen verdünnter Salz- säure (10%), 30 Teilen Glycerin und 600 Teilen Wasser und anschließend mit Wasser perkoliert. Das Perkolat von etwa 10 Nachläufen wird auf 90 Teile ein- gedampft und mit 10 Teilen Spiritus versetzt.

Das Fluidextrakt wird vielfach auch mit einem alkoholischen Ex- traktionsmittel und einer Säure, meist Salzsäure, hergestellt. Belcot und Rapeanu[4] schlagen vor, zuerst mit einem Gemisch aus 10 ccm Glycerin, 10 ccm 1%iger Salzsäure und 80 ccm 96%igem Alkohol und dann weiter mit 75%igem Alkohol zu extrahieren. Ch. N. Schousen[5] erhielt mit 71%igem Alkohol eine Alkaloidausbeute von 76 bis 77% und unter Zu- satz von 0,4 bis 0,6% Salzsäure eine solche von 91 bis 95%. Nach A. Larnsen[6] erwies sich folgende Vorschrift als die geeignetste zur Be- reitung des Chinafluidextraktes:

1 kg Droge wird mit 50%igem Alkohol, der 1% Ameisensäure oder 0,8% Salz- säure enthält, mit einer Tropfgeschwindigkeit von 18 bis 20 Tropfen pro Minute perkoliert. Nach Gewinnung von 4 kg Perkolat ist die Droge praktisch erschöpft.

---

[1] Pharmac. Acta Helvetiae **1932**, Nr. 11, 12.
[2] Apotheker-Ztg. **1927**, Nr. 54. — [3] Pharmaz. Ztg. **1933**, 706.
[4] Curierul farmac. **10**, 1 u. 2 (1940). — [5] Arch. Pharmaz. **49**, 483 (1942).
[6] Farmac. Tidende **1933**, Nr. 26; Ref. Pharmaz. Ztg. **1933**, 980.

Das Perkolat wird auf 2 kg eingedampft, mit 2 kg 20%igem Alkohol gemischt und 2 Tage in den Eisschrank gestellt, worauf die abgeschiedenen „Ballaststoffe" abgesaugt und mit 3×400 g 10%igem Weingeist ausgewaschen werden. Die Filtrate werden auf 800 g eingedampft und mit 100 g Weingeist und 100 g Glycerin versetzt. Das Ameisenfluidextrakt zeigte eine Alkaloidausbeute von 83,8%, das Salzsäurefluidextrakt eine solche von 69%.

Nach J. Büchi und D. Fuchs[1] eignet sich zur Extraktion der Chinarinde besonders 42 gew.-%iger Alkohol mit 1% Ameisensäure, mit dem durch die 4- bis 5-fache Menge eine annähernd erschöpfende Extraktion der Alkaloide möglich ist. Mit diesem Extraktionsmittel hat J. Graetzer[2] verschiedene Bedingungen des Extraktionsverlaufes geprüft. Der optimale Zerkleinerungsgrad liegt danach für die Chinarinde bei grobem bis mittelfeinem Drogenpulver (Siebe IV, IV a und V). Der Einfluß der Temperatur wurde bei Maceration und Perkolation untersucht. Die Maceration wurde im Verhältnis 1 : 10 durch einstündiges Erwärmen bei dauernder Bewegung und zeitweise kräftigem Schütteln in erwärmtem Wasser durchgeführt. Dabei konnte ein erheblicher Einfluß der Temperatur auf die Alkaloidausbeute festgestellt werden, wie aus Tab. 15 ersichtlich ist.

Tabelle 15. *Extraktion durch Maceration bei verschiedenen Temperaturen.*

Macerationstemperatur	Alkaloide extrahiert in %	Extraktivstoffe extrahiert in %
20°	77,09	86,14
30°	82,01	91,83
40°	86,89	95,93
50°	93,72	100,12
60°	95,67	104,76

Bei der Perkolation in der Wärme wurde eine kleine Erhöhung der Extraktausbeute festgestellt. Da aber die Chinaperkolate während des Erkaltens alkaloidhaltige Niederschläge bilden, lohnt es sich nicht, für diesen kleinen Extraktionsvorteil mit komplizierten Apparaten zu arbeiten.

Die Anwendung von Vakuum brachte keine Perkolationsverbesserung. Die Anwendung von Überdruck bis 3 atü führte zu einer schnelleren Extraktion der Alkaloide. Auch wurden etwas mehr Alkaloide, hingegen weniger Extraktivstoffe als bei der Normalperkolation gewonnen. Evakolation und auch andere Spezialverfahren brachten keine Vorteile gegenüber der einfachen Perkolation.

Wenn durch Salzsäure die Chinaalkaloide sich leicht extrahieren lassen, so wird andererseits die Haltbarkeit des Fluidextraktes stark beeinträchtigt. Die Salzsäure oxydiert die Chinagerbsäure zu unlöslichen Verbindungen, die zu Fällungen und starker Bodensatzbildung führen und erhebliche Mengen Alkaloide einschließen können, so daß der Alkaloidgehalt des Fluidextraktes ständig abnimmt. Die Oxydation wird besonders während des Eindampfens der Extraktflüssigkeit begünstigt und durch den Glyceringehalt etwas verzögert. Bei Verwendung von Ameisen-

[1] Pharmac. Acta Helvetiae 17, 1 (1942). — [2] Diss. Zürich 1941.

säure treten diese Erscheinungen in weit geringerem Grade auf und die
Ameisensäure verflüchtigt sich während des Eindampfens. Die Extraktion mit Ameisensäure verläuft dagegen langsamer als mit Salzsäure,
auch werden durch sie etwa 50% weniger „Ballaststoffe" extrahiert,
deren therapeutischer Wert noch umstritten ist.

H. Kröger und A. Mayrhofer[1], die eingehende Extraktionsversuche
der Chinarinde ausführten, bestätigten die Ergebnisse von Gstirner, daß
durch Verteilung eines Säurezusatzes auf die ganze Perkolationsflüssig-
keit und durch Erhöhung des Glycerinzusatzes die Alkaloidextraktion
wesentlich erleichtert wird und Ausbeuten von etwa 80% Alkaloiden erreicht werden. Dies trifft für Salzsäure, Ameisensäure und Phosphorsäure
zu. Von diesen drei Säuren erwies sich die Phosphorsäure, die bereits von
H. Breddin[2] benützt wurde, als besonders günstig, da mit 6 bis 7 Nachläufen die Droge praktisch erschöpft ist, obwohl der 4. und 5. Nachlauf
zu den alkaloidreichsten gehören. Ein weiterer Vorteil der Phosphorsäure
besteht darin, daß im Gegensatz zur Salzsäure und Ameisensäure keine
Niederschläge auftreten. Beim üblichen Eindampfen der Nachläufe zeigten sich zwar anfangs geringfügige Ausflockungen, die jedoch bald wieder
verschwanden. Das auf 100 Teile eingedampfte Extrakt war klar und
zeigte auch nach längerer Zeit nur Spuren von Sediment. Nach einer
Aufbewahrung von 1½ Jahren an einem kühlen Ort zeigte das Extrakt
keine weitere Niederschlagsbildung. Es ist demnach anzunehmen, daß
auch der Alkaloidgehalt konstant geblieben war. Die größte Alkaloidausbeute mit 89,7% wurde mit folgendem Extraktionsmittel erhalten:
Zur Vorfeuchtung, Durchtränkung und Einleitung der Perkolation
diente ein Gemisch aus 25 Teilen 25%iger Phosphorsäure + 40 Teilen
Glycerin + 535 Teilen Wasser und zur weiteren Perkolation ein Gemisch
aus 5 Teilen 25%iger Phosphorsäure + 295 Teilen Wasser.

Zur Alkaloidbestimmung in den einzelnen Perkolaten bedienten sich Kröger
und Mayrhofer folgender fluoremetrischer Methode, mit der hauptsächlich
Chinin erfaßt wird, während die Nebenalkaloide bedeutend schwächer fluorescieren:
0,1 ccm Extr. Chinae fluid. wurde nach dem Verdünnen mit 0,4 ccm Wasser mit
10 ccm Äther geschüttelt, hierauf wurden 0,5 ccm Normal-Natronlauge zugesetzt;
das Gemisch wurde 10 Minuten hindurch abermals kräftig geschüttelt. Nach Zusatz
von 0,2 g Traganth und weiterem Schütteln wurde zum Schluß 1 ccm Äther durch
einen Wattebausch als Filter herauspipettiert. Der Abdampfrückstand der ätherischen Lösung wurde in 5 ccm n/10-Schwefelsäure gelöst und die schwefelsaure
Lösung mit Wasser auf 100 ccm aufgefüllt. Die erhaltene Lösung wurde mit einer
Chininstandardlösung von Chininbase in n/200-Schwefelsäure vom Verdünnungs-
verhältnis 1 : 1 000 000 fluoremetrisch ausgewertet.

Trotz des umstrittenen therapeutischen Wertes der Gerbstoffe gibt
es einige Vorschläge, die Extraktion der Alkaloide durch Ausscheidung
der Gerbstoffe zu erleichtern und damit auch die Haltbarkeit des Fluidextraktes zu erhöhen. W. Reading und B. Veness[3] erreichen dies z. B.,
indem sie die Alkaloide mit Calciumhydroxyd aus ihren salzartigen Verbindungen abscheiden und die freien Basen mit Alkohol extrahieren. Die
Gerbstoffe werden dabei größtenteils durch das Calciumhydroxyd ge-

---

[1] Scientia pharmac. **7**, 141 (1936). — [2] Pharmaz. Ztg. **79**, 163.
[3] J. Pharmac. Ond. **132** (1934); Ref. Pharmaz. Ztg. **1934**, 659.

bunden und bleiben zurück. Das Alkaloidkonzentrat wird in einer Alkohol-Wassermischung unter Zusatz von Salzsäure gelöst und die Lösung
auf einen bestimmten Gehalt eingestellt:

1 kg grob gepulverte Droge wird sorgfältig mit 200 g Calciumhydroxyd und
1250 g destilliertem Wasser gemischt und eine Stunde lang bedeckt stehengelassen.
Die Mischung wird in einen Perkolator gepackt, 24 Stunden mit Weingeist maceriert und vollständig mit Weingeist perkoliert. Man destilliert den Alkohol ab und
überführt den Rückstand in eine Abdampfschale. Der Destillationskolben wird mit
Weingeist ausgespült und die vereinigten Flüssigkeiten werden zu einem dünnen
Extrakt eingedampft. Dieses wird in einer Mischung von 175 ccm Weingeist und
20 ccm Salzsäure gelöst und alsdann unter ständigem Umrühren mit destilliertem
Wasser auf ein Gesamtvolumen von 700 ccm gebracht. Man filtriert und ergänzt
durch Nachwaschen auf 800 ccm. Im Filtrat bestimmt man den Alkaloidgehalt
und setzt dann soviel Weingeist zu, daß das fertige Fluidextrakt in 100 ccm 5 g
Alkaloid, 3 ccm Salzsäure und 21 bis 24 ccm Weingeist enthält. Eventuell schüttelt
man mit etwas Talk und filtriert. Die Ausbeute an Alkaloiden beträgt ungefähr 80%.

H. Dietmann[1] fällt die Alkaloide aus den Nachläufen mit Natronlauge, während die Gerbstoffe in Lösung bleiben, und löst die abgeschiedenen Alkaloide im Vorlauf unter Zuhilfenahme von Salzsäure und
Alkohol:

1 kg Droge wird mit einer Mischung von 20 g verdünnter Salzsäure, 50 g Weingeist, 50 g Glycerin und 880 g Wasser durchfeuchtet und mit 2000 g der gleichen
Mischung und nachfolgend mit Wasser erschöpfend perkoliert, was nach etwa 8 Nachläufen der Fall ist. Der Vorlauf wird separat gestellt und die einzelnen Nachläufe
gemischt und mit Natronlauge so lange versetzt, bis alkalische Reaktion eintritt,
wobei die Alkaloide sukzessive ausfallen. Die Chinagerbsäure wird von der Natronlauge mit dunkelroter Farbe gebunden und aus dem Präzipitat auf dem Filter
mit Wasser ausgewaschen, bis es farblos abläuft. Der Alkaloidniederschlag wird
zwischen Filtrierpapier ausgepreßt. Dieser Rückstand wird dem Vorlauf zugesetzt,
eine Mischung von 20,0 verdünnter Salzsäure + 100,0 Weingeist zugefügt und auf
1000,0 mit Wasser ergänzt, wobei Lösung erfolgt.

Das Fluidextrakt enthält 95% der Rindenalkaloide. Der Alkaloidgehalt war allerdings innerhalb von 15 Monaten von 7,4% auf 5,4%
gesunken.

Zur chromatographischen *Alkaloidbestimmung* nach K. W. Merz und R. Frank
(siehe Tinct. Chinae) werden 10 ccm Fluidextrakt (= 9,7513 g) chromatographiert
und mit etwa 40 ccm 20%igem Alkohol ausgewaschen. 50 ccm des klaren Filtrates
werden auf dem Wasserbad bis zur Trübung eingeengt, der Rückstand in n/10-Salz-
säure gelöst und ihr Überschuß mit n/10-Natronlauge zurücktitriert (Methylrot).

Extractum Chinae siccum.

Nach Ch. Béguin[2] werden mit 60 bis 70%igem Alkohol und 1 bis
1,25% Ameisensäure die besten Alkaloidausbeuten zur Herstellung des
Extraktes erhalten. Die Ameisensäure verestert sich dabei zu etwa $1/3$ mit
dem Alkohol, sie verflüchtigt sich während des Eindampfens und wird
nicht so stark wie die Salzsäure konzentriert, so daß Oxydationen vermieden werden. Nach J. Büchi und D. Fuchs[3] bewährt sich am besten
42%iger Alkohol (etwa 50 Vol.-%) und 1% Ameisensäure, ein Extrak-

---

[1] Pharmaz. Ind. **12**, 277 (1950).
[2] Pharmac. Acta Helvetiae **13**, 362 (1938); **14**, 109 (1939).
[3] Pharmac. Acta Helvetiae **17**, 1 (1942).

tionsmittel, das das Schweizer Arzneibuch V zur Herstellung des Chinaextraktes vorschreibt. Der Rückstand der eingedampften Extraktlösung wird in etwa 10%igen Alkohol aufgenommen, wodurch die alkohollöslichen Stoffe, Oxydationsprodukte der Chinagerbsäure, Chinarot und Chinaphlopaphene, größtenteils ausgeschieden werden. Diese Stoffe werden abgenutscht, das Filtrat im Vakuum eingedampft und mit Rohrzucker auf einen Gehalt von 20% Alkaloiden eingestellt, die als leichtlösliche Formiate vorliegen. Die genaue Vorschrift lautet folgendermaßen:

100 Teile mittelfeines Chinarindenpulver werden mit 40 Teilen einer Mischung von 46 Teilen Weingeist, 50 Teilen Wasser und 4 Teilen Ameisensäure (25%) gleichmäßig durchfeuchtet und dann mit derselben Mischung erschöpfend perkoliert. Mit 4 Teilperkolaten werden etwa 86% der Alkaloide extrahiert, mit 5 Teilperkolaten nahezu alle Alkaloide. Der Auszug wird unter vermindertem Druck unterhalb 50° auf 200 Teile eingedampft, mit 200 Teilen einer Mischung von 35 Teilen Weingeist und 165 Teilen Wasser versetzt und 48 Stunden lang in der Kälte (höchstens + 5°) stehengelassen. Die Flüssigkeit wird sodann abgenutscht und der Nutschenrückstand dreimal mit je 40 Teilen einer auch auf etwa + 5° abgekühlten Mischung von 1 Teil Ameisensäure + 11 Teile Weingeist + 108 Teile Wasser angerieben und jedesmal scharf abgesaugt. Die Filtrate werden vereinigt und dann unter vermindertem Druck unterhalb 50° auf 100 Teile eingedampft, nochmals 24 Stunden lang in der Kälte bei höchstens 5° stehengelassen und dann, wenn nötig, filtriert.

Im Filtrat wird auf folgende Weise der Alkaloidgehalt bestimmt: 4 g Filtrat werden in einer Arzneiflasche von 150 ccm Inhalt mit 1,6 g Weingeist, 2,4 g Wasser, 38 g Äther und 20 g Chloroform durchgeschüttelt. Dann gibt man 3 g konzentrierte Natronlauge (30%) zu, schüttelt während 10 Minuten häufig und kräftig, fügt 1 g Traganthpulver zu und schüttelt nochmals kräftig. Hierauf gießt man 48 g der Äther-Chloroformlösung (= 3,2 g Filtrat) durch etwas Watte in einen Erlenmeyerkolben von 150 ccm Inhalt und destilliert das Lösungsmittel auf dem Wasserbade völlig ab. Den Rückstand übergießt man mit 5 ccm Weingeist und dampft auch diesen völlig ab. Dann löst man den Rückstand, wenn nötig, unter leichtem Erwärmen auf dem Wasserbade in 10 ccm Weingeist, versetzt die Lösung mit 10 ccm Wasser und 10 Tropfen Methylrotlösung und titriert mit n/10-Salzsäure bis zur Rotfärbung. Nun verdünnt man mit weiteren 50 ccm Wasser und titriert nach dem Rückschlag auf Gelb weiter bis zur Rotfärbung. 1 ccm n/10-Salzsäure = 0,0309 g Alkaloide.

Mit 1 g Filtrat wird der Trockenrückstand bestimmt und dann im Filtrate die nötige Menge Zucker gelöst, um nach dem Eindampfen unter vermindertem Druck bei höchstens 50° ein Trockenextrakt mit einem Alkaloidgehalt von 19,8 bis 20,2% zu erhalten.

Nach J. Büchi und Feinstein[1] werden durch Aufnehmen des eingedampften Extraktrückstandes in etwa 10%igen Alkohol und durch das Kaltstellen zwar in Wasser unlösliche „Ballaststoffe", aber auch wertvolle Alkaloidtannate ausgefällt, die auch durch Auswaschen des Niederschlages mit ameisensäurehaltigem Weingeist-Wassergemisch nicht mehr gelöst werden, so daß sich Alkaloidverluste von 20 bis 30% ergeben. Am geringsten sind die Verluste nach Büchi und Fuchs mit 60%igem Alkohol und 2 Mol. Salzsäure. Das Trockenextrakt ist aber derart hygroskopisch, daß es für die Praxis unbrauchbar ist. J. Büchi und D. Fuchs konnten auch mit einem Gemisch von 60%igem Alkohol und 2 Mol. Milchsäure 92,17% Alkaloide und 84,2% Extraktivstoffe extrahieren.

---

[1] Pharmac. Acta Helvetiae 11, 339 (1936).

Zur chromatographischen *Alkaloidbestimmung* nach K. W. MERZ und
R. FRANCK (s. Tinct. Chinae) werden 0,5 bis 1,0 g Extrakt in 10 ccm 70%igem
Alkohol gelöst und auch die eventuell nicht ganz klare Lösung chromatographiert.
Es wird mit 70%igem Alkohol entwickelt und 50 g Filtrat wie bei dem Fluid-
extrakt angegeben weiter behandelt.

Erwähnt sei auch das neue Verfahren zur *Gewinnung von Chinaalkaloiden* unter
Verwendung von Austauschadsorbentien auf Harzbasis (Duolite – 10) von J. BÜCHI
und F. FURRER[1]. Die Versuche ergaben, daß das Kontaktaustauschverfahren im
Vergleich zum Perkolationsverfahren wesentliche Vorteile aufweist, indem für eine
quantitative Alkaloidgewinnung eine Reaktionszeit von 14 Stunden genügt,
während beim Perkolationsverfahren auch nach 96stündigem Säurekontakt nur
Ausbeuten von etwa 90% erreicht werden konnten. Diese Überlegenheit der Kon-
taktaustauschmethode kann sich jedoch nur dann voll auswirken, wenn es gelingt,
die Schwierigkeiten zu überwinden, welche die Trennung der extrahierten Rinde
vom Austauscher bietet.

Tinctura Chinae.

Die Bereitung der Chinatinktur wurde eingehend z. B. von S. BARI[2]
geprüft, der 20 Extraktionsarten einem Vergleich unterzog. Die größte
Alkaloidausbeute von 100% wurde durch Perkolation mit Spiritus dilutus und 0,5% HCl erreicht. Der Alkaloidgehalt dieser Tinktur war aber
durch Oxydation der Salzsäure innerhalb eines Jahres auf etwa die Hälfte
gesunken. Durch teilweise nachträgliche Neutralisation der Salzsäure mit
Natronlauge wird die Haltbarkeit bedeutend erhöht, so daß zumindest
nach 5 Monaten der ursprüngliche Alkaloidgehalt (1,17% = 92% Ausbeute) erhalten blieb. BARI gibt folgende Vorschrift:

Aus 100 Teilen Droge werden durch Perkolation mit 70%igem Alkohol
500 Teile Tinktur hergestellt. Den ersten 500 Teilen Alkohol wird 0,5% Salzsäure,
d. h. 2,5 g 100%ige Salzsäure zugesetzt. Die Hälfte der Salzsäure wird in der
fertigen Tinktur durch vorsichtiges Hinzufügen der entsprechenden Menge Natronlauge neutralisiert.

F. GSTIRNER[3] erhielt nach dem Verfahren von BARI eine Alkaloidausbeute von 74% und ebenso auch ohne Salzsäurezusatz, aber mit Glycerin
nach folgendem Verfahren der U. S. Ph. 1926, so daß der nachteilige
Einfluß der Salzsäure auf die Haltbarkeit entfällt:

200 g Droge werden zuerst mit einem Gemisch aus 75 ccm Glycerin, 675 ccm
Alkohol (92,3%ig) und 250 ccm Wasser und dann mit 57%igem Alkohol perkoliert,
bis etwa 1000 ccm Tinktur erhalten sind, die auf einen Gehalt von 0,9 g Alkaloiden
in 100 ccm Tinktur eingestellt wird.

Nach H. SCHRADER[4] besitzt 42 gew.-%iger Alkohol die größte Zähig-
keit, sie ist dreimal größer als die des Wassers. Deshalb soll sich dieser
Alkohol besonders gut zur Drogenextraktion eignen. H. WOJAHN[5] fand
auch mit 42%igem Alkohol, der außerdem Ameisensäure enthielt, eine
merkliche Alkaloidzunahme. Auch nach J. BÜCHI und D. FUCHS[6] eignet
sich am besten 42%iger Alkohol + 1% Ameisensäure zur Extraktion der
Chinarinde. Durch Evakolation im Verhältnis 1 : 5 wurde damit eine
100%ige Alkaloidausbeute erreicht. Nach W. SCHILL[7] beträgt der pH-

---

[1] Arzneimittelforsch. **4**, 307 (1954).
[2] Pharmaz. Ztg. **1926**, 622. — [3] Pharmaz. Ztg. **1933**, Nr. 54.
[4] Pharmaz. Ztg. **78**, 1159 (1933); **81**, 1359 (1936).
[5] Dtsch. Apotheker-Ztg. **52**, 1485 (1937).
[6] Pharmac. Acta Helvetiae **17**, 1 (1942). — [7] Pharmazie **3**, 218 (1948).

Wert des 42 gew.-%igen Alkohols + 1% Ameisensäure 2,77 und stellt nicht das Optimum für die Extraktion dar, das nach J. A. C. v. Pinx-teren[1] zwischen p_H 1,5 bis 2,5 liegt. Die geringere Alkaloidausbeute des 60 gew.-%igen Alkohols erklärt Schill durch die geringere Dissoziation und damit höheren p_H-Wert der Ameisensäure im Vergleich zum 42%-igen Alkohol.

Auch ohne Zusatz von Salzsäure finden in der Chinatinktur Oxyda-tionen statt, die zu Trübungen und Bodensatz führen und größere Men-gen an Alkaloiden, nach C. Rohmann und A. Koch[2] z. B. 9 bis 13%, ent-halten können. Die Niederschlagsbildung kann verringert werden, wenn die Tinktur z. B. vor der Filtration längere Zeit bei 0 bis 5° aufbewahrt und dann in kleine ganz gefüllte Flaschen gefüllt wird, um Oxydationen zu vermeiden. Auch ein Zusatz von 10% Glycerin verzögert die Nieder-schlagsbildung. H. Wojahn[3] nahm eingehende Stabilisierungsversuche bei der Chinatinktur vor und versetzte frisch hergestellte Chinatinkturen mit verschiedenen Mengen Ameisensäure, Essigsäure und Salzsäure. Während die Bodensätze von nicht angesäuerten Chinatinkturen Alka-loide enthielten, waren die bei längerer Aufbewahrung eingetretenen Niederschläge der Chinatinkturen mit Säurezusatz alkaloidfrei. Am gün-stigsten für die Haltbarkeit der Chinatinktur erwies sich nach Wojahn ein Zusatz von Ameisensäure (1%), da in einer ameisensäurehaltigen Chinatinktur sowohl der Gesamtgerbstoffgehalt als auch der Alkaloid- gehalt beim Aufbewahren nahezu gleich blieb.

Die Niederschläge, die Oxydationsprodukte der Chinagerbsäure dar-stellen, sind in Alkalien löslich. Eine Entfernung der Gerbstoffe vor der Extraktion etwa mit Calciumhydroxyd oder nach A. Lichtin[4] mit Ace-ton, um dadurch die Haltbarkeit zu erhöhen, ist nur unter Vorbehalt durchführbar, da auch den Gerbstoffen ein therapeutischer Wert bei der Chinatinktur zugesprochen wird.

Alkaloidbestimmung.

Nach F. Gstirner[5] und C. Rohmann und A. Koch[2] werden mit der DAB 6-Methode keine verläßlichen Werte erhalten, da die Werte bei Doppelbestimmungen ungleichmäßig ausfallen und mit den entsprechen-den Alkaloidmengen der extrahierten Droge auch nicht annähernd über-einstimmen. Rohmann sieht dafür die Hauptfehlerquelle in der zu ge-ringen Menge zugesetzter Natronlauge von 2,5 g für 1 g Salzsäure + ver-schiedene Säuren der Chinarinde und empfiehlt die Arzneibuchvorschrift in folgender Weise abzuändern:

20 g Chinatinktur dampft man nach Zusatz von 2 g verdünnter Salzsäure in einem gewogenen Kölbchen von etwa 100 ccm Inhalt im siedenden Wasserbad auf 5 g ein, fügt zu dem Rückstand nach dem Erkalten 15 g Chloroform, sowie nach kräftigem Umschütteln 4 g Natronlauge hinzu und schüttelt das Gemisch 10 Mi-nuten lang erneut durch, usw.

---

[1] Pharmac. Weekbl. **66,** 929 (1929). — [2] Dtsch. Apotheker-Ztg. **1935,** Nr. 64.
[3] Dtsch. Apotheker-Ztg. **52,** 1485 (1937).
[4] J. Amer. pharmac. Assoc. **1931,** 702; Ref. Pharmaz. Ztg. **1932,** 357.
[5] Pharmaz. Ztg. **1933,** Nr. 54.

GSTIRNER macht für die zu niedrigen Werte der Arzneibuchmethode das zu weite Einengen von 20 g Tinktur auf 5 g verantwortlich. Denn bei der alkoholischen, extraktreichen Tinktur scheiden sich beim Abdampfen des Alkohols erhebliche Mengen Stoffe aus, die sich in festen Schollen ablagern und die Alkaloide teilweise einschließen müssen, die auch durch noch so kräftiges Schütteln mit dem Äther-Chloroformgemisch nicht mehr in Lösung gebracht werden können. GSTIRNER schlägt das Verfahren von FROMME[1] vor, bei dem das Zusammenballen der Extraktstoffe vermieden wird:

20 g Tinktur werden mit 10 g Wasser in einem 200 ccm-Erlenmeyerkolben auf einer Asbestplatte über freier Flamme in mäßigem Kochen auf 19 g eingedampft, mit 1 g Salzsäure (25%) versetzt und nach dem Erkalten durch ein glattes Filter von 4 cm Durchmesser in eine 150 g-Flasche 18 g abfiltriert, das Filtrat mit 25 g Chloroform und 47 g Äther umgeschüttelt, mit 3 g Natronlauge (15%) versetzt und einige Minuten kräftig geschüttelt. Nach völliger Trennung der wäßrigen von der ätherischen Schicht werden 60 g Äther-Chloroformgemisch in einen Erlenmeyerkolben von 150 ccm Inhalt rasch abfiltriert und die Flüssigkeit vollkommen abdestilliert, der Rückstand mit einigen ccm Spiritus erhitzt und im Wasserbade verdunstet, alsdann der Rückstand in 10 ccm Spiritus heiß gelöst, mit 30 ccm Wasser und 3 Tropfen Methylrot versetzt und mit n/10-Salzsäure bis zum Farbenumschlag titriert.

Durch das Einengen von 20 g Tinktur auf nur 19 g und das Versetzen der alkoholfreien Lösung in der Wärme mit Salzsäure werden die Alkaloide sogleich in die wasserlöslichen Hydrochloride umgesetzt, die von den nur in geringem Maße ausfallenden Extraktstoffen nicht eingeschlossen werden können.

Von ROHMANN wird dem Einschluß von Alkaloiden durch Extraktstoffe beim Einengen der Tinktur weniger Bedeutung zugemessen, da bei entsprechender Erhöhung der Natronlaugemenge in der Vorschrift des DAB 6 höhere Werte als nach der FROMMEschen Methode erhalten werden (0,66 bzw. 0,60%). Dieses Ergebnis steht mit den Versuchen von GSTIRNER insofern in Widerspruch, als GSTIRNER die zu geringe Menge der DAB 6-Vorschrift ebenfalls erwähnt und entsprechend bei allen Bestimmungen den sauren Drogenauszug bis zur stark alkalischen Reaktion mit Natronlauge alkalisierte.

Verfahren von O. ÖSTBY[2]. Zu 21 g Chinatinktur wird in einem Kolben von 200 ccm Inhalt 1 g Salzsäure hinzugefügt und die Mischung im Wasserbad auf 5 g eingedampft. Man verdünnt mit 20 ccm Wasser und erhitzt das Gemisch 10 Minuten lang auf dem Wasserbad. Nach dem Erkalten werden 30 g Chloroform und nach Umschütteln 60 g Äther zugesetzt. Das Gemisch wird während 2 bis 3 Minuten kräftig geschüttelt, mit 6 ccm Natronlauge (1 : 5) versetzt und nochmals 10 Minuten lang kräftig geschüttelt. Nach Zusatz von 2,5 g gepulvertem Traganth schüttelt man die Mischung wiederum während 2 Minuten. 60 g des klaren Äther-Chloroformauszuges (= 14 g Chinatinktur) werden durch ein Wattebäuschchen in einen tarierten Kolben von 200 ccm geseiht. Das Lösungsmittel wird auf dem Wasserbad sofort abdestilliert und der Rückstand mit 10 ccm absolutem Alkohol übergossen, welcher auf dem Wasserbad vollständig verdunstet wird. Der Rückstand wird durch Erwärmen in 20 ccm Weingeist gelöst und die Lösung mit 20 ccm Wasser, 5 Tropfen Methylrotlösung und 2 Tropfen Methylenblaulösung versetzt. Die noch warme Flüssigkeit wird mit n/10-Salzsäure bis zum Farbumschlag titriert. 1 ccm n/10-Salzsäure = 0,0309 g Chinaalkaloide.

---

[1] Jahresber. d. Fa. Caesar & Loretz **1924**, 299.
[2] Pharmac. Acta Helvetiae **1934**, Nr. 8.

Chromatographische Alkaloidbestimmung von K. W. MERZ und R. FRANCK[1]:
Adsorptionsrohr von 20 cm Länge und 1 cm lichter Weite. Als Adsorptionsmittel
dient reinstes, wasserfreies Al_2O_3 von E. MERCK (standardisiertes Al_2O_3 nach
BROCKMANN ist nicht geeignet). 10 ccm Tinktur werden chromatographiert und
mit etwa 35 ccm 70%igem Alkohol wird entwickelt. Das erhaltene klare Filtrat
(40 bis 50 ccm) wird quantitativ dem Scheidetrichter entnommen und zur Vertreibung des Alkohols auf dem Wasserbad bis zur Trübung eingeengt, mit 10 ccm
n/10-Salzsäure aufgenommen und der Überschuß der Salzsäure mit n/10-Natron-
lauge zurücktitriert (Methylrot).

Vinum Chinae.

Alkaloidbestimmung von A. JERMSTAD und O. ÖSTBY[2]: 50 g Chinawein werden
in einer kleinen, gewogenen Porzellanschale im siedenden Wasserbad auf etwa 10 g
eingedampft. Der Rückstand wird mit insgesamt 15 g Wasser in einen Kolben von
etwa 200 ccm Inhalt gebracht und nach dem Erkalten mit 25 g Chloroform, sowie
nach kräftigem Umschütteln mit 50 g Äther versetzt. Das Gemisch wird 2 bis
3 Minuten lang erneut durchgeschüttelt. Zur Mischung fügt man 5 ccm Natronlauge (1 + 4) und schüttelt wiederum kräftig während 10 Minuten. Nach Zusatz
von 2 g Traganth und kräftigem Schütteln während 2 Minuten, filtriert man 60 g
der klaren Äther-Chloroformlösung (= 40 g Chinawein) durch ein Wattebäuschchen
in einen gewogenen Kolben von etwa 200 ccm Inhalt. Das Lösungsmittel wird
unmittelbar abdestilliert. Der Rückstand wird mit 10 ccm absolutem Alkohol übergossen, der auf dem Wasserbad vollständig verdunstet wird. Der Rest wird durch
schwaches Erwärmen in 20 ccm Weingeist gelöst. Nach Zusatz von 20 ccm Wasser,
5 Tropfen Methylrotlösung und 2 Tropfen Methylenblaulösung wird die noch
warme Flüssigkeit mit n/10-Salzsäure bis zum Farbumschlag titriert. 1 ccm n/10-
Salzsäure = 0,03092 g Chinaalkaloide, als Chinin und Cinchonin berechnet.
Der Chinawein des DAB 6 soll 0,175% Alkaloide enthalten.

Cortex Condurango.

Decoctum Condurango.

Infolge der schlechten Wasserlöslichkeit des Kondurangins wird die
Droge bei einem Gehalt von 1,5 bis 2,0% Kondurangin keineswegs
erschöpft. Das Dekokt
5 : 150 enthält z. B. nur
50% Kondurangin der
Rinde. Auf die Ausbeute
wirkt sich bei der harten
Droge besonders stark
auch der Feinheitsgrad
aus. Aus einer mittelfein
zerschnittenen Droge
werden z B. nur 32%,

Tabelle 16. *Decoctum Condurango 10: 200.*

Bereitungsart	Kondurangin-ausbeute in %
Decoctum, freie Flamme ...	56
Decoctum, Wasserbad	69
Infusum	65
Maceration, 14 Stunden	85
Macero-Dekokt	80

aus grobem Pulver 73% des Kondurangins extrahiert. Die geringe
Konduranginausbeute beruht weiter auch auf der Hydrolyse des Kon-
durangins und auf der Verkleisterung der reichlichen Stärke, die die
Extraktion behindert. Die heiße Extraktion der Condurangorinde ist
deshalb sehr ungünstig. Schon durch kalte Extraktion werden größere
Ausbeuten erhalten, wie aus Tab. 16 hervorgeht.

[1] Arch. Pharmaz. **275**, 345 (1937).
[2] Pharmaz. Zentralhalle Deutschland **77**, 313 (1936).

Die beste Konduranginausbeute gibt somit die kalte Maceration mit
85%, hierauf folgt das Macero-Dekokt und dann das Decoctum mit 69%.
Z. LIRO[1] erhielt das konduranginreichste Dekokt (91% Kondurangin
der Rinde) durch Verdünnen des Fluidextraktes mit Wasser im Verhältnis 1 : 10 und nachherigem Filtrieren. Das zweitbeste Präparat erhielt
LIRO als Macero-Dekokt auf folgende Weise:

> Die zerkleinerte Rinde wird zuerst mit $^2/_3$ der vorgeschriebenen Wassermenge
> 24 Stunden maceriert und nach der Filtration die ausgezogene Rinde mit dem
> restlichen Drittel Wasser abgekocht und noch warm filtriert.

Extractum Condurango fluidum.

Das Condurangofluidextrakt wird meist mit schwachem Alkohol von
etwa 21% hergestellt. Mit vier Nachläufen ist zwar eine erschöpfende
Konduranginausbeute möglich, aber wegen der Hitzeempfindlichkeit und
vor allem wegen der geringen Wasserlöslichkeit des Kondurangins, wird
das Kondurangin der eingeengten Nachläufe nur sehr unvollkommen im
Vorlauf gelöst, so daß die Konduranginausbeute im Fluidextrakt nur
etwa 50% beträgt. Dies wurde z. B. von B. SCHWENKE[2], H. ESCHEN-
BRENNER[3], CH. SCHOUSEN[4], F. GSTIRNER[5] und J. BÜCHI und GANTNER[6]
festgestellt. Erst wenn mit stärkerem Alkohol, z. B. 60 gew.-%igem,
extrahiert wird oder der Vorlauf alkoholreicher ist, wird auch das Kondurangin der eingeengten Nachläufe vollkommen im Vorlauf gelöst. Am
besten bewährt sich in dieser Hinsicht das Verfahren von HÄRSTRÖM[7],
nach dem mit schwachem Alkohol extrahiert, aber trotzdem eine 100%-
ige Konduranginausbeute erhalten wird:

> Zur Perkolation wird ein Gemisch aus 1 Teil Spiritus und 3 Teilen Wasser ver-
> wendet und 65 Teile Vorlauf gewonnen. Die Nachläufe werden zur Trockene ein-
> gedampft und der Rückstand wird mit einem Gemisch vom Vorlauf und 28% des
> Drogengewichtes an Weingeist 5 Tage lang maceriert. Nach dem Filtrieren füllt
> man, wenn erforderlich, mit einer Mischung von gleichen Teilen Weingeist und
> Wasser auf das Gewicht der ursprünglichen Droge auf. Der Gehalt des fertigen
> Extraktes an Alkohol liegt bei etwa 44 Gew.-%.

Ein höherer Alkoholgehalt wirkt sich auch günstig auf die Haltbarkeit des Kondurangins aus. C. J. T. MADSEN[8] fand in Fluidextrakten, die
mit 10 und 30%igem Alkohol hergestellt waren, in einem Jahr einen
Konduranginrückgang von 10 bis 12%, während bei 60%igem Alkohol
der Verlust unwesentlich war.

Prüfung. Die genaueste Prüfung des Fluidextraktes ist die Bestimmung des Konduranginingehaltes, die nach ZECHNER, WISCHO und
WAGNER[9] wie folgt ausgeführt wird:

---

[1] Wiadomości farmac. **1932**, 405; Ref. Pharmaz. Zentralhalle Deutschland
1932, 730.
[2] Pharmaz. Ztg. **1929**, 1537. — [3] Pharmaz. Ztg. **1930**, 863.
[4] Dansk Tidsskr. Farmac. **1934**, 161; Ref. Pharmaz. Ztg. **1934**, 771.
[5] Dtsch. Apotheker-Ztg. **1934**, Nr. 82.
[6] Pharmac. Acta Helvetiae 17, 304 (1942).
[7] Farmac. Revy. **1931**, 577; Ref. Pharmaz. Zentralhalle Deutschland **1932**, 729.
[8] Dansk Tidsskr. 3, 41 (1942). — [9] Pharmaz. Mh. **1928**, Nr. 4, 5.

25 g Kondurangofluidextrakt werden in einem Glasschälchen mit Ausguß eingewogen und im Wasserbad unter häufigem Umrühren mit einem Glaspistill auf 4 bis 5 ccm eingeengt. Dieser Rückstand wird wie bei der Bestimmung in der Rinde angegeben weiterbehandelt (Bd. I, S. 112).

Zur orientierenden Beurteilung des Kondurangingehaltes wurde mehrfach die Niederschlagsbildung des Kondurangins mit Gerbsäure herangezogen. Von diesen Verfahren steht nach B. Schwenke[1] die sogenannte „Richterzahl" mit dem Kondurangingehalt in Parallelität, deren Bestimmung folgendermaßen ausgeführt wird:

1 ccm Fluidextrakt wird mit 4 ccm Wasser gemischt, filtriert und zum Sieden erhitzt. Nach dem Erkalten werden 4 ccm Filtrat mit 16 ccm Wasser verdünnt und mit 2 ccm 5%iger frisch bereiteter Gerbsäurelösung versetzt, wobei sich ein flockiger Niederschlag bildet. Nach einigen Minuten setzt man 6,5 g fein gepulvertes Natriumchlorid zu, löst dasselbe unter behutsamen Umschwenken, füllt die Mischung in eine schräg gehaltene 25 ccm-Bürette so ein, daß sie an der Wandung herabläuft, um Schaumbildung möglichst zu vermeiden, stellt beiseite und liest nach einer Stunde ab. Um das Ablesen zu erleichtern, zerstört man unmittelbar davor die wenigen gebildeten Schaumbläschen durch einen Tropfen Spiritus.

Die Richterzahl, nach 3 Stunden abgelesen, ist etwa sechsmal größer als der Kondurangingehalt in %.

Cortex Frangulae.

Wäßrige Frangulazubereitungen.

Die Wirkstoffausbeuten bei wäßriger Extraktion sind gering. Bei kalter wäßriger Maceration im Verhältnis 1 : 10 liegen sie nach O. E. Schultz[2] zwischen 4 und 17%. Die Ausbeuten sind dabei auch von dem Alter der Droge abhängig. Ältere Drogen enthalten in größerer Menge das wasserunlösliche Frangulin und Frangulaemodin, während bei jüngeren Drogen der Anteil an wasserlöslichem Glukofrangulin überwiegt und somit bei diesen eine etwas bessere Ausbeute erzielt wird. Diese ist aber immer noch gering, da das Glukofrangulin in wäßriger Lösung besonders leicht zu den wasserunlöslichen Spaltprodukten fermentativ abgebaut wird. Durch Dimaceration werden keine besseren Ausbeuten als durch einfache Maceration erhalten.

Durch heiße wäßrige Extraktion werden die Ausbeuten beträchtlich erhöht. Schultz erhielt bei Dekokten 1 : 10 Ausbeuten von 45% (frische Rinde), 60% (einjährige Rinde) und 72% (alte Rinde). Die geringeren Ausbeuten bei der jüngeren Rinde dürften auch hier auf der noch starken Fermentwirkung beruhen. Bei der Infusbereitung werden die Fermente zwar sofort durch Hitze inaktiviert, aber die Extraktionszeit ist zu kurz. Wird diese in Form eines Infusdekoktes verlängert, so werden bei allen drei Rinden Ausbeuten von über 70% erhalten: Die Droge wird in siedendes Wasser eingebracht, eine halbe Stunde im Sieden erhalten und dann koliert.

Extractum Frangulae fluidum.

Bei alkoholischen Extraktionsmitteln steigt die Ausbeute mit dem Alkoholgehalt. Schon Aweng[3] benutzte 80 bis 90%igen Alkohol,

---

[1] Pharmaz. Ztg. **1929**, 1532. — [2] Pharmazie **5**, 605 (1950).
[3] Apotheker-Ztg. **1900**, 537; **1901**, 257; **1902**, 372.

Ch. Schousen[1] erhielt das gehaltreichste Fluidextrakt mit einer Alkohol-Wassermischung im Verhältnis 4 : 1, W. Peyer und K. Rosenthal[2] mit 80%igem Alkohol. H. Vogt[3] konnte mit 30%igem Alkohol nur 32,25% Gesamtemodine, mit 80%igem Alkohol 76,4% extrahieren. Schultz[4] erhielt mit 96%igem Alkohol durch *Maceration* im Verhältnis 1 : 10 Ausbeuten von 89% bei einer DAB-Rinde und 52% bei jüngeren Rinden. Die Oxydation der Anthranolverbindungen wird durch den Alkoholgehalt nicht verhindert. Durch eine dreifache Preßmaceration erhielt Schultz schon mit 50%igem Alkohol eine vollkommene Extraktion: 2 g grob gepulverte Rinde werden dreimal 20 Minuten lang mit je 25 ccm 50%igem Alkohol mit dem Pistill kräftig durchgearbeitet. Das Extraktionsverhältnis wurde allerdings dabei auf 1 : 32,5 verschoben.

Bei der *Perkolation* zur Herstellung des Fluidextraktes nach dem DAB 6 verläuft die Extraktion der Wirkstoffe sehr langsam. Schultz erhielt mit 70%igem Alkohol erst mit etwa der 20fachen Menge Extraktionsmittel eine quantitative Extraktion. Während des Eindampfens der Nachläufe findet auch bei Anwendung von Vakuum ein erheblicher Wirkstoffverlust und Oxydation statt. Auch durch die Evakolation ohne Eindampfen von Nachläufen werden keine besseren Ergebnisse erzielt, Evakolat und Vorlauf des Fluidextraktes geben die gleichen Werte und in beiden Fällen werden die Anthranolverbindungen oxydiert. Gute Ausbeuten ergeben sich durch dreimaliges 20 Minuten langes Erhitzen am Rückflußkühler mit jeweils der 10fachen Menge 50%igem Alkohol, ohne daß Glykosidspaltung und Oxydation eintreten. Das DAB 6 läßt das Fluidextrakt mit 25%igem Alkohol herstellen, mit dem nur schlechte Wirkstoffausbeuten erhalten werden.

Infolge der hydrolytischen und oxydativen Vorgänge, die während der Herstellung von Fluidextrakten, bei denen Extraktlösungen eingedampft werden, auftreten und in flüssigen Präparaten sich während der Lagerung weiter fortsetzen, werden Wirkstoffgehalt und Haltbarkeit gering sein. Es treten Trübungen mit starken Wirkstoffverlusten ein. Schultz fand z. B. in DAB 6-Fluidextrakten verschiedenen Alters nur $^1/_{10}$ an Anthracenderivaten, die durchschnittlich in Frangularinde enthalten sind. Das DAB 6-Präparat ist demnach kein zweckmäßiges Präparat. Auch die Verwendung einer stabilisierten Droge wirkt sich auf Gehalt und Haltbarkeit nicht aus, da die Wirkstoffe hydrolytischen und oxydativen Zersetzungen unterliegen.

Die geringe Wirkung des Fluidextraktes beruht scheinbar auch auf einer unzulänglichen Löslichkeit der Wirkstoffe in dem 23%igen Alkohol, der nicht ausreicht, um die nach dem Eindampfen der Nachläufe konzentrierten Wirkstoffe im Vorlauf zu lösen, die dem Fluidextrakt auf diese Weise verlorengehen. Nach R. Maeder[5] kann nämlich der Nachlauf ohne Minderung der Wirksamkeit bei 100° auf freier Flamme eingedampft werden, wenn der Rückstand mit 70%igem Alkohol wieder

---

[1] Dansk Tidsskr. Farmac. **1929**, 208; Ref. Pharmaz. Ztg. **1929**, 1567.
[2] Pharmaz. Presse **1932**, H. 5. — [3] Pharmaz. Ztg. **87**, 852 (1951).
[4] Pharmazie **5**, 605 (1950). — [5] Diss. Basel 1925.

ergänzt wird. Dies spricht auch für eine hohe Thermostabilität der Wirkstoffe.

W. Peyer und K. Rosenthal[1] z. B. beobachteten, daß sich häufig harzähnliche, außerordentlich glykosidreiche Anteile ausscheiden, die sich im Vorlauf nicht wieder lösen und beim Filtrieren verlorengehen. Sie empfehlen deshalb, gegen Ende des Eindampfens der Nachläufe soviel Weingeist zuzusetzen, daß die Ausscheidungen sich wieder lösen und der Rückstand nicht grießig oder körnig ist. Um das Abscheiden der Emodine überhaupt zu vermeiden, schlagen Peyer und Rosenthal eine konzentrierte Tinktur 1 : 2 vor, die sich viel einfacher bereiten läßt und ein befriedigendes Präparat darstellen soll.

Nach H. Dietmann[2] sind es vor allem wasserunlösliche, saure Catechingerbstoffe, die zu Phlobaphenen abgebaut werden, sich ausscheiden und die Wirkstoffe mitreißen, auf denen die Wirkungsabnahme des Fluidextraktes beruhen soll. Anthrachinonderivate wurden schon von L. Kroeber und neuerdings von Dietmann in den Niederschlägen der Fluidextrakte nachgewiesen. Dietmann verhindert deshalb die Niederschlagsbildung durch Neutralisation des Fluidextraktes auf folgende Weise: 5 Teile Fluidextrakt werden mit 45 Teilen Wasser gemischt. Der entstandene Niederschlag (Catechinsäuren) wird mit n/10-Natronlauge solange titriert, bis eine lackmusneutrale Lösung (Tüpfelreaktion) entsteht. Die entstandene Lösung ist in der Aufsicht und Durchsicht vollkommen klar. Aus der verbrauchten Menge n/10-Natronlauge wird die darin enthaltene Menge Natriumhydroxyd berechnet und diese mit 200 multipliziert, als Substanz, in sehr wenig Wasser gelöst, 1000 Teilen Fluidextrakt zugesetzt. Dietmann verbrauchte etwa 3,5 bis 4,5 ccm n/10-Natronlauge und 2,5 bis 3,5 g NaOH für 1000,0 Extrakt. Dieses wird dadurch intensiv braun gefärbt, mischt sich aber klar mit Wasser und zeigt keine Sedimentierung mehr. Die therapeutische Wirkung des Fluidextraktes wird durch die Neutralisation nicht beeinträchtigt, wie lange sie anhält wird leider nicht angegeben.

Das Ergänzungsbuch 6 enthält ein *Extr. Frangulae fl. examaratum*, das mit 5% MgO hergestellt wird. Dieses reagiert mit sauren Bitterstoffen, die als schwer lösliche Magnesiumverbindungen ausgeschieden werden, wodurch das Extrakt weniger bitter schmeckt. In alkalischer Lösung werden die Glykoside und deren Spaltprodukte aber rasch und leicht oxydiert, weshalb solche Präparate nur oxydierte Verbindungen enthalten. Wenn auch nicht sofort eine Glykosidspaltung eintritt, so nimmt die Wirksamkeit nach einiger Zeit schnell ab. Ein Säurezusatz ist ohne Einfluß auf die Extraktion.

Flüssige Frangulapräparate sind demnach von geringer Haltbarkeit und sollten nur nach Bedarf zum sofortigen Gebrauch hergestellt, z. B. durch Auflösen eines standardisierten Trockenextraktes, aber nicht vorrätig gehalten werden.

P. F. Jorgensen[3] wies durch chromatographische Adsorption mit verschiedenen Säulen folgende Anthracenderivate im Fragulafluidextrakt

---

[1] Pharmaz. Presse **1932**, H. 5. — [2] Pharmaz. Ind. **12**, 277 (1950).
[3] Dansk Tidsskr. Farmac. **24**, 111 (1950).

nach: Anthrachinonglukosidkomplex A und B, Chrysophanolanthron und Frangulaemodinanthronmonomethyläther, Fragulaemodinanthron, Difragulin, Frangulin, Frangulinemodin, Chrysophanol und Frangulaemodinmonomethyläther, Kondensationsprodukt eines teilweise oxydierten Frangulaemodinanthrons. P. ERNST und G. WEINER[1] fanden im Magnesiumoxyd ein brauchbares Adsorptionsmittel zur Feststellung der Inhaltsstoffe im Frangulaextrakt.

Extractum Frangulae siccum.

Die schlechte Löslichkeit der Anthracenderivate in schwachem Alkohol wirkt sich auch bei der Herstellung des Trockenextraktes aus. H. VOGT[2] hat Trockenextrakte durch Perkolation mit 30%igem und 80%igem Alkohol hergestellt und die Extraktlösungen im Vakuum unter 35° zu einem Trockenprodukt eingedampft. Die Extraktausbeuten waren in beiden Fällen nahezu gleich, nämlich 29,2 und 28,7%. Dagegen war der Gehalt an Gesamtemodinen sehr unterschiedlich. Das Extrakt, das mit 30%igem Alkohol bereitet war, enthielt 2,89% Gesamtemodine, die einer Ausbeute von nur 27,2% entsprachen. Das mit 80%igem Alkohol hergestellte Trockenextrakt enthielt 7,19% Gesamtemodine mit mehr als doppelter Ausbeute von 66,56%. Anreicherungsversuche von SCHULTZ[3] mit Aceton, Isobutylalkohol, Fällungsmitteln und durch Adsorption brachten keine wesentlichen Erfolge.

Die Befunde von VOGT wurden von H. AUTERHOFF[4] bestätigt, der mit seiner entwickelten Eisessigmethode freie und gebundene Anthrachinone und Anthranole in 4 Extrakten bestimmte, die mit Wasser, 30, 60 und 86 gew.-%igem Alkohol hergestellt worden waren. Die Ergebnisse sind in Tab. 17 eingetragen.

Tabelle 17. *Untersuchung verschiedener Frangulaextrakte*
-one = Anthrachinone, -ole = Anthranole.

Präparat	Ausbeute %	Freie Anthr.		Glykosid. geb. Anthr.		ol-Gehalt als % der Gesamt-Anthr.	Gesamt-Anthr.-Der. (Aglykonwerte) %	ED$_{50}$ an der Maus bestimmt
		-one %	-ole %	-one %	-ole %			
Cortex 450 ... (DAB 6)	—	0,10	0,13	2,30	1,26 = 33,2%		3,80	über 20 mg schwer bestimmbar
Extr. 451 .... (H$_2$O)	13,4	—	—	1,07	0,71 = 40,0%		1,78	14—15 mg
Extr. 452 .... 30 Gew.-% Äthanol	14,0	0,14	0,05	4,03	1,20 = 22,0%		5,42	7—8 mg
Extr. 453 .... 60 Gew.-% Äthanol	17,1	0,20	0,31	8,61	2,73 = 23,0%		11,85	5—6 mg
Extr. 454 .... 86 Gew.-% Äthanol	13,6	0,16	0,05	9,37	4,38 = 31,4%		13,96	8—8,5 mg

[1] Scientia pharmac. 8, 45 (1937). — [2] Pharmaz. Ztg. 87, 852 (1951). [3] Pharmazie 5, 605 (1950). — [4] Arzneimittelforsch. 3, 137 (1953).

Auch AUTERHOFF fand in den Extrakten mit 30 und 86%igem Alkohol nahezu die gleichen Ausbeuten, wenn auch nur fast die Hälfte der Werte von SCHULTZ und das Extrakt mit 86%igem Alkohol enthielt gleichfalls mehr als das Doppelte an Gesamt-Anthracenderivaten als das Extrakt mit 30%igem Alkohol. Die biologische Prüfung an der Maus, die von AUTERHOFF ausgeführt wurde, ergab mit Ausnahme des Extraktes mit 86%igem Alkohol eine annähernd dem Gehalt an Anthracenderivaten entsprechende Wirkung. Sowohl Anthracenderivate als auch biologische Wirkung nehmen zu von dem wäßrigen Extrakt über das Extrakt mit 30%igem Alkohol zu dem Extrakt mit 60%igem Alkohol. Obwohl der Gehalt der Anthracenderivate bei dem Extrakt mit 86%igem Alkohol weiter ansteigt, nimmt die biologische Wirkung bei diesem Extrakt ab. Vielleicht dürften hier die antagonistischen Gerbstoffe besonders stark in Erscheinung treten. AUTERHOFF empfiehlt zur Herstellung von Frangulaextrakten 60 gew.-%igen Alkohol.

Die *Bestimmung der Gesamtemodine* oder der *einzelnen Anthracenderivate* kann wie bei der Droge ausgeführt werden (Bd. I, S. 312). Für die Eisessigmethode von AUTERHOFF wird von 25 bis 50 mg Extrakt ausgegangen. Die chemische Wirkstoffbestimmung im Trockenextrakt wird aber durch die gleichzeitige Anreicherung der antagonistischen Gerbstoffe unverläßlich sein. In diesem Fall wird nur eine biologische Bestimmung an Mäusen oder ein Selbstversuch eine Beurteilung der therapeutischen Wirksamkeit ermöglichen.

Eine *Unterscheidung zwischen Frangula- und Cascaraextrakt* ist unter Cascara sagrada (S. 75) angegeben.

Cortex Quillajae.

Extraktion. Die Extraktion der Quillajarinde wurde mehrfach untersucht. Übereinstimmend ergab sich nach K. A. KASMARK und L. KOFLER[1] C. J. TOFT-MADSEN[2] und MÜHLEMANN und SCHEIDEGGER[3], daß mit verdünntem Alkohol bis zu etwa 70 Vol.-% die Saponine nahezu quantitativ extrahiert werden, während mit stärkerem Alkohol die Saponinausbeuten beträchtlich abnehmen. Nach MÜHLEMANN und SCHEIDEGGER enthält der Vorlauf bei der Perkolation etwa 60% der Saponine und zur weiteren Extraktion sind 4 bis 5 Teilperkolate erforderlich.

Zur Herstellung von *Fluidextrakten* haben MÜHLEMANN und SCHEIDEGGER die Nachläufe im Vakuum bei 50° zu einem Trockenprodukt eingedampft. Dieses wurde im Vorlauf gelöst, 3 Tage in den Kühlschrank gestellt und filtriert. Die Veränderungen im Saponingehalt und der Extraktstoffe veranschaulicht Tab. 18. Zur Bestimmung des HI wurden die Extrakte mit Pufferlösung (pH 7,4) verdünnt. Bei schwach wirksamen Teilperolakten, d. h. wenn 20fache Verdünnungen zu völliger Hämolyse nicht ausreichten, wurde eine gegebene Menge im Vakuumexsiccator getrocknet und nachher in Pufferlösung aufgenommen.

---

[1] Arch. Pharmaz. **267**, 424 (1929).
[2] Dansk Tidsskr. Farmac. **12**, 131 (1938).
[3] Pharmac. Acta Helvetiae **22**, 323 (1947).

Es zeigt sich, daß die hämolytische Wirksamkeit der verschiedenen Fluidextrakte weniger ausgeglichen ist als diejenige der ursprünglichen Auszüge.
Während die Saponine in die mit 40 bis 60%igem Alkohol bereiteten Extrakte fast
quantitativ übergeführt werden konnten, traten sowohl in stärkeren als auch in
schwächeren Weingeistkonzentrationen steigende Verluste auf. Da bei den letzten
die Menge der durch Defäkation entfernten Ballaststoffe in ungefähr demselben
Maße größer ist, ergibt sich für die Trockensubstanz wiederum etwa gleichstarke
Wirksamkeit. Ungünstig liegen jedoch die Verhältnisse bei den Extrakten mit 70
und ganz besonders mit 90%igem Alkohol, da hier die Verluste an Saponinen
prozentual größer sind als diejenigen an Trockensubstanz, bzw. an Ballaststoffen.

Tabelle 18. *Hämolytischer Index verschiedener Extrakte.*

| | Alkoholgehalt des Menstruums in Vol.-% | | | | | | | |
	Wasser	20%	30%	40%	50%	60%	70%	90%
HE[1] pro g Fluid-extrakt	2970	2970	3100	3510	3260	3260	2860	510
Saponinverlust bei d. Aufarbeitung der Perkolate	10,5%	9,7%	4,3%	2,2%	2,6%	1,5%	17,3%	37%
Trockenrückstand in %	25,60	27,90	29,10	30,30	30,80	29,60	28,00	11,90
Verlust an Extraktivstoffen bei der Aufarbeitung	19,3%	14,8%	11,2%	9,1%	6,2%	10,0%	11,8%	4,0%
HE pro g Trockensubstanz	11600	10600	10600	11600	10600	11000	10200	4300
Menge Trockenextrakt in g aus 40 g Fluidextrakt (= 40 g Droge)	10,1	11,1	11,6	12,1	12,3	11,8	11,2	4,7
HE pro g Trockenextrakt	11100	10500	10500	11100	10500	11100	10000	3500
Saponinausbeute (aus 40 g Droge zu 3400 HE pro g) ...	75,0%	85,7%	89,8%	98,8%	95,0%	96,3%	82,4%	12,1%

Werden die Fluidextrakte im Vakuum zu einem *Trockenextrakt* eingedampft, so treten keine Saponinverluste auf (Tab. 18). Die Verwendung von 40 bis 60%igem Alkohol zeigt sich also in bezug auf Wirksamkeit und Ausbeute als am geeignetsten. 1 Teil Trockenextrakt entspricht
3 Teilen Droge. Niedrigere Weingeistkonzentrationen liefern zwar ebenso
wirksame Extrakte, aber in geringerer Menge. Höhere Alkoholprozente
ergeben sowohl in quantitativer als auch in qualitativer Hinsicht ungün-
stigere Resultate.

Von den Fluidextrakten lassen sich die mit 50%igem und stärkerem
Alkohol mit Wasser klar oder fast klar mischen. Von den Trockenextrakten sind die, die mit 50 bis 70%igem Alkohol hergestellt wurden,
in Wasser schwach trübe bis klar und in Alkohol bis zu 50% löslich. Das
mit 70%igem Alkohol bereitete Trockenextrakt ist in Wasser und in
allen Alkoholkonzentrationen bis zu 70% klar löslich.

Die Trockenextrakte sind wenig hygroskopisch und der Saponingehalt ist mindestens 6 Monate haltbar. Bei den Fluidextrakten treten

---

[1] 1 Hämolyse-Einheit (HE) ist das hämolysierende Vermögen von 0,25 mg
Desoxycholsäure.

nach 6 Monaten Saponinverluste von 15 bis 20% auf, wie es auch von MADSEN festgestellt worden war. Auch zeigte sich mehr oder weniger starker Bodensatz, jedoch am geringsten bei den Fluidextrakten, die mit 50 bis 60 vol.-%igem Alkohol hergestellt waren. Die Autoren schlagen deshalb vor, die Herstellung des Fluidextraktes nach Bedarf durch Auflösen des Trockenextraktes vorzunehmen, das mit 50%igem Alkohol bereitet wurde. Ein solches Fluidextrakt mit 3000 HE pro g zeigte nach 5 Monaten nur einen geringen Bodensatz und einen Saponinverlust von etwa 11%.

Eine Neutralisation des Fluidextraktes mit Ammoniak oder Natronlauge, um eventuell die Haltbarkeit der Saponine zu erhöhen, ist nicht möglich, da das Fluidextrakt durch den alkalischen Zusatz erstarrt.

Zur Bereitung der *Tinctura Quillajae* eignet sich nach KASMARK und KOFLER[1] am besten 42%iger Alkohol, da die Tinktur kaum absetzt, klar bleibt und einen genügend hohen Saponingehalt besitzt. Wird mit dieser Tinktur ein *Liquor Carbonis detergens* hergestellt, so zeigt dieser im Vergleich mit solchen, die mit Tinkturen stärkerer Alkoholkonzentration bereitet waren, auch den geringsten Bodensatz.

Faex.

Extractum Faecis.

Um eine genügende Entbitterung bei der Bereitung des Hefeextraktes zu erreichen, wird empfohlen[2], das Schlämmen mit Wasser und das Durchseihen durch Sieb 6 mehrfach zu wiederholen, um die Hopfenbestandteile vollständig auf dem Sieb zurückzubehalten. Geschieht das nicht, so lösen sich bitter schmeckende Hopfenharzbestandteile in der Sodalösung und verhindern die Entbitterung. Nach dem letzten Dekantieren wird Sodalösung bis zur Bildung eines ganz dünnflüssigen Breies zugesetzt und gründlich verrührt. Hierzu ist etwa die 20fache Menge des Hefegewichtes erforderlich. Nach etwa zweistündigem Absetzen wird die Sodalösung abgegossen und mit dem Auswaschen begonnen. Um das Absetzen der mit Sodalösung behandelten und ausgewaschenen Hefe auf 1 bis 3 Stunden zu beschleunigen, schlägt J. HÜBSCHER[3] vor, die Flüssigkeit mit einigen Brocken Eis zu kühlen.

Ein wohlschmeckendes und haltbares Extrakt erhielt J. HÜBSCHER[3] auf folgende Weise:

In Arbeit genommen wurden 5000 g reine, bzw. entbitterte, durch Auswaschen völlig neutralisierte und dann bis auf rund 25% Trockensubstanz abgepreßte Hefe, welche sich in einem weithalsigen Glasgefäß (Pulverflasche) von 7 bis 10 Liter Inhalt befand. Hierzu wurden 0,1% Salzsäure gegeben, d. h. in diesem Falle 20 ccm einer 25% Salzsäure enthaltenden Acidum hydrochloricum. Das Hefegefäß wurde so in ein heizbares Wasserbad (weißer emaillierter Eimer) gehängt, daß es den Eimer nirgends berührte. Nun wurde erwärmt und die Gasflamme so reguliert, daß die Temperatur konstant während 10 Stunden 50° C betrug. Danach wurde die Flamme gelöscht und der Ansatz bis zum nächsten Tag sich selbst überlassen.

---

[1] Arch. Pharmaz. **267**, 424 (1929).
[2] Pharmaz. Ztg. **1927**, 231. — [3] Pharmaz. Ztg. **1927**, 302.

Die Zellhäute setzten sich bis zum anderen Morgen gut ab und das Extrakt konnte nach Zugabe von 1,5 Liter destilliertem Wasser sowie etwas heißer, gebrannter Kieselgur gut durch ein Leintuch geseiht werden.

Nun wurde die vorhandene Salzsäure durch die berechnete Menge 10%ige Natriumcarbonatlösung genau neutralisiert und noch 2%, d. h. hier 100 g Kochsalz zugegeben und eine Stunde im bedeckten Topf gekocht, wodurch eine wesentliche Geschmacksverbesserung erzielt wurde. Auch ohne irgendwelchen Zusatz von Säure gelingt es, den Geschmack von Hefe lediglich durch Erhitzen auf 90 bis 100° C erheblich zu verbessern, so daß man auf einfachstem Wege zu wohlschmeckenden Hefeextrakten kommt.

Soll der *Abbau der Hefe durch Autolyse* erfolgen, so wird die gereinigte und entbitterte Hefe mit 5 bis 10% Kochsalz vermengt und an einem kühlen Ort einige Zeit lang stehengelassen, wobei eine rasche Verflüssigung eintritt. Diese flüssige Masse wird 2 bis 3 Stunden auf 50° erwärmt, hierauf rasch zum Sieden erhitzt und heiß abgepreßt. Der Preßrückstand wird nochmals mit heißem Wasser ausgezogen und die vereinigten Flüssigkeiten im Vakuum zu einem dicken bzw. trockenen Extrakt eingedampft.

Herstellung aus Preßhefe nach Ph. Helv. V.: 100 g Preßhefe werden mit einer Mischung von 5 g Salzsäure und 50 g Wasser zu einem gleichmäßigen Brei verrieben. Dieser Brei wird in einem Glaskolben am Rückflußkühler 10 Stunden lang im Ölbad so erhitzt, daß die Temperatur des Breies 98 bis 102° beträgt. Man läßt hierauf etwas erkalten (auf etwa 50°) und fügt unter Umrühren soviel einer 10%igen Lösung von kristallisiertem Natriumcarbonat hinzu, daß nach Aufhören der Kohlensäureentwicklung die Mischung auf Lackmuspapier gerade noch schwach sauer reagiert. Man fügt hierauf noch 40 g Wasser hinzu, mischt gut durch und läßt während 24 Stunden an einem kühlen Ort absetzen. Sodann wird soviel als möglich klar abgegossen und der Rückstand abgenutscht. Die vereinigten Lösungen werden auf Eis gestellt. Der Nutschenrückstand wird mit 80 g Wasser während einiger Stunden digeriert, nach 24stündigem Stehenlassen an einem kühlen Orte abgenutscht, die Lösung mit der obigen gemischt, nach 24stündigem Stehenlassen auf Eis, wenn nötig, filtriert und unter vermindertem Druck zur Konsistenz eines frischen Honigs eingedampft, gewogen, mit dem vierten Teil des Gewichts mit Trockenhefe gut durchgemischt und hierauf unter vermindertem Druck zur Trockene eingedampft.

Nähr- und Heilmittel aus Hefe.

Nähr- und Heilmittel aus Hefe sollen die zahlreichen Wirkstoffe der Hefe, insbesonders die Vitamine des B-Komplexes, in möglichst großer Ausbeute und in ihrem ursprünglichen Zustand enthalten. Zur Herstellung solcher Präparate eignet sich besser untergärige Hefe, da sie vitaminreicher ist als die obergärige Hefe. H. INGOLD und H. MÜHLEMANN[1] haben verschiedene Hefepräparate aus frischen Preßhefen durch Trocknung oder durch Plasmolyse und Hydrolyse hergestellt und zur Prüfung der genuinen Beschaffenheit die Gesamtaneurinausbeute, den Verteilungsgrad zwischen freiem und gebundenem Aneurin und die Gärfähigkeit bestimmt. In Tab. 19 sind die verschiedenen Arten der Herstellung der Präparate zusammengestellt und die Vitamin B-Ausbeuten derselben im Vergleich zu Bierhefe in Abb. 14 graphisch dargestellt.

---

[1] Pharm. Acta Helvetiae **23**, 45 (1948).

Tabelle 19. *Einfluß der Herstellungsart auf Nähr- und Heilmittelpräparate auf den Gehalt an Gesamtaneurin.*

Trockenhefen
a) Trocknung bei Zimmertemperatur.
b) Trocknung bei 5 mm Hg, ohne Heizung.
c) Trocknung bei 20 bis 30° und bei 14 mm Hg, Heizung = Infrarotstrahler.
d) Trocknung bei 40° im Thermostat.
e) Trocknung bei 40° im Luftstrom.

Hefeextrakte
Plasmolyse:
a) Faex siccata Ph. H. V.
b) Plasmol. mit Zucker, Trocknung bei 30 bis 40° und 14 mm Hg, ohne Desenzym.
c) Plasmol. mit 10% NaCl, Trocknung bei 14 mm Hg und 40 bis 45°.
Hydrolyse:
a_1) Extractum Faecis Ph. H. V, mit zugesetzter Medizinalhefe.
a_2) Extractum Faecis Ph. H. V, ohne zugesetzte Medizinalhefe.
b_1) Extractum Faecis DAB 6, ohne Desenzym. und mit zugesetzter Medizinalhefe.
b_2) Extractum Faecis DAB 6, ohne Desenzym. und ohne zugesetzte Medizinalhefe.
• = Trocknungszeiten in Stunden.

Die Autoren fassen ihre Ergebnisse wie folgt zusammen:

a) Das Aneurin bleibt bei der Aufarbeitung am besten in den Trockenhefen, weniger gut bei der Plasmolyse, am schlechtesten bei der Hydrolyse erhalten. Die weitaus größte Ausbeute an Vitamin B_1 liefert mit 90% die Trockenhefe *e*, Trocknung der Frischhefe im Luftstrom von 40°, die niedrigste mit 10% der Hefeextrakte Hydrolyse b_2 (Extr. Faecis DAB 6, Hydrolyse mit Salzsäure ohne Desenzymierung). Diese Resultate waren zu erwarten, da bei der Herstellung der Trockenhefen bedeutend kürzere Arbeitszeiten, niedrigere Temperaturen und keine stark wirkenden Chemikalien verwendet wurden.

Im Präparat *c*, Trocknung der Frischhefe bei 20 bis 30°, bei 14 mm Hg und mit Infrarotheizung, wurde trotz der kürzesten Herstellungszeit ein starker Rückgang des Aneurins beobachtet, der dem Einfluß der Infrarotstrahlen zugeschrieben werden muß.

Bei der Trocknung von Präparat *e* bei 40° im Luftstrom wurde

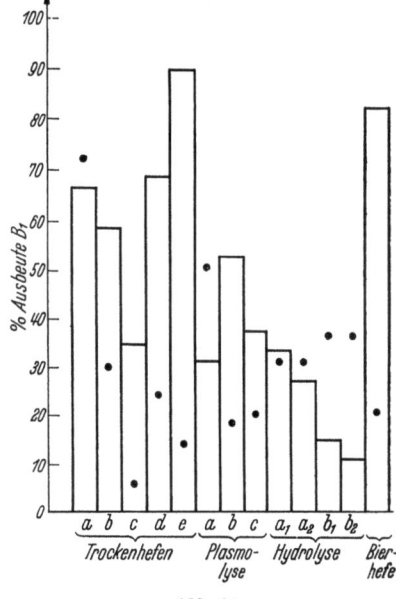

Abb. 14.

eine sehr rasche Abnahme des Wassergehaltes festgestellt, wodurch die autolytischen Fermente sofort blockiert wurden.

b) Die Haltbarkeit der Preßhefepräparate in bezug auf den Aneuringehalt unter Licht- und Feuchtigkeitsschutz war sehr gut. Der Rückgang nach der viermonatigen Lagerung schwankte zwischen 0 und 4,4%. Trotzdem die Bierhefe nach der Trocknung im Thermostaten bei 40° eine sehr gute Ausbeute an Aneurin aufwies, zeigte sie eine schlechte Haltbarkeit.

c) Der Anteil des freien Aneurins am Gesamtaneurin schwankt in der Preßhefe zwischen 1,9 und 2,2%. Bei allen Aufarbeitungen steigt dieser Anteil, jedoch weitaus am wenigsten (bis maximal 30%) in den Trockenhefen. Durch die Desenzymierung (cf. Plasmolyse b mit Zucker, Trocknung bei 14 mm Hg, ohne Desenzymierung, und Plasmolyse a mit Zucker und Desenzymierung bei 100°!) und die Hydrolyse findet eine Aufspaltung bis zu 85% statt.

d) Bei allen Trockenhefen bleibt eine bestimmte Gärgeschwindigkeit erhalten. Durch die Desenzymierung und die Hydrolyse wird die Gärfähigkeit zerstört. Mit Ausnahme des Präparates b, Trocknung der Frischhefe bei 5 mm Hg ohne Heizung, sinkt die Gärgeschwindigkeit während der Lagerung sehr stark (von maximal 27% auf 2% gegenüber der Frischhefe). Das Verhalten der Aufarbeitung b ist dadurch zu erklären, daß die Temperatur während der ganzen Trocknung sehr tief liegt (5 bis 7°) und dadurch die Fermente weniger angegriffen werden.

e) Somit weist die Trockenhefe b (Trocknung der Preßhefe bei 5 mm Hg, ohne Heizung) in bezug auf Aneurinausbeute, Gärgeschwindigkeit und Haltbarkeit die besten Resultate auf. In diesem Präparat wurde eine Ausbeute von 59% Aneurin und 21,7% Gärgeschwindigkeit erreicht. Vitamin B_1 und Gärfermente bleiben bei der Lagerung gut erhalten.

f) Weiter muß festgehalten werden, daß Hefepräparate in allen Fällen vor Licht und Feuchtigkeit geschützt aufbewahrt werden müssen, was auch bei entsprechenden Arzneiformen, wie Tabletten, berücksichtigt werden soll. Ohne Lichtschutz tritt ein erheblicher Verlust an Aneurin auf. Werden die Präparate nicht vor Feuchtigkeit geschützt, so bleibt zwar der Aneurinverlust innerhalb erträglicher Grenzen, aber die Gärfähigkeit geht schon nach kurzer Zeit fast völlig verloren.

Flores Arnicae.

Tinctura Arnicae.

Die Arnicablüten enthalten etwa 0,1% ätherisches Öl, doch sind die eigentlichen Wirkstoffe unbekannt, so daß es auch keine spezifische Wertbestimmungsmethode gibt. Die Tinktur wird deshalb vielfach nach dem Trockenrückstand bewertet, doch sind darüber die Angaben und Forderungen sehr uneinheitlich.

Die Tinktur, die nach dem DAB 6 durch Maceration im Verhältnis 1 : 10 mit Spiritus dilutus hergestellt wird, ist eine der wenigen Tinkturen, die aus nicht zerkleinerter Droge bereitet wird. H. ESCHENBRENNER und R. GÄRTNER[1] stellten jedoch fest, daß die aus pulverisierter Droge

---

[1] Pharmaz. Ztg. **1933**, 160.

bereitete Arnicatinktur ungefähr 20% mehr Extrakt als die aus unzerkleinerten Blüten hergestellte Tinktur enthält.

W. PEYER[1] fordert auf Grund von 18 untersuchten Tinkturen einen Trockenrückstand von 1,5 bis 1,7% und wendet sich gegen die von RIEDEL zu hoch gegriffene Norm von 2 bis 2,3%. BÜMMING[2] ist die Begrenzung von PEYER zu niedrig und weist auf Grund einer Statistik über Arnicatinktur aus den Jahren 1910 bis 1927 nach, daß der Trockenrückstand in den einzelnen Jahren stark schwankt und im Jahre 1926 im Durchschnitt sogar auf 2,4% anstieg. Nach BÜMMING liegt der Trockenrückstand zwischen 1,5 und 2,5%, dessen mittlere Höhe in den einzelnen Jahren von der jeweiligen Ernte abhängt. Dieser scheint auch mit dem Alter der Droge in Beziehung zu stehen. H. v. CZETSCH-LINDENWALD[3] weist darauf hin, daß Tinkturen, die aus frisch gesammelten Blüten und eine Woche nach der Trocknung bereitet waren, einen Trockenrückstand über 2% zeigten, während bei Tinkturen aus älteren Blüten der Trockenrückstand tiefer lag. Derselbe Autor[4] bestimmte auch den ätherischen Ölgehalt und fand bei 8 Tinkturen Werte zwischen 0,02 bis 0,25%.

Nach dem Schweizer Arzneibuch V wird die Tinktur durch doppelte Maceration hergestellt, sie soll einen Trockenrückstand von mindestens 2% aufweisen. Nach J. BÜCHI, G. BERGMANN und E. PAULI[5] soll auch bei doppelter Maceration diese Anforderung nicht immer erfüllbar sein. Auch sie schlagen die Herstellung aus fein geschnittener Droge und durch Perkolation vor.

Flores Chamomillae.
Wäßrige Kamillenauszüge.

K. KOCH[6] fand bei wäßrigen Kamillenauszügen in Form von Dekokt, Infus und haushaltüblichem Aufguß im Azulengehalt keinen wesentlichen Unterschied, der je nach Konzentration und Qualität der Droge zwischen 0,2 und 0,6 mg-% lag und damit außerordentlich gering ist. Auch ein Zerkleinern der Blüten wirkte sich nicht auf die Azulenausbeute aus. Die sechs Tage alten wäßrigen Auszüge enthielten kein Azulen mehr.

E. WEGNER[7] kam bei seinen eingehenden Versuchen zu dem Ergebnis, daß Infus, Dekokt, haushaltüblicher Aufguß und Abkochung, auch bei einstündigem Erhitzen auf dem Wasserbad oder auf dem Drahtnetz, sowie das Kaltmacerat meistens kein Azulen oder nur Spuren enthalten, da das während der Bereitung der Aufgüsse gebildete Azulen vom Drogenrückstand zurückgehalten wird. Dagegen konnten etwa 30% des in der Droge vorhandenen Proazulens in den wäßrigen Präparaten gefunden werden. Wird ein Aufguß eine Stunde am Rückflußkühler erhitzt, so bildet sich aus dem vorhandenen Proazulen Azulen in einer Menge von etwa 2 mg-%, eine Menge, der WEGNER kaum eine therapeu-

---

[1] Apotheker-Ztg. **1927**, 1237. — [2] Apotheker-Ztg. **1928**, 88.
[3] Pflanzliche Arzneizubereitungen, 2. Aufl., 1945, 104.
[4] Pharmaz. Zentralhalle Deutschland **81**, 73 (1940).
[5] Pharmac. Acta Helvetiae **1938**, 94.
[6] Arch. Pharmaz. **280**, 424 (1942). — [7] Arch. Pharmaz. **283**, 127 (1950).

tische Wirkung mehr zuspricht. Die entzündungswidrige Wirkung von wäßrigen Kamillenauszügen, sofern eine solche überhaupt besteht, beruht demnach nicht auf dem Azulen, sondern auf noch unbekannten Stoffen.

WEGNER konnte in Kamillenaufgüssen ein blaues, nicht mit Azulen identisches Terpenochrom feststellen, das sich von ersterem durch seine große Thermolabilität und seine leichte Adsorbierbarkeit an Aluminiumoxyd unterscheidet. Es liegt ebenso wie Azulen in der Kamille nicht im präformierten Zustand, sondern in Form eines Chromogens vor.

Im Gegensatz zu KOCH und WEGNER erhielten Z. BLAŽEK und J. HUBÍK[1] Höchstwerte in der Ausbeute an azulenogenen Stoffen von über 60%, wenn zur Infusbereitung die zerstoßene Droge im Verhältnis 5 : 250 mit Wasser 15 Minuten lang extrahiert wurde.

Extractum Chamomillae fluidum.

Zur Herstellung des Kamillenfluidextraktes prüfte K. KOCH[2] verschiedene Methoden, nämlich Perkolation, Reperkolation und Evakolation. Die Azulenausbeuten waren in allen Fällen gering und stiegen nicht über 25%. Höhere Alkoholkonzentrationen des Extraktionsmittels erwiesen sich als etwas günstiger als schwächerer Alkohol. Der Azulengehalt nahm aber in allen Präparaten schnell ab. Innerhalb eines Monats schon war er um etwa 50% zurückgegangen. Hierauf blieb er teils konstant, teils waren die Präparate azulenfrei. Auch eine stabilisierte Tinktur aus frischen Blüten, um die Enzyme abzutöten, zeigte keine größere Haltbarkeit. Nur bei Extraktion mit 45 vol.-%igem Alkohol, der 2% Ammoniak enthielt, erhöhte sich die Azulenausbeute auf 45% und blieb Monate praktisch unverändert.

H. SPENGLER nnd G. WEISFLOG[3] untersuchten ebenfalls den Einfluß verschiedener Extraktionsmittel auf die Ausbeute an ätherischem Öl und Azulen. Die Alkoholkonzentration prüften sie durch Maceration von 60 g Droge mit 500 ccm Menstruum während dreistündigem Schütteln in der Schüttelmaschine. Dabei wurde mit 45%igem Alkohol die größte Azulenausbeute erhalten. Im Öl von 100 ccm Extrakt wurden folgende Werte gefunden:

20%iger Alkohol............. 1,80% Azulen
45%iger Alkohol............. 5,12% Azulen
70%iger Alkohol............. 4,53% Azulen

Da der Azulengehalt in saurer Lösung nach K. KOCH[2] schnell abnimmt, verwendeten sie für die Perkolation folgende alkalischen Zusätze:

Alkohol 45%,
Alkohol 45%, Ammoniak 2% (p_H etwa 10),
Alkohol 45%, Natronlauge q.s. (p_H etwa 10),

womit im Vorlauf nachstehende Werte an ätherischem Öl und an Azulen gefunden wurden:

---

[1] Československ. farmac. **1**, 170 (1952). — [2] Arch. Pharmaz. **280**, 424 (1942).
[3] Pharmac. Acta Helvetiae **22**, 190 (1947).

Tabelle 20. *Gehalt an ätherischem Öl und Azulen in verschiedenen Kamillen-Perkolaten.*

Extraktionsmittel	Ätherisches Öl mg%	Azulen mg%
45%iger Alkohol	113	5,0
45%iger Alkohol + Natronlauge bis p_H etwa 10	306	4,8
45%iger Alkohol + Ammoniak p_H etwa 10....................	180	6,2

Daraus ergibt sich, daß durch die alkalischen Zusätze, besonders durch Natronlauge bedeutend mehr, nämlich das 2,7fache, an ätherischem Öl extrahiert wird. Auf die Azulenausbeuten dagegen wirken sich die alkalischen Zusätze nicht oder nur wenig aus und zwar wird durch den Ammoniakzusatz hier das meiste Azulen extrahiert. Die Extraktion im Vorlauf ist aber keineswegs erschöpfend, denn in 5 weiteren Nachläufen wurden insgesamt noch etwa die halbe Menge bei dem Alkohol mit Natronlauge, $^3/_4$ bei dem Alkohol mit Ammoniak und fast die gleiche Menge bei reinem Alkohol an ätherischem Öl gefunden und in allen drei Fällen etwa die gleiche Menge Azulen. Ätherisches Öl und Azulen sind deshalb schwer extrahierbar.

Die Reperkolation bietet gegenüber der Perkolation keine wesentlichen Vorteile. Die Autoren stellen folgende Werte gegenüber, die mit 45%igem Alkohol + 2% Ammoniak erhalten wurden:

Tabelle 21. *Ätherischer Öl- und Azulengehalt von Kamillenfluidextrakten.*

	Gehalt an ätherischem Öl mg%	Azulengehalt mg%
Perkolation, Vorlauf	180,6	6,26
Reperkolation	195,6	6,77

Nach diesen Versuchen würde auch der Vorlauf einer gewöhnlichen Perkolation mit 45%igem Alkohol + 2% Ammoniak für die Herstellung eines Fluidextraktes genügen.

Nachdem die therapeutische Wirkung des Fluidextraktes nicht auf dem Azulen beruhen kann, sondern vermutlich auf anderen Bestandteilen des ätherischen Öles, so müßte versucht werden, ein möglichst ölreiches Präparat zu erhalten, wofür sich ein stärkerer Alkohol als günstiger erweisen würde. Auch die Verträglichkeit der alkalischen Reaktion, sofern das Fluidextrakt mit einem Zusatz von Natronlauge oder Ammoniak hergestellt wird, wäre in klinischen Versuchen zu prüfen. Das letzte Wort über die günstigste Extraktion der Kamille dürfte demnach noch nicht gesprochen sein. Die Stada läßt nur einen Vorlauf mit 45%igem Alkohol ohne alkalischen Zusatz als Fluidextrakt gewinnen und den Nachlauf für eine weitere Extraktion verwenden.

Das im Proazulen gebundene Azulen läßt sich durch Erhitzen des Fluidextraktes zur Wirkung bringen. Dies wurde im pharmakologischen Versuch am Kaninchenauge von F. NEUWALD[1] festgestellt, nach dem das

---

[1] Süddtsch. Apotheker-Ztg. **88**, 326 (1948).

Fluidextrakt erst nach vierstündigem Erhitzen am Rückflußkühler eine entzündungswidrige Wirkung zeigt. Bei der Lagerung geht allerdings in solchen erhitzten Präparaten der Azulengehalt schnell zurück. Nach E. KOHLSTAEDT, E. STAABE und W. KESPER[1] ist in Kamillosan und im durch Reperkolation hergestellten Fluidextrakt der Proazulengehalt (von den Autoren als Azulen bestimmt) auch nach jahrelanger Aufbewahrung konstant. Demnach wäre das Proazulen in wäßrig-alkoholischer Lösung, aber nicht das Azulen haltbar. Dieser pharmakologischer Versuch steht allerdings nicht mit der therapeutischen Praxis in Einklang, nach der Fluidextrakte auch ohne Erhitzen wirksam sind. Immerhin ist daraus ersichtlich, daß die entzündungswidrige Wirkung sich durch Erhitzen des Fluidextraktes vor dem Gebrauch erhöhen läßt und das Proazulen für eine Azulenwirkung nutzbar gemacht werden kann.

Zur Bestimmung des ätherischen Ölgehaltes und des Proazulens über das Azulen geben H. SPENGLER und O. WEISFLOG[2] folgendes Verfahren an:

30 g Kamillenfluidextrakt werden in einem Rundkolben von 1 Liter Inhalt mit 300 ccm Wasser vermischt. Die Mischung wird auf dem Drahtnetz der Destillation unterworfen bis 200 ccm Destillat übergegangen sind. Das Destillat wird in einem Scheidetrichter mit 60 g Natriumchlorid versetzt und dreimal mit je 50 ccm Äther ausgeschüttelt. Die vereinigten ätherischen Auszüge werden mit 10 g entwässertem Natriumsulfat getrocknet und dann in einen getrockneten, genau gewogenen Erlenmeyerkolben von 250 ccm Inhalt filtriert. Natriumsulfat und Trichter werden so lange mit getrocknetem Äther nachgespült, bis der Kolben 120 g ätherische Lösung enthält.

Azulenbestimmung: 10 ccm dieser Lösung in ein Reagenzglas von 13 mm lichter Weite gebracht, müssen mindestens der Farbstärke einer 0,0001%igen wäßrigen Pyrrolblaulösung entsprechen.

Ölbestimmung: Der Inhalt des Reagenzglases wird in den Kolben zurückgebracht und das Reagenzglas mit wenig trockenem Äther nachgespült. Der Äther wird auf dem Wasserbad bei höchstens 60° vorsichtig abdestilliert. Der Erlenmeyerkolben wird nach dreistündigem Stehenlassen im Schwefelsäureexsiccator genau gewogen. Das Gewicht des ätherischen Öles muß mindestens 0,06 g betragen, was einem Mindestgehalt von 0,20% ätherischem Öl im Fluidextrakt entspricht.

Außerdem wird ein Trockenrückstand, mit 5 g bestimmt, von mindestens 15% verlangt.

Flores und Fructus Crataegi.

Tinkturen und Fluidextrakte werden aus getrockneten oder frischen Blüten und Früchten hergestellt, wozu mindestens 60%iger Alkohol wegen der Wasserunlöslichkeit des Sapogeningemisches verwendet werden soll. Die Drogen sollen nicht zu alt sein und erst unmittelbar vor der Extraktion zerkleinert werden. Die Haltbarkeitsprüfungen dieser Präparate stehen noch aus.

Folia und Radix Belladonnae.

Extractum Belladonnae.

Zur Gewinnung eines weniger stark hygroskopischen Belladonnaextraktes DAB 6 empfiehlt H. ESCHENBRENNER[3] die alkohollöslichen und

---

[1] Pharmazie **1**, 218 (1946). — [2] Pharmac. Acta Helvetiae **22**, 190 (1947).
[3] Pharmaz. Ztg. **1927**, 1462.

harzähnlichen Stoffe restlos durch vollständiges Verjagen des Alkohols und durch Verwendung einer größeren Wassermenge, als es das DAB 6 vorschreibt, zu entfernen. Demnach sollen die Extraktlösungen im Vakuum bis zur Konsistenz eines schwer fließenden Spissumextraktes eingedampft werden. Der Abdampfrückstand ist nicht mit der gleichen, sondern mit der zwei- bis dreifachen Wassermenge aufzunehmen, die Lösung ist bei möglichst niedriger Temperatur 24 Stunden stehenzulassen und dann zu filtrieren. Vor der Weiterverarbeitung überzeuge man sich, ob das Filtrat mit Wasser ohne erhebliche Trübung mischbar ist.

Die doppelte Maceration des DAB 6 genügt nicht, um die Alkaloide quantitativ zu extrahieren. Nach F. Gstirner und G. Stein[1] beträgt die Alkaloidausbeute nur 35%, durch Perkolation steigt sie auf 64%. Andere Arzneibücher führen die Extraktion durch Perkolation aus und stellen bereits das Perkolat auf den vorgeschriebenen Alkaloidgehalt ein, um ein gleichmäßiges Trockenprodukt zu erhalten. Das Schweizer Arzneibuch V z. B. perkoliert die Droge und führt eine zweifache Abscheidung wasserunlöslicher Stoffe aus. Das Perkolat von 100 Teilen Droge wird auf 200 Teile eingedampft, filtriert und nachgewaschen, das Filtrat wird dann auf 100 Teile unterhalb 50° eingeengt, 24 Stunden oder besser 48 Stunden kalt gestellt und nochmals filtriert. Nach Ermittelung des Alkaloid- und Extraktgehaltes wird das Filtrat mit der nötigen Menge Zucker versetzt, um ein Trockenprodukt von 0,5% Alkaloiden zu erhalten (Berechnungsformel S. 19).

W. Brandrup[2] empfiehlt folgendes Verfahren:

500 g grob gepulverte Tollkirschenblätter werden mit 200 g verdünntem Weingeist durchfeuchtet und nach dem bei Extracta fluida angegebenen Verfahren mit verdünntem Weingeist so perkoliert, daß zuerst 800 g verdünnter Weingeist auf den Perkolator gegeben, nach dem Durchziehen 1000 g Wasser aufgegeben und dann 1000 g Auszug aufgefangen werden. Diese 1000 g eines Extraktes 1 : 2 werden im Vakuum auf 300 g eingedampft und zur Ausfällung des Chlorophylls mit weiteren 300 g Wasser versetzt und entsprechend weiter verarbeitet.

Auch die Evakolation eignet sich nach W. Brandrup[3] sehr gut zur Extraktion der Belladonnablätter, mit der bei einem Verhältnis von 500 g Droge zu 680 g Spiritus dilutus eine Alkaloidausbeute von etwa 90% erreicht wird. Trotzdem empfiehlt Brandrup 500 g Droge mit 1000 g Spiritus dilutus zu evakolieren, weil damit das gleiche Verhältnis von Alkaloiden zu Extraktstoffen wie bei dem DAB 6-Verfahren erhalten wird.

Das gehaltreichste Perkolat erhält man nach M. Tonnesen[4] bei einer Teilchengröße, die einem Sieb mit 20 Maschen pro cm entspricht und bei einer Abtropfgeschwindigkeit von 10 Tropfen pro Minute. Eine vorausgehende Maceration und Befeuchten der Droge vor dem Einfüllen in den Perkolator wirkt sich nicht auf den Alkaloidgehalt aus.

Die erwähnten geringen Alkaloidausbeuten beruhen aber nicht auf einer ungenügenden Extraktion. Das Perkolat enthält nämlich nach F. Gstirner und G. Stein etwa 97% der Alkaloide, die im Laufe der weiteren Aufarbeitung, besonders bei der langsam verlaufenden Filtra-

---

[1] Pharmazie 7, 90 (1952).
[2] Dtsch. Apotheker-Ztg. 1935, 921. — [3] Pharmaz. Ztg. 1936, 683, 855.
[4] Dansk Tidsskr. Farmaci 22, 35 (1948); Ref. Pharmazi Zentralhalle Deutschland 88, 355 (1949).

tion, vermutlich durch adsorptive Bindung an Kolloide und Einschluß
an Chlorophyll, verlorengehen, so daß Alkaloidverluste von 30 bis 40%
auftreten können. Adsorptionsverbindungen, eine Art chemischer Pseudoverbindungen zwischen Alkaloiden und Kolloiden, wurden von E. ESTEVE[1]
nachgewiesen. Bei chlorophyllfreien Drogen, wie Radix Belladonnae oder
Semen Stramonii treten nicht so hohe Verluste auf, es ergeben sich Alkaloidausbeuten von 80 bis 90%.

Neuere Arzneibücher vermeiden deshalb die Filtration chlorophyll-
haltiger Auszüge. Das Amerikanische Arzneibuch XIV, 1950, z. B. extrahiert mit starkem Alkohol und führt eine Reinigung des Extraktes mit
Petroläther durch:

> 1000 g Droge werden 16 Stunden mit Alkohol maceriert und dann langsam
> perkoliert. Das Perkolat wird im Vakuum unter 60° zu einem weichen Extrakt ein-
> gedampft. Dann werden 50 g Stärke zugesetzt und zum Trockenprodukt einge-
> dampft. Das trockene oder weiche Extrakt wird von den fettigen Bestandteilen
> mit Petroläther befreit, indem 100 g Extrakt mit etwa 300 ccm Petroläther ver-
> setzt und 2 Stunden lang unter wiederholtem Umrühren stehengelassen wird.
> Nach dem Absetzen wird der Petroläther abgegossen und die Extraktion noch
> zweimal mit kleinen Petroläthermengen wiederholt. Das Extrakt wird mit Stärke
> auf 1,25% Alkaloide eingestellt.

Die Ph. Brit. 1948 läßt die wasserunlöslichen Bestandteile überhaupt
nicht entfernen. Die Droge wird mit Spiritus dilutus bis zur vierfachen
Menge der Droge perkoliert und das Perkolat mit so viel fein gepulverter
Droge versetzt, daß nach dem Eindampfen sich daraus ein Trockenprodukt mit 1% Alkaloiden ergibt. Das Perkolat wird im Vakuum bei
höchstens 60° zur Trockene verdampft und in einem Luftstrom bei höchstens 80° getrocknet.

Veränderung der Alkaloide. Bei der Herstellung des Extraktes ist
auch die Veränderung der Alkaloide zu berücksichtigen. Das l-Hyoscyamin kann zum Atropin racemisiert werden, wodurch die Wirkung
halbiert wird oder es wird zu Tropin und l-Tropasäure hydrolysiert und
das Atropin verliert durch Hydrolyse zu Tropin und d,l-Tropasäure seine
Wirksamkeit. Diese Verhältnisse wurden von M. TONNESEN[2] näher geprüft[3]. In alkalischer Lösung tritt hauptsächlich Racemisierung des l-
Hyoscyamins zu Atropin, in saurer Lösung neben geringer Racemisierung hauptsächlich Hydrolyse zu Tropin und l-Tropasäure ein. Bei $p_H 5$,
wie es bei den üblichen Drogenauszügen zutrifft, ist die Hydrolyse am
geringsten. Eine Extraktion der Droge mit einem Säurezusatz, wie er bei
anderen Alkaloiddrogen vorteilhaft ist, wird deshalb bei Folia Belladonnae nur mit Vorsicht anwendbar sein, weil während des Einegens der
Extraktlösung die Alkaloide hydrolysiert werden. Während des Eindampfens der üblichen Drogenauszüge findet aber nur eine geringe Hydrolyse des Hyoscyamins statt, gleichgültig, ob das Eindampfen mit oder
ohne Vakuum durchgeführt wird. Dagegen kann die Racemisierung zu

[1] Pharmac. nueva **1942**, 7, 141; Ref. Jb. Pharmaz. **1942**, 213.
[2] Dansk Tidsskr. Farmac. **22**, 35 (1948); Ref. Pharmaz. Zentralhalle Deutschland **88**, 355 (1949).
[3] Siehe auch W. SCHNEIDER: Zur Kenntnis des l-Hyoscyamins und Atropins.
Arch. Pharmaz. **284**, 306 (1951).

Atropin bis zur quantitativen Umwandlung des Hyoscyamins durch hohe Temperaturen von etwa 100° erfolgen. Die Racemisierung wird verhindert, wenn die Eindickung nur bis zum Spissumextrakt und die weitere Trocknung auf Glasplatten bei höchstens 70° im Wärmeschrank durchgeführt wird. Dies wurde auch von LARS-EINAR FRYKLÖF[1] bestätigt, nach dem die Trocknung des Belladonnaextraktes bei 60° während 24 bis 48 Stunden ohne Racemisierung durchgeführt werden kann. Die Temperatur kann eventuell bis zu 80° ansteigen. Ein Unterschied zwischen chlorophyllhaltigen und chlorophyllfreien Extrakten bezüglich der Stabilität des l-Hyoscyamins konnte von ihm nicht festgestellt werden.

F. GSTIRNER und G. STEIN[2] fanden bei Extrakten aus Folia und Radix Belladonnae, Folia und Semen Stramonii und Folia Hyoscyami nur eine geringfügige Racemisierung; der Hyoscyamingehalt war in allen Fällen nicht unter 90% gesunken. Schließlich wird die Racemisierung auch von der Menge Extraktflüssigkeit und der Dauer des Eindampfens abhängen, indem bei größeren Flüssigkeitsmengen durch die lange Eindampfungszeit eine stärkere Racemisierung eintreten wird.

Ebenso findet keine Racemisierung beim Eindampfen durch Zerstäuben bei 30° statt. K. ARNBERGER und B. SOMMARIN[3] empfehlen für die Zerstäubung einen Zusatz von Natriumsulfat auf folgende Weise:

5 kg Droge werden extrahiert, das Chlorophyll mit Wasser gefällt, der Alkohol wird abdestilliert, so daß sich 4,2 kg Flüssigkeit ergeben. 2,1 kg werden mit 300 g trockenem Natriumsulfat versetzt und die Lösung durch Zerstäubung eingedampft.

Um eine Racemisierung durch höhere Temperatur zu vermeiden, stellen B. HEIBEK und S. KRAUGERUD[4] ein *Fluidextrakt* auf folgende Weise her: Die Droge wird mit Spiritus dilutus perkoliert und von dem Perkolat der Alkohol im Vakuum unter 50° abdestilliert. Die wäßrige Extraktlösung wird in ein offenes Gefäß gebracht und mit 125 g geschmolzenem Hartparaffin auf je 1 kg Droge versetzt und verrührt. Nach dem Stehen im Kühlschrank über Nacht wird die feste Paraffinschicht und damit auch die Hauptmenge des Chlorophylls und andere Ballaststoffe entfernt. Hierauf wird filtriert und das Filtrat im Vakuum zur gewünschten Konzentration eingedampft.

Hygroskopizität. Das Belladonnaextrakt ist stark hygroskopisch. Nach MÄRKI[5] soll dies auf dem Gehalt von etwa 1% Cholin beruhen. Auch nimmt die Hygroskopizität mit steigendem Alkoholgehalt zu. Mit 50 vol.-%igem Alkohol hergestellte Extrakte weisen die geringste Hygroskopizität auf. Schon K. F. KAYE und A. T. MOORHOUSE[6] stellten fest, daß Extrakte, die mit 70%igem Alkohol bereitet waren, hygroskopischer sind, als solche, die mit 50%igem Alkohol hergestellt wurden.

C. ANDERSEN[7] erhielt mit Äther, in dem das Cholin unlöslich ist, ein ahygroskopisches Extrakt auf folgende Weise:

1 kg grob gepulverte Droge wird mit 5,5 kg Äther + 200 g 10%igem Ammoniak während 2 Stunden geschüttelt. Dann wird abgepreßt und der Rückstand nochmals mit 1,5 kg Äther eine halbe Stunde extrahiert. Die vereinigten Extraktlösungen

---

[1] Pharmac. Acta Helvetiae **27**, 175 (1952). — [2] Pharmazie **7**, 90 (1952). [3] Farmac. Revy **47**, 354 (1948). [4] Norsk farm. Tidsskr. **62**, 17, 52 (1954); Ref. Dtsch. Apotheker-Ztg. **94**, 343 (1954). [5] Dissertation ETH. Zürich 1945. — [6] Quart. J. Pharmac. **11**, 582 (1938). [7] Farmac. Revy **1943**; Ref. Chem. Zbl. **1943**, II, 1825.

werden filtriert und auf dem Wasserbade auf 50 g eingeengt. Diese werden mit
150 g Milchzucker verrieben, die Ätherreste werden vertrieben und das Extrakt
dann mit Milchzucker auf den verlangten Alkaloidgehalt eingestellt. Die Alkaloidausbeute beträgt 80%. Das Extrakt ist wenig hygroskopisch, soll aber nach
Tonnesen während der Lagerung eine allmähliche Racemisierung und Hydrolyse zeigen.

Tonnesen[1] schlägt 70%iges Aceton oder 60 vol.-%igen Alkohol mit
0,5 bis 1,0 Mol Salzsäure zur Extraktion vor, womit wenig hygrosko-
pische Extrakte erhalten werden, die nur Hyoscyamin enthalten. Die
Droge wird mit einer Geschwindigkeit von 10 Tropfen pro Minute perkoliert und das Chlorophyll vor dem Eindampfen der Extraktlösung mit
Wasser gefällt. Das Eindampfen erfolgt bei höchstens 30° und das Nach-
trocknen bei höchstens 70°.

D. L. Jost[2] hat eingehende Extraktionsversuche zur Gewinnung
eines ahygroskopischen Trockenextraktes durchgeführt. Extrakte, die
mit Äther, Petroläther, Benzin, Benzol, Aceton oder Chloroform hergestellt wurden, wiesen die geringste Hygroskopizität auf. Als besonders
geeignet zur Gewinnung eines ahygroskopischen Belladonnaextraktes
mit einem Gemisch von Aceton und Alkohol empfiehlt der Autor folgendes Verfahren:

100 Teile mittelfeines Tollkrautpulver werden mit 50 Teilen einer Mischung aus
7 Teilen Aceton und 3 Teilen Weingeist gleichmäßig durchfeuchtet und mit der
nötigen Menge derselben Aceton-Weingeistmischung erschöpfend perkoliert, was
nach 250 Teilen Perkolat im allgemeinen zutrifft. Der Auszug wird hierauf unter
vermindertem Druck unterhalb 50° auf 100 Teile eingedampft, mit 100 Teilen
Wasser versetzt und 2 Tage lang in die Kälte (höchstens + 5°) gestellt. Nach dieser
48stündigen Defäkation wird durch ein möglichst kleines Filter bei + 5° filtriert
und das Filter mit Wasser von etwa + 5° in kleinen Portionen nachgewaschen, bis
1 ccm des Waschwassers nach Zusatz von 3 Tropfen verdünnter Salzsäure mit
Mayers Reagens höchstens noch eine schwache Opalescenz zeigt. Das Waschwasser wird mit dem Filtrat vereinigt. Hierauf wird das Filtrat unter vermindertem
Druck unterhalb 50° auf 100 Teile eingedampft, 24 bis 48 Stunden lang bei
höchstens + 5° stehengelassen und nachher, wenn nötig, nochmals bei + 5°
filtriert.

Zur Einstellung auf den gewünschten Alkaloidgehalt werden 6 g des Filtrates
in einer Arzneiflasche von 125 ccm Inhalt mit 60 g Äther und 1 ccm konzentriertem
Ammoniak 2 Minuten lang kräftig geschüttelt. Nach Zusatz von 1 g Traganthpulver
schüttelt man nochmals kräftig, gießt dann 50 g der ätherischen Lösung (= 5 g
Filtrat) durch etwas Watte in einen Erlenmeyerkolben von 150 ccm Inhalt und
destilliert das Lösungsmittel auf dem Wasserbade ab. Den Rückstand nimmt man
mit 5 ccm Weingeist auf und verdampft auch diesen vollständig. Dann löst man
den Rückstand in 3 ccm Weingeist, gibt 25 ccm frisch ausgekochtes und wieder
erkaltetes Wasser und 10 Tropfen Methylrot hinzu und titriert mit n/10-Salzsäure
bis zur Rotfärbung (Mikrobürette). Mit 2 g des Filtrates (genau gewogen) wird der
Trockenrückstand bestimmt, indem man sie in ein trockenes, genau gewogenes,
weithalsiges Erlenmeyerkölbchen mit Glasstopfen abwiegt und unter häufigem
Drehen des Kölbchens auf dem Wasserbad abdampft. Dann wird bei 103 bis 105°
während einer Stunde getrocknet und der Rückstand nach dem Erkalten im
Schwefelsäureexsiccator gewogen. Das Trocknen wird so oft eine halbe Stunde
lang wiederholt, bis das Gewicht des Rückstandes nur noch höchstens 2 mg abnimmt.

---

[1] Dansk Tidsskr. Farmac. **22**, 35 (1948); Ref. Pharmaz. Zentralhalle Deutschland **88**, 355 (1949).
[2] Pharm. Acta Helvetiae **27**, 150 (1952).

Dann wird im Filtrate die nötige Menge Mannit gelöst, um nach dem Eindampfen unter vermindertem Druck bei höchstens 50° ein Trockenextrakt mit einem Alkaloidgehalt von 0,45 bis 0,55% zu erhalten. Berechnung des Mannitzusatzes:

$$x = \frac{97 \cdot A}{a} - T,$$

x zum gesamten Perkolat zuzufügende Menge Verdünnungsmittel in g,
A im gesamten Perkolat enthaltene Menge Wirkstoffe in g,
a geforderter Wirkstoffgehalt des fertigen Trockenextraktes in %.
T Trockenrückstand des gesamten Perkolates in g.
Diese Formel berücksichtigt den von der Ph. Helv. V gestatteten Feuchtigkeitsgehalt von 3% (Einsetzen des Faktors 97 statt 100).
Das Extrakt wird in einem evakuierten, mit P_2O_5 beschickten Exsiccator nachgetrocknet und in Glasstopfenflaschen, vor Licht geschützt, aufbewahrt.

Haltbarkeit. Die Meinungen über die Haltbarkeit der Extrakte sind uneinheitlich. Tonnesen konnte während eines Jahres in Extrakten und 10%igen Lösungen in einem Wasser-Glycerin-Alkoholgemisch (7 + 1 + 1) keine Gehaltsminderung feststellen. Frick[1] erwähnt, daß nach biologischen Prüfungen die Wirksamkeit eines Belladonnaextraktes innerhalb eines Jahres um die Hälfte abgenommen hätte, ein anderes Extrakt war nach $^3/_4$ Jahren noch zu $^4/_5$ wirksam. Sollten sich diese Haltbarkeitsschwankungen bestätigen, so müßte das Extrakt auf den Einzelgehalt an l-Hyoscyamin und Atropin geprüft werden.
Extrakte aus anderen Drogen. Die geringe Alkaloidausbeute bei Folia Belladonnae veranlaßten F. Gstirner und G. Stein[2] ein gleichwertiges Extrakt aus einer anderen Droge herzustellen. In Tab. 22 sind der Alkaloidgehalt der verwendeten Drogen, der daraus durch Perkolation bereiteten Extrakte und die Alkaloidausbeuten zusammengestellt.

Tabelle 22.

Droge	Alkaloidgehalt der Droge in %	Alkaloidgehalt des Trockenextraktes in %	Alkaloidausbeute in %
Folia Belladonnae	0,44	1,53	64,5
Folia Stramonii	0,41	1,51	68,0
Folia Hyoscyami	0,20	0,72	80,0
Semen Stramonii	0,40	4,80	80,0
Radix Belladonnae	0,36	2,50	90,0

Aus dieser Tabelle sieht man, daß bei den Blattdrogen infolge der schlechten Alkaloidausbeuten der Gehalt gerade den Anforderungen von 1,5% Gesamtalkaloiden entspricht. Bei den Extrakten aus Semen Stramonii und Radix Belladonnae ist der Alkaloidgehalt bedeutend höher, so daß zur Einstellung auf 1,5% etwa 50 bis 100% Dextrin erforderlich sind. Außerdem sind diese Extrakte weniger hygroskopisch als die der Blattdrogen. Durch den vermehrten Zusatz von Dextrin werden die hygroskopischen Eigenschaften weiter zurückgedrängt und die Haltbarkeit entsprechend erhöht. Das Extrakt aus Belladonnawurzel bietet also auch technische Vorteile, auch entfällt das Entfernen des Chlorophylls.

---

[1] Dissertation Tübingen 1938. — [2] Pharmazie **7**, 90 (1952).

Ferner bestimmten die Autoren den Einzelgehalt an l-Hyoscyamin,
Atropin und Scopolamin, um zu prüfen, ob das Alkaloidgemisch auch
dem aus Folia Belladonnae entspricht. In Tab. 23 ist die prozentuale
Zusammensetzung der Alkaloidgemische angegeben.

Tabelle 23. *Prozentuale Zusammensetzung des Alkaloidgemisches.*

Alkaloid	Ex. Bellad. e fol.	Ex. Bellad. e rad.	Ex. Stram. e fol.	Extr. Hyoscy.	Ex. Stramon. e sem.
l-Hyoscyamin	96,6	89,3	95,5	95,1	94,3
Atropin	3,4	10,0	3,85	3,14	4,7
Scopolamin ...	—	0,13	0,70	1,77	1,0

Die Zusammensetzung des Alkaloidgemisches weist nach diesen Untersuchungen keine wesentlichen Unterschiede auf. Der Hyoscyamingehalt liegt zwischen 89 und 95%. Je nach dem Alter der Droge oder der
vorhandenen Racemisierung können sich größere Schwankungen einstellen, da Belladonnablätter bereits bis zu 25% Atropin enthalten
können. Jedenfalls ist es möglich auch aus Radix Belladonnae oder
Semen Stramonii ein Extrakt herzustellen, das dem aus Folia Belladonnae bereiteten Extrakt gleichwertig ist und in der Ausbeute und in
technischer Hinsicht wesentliche Vorteile bietet. (Extraktion der Belladonnawurzel s. S. 108).

Alkaloidbestimmung.

Nach G. JUNGHANS[1] liefert die DAB 6-Methode keine einheitlichen
Werte, die in Reihenversuchen teils zu hoch, teils zu niedrig ausfallen.
Richtige Werte erhielt JUNGHANS, wenn die 2 g Ammoniakflüssigkeit
durch 1 g Magnesia usta ersetzt wurden, wobei es genügt, die Traganth-
menge zur Bindung des Wassers auf 0,5 g zu erniedrigen.

F. GSTIRNER und G. STEIN[2] verglichen die Methoden des DAB 6, des
Schweizer Arzneibuches 5 und des Englischen Arzneibuches 1948 in gleicher Weise wie bei der Droge mit den Werten der Einzelbestimmung der
Hauptalkaloide l-Hyoscyamin, Atropin und Scopolamin und fanden folgende Werte:

DAB .... 1,50%   Hyoscyamin 0,98%
Ph. Helv. V ...... 1,35%   Atropin 0,05%
Ph. Brit. 1948 .... 1,06%   Scopolamin ......   −
                                                  _____
                                                   1,03%

Man sieht hieraus, daß nur der Wert des Englischen Arzneibuches der
Summe der Hauptalkaloide entspricht, der Wert des DAB 6 am höchsten und der Wert des Schweizer Arzneibuches dazwischenliegt. Es müssen demnach auch in dem Belladonnaextrakt noch flüchtige Basen vorhanden sein; die nicht, wie erwartet werden könnte, durch das Eindampfen der Extraktlösung bereits vertrieben sind, sondern durch wiederholtes
Verjagen nach dem Schweizer Arzneibuch gegenüber dem DAB 6 beseitigt werden. Außerdem ist aber hier auch mit einer erheblichen Menge
von anderen basischen Stoffen zu rechnen, die nach dem Englischen

---

[1] Apotheker-Ztg. **1934**, 325. — [2] Pharmazie **7**, 362 (1952).

Arzneibuch, vermutlich durch die Chloroformausschüttelung der sauren Alkaloidlösung, entfernt werden, so daß nur das Englische Arzneibuchverfahren einen den Hauptalkaloiden entsprechenden Wert liefert.

Verfahren des Englischen Arzneibuches 1948.

3 g Extrakt werden in einem Scheidetrichter mit 12 ccm einer Mischung gleicher Raumteile Alkohol (95%) und Wasser 30 Minuten lang gut durchgeschüttelt. Dann fügt man 2 ccm verdünnte Ammoniaklösung und 25 ccm Chloroform hinzu und schüttelt gut durch. Die Chloroformlösung wird durch einen mit Chloroform angefeuchteten Wattebausch filtriert und die Extraktion noch dreimal in gleicher Weise mit 25 ccm Chloroform wiederholt. Die vereinigten Chloroformlösungen werden mehrmals mit einer Mischung von 3 Volumen n/5-Schwefelsäure und 1 Volumen Alkohol (95%) bis zur vollständigen Extraktion der Alkaloide geschüttelt. Die sauren Lösungen werden mit 10 ccm Chloroform gewaschen, letzteres läßt man in einen zweiten Scheidetrichter abfließen, der 20 ccm n/10-Salzsäure enthält. Man schüttelt gut durch und läßt das Chloroform nach der Schichtentrennung ablaufen. Die Extraktion der sauren Flüssigkeit im ersten Scheidetrichter wird mit zwei weiteren Mengen von je 5 ccm Chloroform wiederholt, die in dem zweiten Scheidetrichter mit derselben wäßrigen sauren Flüssigkeit gewaschen werden. Die saure Flüssigkeit des zweiten Scheidetrichters wird in den ersten Scheidetrichter gegossen, dann mit verdünnter Ammoniaklösung alkalisiert und mehrmals mit Chloroform bis zur vollständigen Extraktion der Alkaloide ausgeschüttelt. Die vereinigten Chloroformlösungen werden mit 3 ccm Wasser gewaschen, das meiste Chloroform durch Destillation entfernt und die zurückgebliebene Chloroformlösung in eine flache Schale gegeben. Man erhitzt bis zur vollständigen Entfernung des Chloroforms und fügt zu dem Rückstand 2 ccm absoluten Alkohol, verdampft bis zur Trockenheit, trocknet bei 100° und wiegt in Abständen von einer Stunde, bis zwei aufeinanderfolgende Wägungen nicht mehr als 1 mg differieren. Der Rückstand wird in 20 ccm n/50-Schwefelsäure gelöst und mit n/50-Natronlauge titriert, Methylrot als Indicator. 1 ccm n/50-Schwefelsäure = 0,005787 g Hyoscyamin.

M. DORER[1] läßt bei der Methode der Jugoslawischen Pharmakopö 1933, die der Methode des DAB 6 entspricht, den Alkaloidrückstand zweimal mit je 2 ccm 96%igen Alkohol abdampfen und $1/_4$ Stunde weiter erwärmen. Es werden damit die gleichen Werte wie nach dem Tschechischen Arzneibuch 1947 erhalten, das flüchtige Basen durch Eindampfen mit Benzol entfernen läßt. Ein Vergleich mit einer Einzelalkaloidbestimmung oder eine andere Kontrolle ist nicht angegeben.

Zur Bestimmung nach dem Verfahren von F. REIMERS (Bd. I, S. 138), nach dem die Alkaloide hydrolysiert werden und die Tropasäure ermittelt wird, werden 6 g Extrakt verwendet und eine 5 g Extrakt entsprechende Äthermenge weiter wie bei der Droge angegeben verarbeitet.

Tinctura Belladonna.

Bereitung. A. JERMSTAD und O. OSTBY[2] prüften verschiedene Bereitungsweisen und zwar dreistündige Digestion auf dem Wasserbad mit Rückflußkühler, Perkolation und 3, 8 und 10tägige Maceration. Der Alkaloidgehalt aller Tinkturen war nahezu gleich und lag zwischen 0,044 und 0,046%.

---

[1] Farm. Glasnik 5, 21 (1949). — [2] Pharmac. Acta Helvetiae 1934, Nr. 8.

Nach S. J. Dean, Donald, C. Brodie, E. Brockmann-Hanssen und Sidney Riegelmann[1] läßt sich die Belladonnatinktur mit Hilfe der Kolloidmühle (3600 Um./Min.) innerhalb von 15 Minuten herstellen. 100 g Droge werden in 1000 ccm Extraktionsmittel suspendiert und 5 bis 15 Minuten durch die Kolloidmühle laufen gelassen. An Tinktur wurden 800 bis 850 ccm erhalten und die Alkaloidausbeute betrug 100%. Auch durch 15 Minuten lange Maceration und anschließendem einmaligem Durchlaufenlassen durch die Kolloidmühle werden Alkaloidausbeuten von über 90% erhalten. Die beschleunigte Extraktion wird dabei weniger durch eine weitgehende Zerkleinerung der Drogenzellen veranlaßt, wie die mikroskopische Untersuchung des Drogenrückstandes ergab, sondern die Autoren sind der Meinung, daß durch die außerordentlich starke Strömungsgeschwindigkeit, der die Drogenzellen unterliegen, die Permeabilitätsverhältnisse der Drogenzelle zugunsten der beschleunigten Extraktion verändert werden. In ähnlicher Weise konnte auch Folia Stramonii zur Tinktur verarbeitet werden, die Alkaloidausbeute war jedoch etwas geringer.

K. W. Merz und R. Franck[2] haben folgende schnell ausführbare chromatographische **Alkaloidbestimmung** ausgearbeitet:

Adsorptionsrohr von 20 cm Länge und 1 cm lichter Weite. Als Adsorptionsmittel dient reinstes, wasserfreies Al_2O_3 von E. Merck (standardisiertes Al_2O_3 nach Brockmann ist nicht geeignet). 10 ccm Tinktur werden chromatographiert und mit 40 ccm absolutem Alkohol entwickelt. Das etwa 50 ccm betragende Filtrat wird vom Alkohol befreit, etwa 50 g Äther und nach Umschütteln 3,5 g Ammoniakflüssigkeit hinzugegeben und weiter nach der DAB 6-Methode oder einem entsprechenden Verfahren gearbeitet.

Die Extraktion der Belladonnawurzel wurde eingehend von W. J. Husa und Mitarbeitern[3] studiert. Bei der Perkolation wird die Alkaloidausbeute durch den Pulverfeinheitsgrad kaum beeinflußt, wenn dieser zwischen den Sieben mit 8 und 30 Maschen je cm liegt. Als Extraktionsflüssigkeit eignen sich am besten Alkohol-Wassermischungen von 5 + 1 bis 1 + 1 Volumen. Eine Maceration der Droge vor und nach Einbringen in den Perkolator bietet keine Vorteile gegenüber dem schnelleren Verfahren, die Droge ohne Vorfeuchtung trocken in den Perkolator zu bringen und ohne Maceration zu perkolieren. Auch Extraktion unter Vakuum und Maceration erst mit Wasser, dann mit Alkohol boten keine Vorteile. Perkolationsversuche mit Alkohol-Wasser-Glyceringemischen ergaben, daß steigender Glyceringehalt und abnehmender Alkoholgehalt die Extraktion der Alkaloide verzögern.

E. D. Carkhuff und L. G. Gramling[4] haben Extraktionen der Belladonnawurzeln mit Furanderivaten im Soxhlet durchgeführt und erhielten mit Tetrahydrofuran, das 4,3% Wasser enthielt, nach $3\frac{1}{2}$ stündiger Extraktion das Maximum an Alkaloidausbeute von 92,5%.

---

[1] J. Amer. pharmac. Assoc. Sci. Ed. **42**, 88 (1953).
[2] Arch. Pharmaz. **275**, 345 (1937).
[3] J. Amer. pharmac. Assoc. **23**, 891, 980, 1097, 1187 (1934); **24**, 446, 538, 839 (1935); **27**, 852, 859 (1938).
[4] J. Amer. pharmac. Assoc. Sci. Ed. **41**, 660 (1952).

Folia Digitalis.

Extractum Digitalis.

Bei der Herstellung eines Extraktes aus Digitalisblättern soll nach
Möglichkeit die Gesamtheit der Wirkstoffe, insbesonders die Glykoside,
erfaßt und angereichert werden. Hierbei ist die verschiedene Löslichkeit
der Glykoside und deren Empfindlichkeit gegenüber höheren Temperaturen sowie enzymatischen und chemischen Einflüssen zu berücksichtigen. Digitoxin ist wasserunlöslich und alkohollöslich, Gitoxin ist wasserlöslich aber hitzeempfindlich. Wäßrige Auszüge werden demnach di-
gitoxinfrei sein und zur Gewinnung eines Gesamtglykosidpräparates
wird eine wäßrige und alkoholische Extraktion erforderlich sein.

Um die Zerstörung der Glykoside in wäßriger Lösung möglichst zu
verhindern, soll stabilisierte Droge benützt werden, um wenigstens die
enzymatische Einwirkung zu vermeiden. Auch empfiehlt es sich, ausgekochtes, sauerstofffreies Wasser zur Extraktion zu verwenden, da der
im Wasser gelöste Sauerstoff besonders durch die Blattfermente oxy-
dierend einwirkt. Wegen der hydrolytischen Zersetzung und Thermolabilität der Digitalisglykoside sollen die wäßrigen Auszüge möglichst
schnell verarbeitet werden und alle Destillationen der Extraktlösungen
im Vakuum bei möglichst niedriger Temperatur erfolgen. Auch sollen die
organischen Extraktionsmittel frei von oxydierenden Verunreinigungen
sein und vor Gebrauch redestilliert werden. Der hohe Saponingehalt der
Digitalisblätter erschwert mitunter das Ausschütteln wäßriger Lösungen
durch Emulsionsbildung beträchtlich.

Trotz dieser Vorsichtsmaßnahmen können erhebliche und unbe-
rechenbare Glykosidverluste besonders während des Eindampfens der
Auszüge bis zu 50% eintreten. Es wird deshalb unbedingt eine biologische oder zumindest chemische Prüfung des Extraktes erforderlich sein.
Im folgenden werden einige Verfahren näher angegeben.

Wasserlösliches, digitoxinarmes Präparat nach F. O. Meyer[1].

10 kg fein zerschnittene Digitalisblätter werden in einem Tonbehälter entsprechenden Fassungsvermögens mit 50 Liter 40 bis 50° warmem Wasser 12 Stunden
lang digeriert. Dann wird von den Trestern abkoliert und diese werden zentrifugiert.
Diese Digestion wird noch zweimal mit je 15 Litern Wasser wiederholt. Die vereinigten Flüssigkeiten versetzt man nunmehr mit einer heißen Lösung von 2 kg
Bleiacetat in 4 Liter Wasser und läßt 24 Stunden lang absitzen. Dann wird vom
Niederschlag abgehebert und filtriert, der schlammige Bleisalzniederschlag wird
noch einmal mit Wasser nachgewaschen und das Waschwasserfiltrat dem ersten
Filtrat zugesetzt.

In einem entsprechenden Apparat oder einem entsprechend großen Scheidetrichter, in welchem sich gläserne Rührer sehr langsam bewegen, werden die vereinigten Filtrate dreimal mit je 10 Liter Chloroform oder Trichloräthylen oder
Tetrachlorkohlenstoff[2] ausgewaschen. Es soll dabei vorsichtig verfahren werden,
um untrennbare Emulsionen zu vermeiden.

---

[1] Pharmazie **3**, 363 (1948).
[2] Zur Extraktion der Glykoside aus einer chlorophyllfreien Lösung eignen sich
nach G. BAY und O. GISVOLD [J. Amer. pharmac. Assoc. **37**, 314 (1948)] besonders
gut Furan und Tetrahydrofuran.

Die von der wäßrigen Schicht getrennte Glykosidlösung wird zweimal mit 1%iger Natriumcarbonatlösung ausgewaschen, filtriert und auf 1500 ccm eingeengt. Diese Menge wird mit entwässertem Natriumsulfat getrocknet und dann auf 250 ccm weiter konzentriert. Diese gießt man nunmehr sehr langsam und unter beständigem Umrühren in 2500 ccm reinsten, vor dieser Operation noch einmal fraktionierten Petroläther. Das Digitalispräparat scheidet sich in Form weißer Flocken aus. Nach etwa einstündiger Ruhe filtriert man ab, wäscht auf dem Filter mit reinstem Petroläther nach, trocknet bei höchstens 35 bis 40°, pulverisiert und füllt in ein lichtgeschütztes Pulverglas ab. Die Ausbeute bewegt sich zwischen 10 und 15 g.

Digitalislösung, 1 ccm entsprechend 0,1 g Folia Digitalis. 1,2 g des vorstehend erhaltenen Präparates gibt man zu einer Lösung von 50 g Trichlorbutylalkohol (Chloreton) in 2000 ccm 96%igem Alkohol. Die Lösung wird mit Wasser unter Zusatz von 90 g Natriumchlorid auf annähernd 10 Liter aufgefüllt und 4 Wochen stehengelassen. Nach Ablauf dieser Zeit wird durch ein BERKEFELD-Filter filtriert, wobei man zur schnelleren Klärung vorher mit etwa 100 g frisch gefälltem und sehr gut ausgewaschenem Aluminiumhydroxyd schüttelt. Das Filtrat ist genau auf 10000 ccm aufzufüllen. (Zweckmäßiger wird das Filtrat auf den entsprechenden Wirkungswert eingestellt.)

Herstellung der Lösung für Ampullen. 500 g Trichlorbutylalkohol werden heiß in etwa 9500 ccm sterilen Wassers gelöst; in dieser Lösung werden nach Abkühlung auf unter 35° 6 g Digitalispräparat gelöst. Man füllt mit sterilem Wasser auf genau 10 Liter auf und versetzt mit 90 g sterilem Natriumchlorid. Durch ein BERKEFELD-Filter wird filtriert und das Filtrat auf Froschherz eingestellt. Man arbeitet in sterilen Gefäßen.

Herstellung der Verreibung. 6 g Digitalispräparat löst man in 100 g Chloroform, verreibt diese Lösung sorgsam mit 500 g Milchzucker und läßt danach das Chloroform bei gewöhnlicher Temperatur verdunsten.

Herstellung von Tabletten. 6 g Digitalispräparat löst man in 100 g Chloroform und verreibt damit eine Mischung von 950 g Milchzucker und 45 g Weizenstärke. Nach Verdunstung des Chloroforms bei gewöhnlicher Temperatur bereitet man aus dieser Mischung 10000 Tabletten zu je 0,1 g.

Gesamtglykosidpräparat mit sämtlichen Glykosiden nach F. O. Meyer[1].

Das Prinzip dieses Verfahrens besteht darin, daß die wasserlöslichen Glykoside wie vorher angegeben mit Wasser extrahiert werden und der Rückstand mit 50%igem Alkohol zur Gewinnung des Digitoxins extrahiert wird. Man gelangt zu einem Präparat, das sämtliche Digitalisglykoside in ihrem ungefähren natürlichen Verhältnis aufweist und vor allem zu glycerinhaltigen Lösungen, zu Verreibungen, Tabletten, Suppositorien und Pillen verarbeitet wird, wegen der Unlöslichkeit des Digitoxins in Wasser jedoch nicht zu Ampullen.

Man arbeitet also zunächst wie bei dem Digitalispräparat beschrieben und extrahiert den nach der dritten Wasserdigestion scharf ausgepreßten Rückstand dreimal mit 50%igem Alkohol. Durch die vorhergehende Wasserextraktion werden Stoffe entfernt, die die Gewinnung des Digitoxins erschweren.

Der scharf ausgepreßte Rückstand der wäßrigen Extraktion wird mit 15 Liter 50%igem Alkohol ausgezogen. Nach dem Abpressen wird auch diese Extraktion zur vollkommenen Erschöpfung noch zweimal wiederholt. Die alkoholischen Auszüge sammelt man in einer Schale, versetzt sie in dieser mit 1100 g basisch-essigsaurem Blei und filtriert durch mehrere Glastrichter mit Faltenfiltern. Die vereinten Filtrate werden nach Zugabe von 15 g Calciumcarbonat im Vakuum bei

---

[1] *Pharmazie* **3**, 363 (1948).

möglichst niedriger Temperatur auf etwa $\frac{1}{3}$ ihres Volumens eingeengt, wobei sich das noch verunreinigte Rohdigitoxin ausscheidet.

Zu dem Destillationsrückstand gibt man etwas 2%ige Natriumcarbonatlösung, schüttelt durch, läßt absitzen und dekantiert die Flüssigkeit ab. Diese Ausschüttelung des Rohdigitoxins mit der Natriumcarbonatlösung ist so oft zu wiederholen, bis diese sich nicht mehr färbt. Dann nutscht man das Rohdigitoxin ab, trocknet es auf Tontellern oder im Vakuum bei niedriger Temperatur und zerreibt zu einem feinen Pulver.

Unter Zugabe von Entfärbungskohle kocht man dieses Rohdigitoxin viermal mit Chloroform aus, behandelt dann die vereinigten Chloroformauszüge noch einmal mit metallfreier Entfärbungskohle, filtriert und destilliert das Chloroform bei mäßiger Temperatur bis auf einen geringen Rest ab. Zu diesem Rückstand setzt man jetzt 500 ccm absoluten Äther und läßt die Mischung über Nacht stehen. Das ausgeschiedene Digitoxin wird abgenutscht und nötigenfalls aus warmem 90%igen Alkohol umkristallisiert. Die Ausbeute beträgt ungefähr 6 g.

Dieses Digitoxin wird mit dem wäßrigen Extrakt vereinigt, im Mörser gleichmäßig vermischt und vor Licht geschützt in Pulvergläsern aufbewahrt. Die Ausbeute schwankt zwischen 16 und 21 g Gesamtglykosid.

R. E. KING und O. GISVOLD[1] geben ein Verfahren an zur Gewinnung eines Glykosidkonzentrates aus *frischen Digitalisblättern*:

Durch Sättigen des wäßrigen Extraktes frischer Digitalisblätter (erhalten nach BAY und GISVOLD) mit wasserfreiem Natriumsulfat wurden neben anderen die wirksamen Inhaltsstoffe abgeschieden. Aus der Abscheidung, die getrocknet aufbewahrt werden kann, werden die Wirkstoffe mit Butanol, Methyläthylketon und Tetrahydrofuran extrahiert und aus diesen durch Behandlung mit Aceton und Benzol zwei Fraktionen erhalten: Digitoxin und Purpureaglykosid A sowie Gitoxin und Purpureaglykosid B. Es gelang aber nicht, die Farbstoffe z. B. aus dem dunkelgelben Butanolextrakt zu entfernen.

Es wurden noch verschiedene andere Verfahren ausgearbeitet, die patentrechtlich geschützt sind und von F. O. MEYER[2] teilweise zusammenfassend besprochen werden. Nur einige Maßnahmen daraus seien erwähnt. Nach DRP 246571 (Knoll A.G.) werden wasserlösliche Verbindungen der in den Digitalisblättern enthaltenen wirksamsten Tannoidverbindungen der Glykoside mit trockenem Ammoniakgas oder Alkalialkoholaten erhalten. Dabei scheiden sich die Ammonium-Digitannoide in Form eines gelben Pulvers ab. Nach DRP 614950 (Goda A.G. Breslau) wird die Hauptmenge der unwirksamen Stoffe mittels aliphatischer und bzw. oder aromatischer Kohlenwasserstoffe oder Schwefelkohlenstoff in der Wärme entfernt und die so vorbehandelte Droge mit 95%igem Alkohol erschöpfend extrahiert. Durch Wahl eines geeigneten Mischungsverhältnisses eines organischen Extraktionsmittels mit Wasser ist es möglich, die Glykoside ohne Chlorophyll zu extrahieren, z. B. mit 45%igem Aceton. Fremdstoffe lassen sich weiter ohne Glykosidverlust mit kolloidalem Ferrihydroxyd entfernen, das aus Ferrisulfat und Calciumcarbonat hergestellt wird (DRP 575496 W. STRAUB):

1 kg gepulverte Folia Digitalis werden mit 25 Liter 96%igem Alkohol 12 bis 24 Stunden angesetzt, dann 30 Minuten lang gekocht und filtriert. Mit 10 Liter Alkohol wird nachgewaschen. Das alkoholische Filtrat wird im Vakuum auf 5 Liter konzentriert, mit 25 Liter Wasser von 30° verdünnt und unter Rühren eine Lösung von 400 g Ferrisulfat in 5 Liter Wasser zugesetzt unter Beibehaltung eines Tem-

---

[1] J. Amer. pharmac. Assoc. Sci. Ed. **39**, 109 (1950); Ref. Pharmaz. Zentralhalle Deutschland **93**, 14 (1954).
[2] Pharmazie **3**, 363 (1948).

peraturintervalles von 30 bis 35°. Nach 5 Minuten langer Einwirkung werden unter
fortwährendem Rühren portionsweise 800 g Calciumcarbonat eingetragen und eine
halbe Stunde bei einer Temperatur von 30 bis 35° weiter gerührt. Das Reaktionsgemisch wird nach dieser Zeit mit 15 Liter lauwarmem Wasser auf ein Volumen
von 50 Liter gebracht und warm filtriert. Das Filtrat wird im Vakuum auf etwa 5
bis 10 Liter eingeengt und das enthaltene Salz mit Methylalkohol noch vollständig
ausgefällt. Das nur noch ganz schwach gelbliche alkoholische Filtrat wird im Vakuum zur Trockene verdampft, gegebenenfalls unter nochmaliger Filtration der
stark konzentrierten Lösung.

Besonders gute Glykosidausbeuten werden sich ergeben, wenn das
Eindampfen der Extraktlösungen auf schnellste Art, z. B. durch das
Zerstäubungsverfahren, erfolgt. Auf diese Weise wird das Digitalis-
dispert hergestellt. Damit lassen sich auch leicht sehr verdünnte wäßrige
Extraktlösungen unter schonendsten Bedingungen für die Glykoside eindampfen. Werden dafür Konzentrationen wie bei der Infusbereitung
(etwa 0,5 : 100) gewählt, bei der alle Glykoside im natürlichen Verhältnis
extrahiert werden, so können besonders hochwertige Extrakte gewonnen
werden. Solche Extrakte wurden von F. NEUWALD[1] hergestellt, die zur
Bereitung von Infusen dienen sollen. NEUWALD stellte Infuse nach dem
DAB 6 (A) und nach der Standardmethode[2] (B) her und dampfte sie
durch Zerstäubungstrocknung nach dem Trofusverfahren „Köpcke" zu
einem Trockenprodukt ein. Die Produkte wurden an der Katze geprüft
und zeigten nicht nur dieselben Werte, wie die frischen Infuse, sondern
sogar eine Wirksamkeitszunahme, die nach 3 Monaten bei dem Präparat B 58% erreichte. Nach weiteren 8 Monaten war keine weitere
Wirkungssteigerung eingetreten (Tab. 24):

Tabelle 24. *Biologische Prüfung von Trockeninfusen.*

Auswertung am	A Frisches Infus A 7,4 KE Trockeninfus A	Wirksamkeits- steigerung %	B Frisches Infus B 8,8 KE Trockeninfus B	Wirksamkeits- steigerung %
6. bis 13. 8. 46	8,4 KE	13,5%	11,3 KE	28,4%
25. bis 28. 10. 46	9,7 KE	15%	—	—
7. 11. 46	—	—	13,9 KE	23%
11. bis 25. 3. 47	9,5 KE	—	—	—

Gegenüber dem frischen Infus ergab sich eine Gesamtsteigerung bei
dem Präparat A um 31%, bei dem Präparat B um 58%. Solche Wirk-
samkeitszunahmen von Digitalisblättern wurden auch beim Lagern
(R. WASICKY[3]) und nach der Behandlung der Blätter mit Alkoholdämpfen beobachtet. DE LIND VAN WIJNGAARDEN[4] hat gezeigt, daß durch die
Behandlung von Digitalisblätterpulvern, die bei 15° getrocknet waren,
mit heißem Alkoholdampf die Wirkungssteigerung bis zu 58% betragen
kann. Die alkoholische Soxhletextraktion von Blätterpulvern ergab eine
gleiche Steigerung der Wirksamkeit. Die Ursache dieser Wirkungssteigerung ist noch völlig ungeklärt (F. O. MEYER). Vermutlich dürf-

---

[1] Süddtsch. Apotheker-Ztg. **88**, 32 (1948); Pharmazie **3**, 81 (1948).
[2] Siehe Infusum Digitalis. — [3] Lehrbuch der Physiopharmakognosie.
[4] KNAFFL-LENZ, E.: Die intern. Methoden und Standards der biologischen
Wertbestimmung, 1928, S. 22.

ten daran die von F. Neuwald[1] festgestellten toxischen Stoffe beteiligt sein.

Vorschriften zur Herstellung von Präparaten aus *Digitalis lanata* nach Patenten von A. Stoll hat F. O. W. Meyer[2] zusammengestellt. Die Ph. Helv. V enthält ein Extractum Digitalis, in dem nach B. Siegfried[3] nur 40 bis 50% der Blattwirkstoffe vorhanden sind. Er lehnt deshalb dieses Extrakt ab und empfiehlt dasselbe durch Perkolation einer biologisch geprüften Droge mit Spiritus dilutus herzustellen. Aus dem Perkolat wird das Chlorophyll mit Wasser ausgefällt und das Extrakt im Vakuum bei höchstens 50° zu einem Trockenprodukt eingedampft, das mit Zucker auf 25 I E pro g eingestellt wird. Aus diesem Stammextrakt wird die Tinctura Digitalis wie folgt hergestellt:

$$\begin{array}{lr}
\text{Extractum Digitalis siccum} \dots\dots\dots\dots & 40,0 \\
\text{Spiritus} \dots\dots\dots\dots\dots\dots\dots\dots & 260,0 \\
\text{Aqua} \dots\dots\dots\dots\dots\dots\dots\dots\dots & 700,0
\end{array}$$

Das Trockenextrakt wird in der Weingeist-Wassermischung gelöst und wenn nötig durch wenig Watte filtriert. Die Tinktur enthält 1 I E pro g.

Die biologische Prüfung der Tinktur am Meerschweinchen ergab keine übereinstimmenden Werte, weshalb die Tinktur nach den vorläufigen Ergebnissen, die auch mit der Digitoxosemethode von Soos erhalten wurden, nicht länger als 3 Monate vor Licht geschützt aufbewahrt werden soll. Als Vorteil dieser Tinktur wird auch das Fehlen des Chlorophylls angesehen, das zu Wirkstoffverlusten führen soll.

Infusum.

Herstellung. Die Digitalisblätter sind leicht extrahierbar und werden zu einem Infusum meist der geringen Konzentration 1,25 : 200 verarbeitet. Das Digitoxin ist wasserunlöslich, alkohollöslich und thermostabil. Das Gitoxin, dem etwa die halbe Wirkung des Digitoxins zukommt, löst sich in Wasser und Alkohol, ist aber hitzeempfindlich. Die genuinen Glykoside sind in Wasser schwer löslich. Nach pharmakologischen Untersuchungen von R. A. Hoekstra[4] an der Katze enthält das Kaltmacerat kein Digitoxin, aber trotz seiner Wasserunlöslichkeit ist es im Infusum in beträchtlicher Menge vorhanden, in dem es teils in kolloidaler Form, teils durch die Saponine als Lösungsvermittler in Lösung gebracht und gehalten wird. An der Katze geprüft zeigt es sich um etwa 50% wirksamer als das Kaltmacerat. Die Annahme, daß durch die kalte Extraktion die thermolabilen Glykoside geschont und dadurch wirksamere Präparate erhalten werden, hat sich nach diesen Versuchen als nicht richtig erwiesen. Vermutlich wird durch das thermostabile Digitoxin im Infusum dessen Wirkung gegenüber einem geringeren Gehalt

---

[1] Pharmazie **5**, 226 (1950); Naunyn-Schmiedebergs Arch. exp. Pathol. Pharmakol **211**, 385 (1950).
[2] Pharmazie **3**, 363 (1948). — [3] Pharmac. Acta Helvetiae **27**, 363 (1952).
[4] Naunyn-Schmiedebergs Arch. exp. Pathol. Pharmakol. **163**, 1 (1931).

des thermolabilen Gitoxins nicht nur ausgeglichen, sondern sogar um 50% erhöht.

Bei der geringen Konzentration von 0,5 : 100 wird auch praktisch die gesamte Glykosidmenge, nämlich 99% der im alkoholischen Auszug vorhandenen Glykoside extrahiert, so daß im Infusum die Glykoside in ihrem natürlichen Verhältnis zur Wirkung kommen. Dieser Glykosidkomplex soll nach E. Giacomi[1] auch den einzelnen Glykosiden überlegen sein, da damit eine bessere Wirkung mit nur geringer Kumulation erreicht wird. Daran sind auch andere Extraktstoffe, sogenannte Ballaststoffe, beteiligt, wodurch die Wirkung langsamer und milder und die Kumulation verringert wird, die in Drogenauszügen nie so stark ist wie bei reinem Digitoxin. Daran werden auch die Saponine der Digitalisblätter beteiligt sein, da die Resorptionsgeschwindigkeit des Digitoxins durch die Saponine nach L. Kofler und R. Kaureck[2] um etwa 13% verzögert wird. Dagegen wird durch Primulasaponin die perorale Resorption des Digitoxins verbessert und die Wirkung um ein Vielfaches gesteigert. Ebenso wird durch Saponin Merck die Fixation der Glykoside am Herzen verbessert.

Die Glykosidausbeute verringert sich mit steigender Konzentration, indem das 5%ige Infusum nur 80% und das 10%ige Infusum nur noch 50% der alkohollöslichen Glykoside enthält.

Trotz dieser Ergebnisse versuchte man die Herstellung des wäßrigen Digitalisauszuges durch Variation der Extraktionstemperatur und Extraktionszeit zu verbessern. Neuerdings wurden solche Präparate nach verschiedenen Verfahren von F. Neuwald[3] biologisch sofort nach der Herstellung an der Katze nach der Methode von Hatcher und Brody in der Modifikation von De Lind van Wijngaarden[4] untersucht. Die Infuse wurden auf folgende Weise hergestellt:

1. Ein 0,5%iges Kaltmacerat nach Rapp[5]: 1 g gepulverte Droge wurde mit wenig Wasser in einem Mörser 5 Minuten durchgearbeitet und dann anschließend mit kaltem Wasser perkoliert bis 200 ccm Perkolat erhalten waren.

2. Ein 0,5%iges Infusum nach dem DAB 6: 1 g gepulverte Droge wurde mit 200 ccm siedendem Wasser übergossen und unter Umrühren 5 Minuten auf dem siedenden Wasserbad erhitzt. Nach dem Erkalten wurde durch Watte filtriert und auf 200 ccm ergänzt.

3. Ein 0,5%iges Infusum nach dem Schweizer Arzneibuch V (SAB): 1 g gepulverte Droge wurde mit 100 ccm kaltem Wasser übergossen und unter Umrühren 15 Minuten stehengelassen. Dann wurden 100 ccm siedendes Wasser hinzugefügt und unter Umrühren 15 Minuten stehengelassen. Nach dem Abkühlen wurde durch Watte filtriert und auf 200 ccm ergänzt.

---

[1] Naunyn-Schmiedebergs Arch. exp. Pathol. Pharmakol. **117**, 69 (1926).
[2] Naunyn-Schmiedebergs Arch. exp. Pathol. Pharmakol. **109**, 362 (1925).
[3] Süddtsch. Apotheker-Ztg. **88**, 32 (1948).
[4] Naunyn-Schmiedebergs Arch. exp. Pathol. Pharmakol. **112**, 252 (1926).
[5] Pharmaz. Ztg. **71**, 88 (1926).

Durch den Zusatz des siedenden Wassers verläuft die Extraktion teilweise bei etwa 55°. Dadurch soll die Hydrolyse der Glykoside verringert und durch das heiße Wasser die Fermente wenigstens teilweise abgetötet werden. Die Wirksamkeit solcher Infuse nimmt nach 3 bis 4 Tagen um 20 bis 25% ab und soll dann konstant bleiben (Komm.).

4. Ein 0,5%iges Infusum nach dem Holländischen Arzneibuch V (HAB): 1 g gepulverte Droge wurde mit 200 ccm kaltem Wasser übergossen und im Wasserbade auf 90° erhitzt, 15 Minuten unter Umrühren bei dieser Temperatur gehalten und sofort heiß durch die Watte filtriert und auf 200 ccm ergänzt.

5. Ein 0,5%iges Infusum nach der internationalen Methode der Digitalisauswertung (Standardmethode): 1 g gepulverte Droge wurde mit 200 ccm kaltem Wasser übergossen und im Wasserbade auf 90° erhitzt. Unter Einhalten dieser Temperatur wurde unter Umrühren 15 Minuten weiter erhitzt. Nach dem Erkalten wurde durch Watte filtriert und auf 200 ccm ergänzt.

Die biologische Auswertung ergab folgende Ergebnisse:

1. Kaltmacerat nach RAPP . . . . 5,4 Katzen-Einheiten
2. Infusum DAB 6, etwa 95° . . . . 9,22 ,, ,,
3. Infusum SAB, etwa 55° . . . . 8,23 ,, ,,
4. Infusum HAB, 90° . . . . 8,35 ,, ,,
5. Infusum, Standardmethode, 90° . . . . 9,72 ,, ,,

Es ergibt sich daraus, daß die Werte der heißen Extraktionen alle innerhalb der Fehlergrenze von 20% liegen und somit praktisch als gleichwertig zu betrachten sind. Immerhin sind die Infuse nach dem Schweizer und Holländischen Arzneibuch etwas weniger wirksam. Bedeutend schwächer ist das Kaltmacerat nach RAPP, da es kein Digitoxin enthält. RAPP empfahl das Kaltmacerat auf Grund der Auswertung am Frosch nach dem 1 Stunden-Verfahren von HALE, wonach das Kaltmacerat sich um etwa $1/_3$ wirksamer zeigte als das Infusum DAB 6.

E. SOOS[1] hat verschiedene Herstellungsverfahren von Auszügen 1:10 mit einer colorimetrischen Methode (modifizierte KELLER-KILIANI-Reaktion[2]) untersucht, die auf dem Gehalt der Glykoside an Digitoxose beruht, so daß damit die Genine nicht erfaßt werden. Er kam zu dem Ergebnis, daß aus grobem Pulver um etwa 20% mehr Glykoside extrahiert werden als aus fein zerschnittener Droge und daß der Unterschied zwischen grobem und mittelfeinem Pulver nur 5% beträgt. Feines Pulver soll dagegen die Glykoside teilweise adsorbieren und geringere Ausbeuten ergeben (Komm. Schw.). Nach Soos wirkt sich weniger die Extraktionstemperatur als die Vorbehandlung der Droge auf die Glykosidausbeute aus. Wird diese mit kaltem Wasser angerieben und 15 Minuten quellen gelassen, so werden um etwa 25% mehr Glykoside extrahiert als durch einfaches Übergießen mit Wasser. Auf diese Weise werden bei kalter und heißer Extraktion gleiche Ergebnisse erhalten, wenn die Erhitzungsdauer 10 Minuten beträgt. Bei längerem Erhitzen, z. B. 45 Minuten, tritt

---

[1] Scientia pharmac. **16**, 65 (1948). — [2] Scientia pharmac. **16**, 1 (1948).

8*

durch Hydrolyse ein Verlust von etwa 20% ein. Soos erhielt mit folgenden Methoden gleiche Ergebnisse:

a) Droge mit kaltem Wasser in der Reibschale anreiben, 15 Minuten quellen lassen, mit kaltem Wasser ergänzen und 1 Stunde stehenlassen.

b) Droge mit kaltem Wasser in der Reibschale anreiben, 15 Minuten quellen lassen, 10 Minuten im siedenden Wasserbad erhitzen und 30 Minuten abkühlen lassen.

Wird die Droge jedoch mit siedendem Wasser übergossen, so werden etwas geringere Werte gefunden.

Zusammenfassend ergibt sich aus diesen Versuchsreihen, daß die Ergebnisse in hohem Maße von der Prüfungsart abhängig sind. Nach der biologischen Prüfung an der Katze liefert die heiße Extraktion die beste Glykosidausbeute, nach der Prüfung am Frosch die kalte Extraktion und nach der colorimetrischen Bestimmung werden entweder gleiche oder nur geringfügig abweichende Werte erhalten. Den praktischen Verhältnissen wird jedoch die Prüfung an der Katze am ehesten entsprechen, so daß nach dem DAB 6-Verfahren eines der besten Infuse erhalten wird und kein Grund vorliegt, von diesem Verfahren abzuweichen.

Die Meinungen über die klare Filtration durch ein Papierfilter sind uneinheitlich. Rapp fand damit Verluste von 50% (Frosch), L. Faucomet[1] Verluste von 10% (Frosch), während J. Szongott[2] (Katze), De Lind van Wijngaarden[3], A. Theil Nielsen und Mitarbeiter[4] und E. Soos[5] keine Unterschiede feststellen konnten.

Haltbarkeit. Die Glykoside unterliegen einer enzymatischen, hydrolytischen und bakteriellen Zersetzung. Der enzymatische Abbau kann z. B. durch Stabilisierung der Droge verhindert werden, indem diese nach E. Soos unmittelbar nach der Ernte bei 50 bis 60° getrocknet wird. Auch durch die Extraktion mit heißem oder siedendem Wasser werden die Fermente teilweise inaktiviert werden. Die hydrolytische Zersetzung wird in wäßrigen Lösungen nicht verhindert werden können, sie verläuft aber nur langsam und wirkt sich während der kurzen Verbrauchszeit eines Infuses kaum aus. U. Hintzelmann und G. Joachimoglu[6] konnten nach 3 Wochen einen Wirkungsverlust von nur 20% feststellen. Dagegen wirkt sich stärker die Wasserstoffionenkonzentration aus, da in saurer und besonders in alkalischer Lösung die Wirkung rascher sich verringert. Durch den vielfach verordneten Zusatz der schwach alkalischen Kaliumacetatlösung zum Infusum Digitalis wird demnach die Zersetzung der Glykoside beschleunigt werden. Auch das Alter der Droge wirkt sich hierbei in dem Sinne aus, daß eine ältere Droge einen stärker sauren Auszug gibt als eine frische Droge (J. Krantz[7]).

Von größerem Einfluß für die Haltbarkeit ist aber die bakterielle Zersetzung, worauf z. B. S. Weiss und R. Hatcher[8], H. Haag und R. Hat-

[1] Pharmac. Acta Helvetiae **22**, 381 (1947).
[2] Ber. ung. pharmaz. Ges. **11**, 339 (1935); Ref. Jber. Pharmaz. **70**, 278 (1935).
[3] Naunyn-Schmiedebergs Arch. exp. Pathol. Pharmakol. **112**, 252 (1926).
[4] Arch. Pharmac. og Chem. **53**, 131 (1946).
[5] Scientia pharmac. **16**, 65 (1948).
[6] Naunyn-Schmiedebergs Arch. exp. Pathol. Pharmakol. **112**, 56 (1926).
[7] Arch. Pharmaz. **269**, 470 (1931). — [8] J. Amer. med. Assoc. **76**, 508 (1921.)

CHER[1] und THEIL NIELSEN[2] hingewiesen haben. E. Soos[3] hat 1%ige Digi-
talisinfuse „teils unter möglichst sterilen Bedingungen" in Flaschen von
150 ccm aufbewahrt und teils solche Flaschen wiederholt geöffnet und
umgeleert, um eine bakterielle Einwirkung zu fördern. Äußerlich zeigten
die nicht sterilen Präparate schon nach 3 bis 4 Tagen eine durch Mikroorganismen bedingte Trübung, die sich laufend verstärkte und nach
4 Wochen zu einer Abscheidung größerer Flocken führte. Die biologische
Prüfung am Frosch nach der 4 Stunden-Methode führte zu folgenden
Werten (Tab. 25):

Tabelle 25.

Zeit der Untersuchung	Biologischer Wirkungswert bezogen auf Standarddroge = 100	
	Infusum	
	kalt hergestellt, nicht steril	warm hergestellt, steril
Sofort nach der Her-stellung	100	100
Nach 1 Woche	82	95
„ 2 Wochen	75	91
„ 4 Wochen	63	84
„ 8 Wochen	59	84
„ 12 Wochen	50	80

Man sieht daraus, daß das nicht sterile Präparat auch bedeutend
schneller an Wirksamkeit verliert als das sterile. Das nicht sterile Infusum
hat aber nach 1 Woche nur um 18% abgenommen, eine Zeit, in der ein
Infus bereits aufgebraucht sein wird, so daß auch ein solches Präparat
durchaus als wirksam angesehen werden kann. Das sterile Infusum hat
dagegen erst nach 12 Wochen 20% an Wirksamkeit verloren. Diese Versuche zeigen somit, daß die Zersetzung des Digitalisinfuses in erster Linie
auf der Einwirkung von Mikroorganismen beruht. Durch Konservierung
wird demnach die Haltbarkeit des Infuses erhöht werden können. Zum
Beispiel wird durch einen Alkoholzusatz von 5 bis 10% der anfängliche
Wirkungswert 1 Woche lang erhalten. 0,3% Chloroform oder 0,064%
Thymol stabilisieren die Wirkung bis zu 3 Wochen. Ebenso bewähren
sich Nipaginpräparate. PILICH[4] fand in einem Digitalisinfus, das mit
0,4% Nipasol-Natriumlösung konserviert war, nach 32 Tagen am Froschherz die gleiche Wirkung wie bei einem Infusum ohne Konservierung
nach 2 Stunden. O. Izzo[5] empfiehlt das Infusum mit einer Lösung von
0,05 g p-Oxybenzoesäuremethylester und 0,02 g p-Oxybenzoesäurepro-
pylester, die in 100 ccm siedendem Wasser gelöst wurden, herzustellen.
Solche Infuse behalten nach 5 Tagen ihre ursprüngliche Wirkung bei und
haben nach 10 Tagen erst 20% ihrer Wirkung verloren (Taube).

[1] J. Amer. med. Assoc. **93**, 26 (1929).
[2] Arch. Pharmac. og Chem. **53**, 131 (1946).
[3] Scientia pharmac. **16**, 65 (1948). — [4] Zbl. Pharmaz. **4**, 40 (1933).
[5] Boll. Chim. Farmac. **90**, 133 (1951); Ref. Pharmaz. Zentralhalle Deutschland
91, 363 (1952).

Tinctura Digitalis.

Die **Herstellung** der Digitalistinktur mit verschiedenen Extraktionsmitteln wurde mehrfach untersucht, indem der Einfluß von 70 vol.-%-
igem und absolutem Alkohol auf die Wirkung der Tinktur biologisch geprüft wurde. Solche Arbeiten wurden z. B. von S. ROSENKRANZ[1] und
A. STASIAK und B. ZBORAY[2] durchgeführt. Diese beiden Autoren erhielten an Katze und Frosch gemessen folgende Werte (Tab. 26):

Tabelle 26. *Biologische Wirkung verschiedener Digitalistinkturen.*

Extraktionsart	Alkoholgehalt der Tinktur in Vol.-%	Eichungswert	
		Katze	Frosch
Perkolation mit Spiritus dil.	62,6	100	100
Perkolation mit Alcohol absolut.	92,5	74,7	112
Maceration mit Spiritus dil.	70,5	99,0	100
Maceration mit Alcohol absolut.	98,4	71,3	100

Man sieht daraus, daß sich Maceration und Perkolation ungefähr
gleich verhalten. Nach der Froschmethode gemessen, sind die mit Spiritus dilutus und absolutem Alkohol bereiteten Tinkturen ebenfalls gleichwertig. Nach der Katzenmethode bewertet, ist aber die mit Spiritus dilutus bereitete Tinktur um etwa 25% wirksamer. Dieses Verhalten wird
durch die Autoren weiterhin bestätigt, indem sie aus dem Drogenrückstand der mit absolutem Alkohol bereiteten Tinktur nochmals eine Tinktur mit Spiritus dilutus herstellten. Diese Tinktur zeigte einen Katzen-
wert von 35,6 und einen Froschwert von 44,8.

Es ergibt sich daraus eindeutig, daß durch die Extraktion mit Spiritus
dilutus eine größere Menge aktiver Glykoside erfaßt wird. Weiterhin, daß
bei der Wertbestimmung der Digitalistinktur immer die Art der Bestimmungsmethode anzugeben ist, da Katze und Frosch auf die Digitalisglykoside verschieden stark reagieren.

Die stärkere Wirkung einer mit verdünntem Alkohol gegenüber einer
mit absolutem Alkohol bereiteten Tinktur wird auch von Z. HORN[3] und
von A. HOEKSTRA[4] bestätigt. Wenn nach HOEKSTRA z. B. der Wirkungswert des Infuses an der Katze gemessen 100 beträgt, so ist der Wirkungswert der mit Spiritus dilutus bereiteten Tinktur 110,8, der mit Alcohol
absolutus bereiteten Tinktur 76,4 und des Kaltmacerates 75,3. J. PE-
TROWSKI, K. SCHULSCHENKO und G. BILOSCHISTA[5] setzen sich sogar für
45 grädigen Alkohol ein, da die Glykoside vollständig extrahiert werden,
Alkohol gespart würde und die Tinktur bekömmlicher wäre.

A. STASIAK[6] prüfte mit Spiritus dilutus und absolutem Alkohol bereitete Tinkturen nach 2 Jahren und stellte an der Katze gemessen keinen
nennenswerten Unterschied fest. Nach der Froschmethode waren beide
Tinkturen schwächer geworden und zwar die mit Spiritus dilutus berei-

---

[1] Naunyn-Schmiedebergs Arch. exp. Pathol. Pharmakol. **172**, 26 (1933).
[2] Arch. Pharmaz. **270**, 224 (1932). — [3] Ber. ung. pharmaz. Ges. **1932**, H. 3.
[4] Naunyn-Schmiedebergs Arch. exp. Pathol. Pharmakol. **1931**, H. 1–3.
[5] Pharmac. J. **8**, 71 (1935); Ref. Jber. Pharmaz. **71**, 278 (1936).
[6] Arch. Pharmaz. **272**, 743 (1934).

tete Tinktur in viel stärkerem Maße, so daß die Bereitung der Digitalistinktur mit absolutem Alkohol zur Erhöhung der Haltbarkeit berechtigt
ist, wenn die Wertmessung am Frosch vorgenommen wird. Die unterschiedlichen Werte der Frosch- und Katzenmethode auch bei der Be-
ständigkeitsprüfung der Digitalistinktur wurde schon von F. WOKES[1]
beobachtet, nach dem ebenfalls bei längerer Aufbewahrung der Wirkungswert am Frosch gemessen abnimmt und an der Katze erhalten
bleibt. STASIAK versucht dies damit zu erklären, daß mit verdünntem
Alkohol eine Glykosidspaltung eintritt und die Aglykone, wie FROM-
HERZ und WELSCH[2] angegeben hatten, bei der intravenösen Infusion an
der Katze nahezu dieselbe Wirkung entfalten, wie die ursprünglich vorhandenen Glykoside, während sie am Frosch aus dem Lymphsack kaum
resorbiert werden. Die Werte liegen daher in letzterem Falle entsprechend
der Glykosidspaltung niedriger. Da die Genine auch beim Menschen
peroral wesentlich schwächer wirken, kommt STASIAK zu dem Schluß,
daß vom Standpunkt der Haltbarkeit aus die Tinkturen mit absolutem
Alkohol hergestellt werden sollten.

Diese Arbeiten wurden in neuerer Zeit von E. SOOS[3] wieder aufgenommen, der seine Untersuchungen außer auf die Tinktur aus Folia
Digitalis purpur. auch auf die Tinkturen von Folia Digitalis lanat., Bulbus Scillae und Herba Convallariae erstreckte, die teils mit 96 vol.-%-
igem, teils mit 70 vol.-%igem Alkohol durch Perkolation im Verhältnis

Tabelle 27. *Auswertungsergebnisse der Tinkturen mit 96 vol.-%igem (Aufbewahrung
im Dunkeln) und 70 vol.-%igem Alkohol (Aufbewahrung im Dunkeln und im Licht).*

Verwendete Droge			Fol. Digitalis purp.	Fol. Digitalis lanat.	Herba Convallariae	Bulbus Scillae
Dosis letalis in g Droge pro kg Tiergewicht ...			0,125	0,060	0,070	0,100
Tinktur mit 96 vol.-%igem Alkohol hergestellt annähernd im Verhältnis			1 : 10	1 : 10	1 : 5	1 : 10
Dosis letalis in ccm pro kg Tier- gewicht	sofort nach der Herstellung ...		2,03	1,16	0,70	2,68
	Aufbewahrung im Dunkeln	nach 3 Monaten	2,14	1,18	0,73	2,67
		nach 6 Monaten	2,18	1,16	0,73	2,66
		nach 12 Monaten	2,23	1,20	0,75	2,73
Tinktur mit 70 vol.-%igem Alkohol hergestellt annähernd im Verhältnis			1 : 10	1 : 10	1 : 5	1 : 10
Dosis letalis in ccm pro kg Tier- gewicht	sofort nach Herstellung		1,25	0,58	0,35	0,98
	Aufbewahrung im Dunkeln	nach 3 Monaten	1,53	0,60	0,34	0,96
		nach 6 Monaten	1,72	0,63	0,34	0,98
		nach 12 Monaten	1,73	0,67	0,35	1,03
	Aufbewahrung im Licht	nach 3 Monaten	1,70	0,60	0,36	1,13
		nach 6 Monaten	1,75	0,62	0,35	3,80
		nach 12 Monaten	2,01	0,65	0,36	5,06

---

[1] Quart. J. Pharmac. Pharmacol. **1930**, Nr. 2; Ref. Pharmaz. Ztg. **1930**, 1100
[2] Naunyn-Schmiedebergs Arch. exp. Pathol. Pharmakol. **161**, 266 (1931).
[3] Scientia pharmac. **20**, 149 (1952).

von 11 Teilen Droge, bei Herba Convallariae 22 Teile, und 90 Ge-
wichtsteilen Extraktionsmittel hergestellt wurden. Der Wirkungswert
der Tinkturen wurde nach der intravenösen Infusionsmethode am
Meerschweinchen geprüft. Die Ergebnisse sind in Tab. 27 zusammengestellt.

Aus der Tabelle ist ersichtlich, daß mit 70 vol.-%igem Alkohol bei
allen Drogen nahezu eine quantitative Extraktion der Wirkstoffe erreicht wird. Dies ist nicht verwunderlich, da Soos[1] zur Prüfung der Drogen vermutlich dieselben gleichfalls mit 70 vol.-%igem Alkohol extrahiert
hatte. Durch 96 vol.-%igen Alkohol wurden bei Folia Digitalis purp.
etwa 60%, bei Folia Digitalis lan. und Herba Convallariae 50% und bei
Bulbus Scillae 40% der Wirkstoffe extrahiert.

Die Überprüfung der unter Lichtabschluß mit 70 vol.-%igem Alkohol
bereiteten Tinkturen ergab bei Folia Digitalis purp. schon nach 3 Monaten eine Wirkungsabnahme von etwa 20%, die sich nach Ablauf eines
Jahres auf etwa 30% erhöhte. Bei der Aufbewahrung der Präparate im
Licht betrug der Wirkungsverlust bei Digitalis purp. bereits nach
3 Monaten rund 30% und nach 1 Jahr fast 40%.

Die Wirkungsabnahme der mit 96 vol.-%igem Alkohol bereiteten
Tinkturen von Digitalis purpur. betrug nach 1 Jahr nur etwa 10%, aber
diese Tinktur ist nach der Herstellung bereits schwächer wirksam als eine
Tinktur aus 70 vol.-%igem Alkohol, die 1 Jahr im Dunkeln gelagert
hatte. Die Tinktur aus Folia Digitalis lan. mit 70 vol.-%igem Alkohol
bereitet, die etwa doppelt so stark wie die Tinktur aus Folia Digitalis
purp. ist, zeigt nach 1 Jahr eine Wirkungsabnahme von nur etwa 15%.

Wenn somit vom Standpunkt der Haltbarkeit der Tinktur mit
96 vol.-%igem bzw. mit absolutem Alkohol der Vorzug zu geben ist, so
kann andererseits die Haltbarkeit der mit Spiritus dilutus bereiteten
Tinktur erhöht bzw. stabilisiert werden, da diese von der Wasserstoffionenkonzentration abhängig ist. Ein Zusatz von Weinsäure vermag
nach J. Joachimoglu und P. Bose[2] die Haltbarkeit bedeutend zu erhöhen. Die Digitalistinktur selbst besitzt ein p_H von 5,88. Wird die Tinktur mit 0,05% Weinsäure versetzt, so sinkt der pH-Wert auf 5,44 und
die Wirkung fällt am Frosch gemessen nach 1 Jahr um 12,6% und bleibt
nach einem weiteren Jahr konstant. Bei einem Zusatz von 0,1% Weinsäure vermindert sich der pH-Wert auf 5,13 und im 1. Jahr tritt keine
Wertabnahme ein. Im 2. Jahr verringert sich die Wirkung auch nur um
12,6%. Dies sind Werte, die noch innerhalb der Fehlergrenze liegen. Es
ist also möglich, eine mit Spiritus dilutus hergestellte Tinktur durch 0,1%
Weinsäure auf mindestens 2 Jahre zu stabilisieren. L. Rowe und
W Scoville[3] verwenden folgenden Acetatpuffer: auf 1000 ccm Tinktur
sollen 10,0 Acid. acetic. und 60,0 Natr. acet. anhydric. genommen werden. Andererseits wird die Haltbarkeit im alkalischen Milieu herabgesetzt.
Nach J. Ragettli[4] wirkt sich schon die Alkaliabgabe des Standgefäßes

[1] Scientia pharmac. **20**, 69 (1952).
[2] Naunyn-Schmiedebergs Arch. exp. Pathol. Pharmakol. **107**, 17 (1924).
[3] J. Amer. pharmac. Assoc. **22**, 11, 1087; Ref. Pharmaz. Ztg. **1934**, 325.
[4] Ber. ung. pharmaz. Ges. **15**, 521 (1939); Ref. Jber. Pharmaz. **74**, 198 (1939).

ungünstig aus. J. Joachimoglu[1] beobachtete einen Wirkungsverlust von 66% bei einem Natriumbicarbonatzusatz innerhalb eines Jahres.

Die **chemische Bestimmung** des Glykosidgehaltes einer mit Spiritus dilutus bereiteten Tinktur wird in gleicher Weise nach den Verfahren der Glykosidbestimmung in der Droge vorgenommen, nach denen die Droge mit Spiritus dilutus extrahiert wird. Es sind dies die Methoden von Kedde und von Rowson mit Dinitrobenzoesäure (Bd. I, S. 159). H. Brindle und G. Rigby[2] geben folgendes colorimetrisches Verfahren mit dem Baljet-Reagens an, das für mit absolutem Alkohol und Spiritus dilutus hergestellte Tinkturen geeignet ist:

Zu 2 bis 2,5 ccm Digitalistinktur werden 15 ccm Wasser und 2 ccm 12,5%ige Bleiacetatlösung hinzugefügt, auf 25 ccm aufgefüllt und filtriert. Zu 12,5 ccm des Filtrates fügt man 2 ccm einer 4,7%igen Lösung von $Na_2HPO_4 \cdot 7H_2O$, füllt auf 25 ccm auf und filtriert. Dieses nunmehr entfärbte Filtrat wird zur vollständigen Klärung durch eine Glasfilterplatte filtriert. Zu 12,5 ccm des Filtrates fügt man in einer trockenen Glasstopfenflasche 12,5 ccm eines frisch bereiteten Gemisches von 5 ccm einer Lösung von 10 g NaOH in 100 ccm und 95 ccm einer Lösung von 1 g Pikrinsäure in 100 ccm (Reagens nach Baljet). Man schüttelt um und colorimetriert gegen eine Kontrollösung aus 12,5 ccm Reagens und 12,5 ccm Wasser. Die stärkste Farbintensität ist nach 60 Minuten erreicht. Da sie nicht geradlinig ansteigt, muß eine Kalibrierungskurve angelegt werden. (Näheres über die Methode s. Bd. I, S. 154.)

Im biologischen Verfahren wurden mit Hilfe von Fröschen Vergleiche angestellt, die zu ähnlichen Ergebnissen führten wie bei Anwendung der colorimetrischen Methode. Den Autoren erscheint es fraglich, ob die Ergebnisse zwischen dem chemischen und biologischen Verfahren auch dann noch übereinstimmen, wenn die Tinkturen aus verschiedenen Drogen hergestellt sind. Mit der Methode von Kedde mit Dinitrobenzoesäure wurden mit der biologischen Prüfung an Fröschen keine übereinstimmenden Werte erhalten.

Eine polarographische Bestimmung von Digitoxin und Gitoxin in der Digitalistinktur wird von J. G. Hilton[3] beschrieben.

Farbe. Die mit absolutem Alkohol hergestellte Digitalistinktur unterscheidet sich von den anderen Tinkturen meistens durch eine grüne Farbe. Geringe Farbabweichungen können jedoch durch eine Veränderung des Chlorophylls verursacht sein und müssen nicht unbedingt als ein Zeichen für einen unerlaubten Wassergehalt oder für eine geringere Wirkung angesehen werden. Dies geht aus verschiedenen Untersuchungen hervor.

W. Brandrup[4] bekam eine Digitalistinktur mit bräunlichem Stich in die Hände, die nach dem DAB 6 mit absolutem Alkohol hergestellt sein sollte.

Da der Verdacht vorlag, daß die Tinktur mit schwachem Spiritus hergestellt wäre, untersuchte sie Brandrup im Vergleich mit einer grünen und einer selbst bereiteten Tinktur. Es ergab sich dabei, daß alle drei Tinkturen z. B. sich weder im Alkoholgehalt, im Capillarbild noch in der

---

[1] Naunyn-Schmiedebergs Arch. exp. Pathol. Pharmakol. **91**, 156 (1921).
[2] J. Pharmac. Pharmacol. **2**, 880 (1950); Ref. Pharmaz. Zentralhalle Deutschland **90**, 381 (1951); J. Pharmac. Pharmacol. **5**, 876 (1953).
[3] J. Pharmacol. **100**, 258 (1950). — [4] Apotheker-Ztg. **1930**, 929.

Wasserstoffionenkonzentration unterschieden, während eine mit schwächerem Alkohol bereitete Tinktur sofort auch an der Farbe kenntlich war. Erst bei einer Trennung der Chlorophylle von den Karotinoiden durch Verseifen mit alkoholischer Kalilauge und Ausschütteln mit Äther, Petroläther und Aceton und Wasserzusatz zeigte sich, daß bei der bräunlichen Tinktur die Chlorophyllfraktion im Gegensatz zu den anderen beiden Tinkturen bräunlich war. Die bräunliche Färbung der Digitalistinktur ist demnach nur auf eine Verfärbung des grünen Körpers, des Chlorophylls, zurückzuführen. BRANDRUP schließt daran die Vermutung, daß durch die Einwirkung der Chlorophyllase Alkoholyse des Chlorophylls eintreten kann, wodurch das Phytol abgespalten und durch Äthylalkohol ersetzt wird. Aus diesem Grunde kann auch bei einer vorschriftsmäßig bereiteten Tinktur eine Verfärbung nach braun durch eine molekulare Umlagerung im Chlorophyll eintreten.

In dem Referat dieser Arbeit in der Pharmaz. Zentralhalle[1] wird ergänzend hinzugefügt, daß die Farbe der Digitalistinktur auch von der Einsammlungszeit der Droge beeinflußt wird. So gaben Digitalisblätter, die vor dem Blühen der Pflanze geerntet wurden, grüne Tinkturen; die nach dem Blühen gesammelten gelblich bis bräunlichgrüne und im Herbst geerntete Blätter braune Tinkturen. Immerhin ist bei Durchschnittsmustern, die eine Mischung darstellen, zumindest für den Anfang eine grüne Farbe durchaus zu erwarten.

Zur Prüfung der Verfärbung der Digitalistinktur ging A. NEUMANN[2] auf folgende Weise vor:

Er stellte aus zwei verschiedenen Drogenmustern je 7 Tinkturen mit sinkendem Alkoholgehalt her. Nr. 1 enthielt 99,6% Alkohol, die folgenden 98,6, 96,3, 95,77, 94,03, 93,02 und 91,0%. Jede fertige Tinktur wurde in 4 Teile geteilt und zweimal je 25 g in weiße und zweimal je 25 g in braune Flaschen gefüllt. Die Hälfte der Flaschen wurde dem direkten Tageslicht ausgesetzt, die andere Hälfte im Schrank, gänzlich vor Licht gehütet, aufbewahrt.

Bei dem dem Tageslicht ausgesetzten Tinkturen trat bereits nach etwa einer Woche bei allen Tinkturen Verblassung der dunkelgrünen Farbe nach hellgrün ein. Nach der zweiten Woche machte sich ein Unterschied zwischen den in weißen und braunen Flaschen aufbewahrten Tinkturen bemerkbar, indem die Tinkturen in weißen Flaschen sich stärker verfärbt hatten. Diese Verfärbung trat auch später bei den in braunen Flaschen aufbewahrten Tinkturen ein und nach 4 bis 5 Wochen hatten fast alle Tinkturen eine gebliche Farbe angenommen. Nach einigen weiteren Wochen hatten auch die letzten, mit hochprozentigem Alkohol bereiteten Tinkturen in den braunen Flaschen ihre grüne Farbe verloren.

Von den im Dunkeln aufbewahrten Tinkturen hatten sich nach ungefähr 2 Monaten alle Tinkturen, mit Ausnahme der mit Alcohol absolutus und mit 98,6%igem Spiritus bereiteten, nach gelb verfärbt, während jene ihre grüne Farbe unverändert beibehielten.

Da die Verfärbung der Digitalistinktur nach diesen Angaben nur durch Veränderungen des dem Licht ausgesetzten Chlorophylls verursacht wird, liegt die Vermutung nahe, daß der Wirkungswert der verfärbten Tinkturen nicht beeinflußt wird. Diese Vermutung findet ihre Bestätigung in einem Versuch von ROJAHN und HERZOG[3], nach dem eine Digitalistinktur, die ein Jahr lang dem Tageslicht und 96 Stunden Ultraviolettlichtbestrahlung ausgesetzt und fast farblos geworden war, eine pharmakologische Wertabnahme von nur 20% aufwies. Es ist dies ein Wert, der noch innerhalb der Fehlergrenzen der pharmakologischen Wertbestimmung liegt, und ROJAHN vermutet, daß überhaupt keine Wertabnahme stattgefunden hätte.

---

[1] Pharmaz. Zentralhalle Deutschland **1930**, 709.
[2] Pharmaz. Ztg. **1932**, 1126. — [3] Pharmaz. Zentralhalle Deutschland **1932**, 408.

Folia Hyoscyami.

Oleum Hyoscyami.

Den Einfluß verschiedener Ammoniakmengen bei der Bereitung des Oleum Hyoscyami untersuchte H. VALENTIN[1] mit dem Ergebnis, daß das alkaloidreichste Präparat erhalten wird, wenn 100 g Bilsenkrautblätter mit 75 g Weingeist und 10 g Ammoniakflüssigkeit statt 3 g durchfeuchtet werden. Weingeist und Ammoniak müssen durch Erhitzen auf dem Wasserbad entfernt werden.

Prüfung. An Stelle der unwirtschaftlichen Alkaloidbestimmung mit mindestens 100 g Öl schlägt VALENTIN eine qualitative Reaktion mit Furfurol-Schwefelsäure vor, die sich als einziges genügend empfindliches Reagens zum Nachweis der geringen Alkaloidmenge erwies:

Zwecks Hyoscyaminnachweis mischt man in einem Reagenzglase 10 g Öl mit 10 ccm Chloroform und 10 ccm 3%iger Salzsäure und schüttelt stark durch. Nach Trennung der Schichten filtriert man den oberen Teil möglichst vollständig durch ein mit Talcum beschicktes Filter, wobei man beachten muß, daß keine Fettmengen in das Filtrat gelangen. Letzteres macht man ammoniakalisch, setzt 10 ccm Äther hinzu und schüttelt wiederum kräftig durch. Nach einiger Zeit bringt man die Äthermenge in ein Porzellanschälchen, läßt den Äther freiwillig verdunsten und versetzt den Verdunstungsrückstand mit 5 Tropfen Furfurolschwefelsäure (das ist eine Mischung von 1 g 1%iger wäßriger Furfurollösung und 10 g konzentrierter Schwefelsäure). Beim vorsichtigen Erwärmen bildet sich eine bestehenbleibende intensive violette Färbung.

Zu erwähnen ist, daß die Erwärmung nur sehr vorsichtig vorgenommen werden darf, keineswegs bis zur Entstehung von Schwefelsäuredämpfen, da bei höheren Temperaturen auch bei Abwesenheit von Alkaloiden dunkelbraune Färbungen entstehen. Ebenso bilden sich ähnliche Farbtöne bei bloßer Gegenwart von Fetten. Es ist deshalb zu achten, daß beim Entfernen der Salzsäureschicht von der unteren Chloroform-Fettschicht keine Fettkügelchen mitgenommen werden. Die Entfernung des Fettes wird durch die Verwendung von Talk erreicht.

Der Zusatz von Chlorophyll zum Schönen kann mittels der Capillaranalyse erkannt werden. Und zwar wird der Capillarstreifen bei gefärbten Ölen an der Eintauchstelle grasgrün gefärbt und behält diesen Farbton bei, während bei nicht gefärbten Ölen dieser Farbton an der Eintauchstelle sich bald verändert.

Der Säuregrad von Ol. Hyoscyami darf nicht über 2 liegen, spez. Gewicht, Verseifungszahl und Jodzahl sollen annähernd dieselben sein wie die Werte des zur Zubereitung verwandten Erdnußöles.

Folia Jaborandi.

Extractum Jaborandi fluidum.

Zur Herstellung eines Fluidextraktes eignet sich nach V. WÜRTZEN[2] am besten eine Mischung von Weingeist (86%) und Wasser im Verhältnis 1 + 2 unter Zusatz von 3,3% n-Salzsäure, mit der eine 100%ige Alkaloidausbeute erreicht wird.

---

[1] Apotheker-Ztg. **1926**, 752.
[2] Dansk Tidsskr. Farmac. **7**, 160 (1939); Ref. Apotheker-Ztg. **1940**, 730.

Tinctura Jaborandi.

Alkaloidbestimmung in Anlehnung nach KELLER-FROMME für die Droge: 30 g Tinktur werden in einer Porzellanschale von etwa 10 cm Durchmesser mit 2 ccm 10%iger Salzsäure versetzt und auf dem Wasserbade bis auf wenige ccm eingedampft. Dazu fügt man 5 ccm Wasser und erwärmt weiter unter häufigem Umrühren mit einem kleinen Glasstab bis zum Verschwinden des Alkoholgeruches. Dann gibt man nochmals 5 ccm Wasser hinzu und filtriert nach dem Erkalten durch ein glattes Filter (7 cm Durchmesser) in eine 100 ccm-Flasche. Schale und Filter wäscht man zweimal mit je 7 ccm Wasser nach. Zum Filtrat fügt man 4 ccm Ammoniak (10%) und 60 g Chloroform und schüttelt kräftig 5 Minuten lang. Zur Schichtentrennung gibt man 4 g Traganth hinzu und schüttelt bis zur Abscheidung des Chloroforms. 40 g klare Chloroformlösung (= 20 g Tinktur) werden durch ein Wattebäuschchen in ein 100 ccm-Kölbchen filtriert, das Chloroform auf dem Wasserbade abdestilliert, der Rückstand in 10 ccm Alkohol gelöst, mit 20 ccm Wasser versetzt und unter Zusatz von 3 Tropfen Methylrotlösung mit n/10-Salzsäure titriert. 1 ccm n/10-Salzsäure = 0,0208 g Alkaloide, berechnet als Pilocarpin. Mindestgehalt 0,14%.

Folia Salviae.

Extractum Salviae fluidum.

Zur Herstellung eines hochwertigen Salbeifluidextraktes empfehlen H. KAISER und E. WETZEL[1] folgendes Reperkolationsverfahren:

I. 4 kg grob gepulverte Droge werden mit einer Mischung von 2 Liter Spiritus 90% und 2 Liter Wasser durchfeuchtet, nach dreistündigem Stehen in den Perkolator gebracht und so viel Spiritus-Wassergemisch (gleiche Volumina) aufgegossen, bis der Auszug unten abzutropfen beginnt. Dann wird der untere Hahn geschlossen und 48 Stunden lang stehengelassen. Darauf wird mit 45 volumprozentigem Spiritus perkoliert (etwa 50 Tropfen in der Minute; bei kleineren Mengen entsprechend weniger). Man gewinnt: 1,4 kg Vorlauf I, 2,0 kg Mittellauf I und hierauf 12 kg Nachlauf I.

(Die Drogenrückstände werden ausgepreßt und die Preßflüssigkeit wird zum späteren Ansetzen von neuem Fluidextrakt zurückgestellt.)

II. Dann werden 2,6 kg Droge mit dem Mittellauf I durchfeuchtet und mit Nachlauf I weiterperkoliert. Man erhält zuerst 2,6 kg Vorlauf II, dann 0,8 kg Mittellauf II und weiterhin den Nachlauf II, bis Nachlauf I vollständig aufgegeben ist. (Auspressen, Preßflüssigkeit für neu zu bereitendes Extrakt zurückstellen, sofern nicht ein Teil davon als Ergänzung von Nachlauf II für Vorlauf III benötigt wird.)

III. Hierauf werden 1,4 kg Droge mit dem Mittellauf II durchfeuchtet und mit Nachlauf II (unter eventueller Ergänzung mit „Preß"-Flüssigkeit II) perkoliert, bis man 4 kg Vorlauf III erhält. (Auspressen, Preßflüssigkeit für neu zu bereitendes Extrakt zurückstellen.)

Die drei Vorläufe werden gemischt, nach dem Absetzen filtriert und bilden so das fertige Extrakt.

Gebrauchsanweisung: Zum Gurgeln 6 bis 10 Tropfen auf ein Glas lauwarmes Wasser; als Spülflüssigkeit einen halben Eßlöffel voll auf ein Liter Wasser von 35 bis 40° C.

M. M. JANOT und H. POURRAT und J. LE MEN[2] haben den im Fluidextrakt auftretenden kristallinischen Niederschlag untersucht. Wird das schwach grau gefärbte Kristallisat mit 90%igem Alkohol extrahiert, so erhält man zwei kristalline Substanzen: eine mäßig lösliche, die auf

---

[1] Süddtsch. Apotheker-Ztg. **1933**, 683.
[2] Ann. Pharmac. Franc. **10**, 433 (1952); Ref. Scientia pharmac. **21**, 216 (1953).

Grund qualitativer Reaktionen und der UV-Absorption als ein Hydrochinonderivat, $C_{20}H_{26}O_4$, Fp. 248°, anzusehen ist und die in 90%igem Alkohol praktisch unlösliche Ursolsäure.

Folia Sennae.

Extrakte.

Als Nachteil des *Infusum Sennae* werden die Sennanigrine angesehen, die Leibschmerzen hervorrufen. Sie sind in kaltem Wasser schwer löslich, deshalb enthalten wäßrige Kaltmacerate von z. B. 12 Stunden weniger Sennanigrine und sind verträglicher. Die Sennanigrine können auch durch heißen Alkohol entfernt werden, wodurch aber auch Wirkstoffe extrahiert werden und die Wirkung um etwa die Hälfte abnimmt. E. GEIGER[1] entfernt sie mit kaltem Alkohol auf folgende Weise:

Die Blätter werden mit der zehnfachen Menge einer Mischung von 7 Teilen Äthanol und 3 Teilen Methanol und etwas festem Ammoniumcarbonat 12 Stunden unter wiederholtem Schütteln stehengelassen. Hierauf wird die alkoholische Flüssigkeit und das Ammoniumcarbonat entfernt. Das daraus bereitete Infusum zeigt dieselbe Wirkung wie vor der Behandlung und besitzt einen angenehmeren Geschmack.

Fluidextrakte setzen durch den Alkoholgehalt schnell ab, wobei sich auch ein beträchtlicher Teil der Wirkstoffe abscheidet (K. L. KAUFMANN und C. O. LEE[2], E. GEIGER[1]).

Zu einem hochwirksamen *Spissumextrakt* gelangt man, wenn man die wie angegeben nach GEIGER mit Alkohol behandelte Droge mit Wasser extrahiert und die Extraktlösung im Vakuum so weit einengt, daß 1 ccm des sirupösen Extraktes 0,5 g Droge entspricht. Die Wirkstoffe sollen nach biologischen Versuchen von GEIGER[1] praktisch vollkommen erhalten bleiben.

H. AUTERHOFF[3] hält auf Grund biologischer Prüfungen an der Maus 70%iges Methanol für das wirksamste Extraktionsmittel, ohne vorherige Entharzung der Droge und ohne Weinsäurezusatz. Die Ausbeute des Extraktes beträgt etwa 24%, doch scheinen damit die Sennoside nicht quantitativ extrahiert zu werden. Durch eine allfällige Entharzung mit Chloroform gehen keine Wirkstoffe verloren. Im Vergleich zur chemischen Bestimmung der Anthracenderivate liegen die biologischen Werte der Methanolextrakte erheblich höher, so daß hier der Synergismus und die unbekannten Wirkstoffe von FAIRBAIRN eine Bestätigung zu finden scheinen.

Folia Uvae ursi.

Decoctum Uvae ursi.

Über die Zweckmäßigkeit eines wäßrigen Drogenauszuges aus den Bärentraubenblättern sind die Ansichten geteilt. Nach L. ZECHNER[4] z. B. steigt die Arbutinausbeute in der Reihenfolge Dekokt, Infus, Ma-

[1] J. Pharmac. Assoc. **1940**, 148; Ref. Jber. Pharmaz. **77**, 255 (1942).
[2] J. Pharmac. Assoc. **26**, 124, 412, 505, 507 (1937); Ref. Jber. Pharmaz. **73**, 232 (1938).
[3] Arzneimittelforsch. **1**, 412 (1951). — [4] Pharmaz. Mh. **17**, 47 (1926).

cerat. G. WEISFLOG und J. BÜCHI[1] stellten gerade die umgekehrte Reihenfolge fest. R. FREUDWEILER[2] erhielt bei Dekokten und einem Drogenpulver Sieb IV 89% Arbutinausbeute. D. GRUBBE[3] fand bei Verwendung von grob und mittelfein zerschnittenen Blättern etwa 53% bzw. 76% des Arbutingehaltes der Droge. Bei fein zerschnittener und grob gepulverter Droge stieg derselbe auf 93 bzw. 98%, weshalb diese beiden Formen zur Bereitung des Dekoktes benützt werden sollten.

WEISFLOG und BÜCHI[1] empfehlen folgende Dekoktbereitung:

10 g grob gepulverte Droge werden wie üblich in einer Reibschale mit kaltem Wasser kräftig durchgearbeitet, so daß die ganze Menge gleichmäßig durchfeuchtet ist und schließlich mit total 45 g Wasser versetzt. Unter häufigem Umrühren wird eine Viertelstunde lang stehengelassen. Hierauf wird durch ein Rhenax-Wattefilter filtriert und das Filtrat beiseite gestellt. Der Rückstand wird mit abermals 45 g heißem Wasser quantitativ in einen Erlenmeyerkolben gebracht, eine Viertelstunde lang im kochenden Wasserbad erhitzt und während 10 Minuten erkalten gelassen. Das Ganze wird nun auf das Filter gebracht und das Filtrat durch Nachwaschen des Kolbens und des Filters auf 100 g ergänzt.

Extractum Uvae ursi fluidum.

Im Bärentraubenblätterfluidextrakt bildet sich vielfach ein starker Bodensatz, der nach L. M. PARKS und C. O. LEE[4] zum größten Teil aus kristallinischer Ellagsäure besteht, die durch fermentative Spaltung von Ellagtannin entstehen soll. Diese Niederschlagsbildung konnte durch Stabilisierung der Droge nach PARK und LEE auf folgende Weise vermieden werden:

Die Droge wird mit etwas Wasser im Autoklaven 30 Minuten auf 110° an drei aufeinanderfolgenden Tagen erhitzt und anschließend extrahiert. Ein solches Extrakt zeigte nach 5 Monaten noch keinen Bodensatz, der Arbutingehalt wurde nur unwesentlich vermindert.

Extractum Uvae ursi siccum.

Ein trockenes, konzentriertes, vollwertiges Extrakt wird nach OBERHARD und E. KATZ[5] auf folgende Art bereitet:

100 Teile Fol. Uvae ursi pulv. werden 15 Minuten lang mit 500 Teilen Wasser gekocht, und dann heiß durch Leinwand koliert und ausgepreßt. Der Rückstand wird nochmals mit 500 Teilen Wasser 15 Minuten lang gekocht, koliert und ausgepreßt. Beide Kolaturen werden vereinigt und im Vakuum auf ein kleines Volumen eingedampft. Man läßt dann über Nacht stehen, dekantiert und filtriert, löst im Filtrat 15 Teile Milchzucker oder lösliches Dextrin, filtriert und dampft zum Sirup ein, der bei einer Temperatur unterhalb 50° getrocknet und mit Milchzucker oder Dextrin auf 50 (½ der angewendeten Droge) ergänzt wird. Bei der Dispensation ist 1 Teil = 2 Teilen Droge zu lösen; das Extrakt ist in trockenen Glasgefäßen mit paraffinierten Korken aufzubewahren, eine Berührung mit Eisen ist zu vermeiden.

---

[1] Pharmac. Acta Helvetiae 20, 211 (1945).
[2] Pharmac. Acta Helvetiae 12, 68 (1937).
[3] Farm. Tidende 1933, 543; Ref. Pharmaz. Zentralhalle Deutschland 1934, 409.
[4] J. Amer. pharmac. Assoc. 26, 706 (1937); Ref. Jber. Pharmaz. 73, 234 (1938).
[5] Chem.-pharmaz. Ind. 1933, 143; Ref. Pharmaz. Zentralhalle Deutschland 1934, 552.

Auch R. Freudweiler[1] bevorzugt eine wäßrige Extraktion, da solche Extrakte weniger Gerbstoffe enthalten als solche, die mit 50 oder 70%igem Alkohol bereitet werden. Der Arbutingehalt des wäßrigen Extraktes betrug z. B. 20%, der Gerbstoffgehalt 15%.

Folliculi Sennae.

Extrakte.

Eingehend wurden die Extraktionsverhältnisse der Sennesschoten von J. W. Fairbairn und J. Michaels[2] untersucht. Die Sennoside sind teils in Form leicht wasserlöslicher Salze, teils in wasserunlöslicher freier Form vorhanden, so daß mit Wasser eine quantitative Extraktion nicht möglich ist.

Wäßrige Extraktion. Werden 1,2 g Droge mit 100 g siedendem Wasser übergossen und 15 Minuten extrahiert, so ergibt sich eine Wirkstoffausbeute von 81,5%, bei 24stündiger Extraktion erhöht sich die Ausbeute nur auf 84%. Mit kaltem Wasser beträgt die Ausbeute nach 24 Stunden 72%, mit 50° warmem Wasser nach 4 Stunden 71%. Wird die Drogenkonzentration auf 5% erhöht, so fällt die Wirkstoffausbeute auf 65%, bei 10%iger Drogenkonzentration auf 53%.

Auch durch dreifache Maceration mit Wasser und anschließendem Auspressen des Drogenrückstandes mit insgesamt etwa der sechsfachen Menge Wasser werden nur 64% der Wirkstoffe extrahiert.

Wird die Droge mit Chloroformwasser perkoliert, so gehen in die sechsfache Perkolatmenge 73% der Wirkstoffe über. Durch eine weitere Perkolation werden nur Spuren von Wirkstoffen extrahiert. Die Hitzeempfindlichkeit der Wirkstoffe geht aus folgendem Versuch hervor: Durch zweistündiges Erhitzen auf 100° werden etwa 72% der Wirkstoffe zerstört, durch zweistündiges Erhitzen auf 50° nur 11%. Ebenso wirkt sich eine alkalische Reaktion sehr schädlich auf die Wirkstoffe aus, indem z. B. bei einem p_H 8,38 der Extraktlösung durch einstündiges Erhitzen bei 60° der Wirkstoffgehalt auf 26% absinkt. Erst bei einer Eindampftemperatur unter 40° ist es möglich ein Spissumextrakt ohne Wirkstoffverluste zu erhalten, auch wenn das Eindampfen 10 Stunden dauern sollte.

F. W. Fairbairn und M. R. I. Saleh[3] prüften die Haltbarkeit eines wäßrigen Fluidextraktes, das durch doppelte Digestion hergestellt und auf das Verhältnis von 1 Teil Droge zu 4,5 Teilen Präparat eingedampft worden war, biologisch und chemisch. Der Sennosidgehalt dieses Extraktes von 8,5% war nach 28 Wochen um 11% gesunken. Als günstig für die Haltbarkeit erwies sich zwar ein p_H von 3 bis 4, aber in diesem Präparat scheiden sich die Sennoside in beträchtlicher Menge aus. Licht, Luft, höhere Temperaturen und alkalische Reaktion beschleunigen die

[1] Pharmac. Acta Helvetiae **12**, 57 (1937).
[2] J. Pharmac. Pharmacol. **2**, 813 (1950).
[3] J. Pharmac. Pharmacol. **5**, 317 (1953).

Zersetzung der Wirkstoffe und ebenso wirkt sich auch Alkohol ungünstig auf die Haltbarkeit aus. Chlorkresol vermag sie zu erhöhen, ist aber nicht verwendbar, wenn größere Mengen eines flüssigen Extraktes eingenommen werden sollen. Die Autoren lehnen deshalb wäßrige und alkoholische Fluidextrakte ab.

Organische Extraktionsmittel. In reinen organischen Extraktionsmitteln sind die Sennoside nicht leicht löslich, erst bei einem Wassergehalt von 30 Vol.-% steigt die Löslichkeit, so daß die Wirkstoffausbeute bei der Drogenextraktion beträchtlich erhöht wird. FAIRBAIRN und MICHAELS haben je 100 g Droge mit 70 vol.-%igem Aceton, 70 vol.-%-igem Äthanol und 70 vol.-%igem Methanol perkoliert und den Wirkstoffgehalt der Perkolate verfolgt (Tab. 28):

Tabelle 28. *Wirkstoffausbeute verschiedener Perkolate von Sennesschoten.*

Teilperkolat ccm	Wirkstoffausbeute in %			
	70 vol.-%iges Aceton	70 vol.-%iges Äthanol	70 vol.-%iges Methanol	20 vol.-%iges Äthanol
0—300	52,0	38,7	61,3	59,4
300—600	27,1	27,6	23,8	9,3
600—900	10,0	16,4	4,0	1,6
900—1200	3,3	7,9	1,0	0,2
1200—1500	—	4,8	—	—
1500—1800	—	2,7	—	—

Daraus ergibt sich, daß mit 70%igem Aceton und 70%igem Methanol die Wirkstoffe erheblich schneller als mit 70%igem Äthanol extrahiert werden. Mit der sechsfachen Perkolatmenge werden mit 70%igem Methanol 85% Wirkstoffe extrahiert, mit 70%igem Aceton 79% und mit 70%igem Äthanol erst 66%.

Auch diese Perkolate können ohne Wirkstoffverluste bei Temperaturen unter 40° zu einem Spissumextrakt eingedampft werden. Da durch die organischen Extraktionsmittel weniger Stoffe der Droge extrahiert werden als durch Wasser, ist auch der Wirkstoffgehalt der mit organischen Extraktionsmitteln hergestellter Extrakte höher als der wäßriger Extrakte.

Trotz der schnelleren Extraktion mit 70 vol.-%igem Methanol oder Aceton empfehlen FAIRBAIRN und SALEH zur Herstellung eines Trockenextraktes 70 vol.-%iges Äthanol auf folgende Weise:

1 Teil Droge wird mit 15 Teilen 70%igem Alkohol perkoliert und das Perkolat wird im Vakuum unter 30° zu einem Trockenprodukt eingedampft. Dieses Extrakt enthält im Gegensatz zu einem wäßrigen Extrakt die gesamten Wirkstoffe, das sind die Sennoside und die unbekannten Wirkstoffe, die sich nicht vom Anthracen ableiten und zu etwa $^1/_3$ an der physiologischen Wirkung beteiligt sind. Wegen des geringen Wassergehaltes des Trockenextraktes erwarten die Autoren von diesem Präparat dieselbe Haltbarkeit der Wirkstoffe wie von der Droge.

Fructus Capsici.

Extractum Capsici.

Ein Extrakt aus Fructus Capsici, das auch als Oleoresina oder als
Extr. fluidum concentratum bezeichnet wird, läßt z. B. die Pharmac.
Helvetiae V, Suppl. prim. mit Aceton auf folgende Weise herstellen:

750 g Drogenpulver werden mit Aceton perkoliert bis 1200 g Perkolat erhalten
sind. Das Aceton wird auf dem Wasserbad zum größten Teil abdestilliert, der Rest
durch Erwärmen auf höchstens 30° unter vermindertem Druck entfernt. Wenn
sich der feste Anteil des Rückstandes, wenn nötig nach Stehenlassen und zeitweiligem Umrühren, abgeschieden hat, wird der flüssige Anteil abgegossen und
durch Watte filtriert. Der Filterrückstand wird verworfen.

Die viscose, dunkelbraunrote Flüssigkeit soll ein spezifisches Gewicht von
0,925 bis 0,935 zeigen, der Trockenrückstand muß mindestens 95% betragen.

Bestimmung des Capsaicingehaltes nach J. Büchi und F. Hippenmeier[1]:

1 g Extrakt wird in einem Scheidetrichter von 100 ccm Inhalt in 40 ccm Petroläther gelöst. Diese Lösung wird nacheinander dreimal mit je 20 ccm verdünntem
Alkohol ausgeschüttelt und jedesmal die Trennung der Schichten abgewartet. Die
Petrolätherschicht wird verworfen und die vereinigten alkoholischen Auszüge in
einem Becherglas von 250 ccm Inhalt mit 15 ccm 0,5 n-Natronlauge versetzt. Die
weitere Bestimmung des Capsaicingehaltes erfolgt in gleicher Weise, wie bei der
Droge angegeben (Bd. I, S. 192). C bedeutet in der Berechnungsformel mg Capsaicin
in 1 g Extrakt. Die Autoren fanden durchschnittlich 1% Capsaicin in mehreren
Mustern.

Tinctura Capsici.

Das DAB 6 läßt die Tinctura Capsici mit 86 gew.-%igem Alkohol
herstellen. Nach W. Peyer[2] wird aber mit Spiritus dilutus (60 gew.-%ig)
eine capsaicinreichere Tinktur erhalten. Neuere Arzneibücher, Ph.
Helv. V, USPh. XIII, schreiben Spiritus dilutus vor.

Geschmacksprüfung nach Pharm. Helv. V: 1 ccm Tinktur wird mit 200 ccm
Wasser verdünnt. Die Mischung von 1 ccm dieser Verdünnung mit 1 ccm Zuckersirup und 8 ccm Wasser muß im Munde ein deutliches Brennen hervorrufen.

Die colorimetrische Capsaicinbestimmung kann entsprechend auf die
Tinktur übertragen werden. In der Tinktur, die mit Spiritus dilutus
durch Perkolation bereitet ist, stören ätherlösliche Stoffe die Bestimmung und müssen mit Petroläther entfernt werden. Geringe Capsaicin-
mengen, die im Petroläther löslich sind, werden durch Rückschüttelung
mit verdünntem Alkohol zurückgewonnen. Vermutlich gilt dies auch für
die DAB 6-Tinktur mit 86 gew.-%igem Alkohol. Die Ausführung der
Bestimmung erfolgt dann nach Büchi und Hippenmeier[1] folgendermaßen:

50 g Tinktur werden mit 50 ccm Petroläther ausgeschüttelt. Nach vollständiger
Trennung der Schichten wird der Petrolätherauszug nacheinander dreimal mit je
25 ccm verdünntem Alkohol erneut ausgeschüttelt. Die Petrolätherschicht wird
verworfen und die vereinigten alkoholischen Auszüge werden mit der mit Petrol-

---

[1] Pharmac. Acta Helvetiae **23**, 327, 353 (1948).
[2] Süddtsch. Apotheker-Ztg. **1935**, 559.

äther ausgeschüttelten Tinktur vereinigt. Nach Zugabe von 15 ccm 0,5 n-Natronlauge wird nach der Bestimmungsmethode der Capsicum-Früchte verfahren (Bd. I, S. 192).

In der Berechnungsformel bedeutet dann $C = $ mg Capsaicin in 50 g Tinktur. Wird die Eichkurve benützt, so muß der gefundene Wert mit 5 multipliziert werden, um den Capsaicingehalt von 50 g Tinktur in mg zu erhalten.

Die Autoren verlangen einen Gehalt von 0,01 bis 0,02% Capsaicin in der Tinktur.

Fructus Colocynthidis.

Extractum Colocynthidis.

Qualitative Farbreaktion auf Colocynthin nach L. DÁVID[1], die durch die Behandlung mit Kalkmilchbrei den störenden Einfluß fremder Farbstoffe und Verfärbungen durch Schwefelsäure der DAB 6-Reaktion ausschließt:

Man pulvert in einer kleinen Porzellanschale 0,02 dextrinhaltiges Extrakt, mischt sehr gut mit Kalkmilchbrei von der Größe einer kleinen Bohne und bringt auf dem Wasserbade zur Trockene. Den zerriebenen Trockenrückstand extrahiert man zweimal mit je 1 ccm Methylalkohol, filtriert durch ein mit Methylalkohol benetztes Pergamentfilter und verdunstet das Filtrat auf dem Wasserbade. Den Trockenrückstand löst man in 2 ccm Eisessig, gibt einen Tropfen Ferrichloridlösung dazu und unterschichtet mit 2 ccm konzentrierter Schwefelsäure. Unmittelbar unter der Berührungsfläche entsteht in der Schwefelsäure ein stärker werdender lebhaft karminroter Ring. Eine zu blasse Farbreaktion weist auf ein an Colocinthinarmes Extrakt. Auf diese Weise ausgeführt, ist die Probe unbedingt zuverlässig; ein 2% Colocynthin enthaltendes Extrakt gibt noch eine zwar blasse, aber wahrnehmbare Reaktion.

Fructus Foeniculi.

Aqua Foeniculi.

Das Fenchelwasser enthält etwa 0,1% wasserlösliche Bestandteile des Fenchelöles, vorwiegend Anethol und Fenchon. Zur Unterscheidung einer Lösung von einem Destillat gibt L. DÁVID[2] folgende Reaktion an:

Auf 3 ccm Schwefelsäure werden 3 ccm Fenchelwasser geschichtet. In dem aus der Frucht mittels Destillation hergestellten Wasser tritt keine Veränderung auf, während in dem aus Öl mittels Lösen hergestellten Wasser sofort ein rosafarbiger Ring auftritt.

Extractum Foeniculi fluidum.

H. U. KOEPSCH[3] gibt eine Vorschrift zur Herstellung eines Fluidextraktes an, das zur Bereitung von galenischen Präparaten an Stelle von Anis- oder Fenchelöl dienen soll:

100 Teile zerquetschter Fenchel werden mit 500 Teilen Weingeist, wie bei Fluidextrakten angegeben, perkoliert. Nach Beendigung der Perkolation wird die perkolierte Droge ausgepreßt und die filtrierte Preßflüssigkeit mit dem Perkolat vereinigt. Von der Flüssigkeit wird der Weingeist bis auf 100 Teile abdestilliert. Der abdestillierte Weingeist wird zur nächsten Extraktbereitung verwendet. Das

---

[1] Pharmaz. Ztg. **1928**, 525. — [2] Pharmaz. Ztg. **1927**, 622.
[3] Pharmaz. Ztg. **84**, 492 (1948).

resultierende, flüssige Fenchelextrakt wird nach dem Absetzen filtriert. Das Extrakt hat eine bräunlichgrüne Farbe, riecht und schmeckt stark nach Fenchel und hat eine Dichte von mindestens 0,847.

Wenn Oleum Anisi oder Oleum Foeniculi vorgeschrieben sind, können diese eventuell durch die 22fache Menge des Fenchelextraktes unter Berücksichtigung bzw. entsprechender Verminderung des Weingeistes ersetzt werden.

Da durch das Abdestillieren des Alkohols auch erhebliche Mengen des Fenchelöles verlorengehen, wäre es zweckmäßiger, das Fluidextrakt durch Evakolation herzustellen oder den Vorlauf des Perkolates als Fluidextrakt zu benützen, der infolge der leichten Löslichkeit des ätherischen Öles in Alkohol bei langsamer Perkolation bereits den größten Teil des ätherischen Öles enthalten wird.

KOEPSCH gibt folgende Vorschriften mit dem Fenchelfluidextrakt an:

Elixir e Succo Liquiritiae

Gereinigter Süßholzsaft .	40 Teile
Wasser	120 Teile
Ammoniakflüssigkeit	6 Teile
Fenchel-Fluidextrakt . . .	45 Teile (= etwa 2 Teile äther. Öl)

Tinctura Opii benzoica

Fenchel-Fluidextrakt . . .	22 Teile (= etwa 1 Teil äther. Öl)
Campher	2 Teile
Benzoesäure	4 Teile
Einfache Opiumtinktur . .	10 Teile
Verdünnter Weingeist . . .	153 Teile

Liquor Ammonii Foeniculi

Fenchel-Fluidextrakt	25 Teile
Ammoniakflüssigkeit	5 Teile

Fructus Juniperi.

Succus Juniperi inspissatus.

Bei der Bereitungsvorschrift des DAB 6 bemängeln J. HÜBSCHER[1] und H. VALENTIN[2], daß nicht ausdrücklich frische Wacholderbeeren zur Verarbeitung verlangt werden, wie es in der 4. und 5. Ausgabe des Arzneibuches der Fall war, sondern auch alte Beeren mit teilweise verharztem Öl zugelassen sind.

Um Wacholderbeeren auf ihre Eignung zur Herstellung von Succus Juniperi zu prüfen, schlägt HÜBSCHER folgendes Verfahren vor:

25 g Beeren werden in einem etwa 1½ bis 2 Liter fassenden Emaillebecher viermal je 2 Stunden lang mit je 200 bis 250 ccm destilliertem Wasser ausgekocht. Nach Ablauf der ersten 2 Stunden seiht man das Extrakt durch ein sogenanntes „Teesieb" in eine tarierte Porzellanschale, welche zum Bedecken des Siedebechers dient. Man erzielt damit einerseits ein langsameres Verdampfen des auf den Beeren stehenden Wassers, andererseits ein gleichzeitiges Eindampfen des abgeseihten Extraktes.

Die Flamme wird so reguliert, daß die Beeren nur ganz schwach kochen und auf keinen Fall ein Trockenwerden oder gar Anbrennen der Beeren eintritt. Gegebenenfalls muß man das zuviel verdampfte Wasser ersetzen. Zum Schluß dampft man, nach Zugabe des vierten, schon recht schwach gefärbten Extraktes, die vereinigten Auszüge auf einem lebhaft siedenden Wasserbade so lange ein, bis keine wesentliche Volumabnahme mehr erkennbar ist und das Extrakt nur noch mehr schwer fließt.

Bei einiger Übung läßt sich dieser Zustand leicht erkennen, und man hat dann ein Extrakt von etwa 75 bis 80% Trockensubstanz.

---

[1] Süddtsch. Apotheker-Ztg. **1928**, 857. — [2] Pharmaz. Ztg. **1929**, 1049.

Bei guten Beeren soll die Extraktausbeute 40 bis 55% betragen. Außerdem kann noch das spezifische Gewicht, die Farbe der 10%igen Lösung und die capillare Steighöhe zur Prüfung herangezogen werden. Zur Herstellung des Capillarbildes nimmt man 5 ccm einer 10%igen Extraktlösung und läßt sie 24 Stunden lang aufsteigen. Tab. 29 gibt einen Ausschnitt aus solchen Prüfungen.

Tabelle 29.

Lfde. Nr.	Extrakt-Ausbeute %	Spezif. Gewicht und Farbe der 10%igen Lösung	Trocken-substanz %	Capillare Steighöhe cm	Bemerkungen
1	48,8	1,025/19,5° C hellbraun	80,6	9	wohlschmeckendes Extrakt
2	42,4	1,026/19,5° C dunkelbraun	80,3	6,5	desgl.
3	40,8	1,052/19° C hellbraun	89,5	11,5	desgl.
4	46,0	1,028/20° C dunkelbraun	80,5	7,5	desgl.
5	27,0	1,056/20° C	88,3	9,5	notorisch schlechte, unreife Beeren, saures und bitteres Extrakt

Einer sehr eingehenden Untersuchung unterzog H. VALENTIN[1] das Wacholdermus, indem er 18 Kriterien von 15 Präparaten verglich. Auf Grund seiner Ergebnisse schlägt er vor, die Reinheitsprüfungen in folgender Weise zu erweitern:

a) Wacholdermus besitzt einen stark würzigen Geruch und Geschmack nach Wacholder.

b) 1 g Succus darf nach dem Trocknen bei 100° höchstens 0,35 g Gewicht verlieren und nach dem Veraschen einen Rückstand von 0,02 bis 0,03 hinterlassen. Wird dieser Rückstand mit einigen Tropfen Salpetersäure befeuchtet, die Salpetersäure verdampft und der Rückstand geglüht, so muß sich dieser in 5 ccm verdünnter Salzsäure beim Erwärmen fast vollständig lösen.

c) Diese Lösung wird nach der bestehenden Vorschrift auf Kupfer geprüft. Um eine Milderung herbeizuführen und die doppelte Menge zu gestatten, ist es notwendig, daß die Vergleichsflüssigkeit in 1000 ccm 1 g Kupfersulfat enthält.

d) Die Lösung des Succus (10 g auf 100 ccm) ist durchscheinend, besitzt eine dunkelbraune Farbe und rötet blaues Lackmuspapier. Ihre Dichte beträgt 1,025 bis 1,035. Je 5 ccm der Lösung ergeben auf Zusatz weniger Tropfen verdünnter Eisenchloridlösung eine tiefschwarze Fällung (Anwesenheit von Gerbstoff), auf Zusatz einiger Tropfen Jodlösung eine Rotfärbung, in der sich keine tiefblau gefärbten Teile ausscheiden dürfen (Stärke), nach dem kräftigen Durchschütteln mit dem gleichen Volumen Äther eine höchstens schwachgelbe Farbe der oberen Ätherschicht (Harze). Läßt man die Ätherschicht in einer Porzellanschale freiwillig verdunsten, so muß der Rückstand intensiv nach Wacholderöl riechen.

e) Aus der 10%igen Lösung wird unter Berücksichtigung des im Succus vorhandenen Wassergehaltes eine Lösung hergestellt, die in 100 ccm 1 g des wasserfreien Extraktes besitzt. In zwei Erlenmeyerkolben I und II (200 ccm Inhalt) pipettiert man 8,4 bzw. 14,0 ccm Lösung in der alkalischen Kupfertartratlösung, fügt in jeden Kolben die gleiche, im Meßzylinder abgemessene Menge der Lösung b) und je 40 ccm Wasser hinzu und erhitzt zum Sieden. Gibt man je 10 ccm der 1%igen Succuslösung hinzu und läßt das ganze 2 Minuten lang kochen, so muß nach dem Abkühlen und Absetzen des ausgeschiedenen Kupferoxyduls die Lösung in Kolben I eine gelbliche, die Lösung in Kolben II eine bläuliche Farbe zeigen (Mindest- und Höchstmenge an Fehling reduzierenden Substanzen).

---

[1] Pharmaz. Ztg. **1929**, 1049.

Fructus Rhamni catharticae.

Die Kreuzdornbeeren enthalten als Wirkstoffe Anthraglykoside bis zu etwa 2% (bezogen auf Trockensubstanz), so daß ihnen nur eine milde abführende Wirkung zukommt. Nach colorimetrischen Untersuchungen mit Hilfe der Emodinreaktion von A. Grahle[1] sind die Anthraglykoside ausschließlich in den Steinkernen lokalisiert und erreichen ihren höchsten Gehalt in der 13. Woche nach der Blüte (etwa im August), also im unreifen Zustand der Beeren. Mit der Blaufärbung der Früchte setzt eine Abnahme des Gehaltes ein, so daß die reifen Früchte nur mehr etwa die Hälfte des Höchstgehaltes aufweisen. Grahle fand z. B. in frischen Früchten im August 0,66% Emodine, im Spätseptember 0,37% und im Oktober nur mehr 0,26%. Unreife Früchte erleiden durch Trocknung bei Lufttemperatur keine Wirkstoffabnahme. Durch Trocknung bei 40° und besonders bei 60° treten infolge Fermentaktivierung erhebliche Glykosidverluste ein. Reife Früchte sind dagegen weniger empfindlich gegen höhere Temperaturen und verlieren selbst bei 105° kaum an Emodin. Nach diesen Untersuchungen sollten unter Umständen unreife und luftgetrocknete Früchte verarbeitet werden.

Zur Herstellung von Extrakten teilen J. A. Fialkow und M. M. Jampolskaja[2] mit, daß mit Perkolation und Reperkolation die gleichen Extrakte erhalten werden. Die mit 67,6° Alkohol hergestellten Extrakte enthalten 2,0 bis 2,2% Oxymethylanthrachinone, die innerhalb von 10 Monaten unverändert bleiben. Mit verdünntem Alkohol (31,2°) hergestellte Extrakte weisen dagegen nur 0,5 bis 0,56% Oxymethylanthrachinone auf, deren Gehalt sich nach 10 Monaten auf 0,36 bis 0,25% verringert.

Herba Adonidis.

Die Droge Herba Adonidis vernalis enthält etwa 1% herzwirksame Glykoside und zwar Adonidosid, das in Wasser und Alkohol leicht, in Chloroform unlöslich ist, und Adonivernosid, das in Wasser schwer, in Alkohol und Chloroform leicht löslich ist. Infolge der schwankenden Wirkung soll nur eine auf z. B. 2000 Frosch-Dosen pro g standardisierte Droge zur Herstellung von Präparaten Verwendung finden.

Für die Herstellung des Infuses gibt W. Kern[3] folgendes Verfahren an: Die grob gepulverte Droge wird auf die Hälfte der vorgeschriebenen Wassermenge aufgestreut und hierauf kräftig durchgeschüttelt. Nach viertelstündigem Stehenlassen wird die andere Hälfte des Wassers siedend heiß auf die Mischung gegossen und gut durchgeschüttelt. Dann wird eine Viertelstunde lang stehengelassen und sodann unter sorgfältigem Dekantieren durch angefeuchtete Watte filtriert und durch das Wattefilter mit der nötigen Menge Wasser auf das für den Aufguß vorgeschriebene Gewicht ergänzt.

---

[1] Süddtsch. Apotheker-Ztg. **86**, 51 (1946).
[2] Pharmaz. J. **12**, 20 (1939); Ref. Jber. Pharmaz. **75**, 192 (1940).
[3] Arch. Pharmaz. **383**, 55, 284 (1950).

Das Infusum ist verhältnismäßig gut haltbar. Nach A. J. MOCHNAT-SCHEWA[1] zeigte ein 3%iges Infus nach 6 Tagen trotz Trübung und Schimmelbildung keine biologische Wirkungsabnahme. Auch Y. AHOUEN[2] fand nach 2 bis 3 Wochen langem Stehen eine Wirkungsabnahme auf nur 68 bis 92%. Nach demselben Autor enthalten 1 bis 5%ige Infuse alle Wirkstoffe, 10%ige nur 85% der Wirkstoffe.

Die Tinctura Adonidis wird nach dem Erg.B. 6 mit Spiritus dilutus im Verhältnis 1 : 10, das Fluidextrakt mit etwa 27 vol.-%igem Alkohol und das Extr. Adonidis fluid. standard. „Stada" mit etwa 63 vol.-%igem Alkohol hergestellt. Das Schweizer Arzneibuch V verlangt einen Trockenrückstand von 4% und gibt folgende Reaktionen an:

Wird 1 ccm Tinktur in einem mindestens 140 ccm fassenden Meßzylinder von etwa 3 ccm Durchmesser mit Wasser auf 100 ccm verdünnt, und kräftig geschüttelt, so muß die Flüssigkeit stark schäumen. Nach einer Stunde muß mindestens noch ein Schaumring vorhanden sein.

Wird der Verdampfungsrückstand von 5 ccm Tinktur mit 5 ccm Wasser aufgenommen, so muß sich das klare oder schwach trübe Filtrat auf Zusatz von 1 ccm Gerbsäurelösung sofort stärker trüben und bald einen Niederschlag geben.

Hochkonzentrate der Glykoside lassen sich durch Adsorption an Kohle und Elution mit Chloroform gewinnen. Dieses Verfahren, das geschützt[3] ist, wird von F. O. MEYER[4] erläutert und wie folgt angegeben:

a) 1 Teil fein geschnittenes Herba Adonidis vernalis wird mit 15 Teilen Wasser bei gewöhnlicher Temperatur ausgerührt. Man filtriert den wäßrigen Auszug durch ein Koliertuch, preßt den Rückstand aus und klärt den wäßrigen Auszug durch Filtrieren oder Zentrifugieren. In die so erhaltene wäßrige Lösung trägt man unter Rühren langsam 0,2 bis 0,3 Teile Tierkohle ein und rührt noch 2 Stunden. Nach kurzem Stehen hat sich die Kohle abgesetzt, so daß man das überstehende Wasser, das kein Glykosid mehr enthält, leicht abziehen kann. Die Kohle wird scharf abgenutscht, mit etwas Wasser gewaschen und an der Luft bei gewöhnlicher Temperatur getrocknet. Durch mehrtägige Extraktion des trockenen Kohleadsorbates mit trockenem, heißem Chloroform wird das Glykosid aus der Kohle ausgezogen. Nach dem Abdestillieren des Chloroforms hinterbleibt ein braunes, dickes Öl. Man schüttelt dieses mit Äther und Wasser, wobei das wirksame Glykosid in das Wasser, die fettartigen Stoffe in den Äther übergehen. Die wäßrige Lösung wird von dem Äther abgetrennt und noch zweimal mit frischem Äther ausgeschüttelt. Die so erhaltene wäßrige Lösung kann durch Verdünnen mit Wasser auf die gewünschte physiologische Wirksamkeit eingestellt werden. Eine Lösung, die 1000 FD/ccm enthält, ist fast farblos und besitzt einen Trockenrückstand von nur 0,002 bis 0,003 g/ccm.

b) 1 Teil fein geschnittenes Herba Adonidis vernalis wird mit 15 Teilen 40%igem Spiritus ausgezogen. Nach dem Filtrieren wird der Alkohol aus dem Filtrat abdestilliert und die wäßrige Lösung mit Bleiacetat versetzt. Der auf diese Weise vorbehandelte wäßrige Extrakt wird mit 0,2 Teilen Tierkohle ausgerührt und das getrocknete Kohleadsorbat, wie im Beispiel a) angegeben, mit Chloroform extrahiert. Der Chloroformauszug wird stark eingeengt und die konzentrierte Chloroformlösung in Petroläther eingetragen. Das herzwirksame Glykosid fällt als dickes Öl aus, während in den Petroläther nur unwirksame Substanzen gehen. Das im Vakuum zur Trockene gebrachte Öl enthält 400000 bis 500000 FD/g. Behandelt man diesen Rückstand mit Wasser und trocknet die wäßrige Lösung im Vakuum, so erhält man ein nicht hygroskopisches, etwas braun gefärbtes, in Wasser leicht lösliches Pulver mit einem Gehalt von 500000 bis 600000 FD/g.

[1] Sowjet-Pharmaz. **5**, 12 (1934); Ref. Pharmaz. Jb. **70**, 278 (1935).
[2] Farm. Notisbl. **1935**, 194; Ref. Pharmaz. Jb. **71**, 263 (1936).
[3] F. Hoffmann-La Roche & Co. A.-G., DRP. 480410 und 484361.
[4] Pharmazie **4**, 431 (1949).

Gewinnung des wasserunlöslichen Glykosidanteiles. 1 Teil fein zerschnittenes Herba Adonidis vernalis wird mit 15 Teilen 40%igem Alkohol ausgezogen. Nach dem Filtrieren und Auspressen wird der alkoholische Auszug mit 0,5 Teilen Adsorptionskohle ausgerührt und das trockene Kohleadsorbat mit heißem Chloroform extrahiert. Wird das Chloroform abdestilliert, so hinterbleibt ein braunes, dickes Öl, aus welchem durch Behandeln mit Wasser und Äther das in Wasser leicht lösliche Glykosid sowie unwirksame Fettstoffe entfernt werden. Der ungelöst gebliebene Anteil, etwa 1,5 bis 2⁰/₀₀ des Gewichtes der verwendeten Droge, wird in Chloroform aufgenommen und die Chloroformlösung mit Wasser ausgeschüttelt. Nach dem Einengen der Chloroformlösung trägt man diese unter Rühren in die fünffache Menge Petroläther ein, wobei das Glykosid in fester Form ausfällt. Zur weiteren Reinigung wird dieses in 50%igem Alkohol gelöst und zur Lösung so viel Bleiessig zugegeben, bis kein weiterer Niederschlag mehr entsteht. Nachdem das überschüssige Blei durch Natriumphosphat entfernt worden ist, wird die so gereinigte alkoholische Lösung im Vakuum vom Alkohol befreit. Das Glykosid bleibt als Öl zurück. Durch Aufnahme dieses Öles in Chloroform und Eintragen in Petroläther erhält man ein etwas gelblich gefärbtes, nicht hygroskopisches Pulver. Die Ausbeute an schwer löslichem Glykosid, bezogen auf die verwendete Droge, beträgt zwischen 1 und 1,5⁰/₀₀.

Nach einem Verfahren von KOHLSTAEDT[1] wird das Extrakt in therapeutisch verwendbaren organischen Aminen mit hydro- und lipotropen Eigenschaften gelöst, z. B. Monoäthanolamin, Diäthanolamin, Triäthanolamin, Hexamethylentetramin. Diese Lösungen sind mit Wasser, hochprozentigem Alkohol, Benzylalkohol, Eugenol o. ä. ohne Ausscheidung verdünnbar und enthalten neben den Glykosiden auch deren Begleitstoffe. MEYER gibt folgende Beispiele:

Ein Auszug aus Herba Adonitis, der mit 50%igem Alkohol bereitet wurde, wird nach den üblichen Methoden gereinigt und vom Lösungsmittel befreit. 1 g Extraktrückstand wird in 5 g Triäthanolamin gelöst und diese Lösung mit Wasser auf 100 ccm verdünnt.

Bei anderen Vorgehen benutzt man als Extraktionsflüssigkeiten 40- oder 60%igen Äthylalkohol oder 50%igen Methylalkohol und löst 1 g Extraktrückstand mit 2 g Diäthanolamin und 3 g Triäthanolamin, oder aber man arbeitet mit einem Alkohol als Menstruum, in dem von vornherein 5% Hexamethylentetramin gelöst worden sind.

Herba und Rhizoma Chelidonii.

Extractum Chelidonii.

Das Extractum Chelidonii des *Ergänzungsbuches 6* wird aus dem Preßsaft des frischen Krautes auf folgende Weise hergestellt:

20 Teile frisches, zur Blütezeit gesammeltes Schöllkraut werden mit 1 Teil Wasser zerstoßen und abgepreßt. Der Rückstand wird nochmals mit 3 Teilen Wasser angerührt und abgepreßt. Die Preßflüssigkeiten werden zusammengegossen, auf 80° erwärmt, koliert und auf 2 Teile eingedampft, mit 2 Teilen Weingeist vermischt und nach 24stündigem Stehen koliert. Der hierbei verbleibende Rückstand wird mit 1 Teil verdünntem Weingeist unter gelindem Erwärmen durchgeschüttelt und absetzen gelassen. Dann gießt man klar ab, mischt das Abgegossene mit der ersten Kolatur, filtriert und dampft zu einem dicken Extrakt ein.

1 kg Kraut liefert nach DANIEL-SCHMALTZ[2] etwa 40 g Extrakt. BAUSCH[3] fand im Extrakt nur 0,4% Alkaloide, die einer Ausbeute von 15% entsprechen. Die Ausbeute im Preßsaft betrug 25%, so daß während des Eindampfens fast die Hälfte der Alkaloide zerstört wurde.

Der größte Teil der Alkaloide, der frischen Pflanze, nämlich bis 75%, bleibt demnach in dem Preßrückstand zurück. Die Verarbeitung des Preßsaftes allein für ein alkaloidreiches Extrakt ist deshalb sehr unvorteilhaft. Da aber auch solchen

---

[1] Chemische-pharmazeutische A.G. Bad Homburg, DRP. 648179.
[2] Das Schöllkraut, Stuttgart 1939, S. 85.
[3] Süddtsch. Apotheker-Ztg. **89**, 686 (1949).

Präparaten eine pharmakologische Wirkung zukommt, so kann diese nicht nur auf den Alkaloiden, sondern muß auch auf noch unbekannten Wirkstoffen beruhen (G. KRELL[1], DANIEL-SCHMALTZ[2]).

Trockenextrakt nach BEREND[3]. 4 kg frischer Preßsaft werden mit 2 kg Spiritus dilutus versetzt und filtriert. Der Alkohol wird im Vakuum abdestilliert, der Rückstand mit dem gleichen Gewicht Wasser versetzt und 24 Stunden stehengelassen. Dann wird filtriert und im Filtrat je kg verarbeiteten Frischsaftes 2,5 g Dextrin gelöst. Nun wird im Vakuum zu einem braunen, sehr hygroskopischen Trockenextrakt eingedampft. Die Ausbeute beträgt 250 g, 6,25% des Preßsaftes und etwa 4% der frischen Pflanzen.

Das Extrakt enthält 1,18% Gesamtalkaloide ohne Berberin und 0,039% Berberin. Die kräftig ausgeprägte pharmakologische Wirkung ist vier- bis fünfmal stärker als die entsprechende Menge der isolierten Alkaloide.

Alkaloidbestimmung nach Daniel-Schmaltz[4]. 1 g Trockenextrakt, entsprechend etwa 10 mg Alkaloiden, wird mit 10 ccm n/10-Schwefelsäure angerieben und einige Minuten auf dem Wasserbade erwärmt, dann wird in einen Scheidetrichter abgegossen und mit 5 ccm 10%igem Ammoniak nachgespült. Das Ammoniak bringt Stoffe, die sich in der Säure nicht lösen, leicht und schnell in Lösung. Nun wird unter Nachwaschen mit Wasser auf etwa 100 ccm verdünnt und mit Äther unter möglichster Vermeidung von Emulsionsbildung solange ausgeschüttelt (etwa achtmal) bis die letzten 5 ccm Äther keine Alkaloide mehr enthalten. Die vereinigten Ätherlösungen werden solange mit n/10-Schwefelsäure ausgeschüttelt, bis die Säure keine Alkaloide mehr aufnimmt, die vereinigten gelben bis gelbroten sauren Lösungen werden nun gerade ammoniakalisch gemacht und mit Äther ausgeschüttelt, wie oben beschrieben, der Äther mit Tylose (13) getrocknet, abdestilliert und der Rückstand in 1 ccm 96%igem Alkohol gelöst, 2 ccm n/10-Salzsäure vorgelegt mit einigen ccm doppelt destilliertem oder wenigstens ausgekochtem Wasser verdünnt und mit n/10-Natronlauge aus der Mikrobürette zurücktitriert (Indicator Methylrot), 1 ccm n/10-Salzsäure entsprechen 0,0353 g Gesamtalkaloiden, berechnet als Chelidonin. Die gefundenen Milligramme, durch 10 geteilt, geben bei einer Einwaage von genau 1 g, direkt den Prozentgehalt des Extraktes an.

Alkaloidkonzentrat aus Chelidoniumwurzeln von N. Lörgen[5]. 75 g Schöllkrautwurzeln werden mit 230 ccm wasserfreiem Äther behandelt, der 2 g wasserfreie Oxalsäure enthält. Die Mischung wird 3 Stunden geschüttelt, filtriert und der Rückstand wird nochmals mit 150 ccm Äther und 0,5 g Oxalsäure behandelt. Nach dem Filtrieren wird der Rückstand in Äther suspendiert, trockenes Ammoniakgas durchgeleitet und über Nacht stehengelassen. Dann wird 2 Tage lang in einem kontinuierlichen Extraktionsapparat extrahiert. Die Lösung wird filtriert und der Äther abdestilliert. Der Rückstand wird in einer Mischung von 15 ccm Chloroform und 15 ccm trockenem Äther gelöst und mit 100 ccm mit wasserfreier Citronensäure gesättigtem Äther behandelt. Der Niederschlag wird filtriert und im Vakuum getrocknet.

Tinctura Chelidonii.

Die Tinctura Chelidonii RADEMACHER wird aus 5 Teilen frischem zerquetschtem Schöllkraut und 6 Teilen Spiritus und die homöopathische Essenz aus der frischen Wurzel bereitet.

Alkaloidbestimmung. Zur Alkaloidbestimmung in der homöopathischen Essenz haben H. NEUGEBAUER und K. BRUNNER[6] und G. KRELL[7] Methoden ausgearbeitet. Nach KRELL soll die Methode von NEUGEBAUER

---

[1] Diss. München 1937. — [2] Das Schöllkraut, Stuttgart 1939, S. 87, 89.
[3] Das Schöllkraut, Stuttgart 1939, S. 85.
[4] Das Schöllkraut, Stuttgart 1939, S. 93.
[5] Svensk Farmac. Tidsskr. **53**, 1 (1949).
[6] Dtsch. Apotheker-Ztg. **52**, 1038 (1937); Pharmaz. Zentralhalle Deutschland **78**, 17 (1937); **79**, 17, 161 (1938).
[7] Diss. München 1937.

und BRUNNER um 10% zu niedrige Werte liefern, da die n/10-Salzsäure für das Chelidonin ein ungeeignetes Lösungsmittel darstellen würde. KRELL benützt deshalb n/10-Schwefelsäure und führt die Bestimmung wie folgt aus:

20 g Chelidoniumessenz werden auf dem Wasserbade vom Alkohol befreit, der Rückstand wird mit 10 ccm 1%iger Schwefelsäure versetzt und 20 Minuten auf dem Wasserbade erwärmt. Vor Beginn der Arbeit wird die Abdampfschale genau gewogen und jetzt das Gewicht der Flüssigkeit mit destilliertem Wasser auf 20 g gebracht. 15 g der filtrierten Lösung (= 15 g Essenz) werden in einem Scheidetrichter durch tropfenweisen Zusatz von Chloroform ausgeschüttelt. Die vereinigten, durch ein glattes Filter filtrierten Chloroformlösungen werden bis auf wenige ccm vom Chloroform befreit, 2 ccm n/10-Schwefelsäure zugegeben, der Rest der Chloroforms verdampft und nach Zusatz von 10 ccm destilliertem Wasser mit n/10-Kalilauge gegen Methylrot titriert. 1 ccm n/10-Schwefelsäure = 0,0353 g Alkaloide.

Berberinbestimmung. Zur Berberinbestimmung in der homöopathischen Essenz haben H. NEUGEBAUER und K. BRUNNER[1] ein gravimetrisches Verfahren mit Pikronlonsäurefällung und ein maßanalytisches Verfahren ausgearbeitet. Das gravimetrische Verfahren gründet sich darauf, daß Berberin aus ammoniakalischer Lösung nur sehr wenig aufgenommen wird:

100 g Urtinktur werden auf dem Wasserbade vom Alkohol befreit, filtriert, ammoniakalisch gemacht und mit Äther ausgeschüttelt. Zu der vom Chelidonin und anderen Alkaloiden befreiten wäßrigen Lösung werden hierauf 15 ccm starke Natronlauge (15%) gegeben und dann dreimal mit je 50, 25 und 25 ccm Äther ausgeschüttelt. Die vereinigten Ätherausschüttelungen werden über geglühtem Natriumsulfat getrocknet, darauf durch ein Faltenfilter filtriert, das zweimal mit je 10 ccm Äther nachgewaschen wird. In den vereinigten ätherischen Filtraten fällt man das Berberin mit 15 ccm absolut gesättigter Pikronlonsäurelösung als Pikrolonat, saugt nach einer Stunde ab, wäscht mit absolutem Äther und trocknet bei 110° (Faktor 5,72). Die zu fällende ätherische Berberinlösung muß absolut frei von Ammoniak sein, da sich sonst schwer lösliches Ammoniumpikrolonat bildet, wodurch ein höherer Berberingehalt vorgetäuscht wird.

Die maßanalytische Bestimmung beruht darauf, daß Berberin als quarternäre Base sich nicht aus ammoniakalischer Lösung ausschütteln läßt, sondern erst nach quantitativer Reduktion zu tertiärem Dihydrodesoxyberberin:

Die Berberinlösung wird mit verdünnter Schwefelsäure gerade sauer gemacht, 3 ccm verdünnte Essigsäure, 0,5 bis 1,0 g Zinc. met. plv. zugefügt und auf dem Wasserbade unter öfterem Umrühren erwärmt. Nach 20 Minuten wird heiß durch Watte filtriert, mit heißem, angesäuertem Wasser nachgewaschen und nach dem Abkühlen soviel Ammoniak zugesetzt, daß das Zinkhydroxyd sich wieder löst. Dann wird abgekühlt, ausgeäthert, getrocknet und 3 ccm n/10-Salzsäure vorgelegt. Titriert wird mit n/10-Natronlauge aus der Mikrobürette. Indicator: Dimethylgelb. 1 ccm n/10-Salzsäure = 0,03532 g Berberin. Die Essenz enthält etwa 0,003 bis 0,01% Berberin.

Chelidonin und Protopin können auf Grund der Schwerlöslichkeit ihrer Hydrochloride in überschüssiger Salzsäure abgetrennt werden. Die austitrierte Lösung der Gesamtalkaloide wird mit 10 Tropfen konzentrierter Salzsäure versetzt und bleibt über Nacht stehen, dann kommt sie noch in den Eisschrank und wird dann filtriert. Der Rückstand, Chelidonin- und Protopinhydrochlorid, wird viermal mit

---

[1] Dtsch. Apotheker-Ztg. **52**, 1038 (1937); Pharmaz. Zentralhalle Deutschland **78**, 17 (1937); **79**, 17, 161 (1938).

2 ccm Eiswasser gewaschen. Im Filtrat können wie üblich die Restalkaloide bestimmt werden. Der in warmem 60%igem Alkohol gelöste Filterrückstand wird
ebenso analysiert. NEUGEBAUER und BRUNNER fanden im Mittel 50,4% Chelidonin und Protopin in 100% Gesamtalkaloiden.

Milchzuckerverreibung.

Alkaloidbestimmung nach H. NEUGEBAUER und K. BRUNNER[1]. 5 g Cheli-
donium-Milchzuckerverreibung werden mit 60 ccm Äther geschüttelt, 2 ccm
Ammoniaklösung zugegeben, 3 Minuten kräftig geschüttelt und weitere 15 Minuten
unter zeitweiligem Schütteln stehengelassen. Dann wird durch ein Faltenfilter
von 7 cm Durchmesser in einen Schüttelzylinder filtriert, zweimal mit je 10 ccm
Äther nachgewaschen und die vereinigten, ätherischen Filtrate schließlich zweimal
mit je 10 ccm 1%iger Schwefelsäure und dann noch einmal mit 10 ccm destilliertem
Wasser ausgeschüttelt, wobei die harzigen, bei der Titration störenden Substanzen
im Äther bleiben. Die vereinigten wäßrigen Ausschüttelungen werden mit Ammoniaklösung bis zur alkalischen Reaktion versetzt, zweimal mit je 30 ccm Äther
ausgeschüttelt und die ätherischen Ausschüttelungen wie üblich weiter behandelt.
Die Autoren fanden z. B. 0,254% Gesamtalkaloide.

Herba Convallariae.

Infusum Convallariae.

Zur Herstellung eines Infusum Convallariae empfiehlt W. KERN[2] wie
folgt zu verfahren:

Das Drogenpulver wird auf die Hälfte der vorgeschriebenen Wassermenge aufgestreut und hierauf kräftig durchgeschüttelt. Nach viertelstündigem Stehenlassen
wird die andere Hälfte des Wassers siedend heiß auf die Mischung gegossen und
gut durchgeschüttelt. Dann wird eine Viertelstunde lang stehengelassen und sodann
unter sorgfältigem Dekantieren durch angefeuchtete Watte filtriert und durch das
Wattefilter mit der nötigen Menge Wasser auf das für den Aufguß vorgeschriebene
Gewicht ergänzt.

Nach Y. AHOUEN[3] enthalten 1 bis 5%ige Aufgüsse alle Wirkstoffe,
10%ige nur 75%. Nach 2 bis 3 Wochen sinkt der Wirkungswert auf 68
bis 92% ab. JARETZKY und SIMON[4] fanden im 1%igen Infusum nur eine
60%ige Glykosidausbeute. Auch stellten sie fest, daß eine Alkalisierung
des Infuses mit Natriumbicarbonat, um durch eine vermehrte Saponin-
lösung die Resorption des Convallatoxins zu fördern, eine Wertminderung von 50% nach sich zieht und nicht empfehlenswert ist.

Die Verträglichkeit des Infuses ist infolge der Saponine allerdings
sehr schlecht.

Tinctura Convallariae.

Die Tinktur des Erg.B. 6 wird aus dem frischen blühenden Kraut mit
Spiritus hergestellt. JARETZKY und SIMON[4] fanden in einer frisch bereiteten Tinktur 1400 FD pro ccm, nach 6 Monaten sank der Wirkungswert
auf 1050 FD, nach weiteren 15 Monaten auf 700 FD. Tinkturen, die aus
frischem Kraut mit 40 oder 10%igem Alkohol bereitet waren, hatten

---

[1] Pharmaz. Zentralhalle Deutschland **78**, 17 (1937).
[2] Arch. Pharmaz. **283**, 284 (1950).
[3] Farmac. Notisbl. **1935**, 194; Ref. Pharmaz. Jber. **1936**, 263.
[4] Arch. Pharmaz. **283**, 77 (1950).

denselben Wirkungswert wie die Tinktur des Erg.B. 6 mit 90%igem Alkohol und zeigten weder eine geringere noch größere Haltbarkeit. Auch konnte diese durch Zusätze von Natriumbicarbonat oder von je 1% Salzsäure oder Citronensäure und Weinsäure nicht erhöht werden. Die Tinkturen mit je 1% Citronensäure oder Weinsäure hatten zwar einen höheren Wirkungswert (1650 FD pro ccm) als die Tinktur ohne Zusatz (1400 FD pro ccm), aber die Haltbarkeit war die gleiche.

JARETZKY und SIMON stellten weiterhin Tinkturen aus einer getrockneten stabilisierten Droge mit 8100 FD pro g (bei Auswertung als Infus) mit Alkohol verschiedener Stärke her, deren Wirkungswerte unmittelbar nach der Herstellung und nach 1 Jahr in Tab. 30 zusammengestellt sind.

Tabelle 30.

% Alkohol der Tinktur	96%	70%	40%	10%
FD in 1 ccm nach der Herstellung ...	348	712	810	550
Wirkstoffausbeute, bez. auf Infus ..	43%	88%	100%	68%
FD in 1 ccm nach 1 Jahr	230	530	350	400
Wertminderung	33%	25%	57%	28%

Da das Infus nach JARETZKY und SIMON nur etwa 60% Convallatoxin enthält und die Tinkturen offenbar durch Maceration bereitet waren, wurde im günstigsten Fall mit 40%igem Alkohol nur 60% der Wirkstoffe aus der Droge extrahiert. Durch Perkolation im Verhältnis 1 : 10 wird voraussichtlich eine quantitative Erschöpfung möglich sein.

Nach der Tab. 30 enthält die Tinktur mit 40%igem Alkohol zwar alle Wirkstoffe des entsprechenden Infuses, ist aber bei einer Wertminderung von 57% nach 1 Jahr am wenigsten haltbar. Die Tinktur mit 70%igem Alkohol mit einer Wirkstoffausbeute von 88%, auf das Infus bezogen, zeigt mit einer Wertabnahme von 25% nach 1 Jahr die beste Haltbarkeit, die auch größer als die der Tinktur aus frischer Droge ist. Man wird deshalb die Convallariatinktur am zweckmäßigsten aus einer stabilisierten Droge mit Spiritus dilutus im Verhältnis 1 : 10 herstellen.

Eine chemische Bestimmung des Convallatoxins in der Tinktur mit dem BALJET-Reagens und mit der LIEBERMANN-BURCHARD-Reaktion wurde von A. MEYRAT[1] ausgearbeitet, die unter Herba Convallaria (Bd. I, S. 201) angegeben ist.

Nach MEYRAT[1] wird gleichfalls mit 60 bis 70%igem Alkohol durch Perkolation der Droge im Verhältnis 1 : 10 das Convallatoxin erschöpfend extrahiert. Er fand in Tinkturen aus getrockneten Blüten etwa $0,7^0/_{00}$, aus Blättern $0,35^0/_{00}$ und aus Wurzeln $0,30^0/_{00}$ Convallatoxin. Für eine stabilisierte Tinktur (Alcoholatura) aus frischen Blüten empfiehlt MEYRAT das Verfahren des Schweizer Arzneibuches 5 für Alcoholatura Valerianae (S. 196) mit der Änderung, daß 2 Teile Alkohol auf 1 Teil frische Droge zu verwenden sind. Ein Vorteil der Alcoholatura wird von MEYRAT nicht hervorgehoben.

E. SOOS[2] stellte aus Herba Convallariae im Verhältnis 1 : 5 Tinkturen mit 96 vol.-%igem und 70 vol.-%igem Alkohol her und prüfte die Wir-

---

[1] Diss. Bern 1945. — [2] Scientia pharmac. **20**, 149 (1952).

kung nach der intravenösen Infusionsmethode am Meerschweinchen. Die Ergebnisse, die in Tab. 27 auf S. 119 eingetragen sind, zeigen, daß durch Spiritus dilutus die gesamten Wirkstoffe, mit 96 vol.-%igem Alkohol etwa 50% extrahiert werden. Nach 1 Jahr war in beiden Tinkturen die Wirkung praktisch unverändert geblieben. Auch nach diesen Versuchen wird aus der Droge mit Spiritus dilutus die wirksamste und haltbarste Tinktur erhalten.

Z. BLAZEK und D. RYPAR[1] haben folgendes Verfahren zur Herstellung eines wirksamen Extraktes aus frischen Maiglöckchenblättern ausgearbeitet:

1 kg Maiglöckchenblätter (frisches Material wird bis zur Verarbeitung bei +5° aufbewahrt) wird mit 800 g $(NH_4)_2SO_4$ fein vermahlen und der Brei hydraulisch abgepreßt. Der Preßsaft enthält nur unbedeutende Mengen Glykoside und besitzt starke hämolytische Eigenschaften. Der Rückstand wird mit Äthylacetat 12 Stunden unter Rühren extrahiert, filtriert, mit 1 Liter Äthylacetat nachgewaschen und bei einer Temperatur unter 30° eingedampft. Der dunkelgrüne, halbflüssige Rückstand wird in 100 ccm Äther gelöst und 24 Stunden bei +5° stehengelassen. Die Glykoside scheiden sich als hellbraune, halbflüssige Massen ab, sie werden vom Äther dekantiert. Nach dem Trocknen bei 18° wird ein amorphes, hellbraunes, in 50%igem Alkohol leicht lösliches Pulver erhalten (Ausbeute 0,195%, bez. auf die Blätter). Es wird eine sehr hohe pharmakologische Wirksamkeit festgestellt: 0,1 g hat bei Mäusen und Meerschweinchen, verglichen mit Digitoxin, eine Wirkung von 144 internationalen Digitaliseinheiten.

Zur Herstellung eines *Trockenextraktes* wird nach MEYRAT eine mit 70%igem Alkohol bereitete Tinktur im Vakuum bei strenger Neutralität eingedampft. Infolge starken Schäumens während des Eindampfens ist der Zusatz von Oktylalkohol fast unerläßlich. Das Trockenextrakt schmeckt bitter und ist stark hygroskopisch.

Die *Milchzuckerverreibung* aus frischem Maiglöckenkraut bietet nach JARETZKY und SIMON gegenüber der stabilisierten Droge keine Vorteile. Auch die Verreibung muß vor Feuchtigkeit geschützt aufbewahrt werden, damit sie ihre Wirkung nicht verliert.

Eine Übersicht über geschützte Verfahren zur Herstellung von hochwirksamen *Konzentraten* mit einer weitgehenden Anreicherung des Convallatoxins bringt O. W. MEYER[2], von denen eines[3] angeführt ist:

1 kg Herba Convallariae wird mit 50 Liter 96%igem Alkohol 12 bis 24 Stunden angesetzt, dann eine halbe Stunde gekocht und filtriert. Man wäscht mit 10 Liter Alkohol nach, konzentriert das alkoholische, mit dem Waschalkohol versetzte Filtrat im Vakuum auf etwa 5 Liter, verdünnt mit 25 Liter Wasser von 30° und setzt unter Rühren eine Lösung von 400 g Ferrisulfat in 5 Liter Wasser unter Beibehaltung einer Temperatur zwischen 30 und 35° zu. Nach 5 Minuten langer Einwirkung werden unter fortwährendem Rühren portionsweise 800 g Calciumcarbonat eingetragen und eine halbe Stunde bei einer Temperatur von 30 bis 35° gerührt. Das Reaktionsgemisch wird nach dieser Zeit mit 15 Liter lauwarmen Wasser auf das Volumen von 50 Liter gebracht und warm filtriert, das Filtrat im Vakuum auf etwa 5 bis 10 Liter eingeengt und mit Methanol das Salz noch vollständig ausgefällt. Das nunmehr ganz schwach gelbliche alkoholische Filtrat wird im Vakuum getrocknet, gegebenenfalls unter nochmaliger Filtration der stark konzentrierten Lösung.

---

[1] Časopis českoslov. Lékárnictva **63**, 25 (1950); Ref. Pharmaz. Zentralhalle Deutschland **92**, 336 (1953).
[2] Pharmazie 4, 578 (1949). — [3] STRAUB, WALTER, DRP. 575496.

Herba Droserae.

Von Drosera rotundifolia sind die Wirkstoffe zwar noch nicht bekannt, aber auf Grund der Chinone, die in der Droge enthalten sind, läßt sich die Extraktion verfolgen. Nach W. BRANDRUP[1] ist eine möglichst vollständige Erschöpfung der Droge auf Grund der bisher bekannten Inhaltsstoffe mit 45 bis 50%igem Alkohol möglich. Solche Fluidextrakte bleiben klar, sie haben einen hohen Extraktgehalt von 14−16% und zeigen gut ausgeprägte Identitätsreaktionen. Auch bei 0° aufbewahrt, treten keine Änderungen ein. Mit Thymianfluidextrakt sind sie klar mischbar, trüben sich jedoch mehr oder weniger mit Wasser. Auf Zusatz von Ammoniak oder Lauge verschwindet die Trübung.

Die Chinone ermöglichen auch eine Identitätsreaktion, die bei Tinktur und Fluidextrakt nach W. BRANDRUP folgendermaßen ausgeführt wird:

10 g Auszug werden mit 20 ccm Wasser und 5 ccm Salzsäure versetzt, destilliert und 5 ccm aufgefangen. In flachen Porzellanschalen werden dann nebeneinander jeweilig 1 ccm mit 5 Tropfen Ammoniaklösung und weiter 1 ccm mit 5 Tropfen 0,5 bis 5,0%iger alkoholischer Nickelacetatlösung versetzt. Im ersten Fall entsteht eine rosa bis rote Färbung, im zweiten Fall eine mehr violette Färbung.

Die Droseraauszüge sind stark sauer, sie brauchen zur Neutralisation gegen Lackmus etwa 4 bis 5% Kalilauge DAB 6. Fällungen treten auf Zusätze von Alkalien bis in die Gegend des Neutralpunktes nicht statt, sondern nur Farbveränderungen.

Herba Ephedrae.

Extractum Ephedrae fluidum (1 : 2).

Reaktion nach F. Gstirner[2]. 10 ccm Extrakt werden mit 10 ccm Wasser und 2 ccm verdünnter Salzsäure auf dem Wasserbade ungefähr 15 Minuten lang erwärmt und dann filtriert. Beim Versetzen des rotbraunen Filtrates mit Ammoniak (10%) entsteht eine grüne Fällung, beim Versetzen mit verdünnter Eisenchloridlösung (1 + 9) eine dunkelbraune Färbung.

Die *Alkaloidbestimmung* wird in derselben Weise wie in der Tinktur mit 20 g Fluidextrakt ausgeführt. Man ergänzt entsprechend den vom Alkohol befreiten Schaleninhalt auf 20 g mit Wasser und versetzt 15 g Filtrat mit 4 g Ammoniak, 7 g Kochsalz und 30 g Äther. Nach der Schichtentrennung mit Traganth wird von 20 g Ätherlösung (= 10 g Fluidextrakt) der Äther abdestilliert und wie bei der Tinktur titriert. Berechnung: Anzahl verbrauchter Kubikzentimeter n/10-Salzsäure mal 0,165 gibt den Prozentgehalt an Alkaloiden.

Tinctura Ephedrae (1 : 5).

Alkaloidbestimmung nach F. Gstirner[2]. 50 g Tinktur werden in einer gewogenen Porzellanschale von etwa 10 cm Durchmesser mit 2 ccm 10%iger Salzsäure versetzt und auf dem Wasserbade bis auf einige ccm eingedampft. Dazu fügt man 5 ccm Wasser und erwärmt weiter unter häufigem Umrühren mit einem kleinen Glasstabe bis zum Verschwinden des Alkoholgeruches. Nach dem Erkalten ergänzt

---

[1] Pharmaz. Ztg. **80**, 675 (1935). — [2] Süddtsch. Apotheker-Ztg. **1933**, 273.

man das Gewicht des Schaleninhaltes mit Wasser auf 25 g, rührt gut um und filtriert durch ein kleines Faltenfilter (10 cm Durchmesser). 20 g Filtrat (= 40 g Tinktur) versetzt man in einer 100 ccm-Flasche mit 4 ccm Ammoniak (10%), 9 g Kochsalz und 40 g Äther und schüttelt kräftig 5 Minuten lang. Dann fügt man 2,5 g Traganth hinzu, schüttelt weiter bis zum Abscheiden des Äthers und gießt 30 g Äther (= 30 g Tinktur) durch ein Wattebäuschchen in einen 150 ccm-Erlenmeyerkolben. Nach dem Abdestillieren des Äthers auf dem Wasserbade löst man den Rückstand in 2 ccm Weingeist, fügt 5 ccm n/10-Salzsäure hinzu, verdünnt mit 5 ccm Wasser und titriert unter Zusatz von 2 Tropfen Methylorangelösung die überschüssige Säure mit n/10-Natronlauge zurück. 1 ccm n/10-Salzsäure entspricht 0,0165 g Alkaloide, berechnet auf Ephedrin. Berechnung: Anzahl ccm der von den Alkaloiden gebundenen Salzsäure mal 0,055 = Prozentgehalt Alkaloide, berechnet auf Ephedrin.

Als Ersatzmittel für Tinctura Opii benzoica wurde von M. MEYER[1] die *Tinctura Ephedrae benzoica* empfohlen, die in entsprechender Weise bereitet wird:

2 Teile Campher und 4 Teile Benzoesäure werden in 183 Teilen Spiritus dilutus gelöst und dann 1 Teil Anisöl und 10 Teile Ephedratinktur (1 : 5 mit Spiritus dilutus bereitet) hinzugefügt.

Nach F. GSTIRNER[2] gibt die Tinktur folgende Reaktionen:

a) Beim Versetzen von 5 ccm Tinktur mit 1 Tropfen Eisenchloridlösung entsteht eine schwarzbraune Färbung.

b) Werden 5 ccm Tinktur mit 5 ccm Wasser verdünnt, so bildet sich eine milchige Färbung, die beim Versetzen mit 3 Tropfen Eisenchloridlösung in hellbraunen Flocken ausfällt (Benzoesäure).

c) 20 ccm Tinctura Ephedrae benzoica werden mit 1 ccm verdünnter Salzsäure versetzt und auf dem Wasserbade zur Trockene eingedampft. Der rotbraune Rückstand wird in etwa 5 ccm Wasser aufgenommen und filtriert. Beim Versetzen des rosa gefärbten Filtrates mit 2 bis 5 Tropfen Ammoniak schlägt die Farbe in olivgrün um und geht allmählich in braun über (Ephedratinktur).

Die Tinctura Ephedrae benzoica rötet Lackmuspapier und die Alkoholzahl soll mindestens 7,4 betragen.

Der beim Mischen von gleichen Teilen Tinctura Ephedrae benzoica und Liquor Ammonii anisatus entstehende Niederschlag wird nach F. GSTIRNER[2] durch ein Zusammenwirken von Ephedratinktur, Ammoniak und Benzoesäure bewirkt. Gewichtsmäßig beträgt er etwa 0,05%, enthält keine Alkaloide und kann ohne Gefahr eines Verlustes wirksamer Stoffe abfiltriert werden.

Herba Equiseti.

Über pharmazeutische Schachtelhalmpräparate berichtet C. MASINO[3], der die etwa 17% Kieselsäure der Droge zu extrahieren versuchte, die allerdings sehr schwer extrahierbar ist. Fluidextrakte mit 70%igem Alkohol enthielten nur Spuren, mit 50%igem Alkohol 0,018%, mit 30%igem Alkohol 0,023%, das Infus 0,02%, das Dekokt 0,042% Kieselsäure. Die Kieselsäureausbeuten ließen sich durch Beigabe von 2% Natriumcarbonat zum Extraktionsmittel etwas erhöhen. Der Preßsaft der frischen Pflanze enthielt 0,02% Kieselsäure, das Infus aus der frischen Pflanze 0,015%. Beim Einengen des Preßsaftes im Vakuum fällt der

---

[1] Süddtsch. Apotheker-Ztg. **1933**, Nr. 54.
[2] Die deutsche Apotheke **1933**, Nr. 24.
[3] Giorn. Farmac. Chim. Sci. affini **84**, 142 (1935); Ref. Jber. Pharmaz. **71**, 21 (1937).

größte Teil der gelösten Kieselsäure unlöslich aus. Auch eine Konzentrierung durch Dialyse mißlang. MASINO schließt daraus, daß es sehr unwahrscheinlich sei, daß die Kieselsäure im Schachtelhalm in organischer Bindung vorliege.

Die **Bestimmung der Kieselsäure** kann durch Veraschung des Trockenrückstandes von Drogenauszügen durchgeführt werden. R. JARETZKY und H. J. DRIMBORN[1] führen die Veraschung im Platintiegel auf folgende Weise aus:

Die Asche wird dreimal hintereinander mit etwas konzentrierter Salzsäure vom spez. Gewicht 1,19 auf dem Wasserbade abgeraucht. Man trocknet 1 bis 2 Stunden bei 110 bis 120° im Trockenschrank, nimmt den Rückstand mit heißer, verdünnter Salzsäure auf, filtriert durch ein aschearmes Filter und wäscht mit heißem destilliertem Wasser bis zur Chlorfreiheit aus. Im Filter bleibt nur die reine, unlöslich gewordene Kieselsäure zurück. Das Filter wird getrocknet, im Porzellan- oder Platintiegel verascht und zuletzt vor dem Gebläse geglüht. Nach dem Erkalten wird der Rückstand als SiO₂ gewogen. Man erhält auf diese Weise eine Kieselsäure von 99,5% Reinheit.

Immerhin kann man für genaueste Analysen oder zur Kontrolle dieser Kieselsäure noch nach folgendem Verfahren weiter vorgehen:

Man setzt im Platintiegel einige ccm reinste Flußsäure und 1 ccm konzentrierte Schwefelsäure hinzu und raucht über kleiner Flamme ab, wobei die Kieselsäure als Siliciumfluorid flüchtig wird. Den nach Abrauchen und Glühen gewonnenen Rückstand zieht man von der Rohkieselsäure ab und erhält so die Reinkieselsäure.

Dieselben Autoren haben zur Bestimmung der wasserlöslichen Kieselsäure in Drogen ein kolorimetrisches Verfahren ausgearbeitet, das auf einer gelben Farbreaktion zwischen Kieselsäure und Ammoniummolybdat beruht.

Herba Lobeliae.

Tinctura Lobeliae.

Alkaloidreaktion nach L. Dávid[2]. 10 g Tinktur werden in einem Schälchen zur Trockne eingedampft, der Rückstand wird in 3 ccm essigsäurehaltigem Wasser (3 ccm Wasser + 1 Tropfen verdünnte Essigsäure) aufgenommen und in einen Schütteltrichter filtriert. Im Filtrat werden 0,5 g Natriumbicarbonat gelöst und die Lösung mit 5 ccm Äther 2 Minuten lang kräftig geschüttelt. Die geklärte Ätherschicht wird in eine Porzellanschale filtriert, der Äther auf dem Wasserbade vertrieben und der gelbliche Rückstand mit einem Tropfen FRÖHDES Reagens versetzt. Bei Anwesenheit von Alkaloiden tritt zuerst eine dunkle, grünlichbraune Färbung auf, die allmählich in grün übergeht.

Alkaloidbestimmung. L. DÁVID[3] übertrug auf die Tinktur seine Methode der Alkaloidbestimmung in der Droge, für die dieselben Bedenken gelten, wie bei Herba Lobeliae. Nach F. GSTIRNER[4] eignet sich folgende Methode zur Alkaloidbestimmung:

50 g Tinktur werden in einem 300 ccm-Destillierkolben im Vakuum bei 30 bis 40° auf einige ccm eingeengt. Der Rückstand wird in 10 ccm Salzsäure (1 Teil 25%ige Salzsäure + 99 Teile Wasser) aufgenommen und durch ein glattes Filter von 7 cm Durchmesser in einen Scheidetrichter filtriert. Der Kolben und das Filter werden noch dreimal mit je 5 ccm Salzsäure (1 + 99) ausgewaschen. Die vereinigten salzsauren Lösungen werden mit 10%iger Ammoniaklösung schwach alkalisiert (etwa 10 Tropfen) und dreimal mit je 25 ccm Äther 2 Minuten lang ausgeschüttelt.

---

[1] Die deutsche Heilpflanze **1938**, S. 94. — [2] Pharmaz. Ztg. **1927**, 642.
[3] Pharmaz. Ztg. **1929**, 419. — [4] Arch. Pharmaz. **1931**, 44.

Die ätherische Lösung wird durch ein Filter von 7 cm Durchmesser in einen Erlenmeyerkolben filtriert und der Äther vorsichtig abdestilliert. Der Rückstand wird in 10 ccm Alkohol gelöst, mit 3 Tropfen Methylrot und 25 ccm Wasser versetzt und mit n/10-Salzsäure titriert. 1 ccm n/10-Salzsäure entspricht 0,03372 g Alkaloide, berechnet auf Lobelin.

Berechnung: Anzahl verbrauchter ccm n/10-Salzsäure mal 0,0674 = Prozentgehalt Alkaloide, berechnet auf Lobelin.

Das Einengen der Tinktur im Vakuum ist wegen der Hitzempfindlichkeit der Lobeliaalkaloide erforderlich. Beim Eindampfen auf dem Wasserbade werden die Alkaloide teilweise zerstört und niedrigere Werte erhalten.

Herba Hydropiperis.

Nach VALENTIN und WAGNER[1] sind zur Herstellung von *Dekokten* und *Infusen* wegen des hohen Schleimgehaltes der Droge nur Konzentrationen von höchstens 2 : 100 möglich. Die Rutinausbeuten, auch bei 10 Minuten langer Teeaufkochung, liegen ziemlich einheitlich bei 72%, die etwa 50 mg Rutin entsprechen. Bei der *Tinkturenbereitung* werden mit 50 Vol.-%, Spiritus dilutus und 96 vol.-%igem Alkohol nahezu die gleichen Rutinmengen, nämlich 60 bis 70%, extrahiert. Trotzdem empfehlen die Autoren möglichst hochprozentigen Alkohol zu verwenden, um einem Ausflocken von Flavanolglykosiden vorzubeugen. Für zweckmäßig wird auch eine sofortige Verarbeitung der Pflanze entweder als Frischpflanze oder nach kurzer Lagerung erachtet, weil in diesem Falle die Garantie dafür gegeben ist, daß die Hauptmenge der Flavanolderivate in glykosidischer Bindung vorliegt.

Herba Hyperici.

Oleum Hyperici.

Wenn auch die spezifischen Wirkstoffe des Johanniskrautes nicht bekannt sind, so dürfte vor allem das Hypericumrot, das eine photosensibilisierende Wirkung besitzt, auch an der therapeutischen Wirkung beteiligt sein. Da das Hypericumrot öllöslich ist, wird das Johanniskraut zu dem Oleum Hyperici verarbeitet, worüber verschiedene Vorschläge vorliegen, die alle auf die Extraktion des oxydationsempfindlichen Hypericumrotes aus dem frischen Johanniskraut gerichtet sind.

Bereitung.

Verfahren von B. Lang[2]. 20 g frisch gepflückte, geschnittene Summitates Hiperici werden mit 50 g Ol. Olivarum in volkstümlicher Weise „an der Sonne destilliert", d. h. in einem ungefärbten Glase angesetzt und dieses Macerationsgemisch 8 bis 10 Tage der Sonne ausgesetzt und dann ausgepreßt.

Verfahren von F. Menge[3]. Verwendung finden die eben aufgeblühten oder in Knospenlage befindlichen Inflorescenzen des Johanniskrautes, wie sie Ende Juni überall zu finden sind. Das Sammelgut wird in einer Reibschale, wie der Volksmund sagt, bis zum Bluten, d. h. Austreten des Sekrets gequetscht und mit der vierfachen Menge Olivenöl versetzt. Der Ansatz wird sodann in weißer Flasche 6 bis 8 Wochen

[1] Pharmaz. Zentralhalle Deutschland **91**, 291 (1952).
[2] Schweizer Apotheker-Ztg. **1932**, 521.
[3] Süddtsch. Apotheker-Ztg. **1932**, 752.

möglichst intensiver Besonnung ausgesetzt, darauf das Öl abgepreßt und mit so viel getrocknetem Natriumsulfat versetzt (wobei sich eine Erwärmung auf 30 bis 40° bewährt hat), daß dem Präparat alles Wasser entzogen wird und es die prächtige, im durchscheinenden Lichte fluorescierende, dunkelrote Farbe zeigt.

Verfahren von J. Reinsch[1]. Die frisch gesammelte Droge (nur die obersten blühenden Teile von Hypericum perforatum) werden mit dem Wiegemesser auf einem Hackbrett fein gewiegt und in einem Mörser in kleinen Portionen gequetscht. Auf 100 g so zubereitete Droge kommen 400 g Ol. Arachidis. Das Gemisch wird in einer Schale 12 Stunden im Dampfbad erwärmt und noch warm abgepreßt, wie bei Oleum Hyoscyami. Das braunrote, durch Wassergehalt trübe Öl wird in einer Flasche unter kräftigem Schütteln mit 25 g Natr. sulf. sicc. auf je 400 g Öl versetzt. Nach 24stündigem Absetzen wird durch ein getrocknetes Filter, das mit Natr. sulfuric. sicc. bestreut wird, in ein trockenes Gefäß filtriert.

Verfahren von G. Köhler[2]. Die mit dem Hackmesser gewiegten und dann im Mörser zerstampften Blüten werden mit 90%igem Alkohol im Verhältnis 1 : 2 ausgezogen. Die nach dem Auspressen erhaltene Tinktur wird mit Ol. Arachidis gemischt, mit Natr. sulfuric. sicc. entwässert und dann der Alkohol im Vakuum abgedampft.

Diese Arbeitsweise hat folgende Vorzüge: Durch die schnelle Verarbeitung des Öles wird ein Ranzigwerden verhütet, durch den Alkohol wird das Hyperikonrot, Hyperizin schneller und ergiebiger ausgezogen und im Sommer kann eine beliebige Menge haltbarer Tinct. Hyperici conc. hergestellt werden, um dieselbe dann bei jeweiligem Defektwerden von Oleum Hyperici aufs neue mit Öl zu verarbeiten.

Als zur Zeit beste Vorschrift gilt das Verfahren des Erg.B. 6 zum DAB 6:

250 g frische Johanniskrautblüten werden zerquetscht, sofort mit 1000 g Olivenöl in einem geräumigen weißen Glase übergossen und unter wiederholtem Umschütteln an einem warmen Ort der Gärung überlassen. Nach Beendigung der Gärung wird das Glas verschlossen und so lange den Sonnenstrahlen ausgesetzt, bis das Öl eine leuchtend rote Farbe angenommen hat, was nach etwa 6 Wochen der Fall ist. Darauf wird abgepreßt, das Öl nach kurzem Stehen von der wäßrigen Schicht abgehebert, mit 60 g getrocknetem Natriumsulfat entwässert und filtriert.

Prüfung.

Das echte Öl hat im durchfallenden Licht eine rubinrote, carmoisinrote, im auffallenden Licht eine fluorescierende, dunkelrote, bisweilen schmutzig rote, auch grünliche Farbe durch mitextrahierte Blatt- und Stengelteile. Echtes Johanniskrautöl läßt sich von mit Alkanin gefärbten Ölen unter der Analysenquarzlampe leicht unterscheiden. Nach K. REBER[3] fluoresciert das echte Öl und der im Tageslicht farblose Capillarstreifen stark hellblau, während das mit Alkanin gefärbte Präparat unter der Analysenquarzlampe nicht fluresciert und der Capillarstreifen im Tageslicht karminrot gefärbt ist. Gegen diese Angaben wendet sich F. SONN-TAG[4], der nach einer Untersuchung von 15 verschiedenen Ölen zu dem Ergebnis kam, daß echte Öle unter der Analysenquarzlampe eine rote bis rotgelbe und die Capillarstreifen eine rotviolette Fluorescenz zeigen. Nach einer Mitteilung[5] aus dem Laboratorium der Schützenapotheke, München, ist das aus der Tinktur 1 : 2 mit Olivenöl bereitete Präparat kirschrot gefärbt und fluoresciert unter der Analysenquarzlampe oliv-

---

[1] Die deutsche Apotheke **1933**, 144. — [2] Die deutsche Apotheke **1933**, 176.
[3] Pharmac. Acta Helvetiae **1934**, 1.
[4] Dtsch. Apotheker-Zeitung **1935**, Nr. 22.
[5] Süddtsch. Apotheker-Ztg. **1934**, 613.

gelb, ebenso der Capillarstreifen der mit 90%igem Alkohol 1 : 10 erhaltenen Ausschüttelung.

M. Fichter[1] lehnt die Prüfung unter der Analysenquarzlampe ab, da sie zu widersprechenden Ergebnissen führt. Dagegen ist es mit Hilfe der chromatographischen Adsorptionsanalyse leicht möglich, eine künstliche Färbung mit Alkanin oder Alkannaextrakt nachzuweisen. Im Kommentar zum Erg.B. 6 finden sich folgende Vorschläge einer ausführlicheren Prüfung von Oleum Hyperici:

Echte Öle zeigen im durchscheinenden Licht eine rubinrote, im auffallenden Licht eine ziegelrote und dunkelrote Farbe mit Fluorescenz. Gefälscht und mit Alkannin gefärbte Öle zeigen eine schöne, leuchtend rote Farbe im auffallenden und durchscheinenden Licht ohne Fluorescenz. Echte Öle färben bei der Capillaranalyse den Capillarstreifen kaum oder überhaupt nicht. „Alkannaöle" geben ein schönes rotes Capillarbild.

Mit öllöslichen Azofarbstoffen gefärbte Öle lassen sich wie folgt nachweisen: Etwa 5 ccm Öl werden mit 10 ccm Äther gemischt und die Flüssigkeit auf zwei Prüfgläser verteilt. Zu einem derselben fügt man etwa 3 ccm Salzsäure, schüttelt gut durch und beobachtet nach Absetzen. Bei Anwesenheit von Azofarbstoffen ist die Salzsäure deutlich rot gefärbt (dauert bisweilen einige Minuten). Alkannaöle färben die Salzsäureschicht gar nicht, echte Hypericumöle färben sich lichtgrün.

Fügt man zu dem anderen Prüfglas mit der Ätherölmischung einige ccm n/2-alkoholische Kalilauge, so zeigt sich folgendes: Echte Öle färben sich schön grün, Alkannaöle färben sich prachtvoll kornblumenblau, Gemische färben sich blaugrün, olivgrün, bald in hellgrün übergehend. Der „alkalische", blaue Alkannastoff schlägt übrigens durch Säurezusatz wieder in rot um.

Unter der Analysenquarzlampe fluorescieren echte Öle hellblau bis hellrot, der Capillarstreifen rotviolett. Alkannaöle leuchten viel weniger und erscheinen dunkelrot mit violettem Ton.

L. Roth[2] hat den Hypericingehalt mit seiner Methode für die Droge (Bd. I, S. 208) auch im Oleum Hyperici und in anderen Präparaten bestimmt und folgende Werte erhalten:

Oleum Hyperici, Erg. B. 6 enthielt 0,057 bis $0,077^0/_{00}$, Extractum Hyperici fluidum enthielt $0,275^0/_{00}$, Extractum Hyperici aquos. sicc. enthielt $8,32^0/_{00}$. Hypericumpreßsaft des Handels enthielt $0,0125^0/_{00}$, wogegen Roth im frischen Saft von Hypericum perforatum, vor der Blüte gepreßt, $0,158^0/_{00}$ und während der Blüte $0,437^0/_{00}$ feststellte. Dekokte von 6 g handelsüblicher Droge mit 200 ccm Wasser enthielten nach 5 Minuten langem Kochen 1,0 bis $1,3^0/_{00}$ Hypericin; ein Dekokt von reinen Blüten dagegen $4,02^0/_{00}$. Nach einigen Stunden ist bei Dekokten jedoch das Hypericin mit anderen Stoffen zusammen größtenteils ausgefallen und kann mit diesen abfiltriert werden.

Tinctura Hyperici.

Hypericinbestimmung.

Nach P. Hagedorn und R. Neu[3] ist es nicht möglich, den Hypericingehalt handelsüblicher Tinkturen wegen störender Begleitstoffe nach dem Verfahren von Roth[2] zu bestimmen. Der störende Einfluß von Verunreinigungen läßt sich aber vermeiden, wenn eine Farbvertiefung des Hypericins durch Bildung eines Aluminiumkomplexes erreicht wird.

---

[1] Pharmac. Acta Helvetiae **1939**, Nr. 1.
[2] Dtsch. Apotheker-Ztg. **93**, 653 (1953). — [3] Arch. Pharmaz. **287**, 70 (1954).

Enthält die Tinktur größere Mengen von Ballaststoffen, wenn sie z. B. nicht nur aus Blütenständen, sondern aus der gesamten Pflanze hergestellt wurde, so ist eine Vorreinigung durch Ausschüttelung des Hypericins mit Äther aus einer 30%igen alkoholischen Lösung nötig:

2 ccm Tinktur werden mit 1 ccm 90%igem Alkohol und 1 ccm 10%iger Aluminiumchloridlösung im Wasserbad 10 Minuten auf 70 bis 80° erwärmt. Hierauf kühlt man rasch ab, fügt 5 ccm Pufferlösung zu und füllt mit Alkohol auf 10 ccm auf. Man läßt eine halbe Stunde stehen und mißt hierauf die Lösung gegen eine Vergleichslösung aus. Filter 620, Küvette 2 cm (Leitz-Kompensationsphotometer).

Vergleichslösung: 2 ccm Tinktur werden mit ½ ccm 30%iger Essigsäure versetzt hierauf mit 60%igem Alkohol auf 10 ccm verdünnt. Pufferlösung: 10 g Ammoniumacetat und 2 ccm 30%ige Essigsäure werden in 60%igem Alkohol zu 100 ccm Gesamtvolumen gelöst.

Vorreinigung der Tinktur. Stark braun gefärbte Tinkturen werden wie folgt vorgereinigt. Je nach der Hypericinkonzentration werden 2 bis 10 ccm der Tinktur mit einem Gesamtalkoholgehalt von 60%

Eichkurve.

Einwaage	Extinktionsmodul m
0,0317 mg Hypericin	0,075
0,0504 mg Hypericin	0,119
0,085 mg Hypericin	0,120
0,095 mg Hypericin	0,224

mit der gleichen Menge Wasser verdünnt und hierauf 30%iger Alkohol bis zum Gesamtvolumen von 30 ccm zugegeben. Die stark eingetrübte Lösung wird hierauf mit 30 ccm Äther ausgeschüttelt, zur sorgfältigen Trennung der Schichten eine halbe Stunde stehengelassen und getrennt. Die wäßrige Phase wird erneut zweimal mit je 10 ccm Äther extrahiert. Die vereinigten ätherischen Lösungen dampft man ein, bis der Äthergeruch vollständig verschwunden ist, und füllt mit Alkohol auf 25 ccm auf. Die alkoholische Lösung wird gemäß obiger Vorschrift weiter untersucht.

Die Autoren fanden in Handelsprodukten 0,0286 bis 0,243 mg/ccm Hypericin, in der homöopathischen Urtinktur 0,0113 mg/ccm.

Herba Thymi.

Extractum Thymi fluidum.

Bei der Herstellung von Thymianfluidextrakten versucht man das Eindampfen von Nachläufen zu vermeiden, um kein ätherisches Öl durch Verdunstungsverluste zu verlieren. Man wendet deshalb die Verfahren der Reperkolation und Evakolation bzw. der Diakolation an. Andererseits sollen die Fluidextrakte mit Wasser klar mischbar sein, um klare Sirupe damit herstellen zu können und extrahiert deshalb mit schwächerem Alkohol und einem Glycerinzusatz. Der Einfluß verschiedener Extraktionsarten und von Alkohol verschiedener Stärke wurde öfters untersucht. A. JERMSTAD und O. ÖSTBY[1] verglichen Reperkolation und Perkolation mit jeweils etwa 20 vol.-%igem und 72,5 vol.-%igem Alkohol als Extraktionsmittel. Die Versuche ergaben, daß bei Verwendung von schwachem Alkohol durch Perkolation und Reperkolation annähernd gleichwertige Präparate erhalten werden, da nach beiden Verfahren nur ungefähr der 10. Teil des Öles der Droge in das Fluidextrakt übergeht. Dagegen steigt und differiert der Ölgehalt bei den mit 72,5 vol.-%igem Alkohol bereiteten Fluidextrakten erheblich, und zwar beträgt derselbe

---

[1] Pharmaz. Zentralhalle Deutschland **1934**, 441.

bei der Perkolation 27,4 %, bei der Reperkolation 42,3% der Ölmenge der Droge. Die Autoren fordern demnach, daß das Thymianfluidextrakt auf dem Wege der Reperkolation mit 72,5 vol.-%igem Alkohol bereitet werden soll. Dieses hochwertige Extrakt läßt sich zu einem klaren Hustensaft ohne Schwierigkeiten weiter verarbeiten. Auch nach KEUNING[1], der Thymianextrakte auf acht verschiedene Arten herstellte, scheint die Reperkolation mit 70%igem Alkohol die höchste Ölausbeute zu liefern. Eine ähnliche Untersuchung führte W. BRANDRUP[2] aus. Er stellte die Extrakte aus einem Gemisch zu gleichen Teilen von H. Thymi und H. Serpylli mit einem Thymolgehalt von 0,28% als Perkolat und Diakolat mit einem Gemisch von 17 Teilen Spiritus und 33 Teilen Wasser her. Die Versuche zeigten die Überlegenheit der Diakolation mit 12% Ölausbeute gegenüber der Perkolation mit nur 5,7% Ölausbeute. Durch Erhöhung des Alkoholgehaltes auf etwa 43% stieg die Ausbeute auf 17%. Die Ölausbeuten sind aber sehr schlecht und zwar besonders bei den Versuchen von BRANDRUP, der scheinbar keinen Glycerinzusatz verwendete. Abweichend und nicht erklärlich fand C. J. TOFT[3] mit einem Gemisch von 1 Teil Alkohol und 3 Teilen Wasser bedeutend höhere Ölausbeuten bei der Perkolation (24,5%), Reperkolation (54,4%) und Diakolation nach besonderer Vorschrift (60,6%).

H. MÜHLEMANN[4] verglich Evakolation und Perkolation zur Herstellung des Thymianfluidextraktes und außerdem den Einfluß der Vorfeuchtung der Droge, indem die Droge bei beiden Verfahren trocken oder vorgefeuchtet in den Extraktionsapparat eingefüllt wurde. Die Perkolation des groben Drogenpulvers wurde mit 20%igem Alkohol ausgeführt. Der Gehalt an ätherischem Öl wurde colorimetrisch bestimmt. Bei einem Gehalt an ätherischem Öl von 2,8% in der Droge, fand MÜHLEMANN in den Fluidextrakten folgende Werte (Tab. 31):

Tabelle 31. *Ätherischer Ölgehalt verschiedener Fluidextrakte.*

	Evakolation		Perkolation	
	mit	ohne	mit	ohne
	Vorfeuchtung		Vorfeuchtung	
Ätherischer Ölgehalt in %	0,382	0,840	0,326	0,607
Ätherische Ölausbeute in %	18,1	39,8	15,4	28,7
Zu- bzw. Abtropfgeschwindigkeit in Tropfen pro Minute	2	2	20	4
Extraktionszeiten von 200 g Droge in Stunden	90	95	44	203

Besonders auffallend sind die großen Unterschiede zwischen trockener und vorgefeuchteter Droge, indem bei trockener Einfüllung die Ölausbeuten fast doppelt so hoch sind. MÜHLEMANN weist dabei auf die Möglichkeit hin, daß während der Befeuchtung ein nicht unerheblicher Teil des Alkohols und damit auch des Öles verdunstet und so dem Fluid-

[1] Pharmac. Weekbl. **87**, 21/22: 353 (1952); Ref. Apotheker-Ztg. **5**, 59 (1953).
[2] Pharmaz. Ztg. **1933**, 189.
[3] Dansk Tidsskr. Farmac. **1932**, 148; Ref. Pharmaz. Ztg. **1932**, 1040.
[4] Pharmac. Acta Helvetiae **16**, 121 (1941).

extrakt verlorengeht. Außerdem wird bei der trockenen Einfüllung die Einströmungszeit und damit die Extraktionszeit länger sein. MÜHLE-MANN gibt für 200 g Droge bei der Evakolation ohne Befeuchtung eine Extraktionszeit von 95 Stunden, mit Befeuchtung der Droge von 90 Stunden an. Die längere Extraktionszeit bedingt aber gerade in den ersten Extraktteilen eine wirksamere Extraktion. Bei der Perkolation ohne Befeuchtung wurde die Abtropfgeschwindigkeit auf 4 Tropfen pro Minute und bei befeuchteter Droge auf 20 Tropfen pro Minute eingestellt. Dies entspricht Extraktionszeiten von 203 bzw. 44 Stunden. Die Perkolation mit Befeuchtung verlief demnach am schnellsten und die kürzeste Extraktionszeit brachte auch den geringsten ätherischen Ölgehalt. Die Ausbeute an ätherischem Öl liegt aber auch nur 3% tiefer als die des Evakolates mit Befeuchtung. Jedenfalls werden die geringeren Ölausbeuten bei befeuchteter Droge auch teilweise auf den kürzeren Extraktionszeiten beruhen.

Bei den Präparaten ohne Befeuchtung beträgt die Ölausbeute des Evakolates etwa 11% mehr als die des Perkolates. In den Nachläufen der Perkolation ging das ätherische Öl während des Eindampfens restlos verloren, so daß das Perkolationsfluidextrakt nur das Öl des Vorlaufes enthält. Die Gewinnung von Nachläufen zur Anreicherung des ätherischen Öles ist deshalb vollkommen zwecklos[1]. Daß die Ölausbeute des Perkolationsvorlaufes (= Fluidextrakt) nur 28,7% gegenüber dem Evakolat mit 39,8% beträgt, beruht teilweise auf der geringeren Menge Vorlauf (85 Teile) gegenüber 100 Teile Evakolat und vor allem auf der doppelt so großen Abtropfgeschwindigkeit des Perkolates von 4 Tropfen pro Minute im Gegensatz von 2 Tropfen beim Evakolat, wodurch die Extraktionszeit für 85 bzw. 100 Teile Vorlauf der Perkolation nur die Hälfte der des Evakolates beträgt und damit die Extraktionswirkung geringer sein muß. Man könnte demnach bei Verringerung der Abtropfgeschwindigkeit der Perkolation auf 2 Tropfen pro Minute, also bei gleicher Extraktionszeit mit dem Evakolat, 100 Teile Vorlauf erhalten, die voraussichtlich denselben Ölgehalt wie das Evakolat aufweisen wird. Die höhere Ölausbeute des Evakolates nach den vorstehenden Versuchen von MÜHLEMANN wird deshalb weniger auf einer günstigeren Extraktionswirkung des Evakolators, sondern auf der längeren Extraktionszeit beruhen. Die Evakolation wird aber immer den Vorteil des geringeren Alkoholverbrauches aufweisen.

Bei feinerem als grobem Drogenpulver werden die Ölausbeuten geringer, vermutlich durch Adsorptionswirkung, und liegen bei feinem Pulver (Sieb VI) um etwa 60% tiefer.

E. BARTHOLD[2] unterzog das *Stadutrat Thymi* einer eingehenden Untersuchung, das er mit 30%igem Alkohol unter Ammoniakzusatz herstellte, das die Löslichkeit des Thymols erhöhen soll. Er schlägt vor, das Drogengemisch im Verhältnis 1 : 2 zu extrahieren unter Ausdrücken der

---

[1] 760 g Nachlauf von 200 g Droge enthielten 0,0643% ätherisches Öl (= 11,5% des Öles der Droge). Durch die Perkolation wurden demnach insgesamt 40,3% des ätherischen Öles extrahiert und damit die gleiche Menge des Evakolates mit 39,8%.

[2] Dtsch. Apotheker-Ztg. **93**, 145 (1953).

Extraktflüssigkeit aus dem Drogendocht mit Wasser. Auf diese Weise wird ein ballaststoffärmeres Extrakt mit gleichem Gehalt an ätherischem Öl wie bei dem Verhältnis 1 : 1 erhalten. Um die Mischzone zwischen der Extraktflüssigkeit und dem nachdrängenden Wasser hinauszuschieben, verwendet BARTHOLD um 20% mehr Menstruum. Die Extraktflüssigkeit fängt er über Würfelzucker auf, wodurch sich gleichzeitig ein Zucker-Stadatrat als Hustensirup ergibt. Dieses Verfahren der Sirupherstellung auf kaltem Wege ist einfacher ausführbar als durch Erhitzen und liefert auch bessere Präparate, da diese klar bleiben und die thermolabilen und flüchtigen Bestandteile nicht verlorengehen. BARTHOLD schlägt folgende Vorschrift für das Stadatrat Thymi vor:

25,0 g Flores Chamomillae
75,0 g Folia Castaneae conc.
200,0 g Herba Serpylli conc.
200,0 g Herba Thymi conc.

werden mit einer Mischung aus

30,0 g Spiritus
30,0 g Aqua destillata
40,0 g Liquor Ammonii caustic.
50,0 g Glycerinum

gleichmäßig durchfeuchtet und 3 Stunden zum Quellen beiseite gestellt, dann wird das Gemisch unter leichtem Stopfen in eine Stadatratorröhre eingefüllt. In die Saugflasche kommen 500,0 g Würfelzucker. Eine Mischung von

60,0 g Liquor Ammonii caustic.
740,0 g Aqua destillata
400,0 g Spiritus

läßt man tropfenweise (20 bis 30 Tropfen in der Minute) zulaufen, bis der Drogendocht vollkommen durchdrungen ist und die Flüssigkeit übersteht. Dann unterbricht man den Zulauf, maceriert die Droge 12 Stunden in der Röhre und läßt dann gleichmäßig 20 bis 30 Tropfen in der Minute zu- und ablaufen. Nach Verbrauch der Mischung wird sofort mit Wasser nachgedrückt bis 1500,0 g Zuckerkonzentrat übergegangen sind.

Bestimmung von Thymol und Carvacrol.

W. BRANDRUP[1] führte als erster eine colorimetrische Bestimmung von Thymol und Carvacrol nach der EHRLICHschen Diazoreaktion im Extr. Thymi fluidum aus, die von H. MÜHLEMANN[2] auf folgende Weise verbessert wurde:

a) *Fluidextrakte.* Eine genau gewogene Menge (je nach Ölgehalt 2 bis 5 g) Thymianfluidextrakt wird mit 10 ccm Wasser und 10 ccm verdünnter Schwefelsäure versetzt und mit Wasserdampf unter guter Kühlung in einen Meßkolben von 50 ccm, der mit 15 ccm Alkohol beschickt ist, destilliert, bis etwa 45 ccm Destillat vorhanden sind. Auch der Meßkolben wird während der Destillation unter fließendem Wasser gekühlt. Dann wird mit Wasser bis zur Marke aufgefüllt und je nach Ölgehalt 2 bis 5 ccm dieser Lösung zur Bestimmung herangezogen.

Zu diesem Zwecke werden 5 ccm 0,5%ige salzsäurehaltige Sulfanilsäurelösung[3] mit 5 ccm 0,5%iger Natriumnitritlösung in einem Meßkolben von 100 ccm gemischt und *genau* 15 Minuten verschlossen stehengelassen. Dann wird die zu be-

---

[1] Apotheker-Ztg. **1931**, 609. — [2] Pharm. Acta Helvetiae **16**, 121 (1941).
[3] 5 g fein gepulverte Sulfanilsäure werden ohne Erwärmung durch häufiges Umschütteln in 950 ccm Wasser gelöst und die Lösung mit 50 ccm Salzsäure (25%) versetzt.

stimmende Lösung zugesetzt und *sofort* mit 5 ccm 4%iger Natronlauge alkalisch gemacht und bis zur Marke mit Wasser aufgefüllt. Vom Zeitpunkte der Zugabe der zu bestimmenden Lösung an gerechnet, wird eine halbe Stunde stehengelassen (Toleranz ±1 Minute) und mit dem lichtelektrischen Colorimeter (Dr. B. LANGE) die Lichtabsorption dieser Lösung nach der Ausschlagsmethode bestimmt. Zur Bestimmung des Nullpunktes des Instrumentes werden die beiden Küvetten mit destilliertem Wasser gefüllt. Zur Erhöhung der Empfindlichkeit wird das Filterpaar BG 5 der Fa. Schott in Jena 1 mm dick in den Strahlengang eingeschaltet.

b) Droge. 1 g Droge wird mit 10 ccm Alkohol versetzt und 10 Minuten verschlossen stehengelassen. Dann werden 10 ccm Wasser und 10 ccm verdünnte Schwefelsäure zugesetzt und wie bei den Fluidextrakten mit Wasserdampf destilliert, nur mit dem Unterschied, daß der Meßkolben nur mit 5 ccm Alkohol beschickt wird. Im übrigen bleibt sich die Methode gleich.

c) Nachläufe. 10 g Nachlauf werden mit 10 ccm verdünnter Schwefelsäure versetzt und mit Wasserdampf wie bei den Fluidextrakten destilliert.

Zur Aufnahme der Eichkurve wurde eine Standardlösung, bestehend aus einer etwa 0,3%igen alkoholischen Lösung von Thymianöl, verwendet. Diese Lösung enthielt pro ccm 3,029 mg Ol. Thymi. Von dieser Lösung wurden steigende Mengen von 0,1 bis 1,5 ccm nach der bei den Fluidextrakten beschriebenen Methode der diazotierten Sulfanilsäurelösung zugesetzt und die Lichtabsorption bestimmt. Die Mittelwerte von je 4 bis 8 Bestimmungen wurden für die Eichkurve verwendet.

Die genauesten Werte sind bei einer Absorption von 35 bis 70% zu erwarten, entsprechend 0,5 bis 3,0 mg Thymianöl. Deshalb sollen entsprechende Einwaagen verwendet werden.

Sirupus Thymi.

Zur Herstellung des Thymiansirupes wird entweder das Thymianfluidextrakt mit Zuckersirup gemischt oder in einem wäßrigen Thymianauszug Zucker gelöst. Das Versetzen des Fluidextraktes mit Ammoniak und Abfiltrieren des Niederschlages, um ein mit Sirup klar mischbares Fluidextrakt zu erhalten, ist nach W. BRANDRUP[1] widersinnig, da mit Ammoniak auch das Thymianöl niedergeschlagen wird und dem Sirup verlorengeht. BRANDRUP erhielt auch ohne Alkohol als Auszugsmittel einen brauchbaren Thymiansirup, indem er die mit etwas Alkohol angefeuchtete Thymiandroge zuerst mit kaltem Wasser auszog, nach dem Abpressen infundierte und in dem kalten Filtrat die entsprechende Menge Zucker bei etwa 50° löste. Dieser wäßrige Auszug wird zwar die hustenstillenden Wirkstoffe enthalten, aber der Gehalt an ätherischem Öl wird nur sehr gering sein können.

G. ELÖ[2] empfiehlt zur Herstellung eines Thymianauszuges zur direkten Bereitung des Sirups die Maceration mit der dreifachen Menge Extraktionsmittel auf folgende Art:

50 g Droge werden durch 3 Tage mit einem Gemisch von 29 g Spiritus conc., 5 g Glycerin und 116 g Wasser maceriert. In 300 g abgepreßtem Macerat werden 15 g Natriumbromid gelöst und 15 g Tinct. Aurantii, 1 g Tinct. aromatica und 634 g Zuckersirup hinzugegeben.

Herba Pulsatillae.

Nach pharmakologischen Untersuchungen von A. QUEVAUVILLER[3] an der Maus und an dem Hund wird die Pflanze durch die Trocknung nicht ihrer gesamten

[1] Dtsch. Apotheker-Ztg. **1935**, 293.
[2] Ber. ung. pharmaz. Ges. **21**, 119 (1947).
[3] Produits Pharmac. **5**, 281 (1950); Ref. Pharmaz. Zentralhalle Deutschland **90**, 128 (1951).

pharmakodynamischen Wirkung beraubt, sondern die aus dem Drogenpulver gewonnene *Tinktur* besitzt fast die gleiche Wirkung wie die Alkoholatura aus der Frischpflanze.

Pepsinum.

Vinum Pepsini.

Bereitung. Die Bereitung des Pepsinweines, die Erhaltung der Verdauungskraft und die eintretenden Trübungen hat W. BRANDRUP[1] genauer untersucht mit dem Ergebnis, daß ein lege artis bereiteter Pepsinwein mindestens ¾ Jahr lang seine Verdauungskraft beibehält. Bei der Nachforschung nach den Ursachen zur Wertabnahme beobachtete BRANDRUP, daß im Gegensatz zu Talk durch das Klären mit Eiweiß oder Gelatine eine erhebliche Abnahme des Wirkungswertes eintritt. Es empfiehlt sich deshalb, das Pepsin erst nach der Behandlung mit Gelatine oder Eiweiß dem Weine zuzusetzen und nachherige Trübungen mit Talk zu beseitigen.

Die Erhaltung der Verdauungskraft ist weiterhin von der Konzentration des verwendeten Alkohols abhängig. So beobachtete BRANDRUP bei der Prüfung des Alkoholgehaltes in Konzentrationen von 10 bis 60%, daß bei einem Alkoholgehalt von 60% die Verdauungskraft vollkommen, von 30% um 75%, von 20% nicht abgenommen hatte. Ein höherer Alkoholgehalt als 20% kommt deshalb bei der Bereitung des Pepsinweines nicht in Frage.

Von den verschiedenen Weinsorten eignen sich am besten Weißwein und Malaga zur Pepsinweinbereitung, während bei Sherry am ehesten Trübungen eintreten.

Das plötzliche Auftreten von Trübungen wird durch die Berührung des Pepsinweines mit Metallen hervorgerufen, wenn z. B. zur Filtration ein Seitzfilter benutzt wurde. So stellte BRANDRUP fest, daß am ungünstigsten die Berührung mit Zinn wirkt, weniger mit Eisen, daß Kupfer nur einen geringen und Silber keinen Einfluß auf die Haltbarkeit des Pepsinweines auszuüben vermag.

Um all diesen Schwierigkeiten aus dem Wege zu gehen, empfiehlt BRANDRUP die Bereitung des Pepsinweines auf folgende Weise vorzunehmen:

Zunächst wird der Ansatzwein durch Gelatine, wie im Arzneibuch angegeben ist, geklärt und nach dem Absetzen durch ein SEITZ-Filter oder ein anderes Filter filtriert. Dann werden die übrigen Bestandteile hinzugegeben (das Pepsin am besten als Pepsinum liquidum), und möglichst so, daß die Salzsäure nicht in konzentrierter Form mit dem Pepsin in Berührung kommt, und der Wein zum Absetzen etwa 14 Tage beiseite gestellt. Dann genügt es meist, den Wein durch Filtrierpapier zu filtrieren. Auf jeden Fall ist es zu vermeiden, den fertigen Pepsinwein mit Metall in Berührung zu bringen, ganz gleich, ob es Zinn, Kupfer oder Eisen ist. Dazu gehören auch Emaillefilter, die meist schadhafte Stellen haben. Auch das Filtrieren des fertigen Weines über Asbest und Talkum ist wegen der Adsorptionsgefahr möglichst zu vermeiden. Am besten ist es, den Pepsinwein von vornherein so herzustellen, daß eine spätere Behandlung nicht mehr nötig ist. Durch jegliche nachherige Behandlung des Pepsinweines, abgesehen von einer Filtration über Papier, wird Aussehen und Qualität des Pepsinweines beeinträchtigt.

---

[1] Apotheker-Ztg. **1928**, 14171; Pharmaz. Ztg. **1932**, 520.

Bei der Bereitung des Pepsinweines ist nach K. Schulze[1] noch zu beachten, daß das Pepsin des DAB 6 mit Milchzucker und nicht mit Rohrzucker, wie früher verdünnt ist. Da das Lösungsverhältnis von Rohrzucker in Wasser 1 : 0,5, das des Milchzuckers 1 : 6 ist, so können die gewohnten konzentrierten Lösungen mit dem Pepsin des DAB 6 nicht mehr hergestellt werden. Auch bei der Bereitung des Pepsinweines löst sich das Pepsin nicht in der vorgeschriebenen Mischung von Glycerin und Wasser, sondern erst, wenn die übrigen Bestandteile, in der Hauptsache der Wein, zu der Pepsin-Glycerin-Wassermischung hinzugefügt werden.

Pepsinarzneien.

K. H. Köhrmann[2] hat mehrere Pepsinarzneien der Apotheke und der Industrie einer vergleichenden Prüfung unterzogen, indem er den p_H-Wert, den Säuregehalt einer Normdose, den Verdauungswert und die Eiweißverdauungsprodukte bestimmte. Die Ergebnisse sind in Tab. 32

Tabelle 32.

Arznei	p_H-Wert	Säure-gehalt, N.D. in n/10-HCl ccm	Ver-dauungs-wert	Carboxylzuwachs		Wert-punkte
				90′	180′	
1. Mixt. Pepsini DRF (= FMB)	1,8 (6)	6,6 (4)	7	1,15	1,65 (7)	24
2. dto. c. Pepton	1,7 (7)	5,2 (3)	8	0,88	0,98 (5)	23
3. Tinct. Pepsini ..... (D) RF	1,2 (8)	5,0 (2)	7	0,20	0,60 (3)	20
4. Vin. Pepsini ...... DAB 6	3,0 (4)	19,8 (5)	6	0,54	1,64 (6)	21
5. Tablettenpräp. A ..	1,2 (8)	23,6 (6)	6	0,30	0,80 (4)	24
6. Tablettenpräp. B ..	2,0 (5)	31,0 (7)	5	0,20	0,40 (1)	18
7. Pepsin- und natürl. Magensaft enthal-tende Tabletten ...	4,3 (2)	1,2 (1)	7	0,10	0,50 (2)	12
8. Flüssiges Präparat .	3,6 (3)	46,0 (8)	8	2,10	2,60 (8)	27

zusammengestellt. Den Verdauungswert bestimmte er nach der von Gross modifizierten Methode von Vollhard und Löhlein nach Angabe von Eschenbrenner[3]. Die in der Tabelle angegebene Zahl nennt das niederste Glas, welches nach dem Acetatzusatz eine Trübung zeigte, in welchem demnach nicht alles Casein verdaut wurde. Die nächst höhere Zahl bedeutet also, daß doppelt soviel Casein verdaut wurde als im Falle der nächst niederen. Die Bestimmung der Eiweißverdauungsprodukte wurde nach dem von R. Willstätter[4] ausgearbeiteten Verfahren der „alkoholischen Titration zur Erfassung der Carboxylgruppen der Aminosäuren" ausgeführt. Um zu einer übersichtlichen Wertung zu gelangen, hat Köhrmann den einzelnen Tabellenrubriken in Klammern Punktzahlen eingefügt. Der jeweils beste Wert wurde mit 8 bezeichnet, der

---

[1] Apotheker-Ztg. **1927**, 256. — [2] Dtsch. Apotheker-Ztg. **91**, 261 (1951).
[3] Süddtsch. Apotheker-Ztg. **89**, 413 (1949) (Bd. I, S. 284).
[4] Hoppe-Seiler's Z. physiol. Chem. **156**, 114 (1926); **171**, 70 (1927).

nächstbeste mit 7 usw. Die Verdauungswerte sind gleich Punktwerte. In der letzten Spalte steht die Summe der Punkte für die betreffende Arznei. Dieser Bewertung kann nur eine qualitative Bedeutung zukommen, man kann lediglich sagen, daß ein Präparat wirksamer als das andere ist.

Die Tabelle zeigt, daß das flüssige Industriepräparat mit Abstand das beste der untersuchten Enzympräparate darstellt. Dann folgen etwa gleichwertig die Pepsinmixturen der Apothekenrezeptur und ein Tablettenpräparat der Industrie. Die übrigen Industriepräparate sind den in der Apotheke hergestellten unterlegen.

Pericarpium Aurantii.

Aqua Aurantii.

Orangenblütenwasser, das z. B. in der Schweiz und in Frankreich offizinell ist, wird durch Wasserdampfdestillation aus Orangenblüten gewonnen und enthält als flüchtige Bestandteile hauptsächlich Anthranilsäuremethylester, Phenyläthylalkohol, Phenyläthylessigsäure, Phenylessigsäure und Essigsäure. Es dient nicht nur als Geschmackskorrigens, sondern auch als mildes Sedativum und Antispasmodicum.

Entspricht die Menge Destillat dem Gewicht der Droge, so wird das Destillat als vierfach oder Kilo pro Kilo Wasser bezeichnet. Durch Verdünnen mit der Hälfte des Gewichtes an Wasser erhält man das dreifache, durch Verdünnen mit der gleichen Menge Wasser das zweifache und mit der dreifachen Menge Wasser das einfache Orangenblütenwasser. Das Orangenblütenwasser ist nicht sehr haltbar, indem allmählich Trübung und Verfärbung durch Oxydationsprozesse und Bakterienbefall eintreten. Die Haltbarkeit kann durch 30 Minuten langes Sterilisieren im strömenden Wasserdampf in fest verschlossenen Gefäßen erhöht werden. Nach dem Erg.B. 6 wird das Wasser durch Auflösen von 0,1g Pomeranzenblütenöl in 1000 g Wasser hergestellt.

Prüfung.

Der Trockenrückstand, der 0,035 bis 0,04$^0/_{00}$ betragen soll, wird nach dem Codex med. 1937 in der Weise bestimmt, daß 30 bis 50 ccm Präparat 6 Stunden lang auf dem Wasserbade abgedampft werden und der Rückstand 1 Stunde lang bei 100° getrocknet wird. Der Veraschungsrückstand soll 0,012 bis 0,015%, die Refraktion bei 17,5° etwa 15 betragen.

Bestimmung des Gehaltes an ätherischem Öl nach dem Codex med. 1937: In ein längliches, 250 ccm fassendes Gefäß mit Glasstopfen werden 200 ccm Orangenblütenwasser gebracht und darin 50 g Kochsalz gelöst. Hierauf wird mit 30 ccm Pentan 15 bis 20 Minuten geschüttelt, nach der Schichtentrennung werden 25 ccm Pentanlösung in einem gewogenen Erlenmeyerkolben gebracht, dieser in einen Schwefelsäure-Vakuum-Exsiccator gestellt und durch leichtes Evakuieren das Pentan abdestilliert. Hierauf wird der Kolben so oft alle 10 Minuten gewogen, bis die Gewichtsdifferenz 1 mg nicht überschreitet. Das Gewicht mit sechs multipliziert, ergibt den Prozentgehalt ätherisches Öl. Er soll 0,025 bis 0,030% betragen.

Spezifischer sind Methoden, die die Bestandteile des ätherischen Öles berücksichtigen. L. ROSENTHALER[1] empfiehlt folgende Werte in 50 ccm zu ermitteln: 1. die freie Säure mit n/10-Lauge (Phenolphthalein), 2. den Estergehalt durch ½ stündiges Verseifen mit weiteren 15 ccm n/10-Lauge und Zurücktitration, 3. das Brombindungsvermögen. Kunstprodukte aus Anthranilsäuremethylester lassen sich an der Geruchlosigkeit nach der Verseifung und Brombehandlung erkennen.

J. DESHUSSES[2] benützt die Methode von C. ZÄCH[3] zur Bestimmung kleiner Mengen ätherischer Öle durch Oxydation mit Kaliumbichromat, die er in der Ausführung etwas änderte, um Verluste an ätherischem Öl zu vermeiden. Das überschüssige Kaliumbichromat wird nach Zusatz von Kaliumjodid mit Thiosulfatlösung zurücktitriert:

Als Destillationsgerät dient ein 100 ccm-Rundkölbchen, das durch ein Glasrohr mit einem senkrechten LIEBIG-Kühler verbunden ist, dessen Ende z. B. in 50 ccm einer Mischung von 5 bis 8 ccm 0,5 n-Kaliumbichromatlösung + 95 ccm konzentrierte Schwefelsäure in einem 100 ccm-Erlenmeyerkolben taucht. In den Rundkolben werden einige Bimssteinstückchen, hierauf 10 ccm destilliertes Wasser und 20 ccm Orangenblütenwasser gebracht. Nach dem Abdestillieren von 25 ccm wird das Kölbchen bei geschlossener Apparatur erkalten gelassen, wodurch die Chromatlösung im Kühler hochsteigt und anhaftendes ätherisches Öl erfaßt. Jetzt wird die Verbindung des Kühlers zum Rundkölbchen gelöst, so daß die Chromatlösung zurückfließen kann. Das Aufsteigen der Chromatlösung wird wiederholt. Dann wird das Kühlerende aus der Chromatlösung entfernt, abtropfen gelassen und mit 5 ccm konzentrierter Schwefelsäure gewaschen. Die erkaltete Chromatlösung wird in 1 Liter Wasser in einem 1,5 Liter-Kolben gegossen, nach dem Erkalten werden 0,25 bis 0,3 g KJ zugefügt, geschüttelt und nach 2 Minuten wird das ausgeschiedene Jod mit n/10-Natriumthiosulfatlösung und Stärkelösung zurücktitriert. In gleicher Weise wird mit 2 ccm Chromatlösung in 50 ccm konzentrierter Schwefelsäure der Blindwert bestimmt.

Berechnungsbeispiel.
Menge Orangenblütenwasser: 20 ccm

ccm Kaliumbichromatlösung 0,5 N: 5, z. B.	25,00 ccm 0,1 N
ccm Thiosulfatlösung zur Rücktitration des Kaliumbichromats	12,72 ccm 0,1 N
ccm durch ätherisches Öl oxydiertes Kaliumbichromat	12,28 ccm
Blindwert	0,27 ccm
	12,01 ccm 0,1 N

1 ccm 0,1 N-Bichromatlösung entspricht 0,371 mg ätherischem Öl. Die Rechnung ergibt für 20 ccm Orangenblütenwasser 4,455 mg, für 100 ccm 22,27 mg ätherisches Öl.

Zur Bestimmung des Grenzwertes der Geruchsstärke, der natürlich individuell verschieden sein wird, gibt DESHUSSES folgendes Verfahren an:

In eine Reihe von 100 ccm-Gläschen werden 2, 4, 6, 8 usw. ccm Orangenblütenwasser gebracht und auf 100 ccm mit Wasser verdünnt. Je 0,1 ccm dieser Verdünnung wird in eine 1 Liter-Flasche, die mit Glasstopfen oder unterlegtem Korken verschlossen ist, durch Schütteln verteilt und nach ¾ bis 1 Stunde die Geruchsstärke festgestellt. Die Anzahl der ccm Orangenblütenwasser, die gerade noch wahrnehmbar sind, werden als Grenzwert bezeichnet. DESHUSSES fand Werte bei etwa $5 \cdot 10^{-3}$.

---

[1] Pharmac. Acta Helvetiae **11**, 111 (1936).
[2] Pharmac. Acta Helvetiae **22**, 208 (1947).
[3] Mitt. Gebiete Lebensmittelunters. Hyg. **22**, 72 (1931) Bern (Bd. I, S. 27).

Orangenblütenwasser mit synthetischem Öl läßt sich nach DESHUSSES auf folgende Weise erkennen: Werden einige Tropfen (0,4 ccm) auf Filtrierpapier gebracht, so verflüchtigt sich der Geruch bei natürlichem Öl nach 20 bis 25 Minuten, während synthetisches Öl noch nach einer Stunde wahrnehmbar ist.

Extractum Aurantii fluidum.

Um das ätherische Öl durch Eindampfen von Perkolaten nicht zu verlieren, wird das Fluidextrakt DAB 6 durch Reperkolation mit Spiritus dilutus und Eindampfen nur des letzten Nachlaufes zur Anreicherung der Bitterstoffe hergestellt. Das Präparat der Stada wird durch einen zweimaligen Perkolations-Preßvorgang ohne Eindampfen von Nachläufen mit nur etwa 31%igem Alkohol gewonnen, der das ätherische Öl nur unvollkommen extrahieren wird. Auch das Schweizer Arzneibuch V benützt nur etwa 20%igen Alkohol zur Extraktion, wodurch das Fluidextrakt mit wäßrigen Lösungen leichter klar mischbar ist, und extrahiert durch doppelte Maceration mit weinsaurer Lösung zur Geschmacksverbesserung auf folgende Weise:

100 Teile mittelfein zerkleinerte Pomeranzenschalen werden mit 400 Teilen einer Mischung von 88 Teilen Weingeist und 312 Teilen Wasser, in dem vorher 2,5 Teile Weinsäure gelöst worden sind, 3 Tage maceriert, dann koliert, abgepreßt und der Rückstand mit neuen 200 Teilen obiger Weingeist-Wassermischung einen Tag maceriert und abgepreßt. Die Kolatur und die Preßflüssigkeiten werden vereinigt, während 24 Stunden an einen kühlen Ort gestellt und filtriert. Das Filtrat wird unter vermindertem Druck unterhalb 50° auf 50 Teile eingedampft und mit verdünntem Weingeist auf 100 Teile ergänzt, gut durchgemischt und nach mehrtägigem Stehenlassen an einem kühlen Ort filtriert. Der Trockenrückstand soll mindestens 27% betragen.

Jodometrische Bestimmung des ätherischen Öles in der Tinktur und im Fluidextrakt von H. Böhme und J. Wagner[1].

Tinktur. 5 ccm der bei der Bestimmung der Alkoholzahl erhaltenen alkoholischen Schicht werden mit 5 ccm einer Lösung von 2,5 g Jod in 50 ccm Weingeist und 5 ccm einer Lösung von 3,0 g Quecksilberchlorid in 50 ccm Weingeist versetzt. Das Ganze bleibt 4 Stunden im verschlossenen Jodkolben vor Licht geschützt stehen. Nach dieser Zeit werden 8 ccm Kaliumjodidlösung (1 + 9) und 10 ccm Wasser zugefügt und das überschüssige Jod mit n/10-Natriumthiosulfatlösung zurücktitriert (Stärkelösung als Indicator).

Gleichzeitig wird ein Blindversuch angesetzt, in dem 5 ccm Weingeist mit je 5 ccm der obigen alkoholischen Jod- und Quecksilberchloridlösung versetzt werden. Das Gemisch bleibt gleichfalls im verschlossenen Jodkolben 4 Stunden vor Licht geschützt stehen. Sodann wird wie oben die Menge Jod mit n/10-Natriumthiosulfatlösung titriert. Die Differenz der in beiden Versuchen verbrauchten ccm n/10-Natriumthiosulfatlösung (a) ergibt nach der Division durch 5 und der Multiplikation mit der im Meßzylinder abgelesenen Alkoholzahl (b) und dem Faktor 0,039 den Gehalt der Tinktur an ätherischem Öl (x):

$$x = \frac{a \cdot b \cdot 0,039}{5}.$$

Die Autoren fanden in selbst hergestellten Tinkturen aus ¼ Stücke Droge 0,4 bis 0,7% ätherisches Öl.

Fluidextrakt. Im Fluidextrakt wird die Bestimmung wie bei der Tinktur ausgeführt. Bei Fluidextrakten mit relativ niedriger Alkoholzahl, weniger als 5, wird

---

[1] Arch. Pharmaz. **276**, 242 (1938). Näheres s. Bd. I, S. 285.

nur 1 ccm der alkoholischen Schicht mit je 5 ccm Jod- und Quecksilberchlorid-lösung versetzt. Der prozentuale Gehalt errechnet sich infolgedessen aus dem Produkt von Alkoholzahl, benötigten ccm n/10-Natriumthiosulfatlösung und Faktor 0,039, das in diesem Fall nicht durch 5 dividiert wird.

Der *Bitterstoffgehalt* kann durch Geschmacksprüfung annähernd bestimmt werden. H. v. CZETSCH-LINDENWALD[1] verlangt von einer guten Tinktur, daß sie in der Verdünnung 1 : 1200 noch deutlich bitter schmecken soll.

Radix Althaeae.

Decoctum Althaeae.

Radix Althaeae enthält außer Schleimstoffen auch reichlich Stärke. Wird die Droge mit heißem Wasser extrahiert, so wird die Stärke verkleistert und man erhält ein Gemisch von Schleim und Stärkekleister. Die Verkleisterung tritt nach WALDSTÄTTEN[2] erst bei Temperaturen über 50° ein, wenn 1 Stunde extrahiert wird. Auch der Schleim wird durch Erwärmen geschädigt. Bei kalter Extraktion wird die Stärke nicht verkleistert und das Macerat besteht aus reinem Schleim. Trotzdem ist es zweckmäßig, die an der Oberfläche der zerkleinerten Droge haftende Stärke vor der Maceration mit Wasser auf einem Sieb abzuspülen. Die Viscosität des Schleimes wächst innerhalb gewisser Grenzen mit steigender Konzentration. Nach DAFERT und FUCHSGELB[3], die die Viscosität mit dem Apparat von ENGLER bestimmten, nimmt allerdings die Viscosität ab 5% nur in sehr geringem Maße zu. Nach WALDSTÄTTEN steigt die Viscosität bis zu 15% in kontinuierlichem Maße:

Konzentration ...	1%	3%	4%	5%	7%	10%	15%
Rel. Viscosität ...	1,08	1,27	1,34	1,43	1,64	1,91	2,8

WALDSTÄTTEN fordert allgemein, daß für die Herstellung von Maceraten ,Infusen, Dekokten und Sirupen gepulverte Droge verwendet werden soll, wobei man vorteilhaft während der Extraktion oft schüttelt. Die Anwendung von erhöhten Temperaturen soll auf ein Mindestmaß beschränkt werden.

Die Viscosität des Althaeaeschleimes nimmt schnell ab; schon nach 24 Stunden ist sie z. B. bei einem 7%igen Dekokt nach DAFERT und FUCHSGELB[3] von 1,31 Englergraden auf 1,09 gesunken. Diese Viscositätsabnahme ist auf bakterielle Einwirkung zurückzuführen, da Zusätze von Wasserstoffsuperoxyd und Phenol der Abnahme der Viscosität entgegenwirken. Besonders eignet sich p-Oxybenzoesäuremethylester in einer Menge von 0,125% (in 20%iger alkoholischer Lösung). Die Viscosität eines solchen Dekoktes war nach 8 Tagen noch unverändert und die Lösung nach 6 Wochen klar.

Sirupus Althaeae.

Nach dem DAB 6 werden 2 Teile grob zerschnittene Eibischwurzel, die mit Wasser abgewaschen wurde, auf einem Filter mit 1 Teil Wein-

---

[1] Pflanzliche Arzneizubereitungen, 2. Aufl. 1945, 105.
[2] Scientia pharmac. **6**, 61 (1935). — [3] Pharmaz. Mh. **33**, 111 (1930).

geist und 45 Teilen Wasser übergossen und 1 Stunde lang bei Zimmertemperatur in der Weise ausgezogen, daß die ablaufende Flüssigkeit wiederholt auf das Filter zurückgegossen wird. Aus 37 Teilen Auszug wird
mit 63 Teilen Zucker der Sirup bereitet. Es soll damit erreicht werden,
daß keine Stärkekörner in den Auszug gelangen, die durch das Aufkochen mit dem Zucker den Sirup trüben würden.

H. DIETMANN[1] erwähnt dazu, daß die Extraktion des Schleimes in
1 Stunde nur dann gelingt, wenn die Droge vorher von den anhängenden
Stärkekörnern vollständig durch Abwaschen oder besser Abbrausen auf
einem Haarsieb oder einem Siebtopf befreit wurde. Das Abwaschen muß
so lange fortgesetzt werden, bis das ablaufende Waschwasser (im Reagenzglase aufgefangen) durch Zusatz von 1 bis 2 Tropfen Jodlösung nicht
mehr bräunlich-grün gefärbt und trübe, sondern nur gelblich und vollständig klar ist. Trotz diesem gründlichen Waschen bleiben noch genügend Schleimstoffe in der Droge zurück. Zur besseren Ausnützung des
Schleimgehaltes empfiehlt DIETMANN die Droge in Scheiben von 1 bis
1,5 mm Dicke zu schneiden. Als Filter eignet sich am besten Filtrierpapier Schleicher & Schüll Nr. 1117. Die abgebrauste Droge kann aber
auch in einer Email- oder Porzellanmensur mit der vorgeschriebenen
Menge Wasser unter öfterem Umrühren 1 Stunde maceriert und dann
durch ein engmaschiges Flanelltuch koliert werden. Der Sirup soll bei
sorgfältigem Arbeiten auch ohne Filtration vollständig klar sein können.

W. UNGER[2] gibt folgende Vorschrift an:

60,0 beste geschnittene Droge werden auf einem Seiher unter der Wasserleitung
kurz, aber kräftig abgespült. Die gewaschene Wurzel wird in einem tarierten Topf
mit 30,0 Weingeist und 1100,0 Wasser an einem warmen Ort 12 Stunden lang unter
mehrmaligem Umrühren stehengelassen. Nach 12 Stunden wird das verdunstete
Wasser ergänzt, 1890,0 Zucker in den Topf gegeben und das Ganze (mitsamt der
Wurzel) gekocht. Man koliert heiß wegen der Dicke des Sirups durch ein poröses
Tuch in eine tarierte Porzellanschale. Nach Erkalten stellt man fest, wieviel bis zu
2850,0 Nettogewicht fehlt. Das Fehlgewicht wird mit siedendem Wasser ersetzt und
dabei der verwendete Kochtopf sowie die auf dem Koliertuch verbliebene Wurzel
nachgespült. Gewöhnlich zeigt sich nach dem Erkalten am Boden der Schale ein
minimaler, aus dem Zucker stammender Bodensatz, der bei vorsichtigem Über-
füllen des Schaleninhaltes in eine tarierte Flasche leicht zurückgehalten werden
kann. In der Flasche wird das Gewicht genau auf 2850,0 eingestellt, sodann werden
150,0 Tinct. Senegae (also 5%) zugewogen, die von ihrer Wirkung gegen Husten
abgesehen durch den Alkohol und den geringen Salizylsäuregehalt, konser-
vierend wirkt. Ebenso kann auch mit alkoholischer Nipaginlösung konserviert
werden.

Ein so bereiteter Eibischsirup schimmelt nicht und eignet sich gut, lösende
oder reizlindernde Stoffe (Extr. Primulae, Liqu. Ammon. anis., Ammon. chlorat.
+ Succ. Liquirititiae, Codein usw.) auch perlingual zur Wirkung zu bringen.

Radix Armoraciae.

Die Meerrettichknollen enthalten etwa 0,13% ätherisches Senföl, das
sich größtenteils aus Allylsenföl und in kleineren Mengen aus Phenyl-
und Phenylpropylsenföl zusammensetzt. Die frischen Knollen werden

---

[1] Süddtsch. Apotheker-Ztg. **86**, 213 (1946).
[2] Dtsch. Apotheker-Ztg. **91**, 489 (1951).

zu sogenannten Rohsäften verarbeitet, die auch arzneiliche Anwendung finden. Um Richtlinien für die Beurteilung solcher Produkte zu erhalten, hat O. NOETZEL[1] selbst vier Säfte hergestellt und untersucht. Zur Darstellung der Säfte wurde ein Teil der fein geraspelten Knollen mit drei Teilen Wasser unter Zugabe von 10% 96%igem Alkohol übergossen und die Mischung unter öfterem Umschütteln nach sechstägigem Stehen abgepreßt.

Die Säfte waren trübe, hatten einen kräftigen Geruch und Geschmack nach Senföl und zeigten folgende Durchschnittswerte: Trockenrückstand 1,85%, Asche 0,38%, Senföl 0,024%. Als Kennzeichen für nicht erhitzte Rohsäfte kann die Benzidinreaktion angewendet werden, jedoch darf der Zusatz von Wasserstoffsuperoxyd hierbei nicht mehr als 1 bis 2 Tropfen einer 0,2%igen starken Lösung betragen, da sonst die entstehende Blaufärbung sofort wieder verschwindet.

Die Senfölbestimmung nahm NOETZEL auf folgende Weise vor:
50 ccm Saft werden in einem 500 ccm-Rundkolben mit Wasserdampf destilliert. Eine direkte Destillation ist wegen des starken Schäumens nicht zu empfehlen. Das Destillat wird in einem 150 ccm-Maßkölbchen aufgefangen, in dem sich 10 ccm 10%ige Ammoniaklösung und 10 ccm 96%iger Alkohol befinden. Das Kühlrohr wird zweckmäßig wegen der großen Flüchtigkeit des Senföles mit einem gebogenen Glasrohr verbunden, das in die Flüssigkeit der Vorlage eintaucht. Nach dem Abdestillieren von etwa 120 ccm werden 10 ccm n/10-Silbernitratlösung zugesetzt, 1 Stunde auf dem Wasserbad erhitzt und nach dem Abkühlen bis zur Marke aufgefüllt. Dann wird von dem ausgeschiedenen Schwefelsilber abfiltriert. In 75 ccm Filtrat wird das noch in Lösung befindliche Silbernitrat nach Ansäuern mit Salpetersäure und nach Zusatz von 1 ccm Eisenalaunlösung als Indicator mit n/10-Rhodanlösung zurücktitriert. 1 ccm n/10-Silbernitratlösung entspricht 4,95 mg Allylsenföl.

Die Alkoholbestimmung wird am besten nach Zusatz von Gerbsäure ausgeführt, um die starke Schaumbildung zu beseitigen.

Eine blaugrüne Farbreaktion mit Schwefelsäure, die für einen genügend gehaltreichen Saft charakteristisch sein soll, wird von A. KUHN und G. SCHÄFER[2] abgelehnt, da dieselbe Reaktion bei sehr vielen Pflanzensäften auftritt.

Radix Colombo.

Eine Bestimmung des Gesamtalkaloidgehaltes von Palmatin, Jatrorrhizin + Columbamin in der *Tinktur* Erg. B. 6 und in der *Urtinktur* wurde von H. NEUGEBAUER und K. BRUNNER[3] ausgearbeitet, die mit 20 g Tinktur in gleicher Weise wie bei Radix Colombo (Bd. I, S. 289) angegeben ausgeführt wird. In der Urtinktur fanden die Autoren etwa 0,1% Gesamtalkaloide und etwa gleiche Teile Palmatin und Jatrorrhizin + Columbamin, in der Tinctura Colombo Erg.B. etwa 0,15% Gesamtalkaloide. Gehalt und Verhältnis beider Alkaloide sind großen Schwankungen unterworfen.

[1] Pharmaz. Zentralhalle Deutschland **76**, 221 (1935).
[2] Pharmaz. Zentralhalle Deutschland **76**, 629 (1935).
[3] Arch. Pharmaz. **276**, 199 (1938).

Radix Ipecacuanhae.

Extractum Ipecacuanhae fluidum.

Nach Untersuchungen von F. GSTIRNER[1] an einer größeren Anzahl von Fluidextrakten verschiedener Arzneibücher läßt sich die Droge mit Spiritus dilutus auch ohne Zusatz von Salzsäure erschöpfend perkolieren. In solchen Fluidextrakten treten jedoch Trübungen und Bodensatzbildung auf. Bei Verwendung von 90%igem Alkohol als Extraktionsmittel werden zwar diese Nachtrübungen vermieden, aber zur erschöpfenden Alkaloidextraktion ist ein Zusatz von Salzsäure erforderlich. Ein klar bleibendes Fluidextrakt mit einer Alkaloidausbeute von 95 % erhielt GSTIRNER nach folgender Vorschrift des Schwedischen Arzneibuches 1925:

100 g Droge werden mit 7 g verdünnter Salzsäure und 50 g Alkohol 2 Tage lang maceriert und dann mit Alkohol erschöpfend perkoliert. Die vereinigten Perkolate (700 g) werden auf 50 g eingeengt, mit 100 g Wasser versetzt und wieder auf 75 g eingedampft und dann filtriert. Das Filtrat wird weiter auf 50 g eingeengt und dann mit 50 g Alkohol versetzt.

Extractum Ipecacuanhae siccum.

Herstellung. Ähnlich wie das Fluidextrakt ein hochwertiges Präparat darstellt und zur Bereitung des Infuses dienen kann, so dürfte auch, wie aus Untersuchungen von J. BÜCHI[2] hervorgeht, ein standardisiertes Trockenpräparat als gleichwertig gelten. BÜCHI benützte folgende Vorschrift der Pharmacopöa Helvetica V:

100 Teile Brechwurzelpulver (V) werden mit 50 Teilen einer Mischung von 80 Teilen Weingeist + 20 Teilen Wasser befeuchtet und nach dem unter Perkolation angegebenen Verfahren mit der nötigen Menge derselben Mischung perkoliert. Die Auszüge werden unter vermindertem Druck bei höchstens 50° auf etwa 100 Teile eingedampft. Dieses Extrakt wird 48 Stunden lang in der Kälte stehengelassen und filtriert. Auf das Filter wird eine Mischung von 4 Teilen verdünnter Salzsäure und 5 Teilen Wasser gegeben und so oft mit jeweils 3 bis 4 Teilen Wasser nachgewaschen, bis in 1 com des Waschwassers durch MAYERS Reagens keine Trübung mehr entsteht. Die vereinigten Filtrate werden unter vermindertem Druck bei höchstens 50° zur Trockene eingedampft. In diesem Extrakt wird der Gehalt an Alkaloiden bestimmt, hierauf die nötige Menge Zucker hinzugefügt, um ein Endprodukt mit einem Alkaloidgehalt von 1,95 bis 2,05% zu erhalten. Diese Mischung löst man in der dreifachen Menge verdünntem Weingeist unter schwachem Erwärmen, filtriert, wenn nötig, und bringt unter vermindertem Druck unterhalb 50° zur Trockene.

Auf diese Weise wird ein an Ballaststoffen armes Präparat erhalten, das etwa 94,8% der Drogenalkaloide enthält. Ein Teil davon löst sich in 10 Teilen Wasser opalisierend trübe, beim Verdünnen auf 1 : 100 wird die Lösung fast klar. Ebenso ist das Extrakt 1 : 20 in 25%igem Alkohol klar löslich.

Die Salzsäure, die zur Extraktion des bei der Fällung entstandenen Niederschlages verwendet wird, bewirkt beim Eindampfen eine Dunkelfärbung des Extraktes, die hauptsächlich dem Zucker zuzuschreiben ist[3].

---

[1] Pharmaz. Ztg. **1932**, Nr. 86.
[2] Pharmac. Acta Helvetiae **1932**, 229; **1934**, 184.
[3] Komm. z. Ph. Helv. V, S. 351.

BEGUIN[1] empfiehlt deshalb, die Salzsäure-Wassermischung durch eine Mischung von 2 Teilen Ameisensäure + 8 Teilen Wasser zu ersetzen, womit wesentlich hellere Extrakte erhalten werden, da Ameisensäure leichter flüchtig ist als Salzsäure und deshalb beim Eindampfen der Extraktlösung in weniger hoher Konzentration auftritt.

BEGUIN empfiehlt auch zur Extraktion der Droge eine Mischung von 80 Teilen Weingeist, 16 Teilen Wasser und 4 Teilen Ameisensäure, womit die Extraktion rascher und vollständiger verlaufen soll. Eine Herabsetzung des Alkoholgehaltes kommt aber trotz dem Säurezusatz nicht in Betracht, weil die Droge viel Stärke enthält, die mit Wasser quillt und außerdem mit schwächerem Alkohol unerwünschte Eiweiß- und Schleimstoffe extrahiert werden.

Mit dem Extraktionsmittel der Ph. Helv. V werden mit der achtfachen Menge 97,3% der Drogenalkaloide erfaßt. Im weiteren Verlauf der Verarbeitung zum Trockenpräparat gehen noch etwa 2,5% Alkaloide verloren.

Verwendung zur Infusbereitung. Gegen die Verwendung eines solchen eingestellten Trockenextraktes zur Herstellung von Infusen können schwerlich Einwände erhoben werden, wie eine Gegenüberstellung von BÜCHI von Konstanten eines Aufgusses und einer Extraktlösung zeigen (Tab. 33):

Tabelle 33.

	Aufguß 1 g Droge auf 200 g Kolatur	Extraktlösung (1 g Extr. Ipecac. in 199 g H_2O)
1. Alkaloidgehalt	0,02213 g	0,0203 g
2. Trockenrückstand	0,4150 g	0,9919 g
3. Aschengehalt	0,0207 g	0,0044 g
4. Zuckergehalt	—	0,8450 g
5. Übrige Nebenstoffe aus der Wurzel (2 − [1 + 3 + 4])	0,3722 g	0,1222 g
Verhältnis von Emetin:Cephaelin .	79,0 : 21,0%	80,2 : 19,8%

Der Aufguß der Tabelle ist nach dem Vorschlag zur V. Ausgabe der Schweizer Pharmakopö mit Bereitung eines Macerationsvorlaufes und Zusatz von Citronensäure, aus einer Droge vom Zerkleinerungsgrad (II) hergestellt worden, während die endgültige Ausgabe den Zerkleinerungsgrad (V) vorschreibt. Insofern ist der Vergleich nicht mehr ganz angebracht, zeigt aber trotzdem die Brauchbarkeit des Extraktes. Wenn auch bei Ipecacuanha Aufguß und Extraktauflösung gleichwertig sind, so hat das Schweizer Arzneibuch V im allgemeinen die Bereitung der Infuse durch Trockenextrakte oder andere Konzentrate von Drogenauszügen ausdrücklich verboten.

Infusum Ipecacuanhae.

Herstellung. Das Brechwurzelinfus war Gegenstand vielfacher Untersuchungen, die sich auf die Prüfung des Zerkleinerungsgrades der Droge,

---

[1] Pharmac. Acta Helvetiae **18**, 325 (1943).

auf die Art des Filtermediums, auf die Konzentration, die Temperatur und den Einfluß eines Säurezusatzes erstreckten.

H. STEUDEL[1] z. B. prüfte den Einfluß des *Zerkleinerungsgrades*, der sich auf die Alkaloidausbeute in hohem Maße auswirkt, wie aus Tab. 34 hervorgeht. Je feiner das Drogenpulver ist, desto mehr Alkaloide werden von dem Infus extrahiert.

Tabelle 34. *Alkaloidgehalt verschiedener Infuse.*

Korngröße der Droge	mg Alkaloide
Concis. Sieb 1	3,2
Concis. minut. Sieb 3	4,7
Pulv. gross. Sieb 4	7,2
Pulv. subt. Sieb 6	8,0

Ein weiterer Grund für Alkaloidverluste ist die Art des Filtermediums. STEUDEL prüfte den Einfluß verschiedener Filtermedien mit dem Ergebnis, daß durch entfettete Watte am wenigsten Lösungsmittel und damit auch weniger Alkaloide zurückgehalten werden. Im Aufguß wurden gefunden:

bei Anwendung eines Faltenfilters (Papier)	0,0047 g Alkaloide
bei Anwendung eines groben Koliertuches	0,0049 g ,,
bei Anwendung eines feinen Koliertuches	0,0030 g ,,
bei Anwendung von Watte	0,0080 g ,,
nach dem Zentrifugieren	0,0055 g ,,

Weiterhin spielt bei der Infusbereitung die *Konzentration* eine bedeutende Rolle. So weisen B. BRUCK[2], K. BAUER und K. HEBER[3] nach, daß mit steigender Konzentration die Alkaloidausbeuten geringer werden. Die letzteren Autoren fanden z. B. folgende Werte (Tab. 35):

Tabelle 35. *Ipecacuanha-Infuse verschiedener Konzentration.*

	Alkaloidausbeute in %				
	Droge Nr. 1	II	III	IV	V
Infus 1 : 400 ..	94,55	94,11	83,13	93,55	89,70
Infus 1 : 50 ..	62,35	58,73	60,42	62,18	55,44
Infus 1 : 20 ..	58,02	49,40	53,20	51,17	53,67

Während bei der Konzentration 1 : 400 über 90% Alkaloide extrahiert werden, sinkt die Alkaloidausbeute bei der Konzentration 1 : 20 auf nahezu die Hälfte herab. Die in der Droge verbliebenen Alkaloide können durch eine 2. Extraktion größtenteils herausgeholt werden.

Eine besonders günstige Alkaloidausbeute wird durch *Zusatz von wenig Salzsäure* zum Infus erzielt, wie L. DÁVID[4], BRUCK[2] und BAUER und HEBER[3] erwähnen. P. RUNGE[5] konnte bei Verwendung von Salzsäure in ein konzentriertes Infus 1 : 20 sämtliche Alkaloide der Wurzel überführen. Dieser günstige Einfluß der Salzsäure geht z. B. auch aus einer Arbeit von H. ESCHENBRENNER[6] hervor, nach dem die besten Resultate sowohl der Alkaloidausbeute, als auch der Gleichmäßigkeit durch zweimaliges Infundieren erhalten werden, wobei auf 10 g Droge 1 g verdünnte

---

[1] Pharmaz. Ztg. **1930**, 1450. — [2] Apotheker-Ztg. **1929**, 612.
[3] Pharmaz. Zentralhalle Deutschland **1930**, 513.
[4] Pharmaz. Ztg. **1924**, 900; **1930**, 1216.
[5] Pharmaz. Ztg. **1924**, 1346. — [6] Pharmaz. Ztg. **1931**, 694.

Salzsäure genommen wird. TH. BUDDE[1] stellte ein Dekokt aus feinem Pulver her und nahm auf 0,5 g 2 Tropfen verdünnte Salzsäure. Er erhielt auf diese Weise eine 90%ige Alkaloidausbeute im kalt kolierten Dekokt. Ein weiterer Vorteil der Salzsäure ist die Hydrolysierung der Stärke, die bei halbstündigem Erhitzen des Dekoktes ein erschwertes Kolieren durch Klumpenbildung des feinen Pulvers ausschließt. Zur Neutralisierung der überschüssigen Säure nimmt BUDDE auf jeden Tropfen Säure einen Tropfen Ammoniak (10%).

Nach der Ph. Helv. V werden alkaloidhaltige Drogen mit Citronensäure extrahiert. Die Droge wird nach der allgemeinen Vorschrift (S. 7) mit dem nötigen Wasser durchfeuchtet, in welchem die gleiche Menge Citronensäure gelöst wurde, als die Droge Alkaloid enthält (Beispiel: 1 g Radix Ipecacuanhae = 0,02 g Alkaloid = 0,02 g Citronensäure). Die Weiterverarbeitung geschieht nach der allgemeinen Vorschrift durch zweimalige Extraktion. J. BÜCHI[2] erhielt auf diese Weise mit einer Droge des Zerkleinerungsgrades Sieb II eine Alkaloidausbeute von 86,5%, mit Drogenpulver Sieb V eine solche von 100%. Bei einfacher Extraktion in Form eines Dekoktes, einer halbstündigen Maceration und Digestion lagen die Ausbeuten auch über 90%. Nach BÜCHI bleibt das ursprüngliche Mengenverhältnis zwischen Emetin und Cephaelin in den wäßrigen Auszügen erhalten.

Zur Bereitung des Macerationsvorlaufes ist auch zu erwähnen, daß im Verlauf der Maceration unverkleisterte Stärke in das Infus gelangt, dessen Nachweis durch die Jodreaktion ein solches lege artis bereitete Infus von einem Ersatzpräparat (Tinktur, Fluidextrakt, Trockenextrakt usw.) leicht unterscheiden läßt. Erst in der zweiten Phase, der eigentlichen Infusion mit warmem Wasser, bildet sich die verkleisterte Stärke.

Konzentrate. Ipecacuanha-Infuse müssen ihrer geringen Haltbarkeit wegen stets frisch bereitet werden. Bei dem großen Bedarf von Infusum Ipecacuanhae, besonders in Krankenhäusern, stellt sich öfters die Notwendigkeit ein, über einen größeren Vorrat von Ipecacuanhainfus zu verfügen. Man bemühte sich deshalb, konzentrierte, haltbare Infuse herzustellen, die bei Bedarf nur zu verdünnen sind. Die einfachste Art, konzentrierte Infuse zu bereiten, wäre, die Konzentration derselben zu erhöhen. Wie aber schon oben erwähnt, sinkt die Alkaloidausbeute bei zunehmender Konzentration ziemlich schnell und außerdem werden durch die quellende Droge erhebliche Mengen Flüssigkeit zurückgehalten. Durch Verdünnen solcher Konzentrate würden Infuse mit einem erheblich geringeren Alkaloidgehalt erhalten werden, als ein lege artis bereitetes Infus enthält.

Auch durch Einengen verdünnter Infuse werden keine besseren Ergebnisse erreicht. BAUER und HEBER[3] stellten in dieser Richtung einige Versuche an, indem sie Infuse 1 : 100 im Vakuum bei 20 mm Druck auf verschiedene Konzentrationen einengten. Auch bei vorsichtigem Eindampfen sinkt aber der Alkaloidgehalt beträchtlich. BAUER und HEBER vermuten, daß durch das Einengen entweder das Löslichkeitsverhältnis

---

[1] Apotheker-Ztg. **1933**, 23. — [2] Pharmac. Acta Helvetiae **1932**, 229; **1934**, 184.
[3] Pharmaz. Zentralhalle Deutschland **1930**, 513.

der Alkaloide unterschritten würde oder die Alkaloide Änderungen erleiden, die den Gehalt beeinträchtigen.

Dagegen läßt sich mit Hilfe von Salzsäure und zweimaligem Infundieren eine fast 100%ige Alkaloidausbeute erreichen. Solche Konzentrate haben aber nur dann Wert, wenn sie auch eine entsprechende Haltbarkeit aufweisen. Nach H. MADSEN[1] ist die Haltbarkeit der Konzentrate von dem p_H abhängig, das nicht höher als 3,9 liegen soll. Solche Präparate sind dann jahrelang haltbar. MADSEN gibt dafür folgende zwei Vorschriften:

a) Perkolationsverfahren. 50 g grob pulverisierte Ipecacuanhawurzel (Alkaloidgehalt 2,4%) wurden mit einem Gemisch von 2 g 10%iger Salzsäure, 5 g Weingeist und 15 g Wasser durchfeuchtet und nachher mit einem Gemisch von 1 Teil Weingeist und 4 Teilen Wasser perkoliert, bis 1000 g Perkolat erhalten waren. Das Präparat enthielt 0,108% Alkaloide, d. h. 90% Ausbeute. Nach 6 Monaten war der Alkaloidgehalt unverändert, der p_H-Wert des Präparates war 4,2.

b) Infusionsverfahren. 25 g zerschnittene Ipecacuanhawurzel (Alkaloidgehalt 2,14%) wurden in einer Infusionsbüchse mit 10 ccm n-Salzsäure und 250 g kaltem Wasser übergossen und darauf eine Stunde im siedenden Wasserbad stehengelassen. Nach Kolieren und Auspressen wurde der Rückstand abermals auf dieselbe Weise mit einem Gemisch von 25 ccm n-Salzsäure und 200 g Wasser behandelt. Die kolierten Flüssigkeiten wurden gemischt und mit soviel Wasser und Weingeist versetzt, daß das fertige Präparat nach der Berechnung 0,10% Alkaloide und 20% Weingeist enthielt. Der p_H-Wert war 3,6 und der Alkaloidgehalt war nach 3 Jahren unverändert geblieben. Die Alkaloidausbeute betrug 97%.

Die Ph. Danica 1948 enthält folgende Vorschrift für ein Concentratum Ipecacuanhae:

50 g geschnittene Ipecacuanhawurzel· werden mit einer Mischung von 125 g Alkohol, 500 g Wasser und 10 g verdünnter Salzsäure 5 Tage lang maceriert und der Drogenrückstand wird noch einmal mit einem Gemisch von 50 g Alkohol, 200 g Wasser und 2 g verdünnter Salzsäure 2 Tage extrahiert. Die vereinigten Extraktlösungen werden 1 bis 2 Tage kalt gestellt und filtriert. Das Filtrat wird mit einer Mischung von 1 Teil Weingeist und 4 Teilen Wasser auf einen Alkaloidgehalt von 0,10% eingestellt. Zur Herstellung des Infuses werden 100 g Konzentrat mit 900 g siedendem Wasser versetzt.

Schließlich kann auch das Fluidextrakt mit einem standardisierten Alkaloidgehalt von 2,0% als Konzentrat benützt werden. Nachdem die Fluidextrakte allgemein im Verhältnis 1 : 1 bereitet werden, brauchte in den Infusvorschriften die Drogenmenge nur durch dieselbe Menge Fluidextrakt ersetzt werden. Der geringe Alkoholgehalt des Fluidextraktes dürfte bei den großen Verdünnungen 1 : 400, in denen das Infus verabreicht wird, kaum eine Rolle spielen. Auf diese Weise könnte eine gleichmäßige Zusammensetzung und Wirkung des Infuses gewährt werden, dessen Bereitung an Einfachheit und gleichzeitiger Genauigkeit nicht zu überbieten ist. Zudem entfallen alle Vorsichtsmaßregeln zur Erhöhung der Haltbarkeit, da das Brechwurzelfluidextrakt zu den beständigsten Präparaten gehört.

Zur Infusbereitung eignet sich auch ein Trockenextrakt, wofür unter Extractum Ipecacuanhae siccum eine Vorschrift angegeben ist.

Alkaloidbestimmung. J. BÜCHI[2] unterzog die Alkaloidbestimmung des Infuses einer eingehenden Untersuchung mit dem Ergebnis, daß beim

---

[1] Pharmaz. Ztg. **1931**, 901. — [2] Pharmac. Acta Helvetiae **1932**, 229; **1934**, 184.

Eindampfen bei gewöhnlichem Druck ein Teil der Alkaloide zerstört wird, beim Einengen im Vakuum aber kein praktischer Alkaloidverlust vorliegt. Auf Grund dieser Ergebnisse arbeitete Büchi folgende Methode zur Bestimmung des Emetin- und Cephaelingehaltes im Infusum Ipecacuanhae aus:

a) Bestimmung des Gesamtalkaloidgehaltes. 200 g Infus werden nach Zugabe von 5 Tropfen Octylalkohol auf dem Wasserbade bei höchstens 50° in einer 400 ccm fassenden Enghalsflasche unter vermindertem Drucke auf etwa 5 g eingeengt. Nach dem Erkalten wird dieser Rückstand in derselben Flasche mit 50 g Äther und 1 ccm konzentriertem Ammoniak (25%) während einer halben Stunde häufig und kräftig geschüttelt. Hierauf gibt man 1 g Traganthpulver hinzu und schüttelt nochmals kräftig durch. Dann gießt man 45 g der Ätherlösung (= 180 g Infus) durch etwas Watte in ein Erlenmeyerkölbchen von 150 ccm Inhalt und destilliert das Lösungsmittel auf dem Wasserbade ab. Den Rückstand nimmt man sofort zweimal mit je 5 ccm Äther auf und verdampft auch diesen jeweils vollständig. Hierauf löst man den Rückstand sogleich in 0,5 ccm Weingeist, gibt 5,0 ccm 0,02 n-Salzsäure und 5 Tropfen Methylrot hinzu und erwärmt eine Minute lang auf dem Wasserbade. Sodann versetzt man mit 10 ccm frisch ausgekochtem, wieder erkaltetem Wasser und titriert den Säureüberschuß mit 0,02 n-Natronlauge bis zur Gelbfärbung (Mikrobürette).

$$1 \text{ ccm } 0,02 \text{ n-HCl} = 0,00476 \text{ g Alkaloide.}$$

b) Bestimmung des Emetingehaltes. Die bei der Bestimmung der Gesamtalkaloide resultierende Titrationsflüssigkeit wird mit wenig Weingeist quantitativ in eine Arzneiflasche von 200 ccm Inhalt übergespült und unter vermindertem Druck auf 5 g eingedampft. Nach dem Erkalten wird der Rückstand in derselben Flasche mit 45 g Äther und 1 ccm konzentriertem Ammoniak während einer Viertelstunde häufig und kräftig geschüttelt. Dann gibt man 5 dg Traganthpulver zu und schüttelt nochmals kräftig durch. Hierauf gießt man 40 g der Ätherlösung (= 160 g Infus) durch etwas Watte in einen Scheidetrichter von 100 ccm Inhalt, schüttelt fünfmal mit je 10 ccm Barytwasser aus und wäscht mit 5 ccm Wasser nach. Von diesen läßt man 2 ccm im Scheidetrichter, setzt 5 dg Traganthpulver hinzu und schüttelt nochmals kräftig durch. Man gibt einen möglichst großen aliquoten Teil der Ätherlösung durch etwas Watte in einen Erlenmeyerkolben von 100 ccm Inhalt. Zur Bestimmung des vorhandenen Emetins verfährt man hierauf, wie unter a) zur Bestimmung des Gesamtalkaloidgehaltes angegeben ist.

$$1 \text{ ccm } 0,02 \text{ n-HCl} = 0,00480 \text{ g Emetin.}$$

Die aus Gesamtalkaloid- und Emetingehalt zu berechnende Differenz kann praktisch als Cephaelingehalt angesehen werden.

Tinctura Ipecacuanhae.

Die **Herstellung** der Brechwurzeltinktur wurde von K. Steiger[1] eingehend untersucht. Er stellte Tinkturen aus Drogen mit sechs verschiedenen Korngrößen, wie sie in Bd. I, S. 290 angegeben sind, mit 35 vol.-%-igem, 55, 75 und 95%igem Alkohol durch sechsstündige Maceration unter wiederholtem Umschütteln her und bestimmte den Alkaloidgehalt und Trockenrückstand der Tinkturen. Die Untersuchungen ergaben, daß 95%iger Alkohol in so kurzer Zeit die Droge nur ganz unvollständig zu extrahieren vermag und daß der Feinheitsgrad für diese Konzentration von Alkohol eine viel größere Rolle spielt, als für weniger konzentrierten; denn das gröbste Pulver lieferte eine Tinktur, die nur 18% der Alkaloide der angewandten Droge enthielt, während das feinste Pulver doch zu 63% extrahiert wurde. Viel günstiger lagen die Verhältnisse bei den Tinkturen mit 75%igem Alkohol, wo diejenige, die mit dem gröbsten Pulver hergestellt war, 70%, diejenige, die mit dem feinsten Pulver hergestellt war, 88% der theoretisch möglichen Alkaloide enthielt. Den höchsten Gehalt wiesen die Tinkturen mit 55%igem Alkohol auf: 92% der im gröbsten und 89% der im feinsten Pulver enthaltenen Alkaloide fanden sich in der Tinktur wieder. Ganz verdünnter Alkohol eignet sich für alle Korngrößen schlechter als 75%iger und 55%iger Alkohol. Die Trockenrückstände der Tinkturen zeigten einen regelmäßigen Anstieg von 95%igem zu 35%igem Alkohol. Der Feinheitsgrad des Drogenpulvers wirkte sich auf den Trockenrückstand kaum aus, soweit das Pulver nicht gröber als Sieb IV war.

Weitere Untersuchungen zeigten, daß mit 35 und 55%igem Alkohol bereits nach 1 Stunde das Maximum an Alkaloiden extrahiert wurde, nämlich 82% der Drogenalkaloide mit 55%igem und 80% Alkaloide mit 35%igem Alkohol. Mit 75%igem Alkohol wurde nach 3 Stunden das Maximum der Alkaloidausbeute von 89% erreicht und mit 95%igem Alkohol stieg der Alkaloidgehalt noch nach 24stündiger Extraktion.

Um die Extraktionsgeschwindigkeit noch zu erhöhen, wurden Tinkturen mit einer kombinierten Trituration und Maceration hergestellt. Die Droge wurde in einem Mörser mit dem Pistill zu einer festen Paste angestoßen und dann 5 Minuten lang mit dem ersten Drittel der zu verwendenden Extraktionsflüssigkeit kräftig durchgeknetet. Der Mörser wurde dann 5 Minuten beiseite gestellt und nachher die überstehende Flüssigkeit in eine Flasche filtriert. Diese Operation wurde dann mit dem 2. und 3. Drittel wiederholt, so daß die ganze Operation 30 Minuten in Anspruch nahm. Diese Methode war nur für 95%igen und 75%igen Alkohol anwendbar, da bei niedrigeren Konzentrationen die Drogenpartikel nicht schnell genug zu Boden sanken, um ein Abgießen der überstehenden Flüssigkeit zu ermöglichen. Die Untersuchung der Tinkturen ergab, daß auf diese Weise mit 75 und 95%igem Alkohol in 30 Minuten Tinkturen erhalten wurden mit fast gleichem Alkaloidgehalt, wie er mit Hilfe der Maceration mit diesen Alkoholkonzentrationen maximal erzielt werden konnte.

Qualitative Reaktion und gleichzeitig annähernde quantitative colorimetrische Wertbestimmung der Ipecacuanhatinktur von A. WOLLMANN[1]:

Nimmt man 5 Tropfen Tinktur, 10 Tropfen konzentrierte Salzsäure und 1 Tropfen 3%ige Wasserstoffsuperoxydlösung, so entsteht in der Kälte langsam die für Emetin charakteristische orangegelbe Färbung, erwärmt man aber die Flüssigkeit schwach auf 60 bis 70°, so entsteht die Farbreaktion sehr schnell. Starkes Erwärmen ist nicht ratsam, da sich die Flüssigkeit sonst schnell entfärbt. Diese Reaktion geht mit einem Tropfen Tinktur nicht, nimmt man aber von der Tinktur stufenweise mehr und mehr, so kommt man bis zu jener untersten Grenze, wo mit obigen Reagenzien eine ausgeprägte orangegelbe Färbung zu bekommen ist. Bei 4 Tropfen der 0,20%igen Tinktur (P.I.) entsteht schon unbedingt die orangegelbe Farbe, die 0,0002 g Alkaloid entspricht.

Der **Niederschlag**, der bei Ipecacuanhapräparaten (Fluidextrakt, Tinktur) bei längerem Lagern in reichlicher Menge auftritt, besteht nach

---

[1] Pharmac. Acta Helvetiae **1928**, 1.

L. ZWIKKER[1] z. B. in der Tinktur aus einem Eiweißkörper, der zwar in 70%igem Alkohol unlöslich ist, aber durch eine in der Wurzel enthaltene lyotrope Substanz anfänglich in Lösung gebracht wird und später wieder ausfällt.

Radix Liquiritiae.

Extractum Liquiritiae fluidum.

Eingehende Untersuchungen über das Extractum Liquiritiae fluidum wurden von E. Soos und H. HÄRING[2] durchgeführt, indem sie die Herstellungsvorschriften der neueren Arzneibücher einem Vergleich unterzogen. Das Glycyrrhizin wurde nach der colorimetrischen Methode von FUCHS und TRAUNER-ADELPOLLER (Bd. I, S. 294) bestimmt, die Ergebnisse sind in Tab. 36 zusammengestellt.

Tabelle 36. *Untersuchungsergebnisse auf verschiedene Weise hergestellter Fluidextrakte (1:1). Droge (Sieb II): 7,5% Glycyrrhizinsäure, Süßwert 1525.*

Herstellung nach	Glycyrrhizin-säuregehalt %	Ausbeute an Glycyrrhizinsäure %	Verlust an Glycyrrhizinsäure während der Aufarbeitung %
1. Ph. Brit. VIII Perkolation mit Chloroformwasser	4,82	64,3	7,7
2. U. S. P. XIV Perkolation mit heißem Wasser ..	4,24	56,7	26,5
3. Ph. Dan. IX Perkolation mit Wasser + Ammoniak + 10%igem Alkohol	6,94	92,5	7,5
4. Ph. Suec. XI Perkolation mit Wasser + Ammoniak + 30%igem Alkohol	5,65	75,3	0,2
5. Erg.B. 5 Perkolation mit Wasser + Ammoniak + 45%igem Alkohol	4,61	61,5	21,3
6. Vorschlag zum Ö.A.B. 1 nach Soos u. HÄRING, Perkolation mit Wasser + Ammoniak	6,98	93,1	6,9

Aus diesem Vergleich ergibt sich, daß mit Wasser allein (Nr. 1 und 2) das Glycyrrhizin sehr unvollkommen extrahiert wird. Die höchsten Ausbeuten über 90% wurden mit Wasser + Ammoniak (Nr. 3 und 6) erhalten. Der Alkoholzusatz wirkt sich ungünstig auf die Extraktion aus. Dies ist aus den Präparaten Nr. 3 bis 5 ersichtlich, in denen mit steigendem Alkoholgehalt des Extraktionsmittels von 10 bis 45% der Glycyrrhizingehalt entsprechend abnimmt. Auch auf die Haltbarkeit des Fluidextraktes wirkt sich der Alkohol ungünstig aus. Je alkoholreicher das Extraktionsmittel ist, desto schneller und reichlichere Trübungen und Bodensatzbildung treten auf. Für die Gewinnung eines haltbaren klaren Fluidextraktes ist es wesentlicher, eine Entfernung der Hauptmenge der Ballaststoffe dadurch vorzunehmen, daß die Perkolate auf $^1/_3$ ihres ur-

---

[1] Pharmac. Weekbl. **1932**, 874; Ref. Pharmaz. Ztg. **1932**, 1040.
[2] Scientia pharmac. **21**, 356 (1953).

sprünglichen Volumens eingeengt, nochmals mit Ammoniak deutlich alkalisch gemacht und mit dem 3. Teil ihres Gewichtes an Alkohol versetzt werden. Nach 24 stündigem Absetzenlassen und Filtrieren erhält man dann einwandfreie Präparate, die auch nach einer Beobachtungszeit von 4 Monaten keine Bodensatzbildung und keinen Gehaltsverlust zeigen.

Soos und HÄRING haben die Präparate auch nach dem Süßwert nach dem Verfahren von L. FUCHS[1] geprüft. Die Prüfung ergab eine weitgehende Parallelität mit der Bestimmung des Glycyrrhizingehaltes. Der Zerkleinerungsgrad wirkt sich bis zur mittelfein geschnittenen Droge (II) nicht aus, weshalb das Fluidextrakt auch aus einer solchen Droge hergestellt werden kann. Soos und HÄRING schlagen auf Grund ihrer Versuche folgendes Verfahren vor:

100 Teile Süßholzwurzel (II) werden mit Wasser, das 5% Ammoniakflüssigkeit enthält, nach dem Perkolationsverfahren so lange extrahiert, bis man 400 Teile Perkolat erhalten hat. Diese werden mit der Preßflüssigkeit vereinigt und auf dem Wasserbade auf ungefähr 120 Teile eingeengt. Nach dem Erkalten versetzt man mit Ammoniakflüssigkeit bis zur deutlich alkalischen Reaktion und mit 40 Teilen Weingeist, mischt gut durch und läßt an einem kühlen Ort 24 Stunden stehen. Hierauf wird die Lösung filtriert und sodann auf dem Wasserbad auf 90 Teile eingeengt. Nach Zusatz von 10 Teilen Weingeist filtriert man eventuell nach einigen Tagen nochmals.

Das Fluidextrakt eignet sich auch zur Herstellung einer *Mixtura solvens*: 15 Teile Fluidextrakt werden mit 2 Teilen Ammoniumchlorid auf 100 Teile in Wasser gelöst. Beim Versetzen der Mixtur mit einigen Tropfen Anisöl bleibt diese klar und erst nach 4 Tagen tritt eine leichte Trübung ein.

Auch der *Sirupus Liquiritiae* kann mit dem Fluidextrakt auf folgende Weise hergestellt werden:

Extr. Liquiritiae fluid 20,0
Saccharum 55,0
Aqua destillata 100,0

Der Zucker wird in heißem Wasser gelöst und hierauf das Fluidextrakt hinzugefügt.

Zur Klärung von Extr. Liquiritiae fluidum erwies sich nach N. A. HALL[2] unter zahlreichen Klärversuchen Bentonit in allen Konzentrationen (1 : 500, 1 : 100, 1 : 1500) als sehr günstig. Es wurde dabei ein klares, leicht filtrierbares Produkt erhalten. Das Endprodukt hatte kein anderes Aussehen und keinen anderen Geschmack als ein solches, welches ohne Klärungsmittel hergestellt wurde.

Extractum Liquiritiae siccum.

Zur Herstellung eines Extr. Liquiritiae siccum schlagen Soos und HÄRING[3] vor, die Droge wie bei dem Fluidextrakt angegeben zu extrahieren und das Perkolat nach dem Versetzen mit Ammoniak und Alkohol bis zum Trockenprodukt einzudampfen. Bei Verarbeitung einer Droge, die 7,5% Glycyrrhizinsäure enthielt, konnte ein Trockenextrakt mit

---

[1] Scientia pharmac. **8**, 57 (1937).
[2] Amer. J. pharmac. **124**, 43 (1952); Ref. Scientia pharmac. **21**, 144 (1953).
[3] Scientia pharmac. **21**, 356 (1953).

einem Gehalt von 23,7% gewonnen werden. Die mengenmäßige Extraktausbeute betrug 30%. Das Produkt ist in der fünffachen Menge Wasser klar löslich, im verdünnten Weingeist und Glycerin jedoch nur teilweise und in 90%igem Alkohol fast unlöslich. Einige aus dem Handel bezogenen Proben von Succus Liquiritiae zeigten nur einen Gehalt von 4,86%, 6,16% und 9,83% Glycyrrhizinsäure, während Proben von Succus Liquiritiae depuratus 3,63%, 6,75% und 10,2% aufwiesen, also sehr ungleichmäßig waren.

Das Trockenextrakt eignet sich nicht zur Herstellung des Fluidextraktes und der Mixtura solvens, da nach kurzer Zeit starke Trübung und Bodensatzbildung auftreten. Dies dürfte damit begründet sein, daß das Eindampfen der stark schäumenden Extraktlösung nicht im Vakuum, also bei höheren Temperaturen, erfolgt und die Inhaltsstoffe dadurch Veränderungen erleiden.

J. TOFT MADSEN[1] führte Untersuchungen über das Verhalten von Arzneistoffen in Lösungen von Süßholzextrakt durch. Es wurden 10%ige Lösungen folgender Stoffe hergestellt, die gleichzeitig 10% trockenes Süßholzextrakt enthielten: Kaliumcarbonat, Chloralhydrat, Amylenhydrat, Antipyrin, Hexamethylentetramin, Natriumbicarbonat, Natriumzitrat, Natriumdiäthylbarbiturat, Natriumjodid, Natriumcarbonat, Natriumsalizylat, Ammoniumchlorid, Calciumacetat, Calciumchlorid, Kaliumbromid, Kaliumjodid, Magnesiumsulfat, Natriumbromid, Natriumchlorid und Natriumsulfat. Es traten in fast allen Fällen Niederschläge verschiedener Stärke auf, deren Menge durch Zusatz von Ammoniaklösung (bis zu 4,5 g auf 100 g Extrakt) herabgesetzt werden konnte, während darüber hinaus die Menge der Niederschläge wieder zunahm. Ein sehr guter Stabilisator ist hierbei Glycerin. Enthalten die Lakritzlösungen 40% Glycerin, so ist der durch Ammoniumchlorid hervorgerufene Niederschlag nur noch sehr gering, aber auch die durch andere Salze entstehenden Fällungen werden durch 40% Glycerin stark herabgesetzt. Durch 50% Glycerin kann die Niederschlagsbildung bei den 10 letzten oben erwähnten Arzneistoffen verhindert werden.

Succus Liquiritiae.

Ein in der Praxis bestens bewährter Untersuchungsgang für Succus Liquiritiae ist folgender von W. PEYER[2]:

Zur Prüfung von Lakritz wird dieser zunächst, sofern es sich um Stangenlakritz handelt, auf einer heißen Platte unter öfterem Drehen der Stangen erweicht, dann in möglichst dünne Scheiben geschnitten und diese sofort in eine trockene, verschließbare, weithalsige Flasche gebracht, um in dem Untersuchungsobjekt den Feuchtigkeitsgehalt konstant zu erhalten; man untersucht nun — neben den von dem Arzneibuch angegebenen Prüfungen — auf:

I. Feuchtigkeit. 5 g Succus-Scheiben oder gröblich gepulverter Succus werden in großen Schalen bei 100 bis 105° getrocknet. Gewichtsgleichheit erst in 4 bis 5 Stun-

---

[1] Arch. Pharmac. og Chem. **1940**, 115; Ref. Jb. Pharmaz. **75**, 195 (1940).
[2] Jber. der Fa. Caesar & Loretz 1925, 277.

den zu erwarten. Bei Succus Liquiritiae inspissatus trocknet man 5 g in mit Sand und Glasstab beschicktem Aluminiumschälchen, das mit Deckel versehen sein muß.

II. Mineralstoffe. Die Trockenprobe, erhalten wie I, wird bei kleiner Flamme vorsichtig (bläht sich stark) vorschriftsmäßig verascht. Bei Succus Liquiritiae insp. bringe man 5 g in einen geräumigen Tiegel, trocknet im Trockenschrank bei 100° bis zur wahrscheinlichen Trockne und bringt ihn dann für 1 bis 2 Stunden in einen Heißlufttrockenschrank bei etwa 105°. Danach wird er wie Succus Liquiritiae in Scheiben verascht.

III. Schwermetalle. Die Asche wird in heißer 10%iger Salzsäure gelöst und die filtrierte Lösung in ungefähr drei gleiche Teile geteilt.

Teil 1. In diesen Teil wird eine blanke Messingklinge für etwa 2 Stunden hineingestellt: Kupferniederschlag beweist die Anwesenheit von Kupfer.

Teil 2 wird mit Wasser verdünnt und mit Schwefelwasserstoffwasser versetzt: Niederschlag = Schwermetalle.

Teil 3. Verdünnen und Zusatz von Ferrocyankalilösung: Blaufärbung = Eisen. (Fe ist normalerweise im Succus vorhanden.)

IV. Extraktgehalt. 5 g möglichst zerkleinerter Succus werden in eine 50 g-Flasche gebracht, mit 30 ccm Wasser übergossen und häufig geschüttelt (die Flasche wird zweckmäßig hingelegt). Das Gelöste wird in einen 100 ccm-Meßzylinder gebracht, das Lösungsverfahren noch zweimal mit etwa 30 ccm Wasser wiederholt, das Ungelöste in den Meßzylinder gespült und auf 100 ccm aufgefüllt. Nach mehrmaligem Durchschütteln läßt man in der Kälte mindestens 24 Stunden absetzen und filtriert von dem Überstehenden so viel in eine Flasche durch ein Faltenfilter (12,5 cm Durchmesser, Schleicher & Schüll, Nr. 588), als freiwillig durchläuft. 20 ccm des Filtrats (= 1 g Succus) werden in einer gewogenen, leichten Schale eingedampft, bis zur Gewichtsgleiche getrocknet und abermals gewogen. Extrakt = Wasserlösliches = gefundene Menge mal 100.

V. Wasserunlösliches. Wasserunlösliches = Rest − Feuchtigkeit (I).

Der auf dem Filter gebliebene Rückstand oder der im Meßzylinder gebliebene Bodensatz wird zur mikroskopischen Prüfung benutzt.

VI. Alkoholunlöslicher Rückstand. 5 g grob gepulverter Succus werden in einem gewogenen 200 ccm-Erlenmeyer mit 100 ccm 95%igem Alkohol und 10 ccm Schwefelsäure (5 : 100) 3 Stunden lang mit mindestens 150 cm langem Rückflußkühler auf doppeltem Drahtnetz in leichtem Sieden erhalten. Darnach wird durch ein gewogenes Faltenfilter (Schleicher & Schüll, 12,5 cm Durchmesser, Nr. 588) mit der Vorsicht in eine 500 g-Flasche filtriert, daß von dem Succusrückstand möglichst wenig auf das Filter kommt. Der Rückstand wird in gleicher Weise noch einmal 2 bis 3 Stunden mit 100 ccm Alkohol und 10 ccm Schwefelsäure (5 : 100) ausgezogen und nun erst, wenn er fast farblos oder höchstens graubraun ist, quantitativ durch Nachspülen mit Alkohol auf das Filter gebracht. Dies wird getrocknet, gewogen und das Gewicht, multipliziert mit 20, als alkoholunlöslicher Rückstand notiert.

VII. Glycyrrhizinbestimmung. Das Filtrat von VI wird mit destilliertem Wasser auf 500 ccm aufgefüllt und mit 10 ccm Salmiakgeist ammoniakalisch gemacht. Dann wird es in einer Schale von etwa 12 cm Durchmesser bis auf etwa 100 ccm eingedampft. Zum Schaleninhalt werden nochmals 100 ccm Wasser und 10 ccm Salmiakgeist hinzugefügt und wieder bis auf 50 ccm eingedampft. Dieser Rückstand wird in ein gewogenes 150 ccm-Becherglas filtriert unter sorgfältigem Auswaschen der Schale mit Hilfe des Gummiwischers und, wenn nötig, eines Tropfens Ammoniak. Zu dem Filtrat fügt man 10 ccm verdünnte Schwefelsäure (1 + 5) hinzu, rührt um, spült den Glasstab gut ab, läßt mindestens über Nacht in der Kälte stehen und sammelt am nächsten Tage die am Boden in Form eines bröckligen Kuchens ausgeschiedene Glycyrrhizinsäure auf gewogenem Filter, wäscht mit 10 ccm Wasser und 5 Tropfen Schwefelsäure (1 + 5) nach und trocknet höchstens bei 105° bis zur Gewichtsgleiche. Die gefundene Menge, vervielfältigt mit 20, ergibt den Prozentgehalt an Rohglycyrrhizin.

U. LEHMANN[1] bestimmt die Glycyrrhizinsäure über das Kupfersalz und benützt zu deren Isolierung teilweise die Methode von LINZ[2]:

---

[1] Dtsch. Apotheker-Ztg. **1934**, 1425. — [2] Arch. Pharmaz. **1916**, 204.

5 g Succ. Liqu. dep. plv. werden in 50 g destilliertem Wasser unter häufigem Umschütteln und schwacher Erwärmung ausgezogen und nach dem Erkalten mit 100 ccm Alkohol (95%) versetzt. Nach sechsstündigem Absitzen wird filtriert und das im Filter zurückgebliebene mit 50 ccm 60% igem Alkohol in kleinen Mengen nach und nach ausgewaschen. Filtrat und Waschwässer werden auf dem Wasserbade vom Alkohol befreit und auf etwa 30 ccm eingedampft. Der Rückstand wird in einen 50 ccm-Meßkolben überführt, die Schale mit Wasser nachgewaschen und der Inhalt des Kolbens bis zur Marke aufgefüllt.

10 ccm von der so nach LINZ vorbereiteten Succuslösung 5 : 50 werden mit 25 ccm Kupfersulfatlösung (Fehling I) versetzt und im Meßkolben auf 100 ccm aufgefüllt. Das glycyrrhizinsaure Kupfer setzt sich als voluminöser Niederschlag am Boden des Kolbens ab. Nach halbstündigem Stehen wird die klar über dem Niederschlag stehende Flüssigkeit und der Niederschlag selbst in einen Filtriertiegel gegeben, der vorher geglüht, im Exsiccator getrocknet und genau gewogen war. Die Flüssigkeit wird dann mit der Wasserstrahlpumpe abgesaugt und der im Tiegel bleibende Rückstand, also das glycyrrhizinsaure Kupfer, zweimal mit je 10 ccm Wasser nachgewaschen. Darauf wird bis zur Gewichtskonstanz bei 105 bis 110° getrocknet und dann gewogen. Aus der Differenz der Tara des Tiegels (1) und dem Gewicht des Tiegels + Trockenrückstand (2) ergibt sich das Gewicht des glycyrrhizinsauren Kupferniederschlages (3). Sodann wird der Tiegel im Gebläse geglüht, wobei die organische Substanz, also die Glycyrrhizinsäure, verbrennt, und eventuell anorganische Verunreinigungen, falls sie vorhanden sein sollten (z. B. Calciumsulfat oder Calciumphosphat) im Tiegel mit dem CuO gewogen werden und dadurch das Resultat nicht beeinflussen können. Das Gewicht des Tiegels + CuO nach dem Glühen wird festgestellt (4). Der Wert für das zurückbleibende CuO ergibt sich aus der Differenz 4—1 (5), und wird dann auf Cu (6) umgerechnet:

$$CuO : Cu = 79,6 : 63,6 = 0,0125 : x = 0,0099 .$$

Beim Verbrennen könnte ein Teil des Kupfers durch die Kohle zu metallischem Kupfer reduziert werden. Da es sich aber nur um minimale Kupfermengen überhaupt handelt, wurde Abstand davon genommen, das reduzierte Kupfer wieder zu oxydieren, was natürlich möglich wäre. Bei der titrimetrischen Bestimmung fand LEHMANN die gleiche Zahl, hatte jedoch bei anderen Bestimmungen auch größere Abweichungen.

Den so erhaltenen Wert zieht man von dem Gewicht des glycyrrhizinsauren Kupfers ab (3 bis 6) und erhält das Gewicht der verbrannten Glycyrrhizinsäure (7), das mit 100 multipliziert den Prozentgehalt an Glycyrrhizinsäure angibt.

Folgendes Beispiel veranschaulicht die Berechnung:

1. Gewicht des leeren Filtertiegels 15,2120
2. Gewicht des Tiegels + Trockenrückstand 15,3635
3. Gewicht des glycyrrhizinsauren Kupfers 0,1515
4. Gewicht des Tiegels + CuO nach dem Glühen 15,2245
5. Gewicht des zurückbleibenden Kupferoxyds 0,0125
6. Gewicht des aus 5 errechneten Cu 0,0099
7. Gewicht der verbrannten Glycyrrhizinsäure 0,1416
8. Prozentgehalt an Glycyrrhizinsäure 14,16

LEHMANN fand nach verschiedenen Verfahren folgende Werte:

Kupferverfahren ... 14,49%   Nach PEYER.. 17,6 %
Kupferverfahren ... 14,58%   Nach LINZ ... 13,38%

Die Ergebnisse des Kupferverfahrens liegen demnach in der Mitte der bisher angewandten Methoden. Als neueres Verfahren sei die colorimetrische Glycyrrhizinsäurebestimmung von L. FUCHS und J. TRAUNER-ADELPOLLER[1] erwähnt, die im Band I, S. 294 beschrieben ist.

---

[1] Scientia pharmac. **15**, 2 (1947).

Die vorstehenden Konstanten können noch durch die Ermittelung des mit Alkohol fällbaren Anteiles und der darin enthaltenen dextrinartigen Stoffe nach C. GRIEBEL und F. WEISS[1] ergänzt werden:

VIII. Bestimmung des mit Alkohol fällbaren Anteiles. 20 ccm der klaren, abgesetzten Stammlösung (10 g Succus auf 200 ccm Wasser) (= 1 g Succus) werden in einem Becherglase von etwa 150 ccm Fassungsvermögen auf dem Wasserbade auf 10 ccm eingeengt, was sich durch vorheriges Anbringen einer entsprechenden Markierung am Becherglase hinreichend genau ausführen läßt. Nach dem Erkalten fügt man langsam — am besten aus einer Pipette — und unter ständigem Umrühren mit einem Glasstabe so viel Alkohol hinzu, daß die Flüssigkeit schließlich 90 Vol.-% Alkohol enthält. Von 96%igem Alkohol sind hierzu 95 ccm erforderlich. Nach dem Absitzen der entstandenen Fällung wird die Flüssigkeit durch ein gewogenes Filter gegossen, der Rückstand sodann mit etwa 30 ccm 90%igem Alkohol verrührt, schließlich unter Nachspülen mit 90%igem Alkohol vollständig auf das Filter gebracht und auf diesem noch zwei- bis dreimal mit 90%igem Alkohol ausgewaschen. Das Filter samt Inhalt wird hierauf im Wägegläschen bei 100° getrocknet. Das Gewicht der Fällung mit 100 multipliziert ergibt den Prozentgehalt an den wasserlöslichen durch Alkohol fällbaren Stoffen.

Bemerkt sei hierzu, daß man die in Alkohol unlöslichen Teile nicht durch unmittelbare Behandlung des Succus mit starkem Alkohol bestimmen kann, weil eine genügend feine Verteilung des Succus in starkem Alkohol nicht möglich ist.

IX. Bestimmung der dextrinartigen Stoffe. Hierzu kann die nach VIII erhaltene und gewogene Fällung verwendet werden. Es ist jedoch mehr zu empfehlen aus weiteren 20 ccm der Stammlösung (= 1 g Succus) in der angegebenen Weise eine neue Alkoholfällung herzustellen, die aber nur auf einem gewöhnlichen Sammelfilter durch Stehenlassen an der Luft oberflächlich getrocknet zu werden braucht. Beim Verarbeiten der bei 100° bis zur Gewichtskonstanz getrockneten Alkoholfällung ist es nämlich mitunter schwierig, die Substanz mit Wasser wieder restlos in Lösung zu bringen, selbst wenn man das Filter hierbei zerkleinert.

Das Filter mit der frisch hergestellten mit Alkohol oberflächlich getrockneten Alkoholfällung wird in einen 100 ccm-Meßkolben übergeführt und mit etwa 50 ccm lauwarmem Wasser — erforderlichenfalls unter Erwärmen auf dem Wasserbade — geschüttelt, bis der Niederschlag vollständig gelöst ist. Nach dem Erkalten der Flüssigkeit gibt man unter lebhaftem Umschwenken des Kolbens 1 ccm 10%iger Tanninlösung und dann 1 ccm Bleiessig hinzu, um die kolloidal gelösten Stoffe (hauptsächlich Stärke) abzuscheiden. Nach dem Auffüllen mit gesättigter Kaliumsulfatlösung bis zur Marke wird die gut durchgeschüttelte Flüssigkeit durch ein dichtes Faltenfilter gegossen. 50 ccm des klaren Filtrates (= 0,5 g Succus) versetzt man alsdann in einem Stehkolben von etwa 200 ccm Fassungsvermögen mit 7,5 ccm 25%iger Salzsäure. Die Mischung wird eine Stunde lang am Rückflußkühler im siedenden Wasserbade erwärmt, hierauf abgekühlt und dann sofort mit starker (etwa 30%) Natronlauge neutralisiert (Zusatz eines Tropfens einer 1%igen Phenolphthaleinlösung als Indicator). Die neutralisierte Flüssigkeit bringt man in ein 100 ccm-Meßkölbchen und füllt mit Wasser bis zur Marke auf.

25 ccm der so erhaltenen Lösung (= 0,125 g Succus) dienen nunmehr zur Bestimmung der aus den dextrinartigen Stoffen gebildeten Glykose, die GRIEBEL und WEISS nach dem von SCHOORL[2] angegebenen Verfahren ausführten, wobei der Cuprisalzüberschuß nach DE HAËN mit n/10-Thiosulfatlösung zurücktitriert wurde, und zwar ohne vorheriger Entfernung des gebildeten Kupferoxyduls. Aus der gefundenen Menge Glykose errechnet sich durch Multiplikation mit 720 die Menge Dextrin, die in 100 g des Süßholzsaftes enthalten ist.

Normaler Succus soll nach diesem Verfahren in der Trockensubstanz nicht mehr als 10% Dextrin enthalten.

Zu dieser Dextrinbestimmung erwähnt CH. FÉVRIER[3], daß sie in dieser Ausführung keine befriedigende Resultate ergibt, da außer Dextrin

---

[1] Apotheker-Ztg. **1930**, 1567. — [2] Z. Unters. Lebensmittel **1929**, 57, 566.
[3] Pharmac. Acta Helvetiae **1932**, 293.

noch andere Stoffe mitbestimmt werden. In die Alkoholfällung gelangen neben Dextrin vor allem noch stärkeartige Stoffe, gummiartige Stoffe, Polysaccharide und Pektine, die bei der Hydrolyse teilweise in dextrinartige Stoffe übergehen und den ursprünglichen Dextringehalt fälschlich erhöhen. Dieser Fehler wird vermieden, wenn die Bleiessigfällung vor der Alkoholfällung vorgenommen wird. FÉVRIER hat die dextrinartigen Stoffe auf folgende polarimetrische Weise bestimmt:

25 ccm Standardlösung (= 5 g Succus) werden in einem 100 ccm-Meßkölbchen mit 40 ccm Bleiessig versetzt, kräftig umgeschüttelt und nach 30 Minuten wird bis zur Marke mit Wasser aufgefüllt. Nach kräftigem Umschütteln wird 15 Minuten lang zentrifugiert und 50 ccm der klaren Lösung (2,5 g Succus) werden in ein 100 ccm-Meßkölbchen gebracht. Der überschüssige Bleiessig wird durch Auffüllen mit gesättigter Natriumphosphatlösung bis zur Marke gefällt, hierauf wird neuerdings 10 Minuten lang zentrifugiert. 50 ccm der klaren Lösung (1,25 g Succus) werden in ein Becherglas gebracht, am Wasserbade auf 8 ccm eingedampft und mit 90 ccm 96%igem Alkohol versetzt. Den entstandenen Niederschlag filtriert man nach einer Stunde durch ein Filter von 4 cm Durchmesser und wäscht ihn mit 5 ccm Alkohol in kleinen Partien aus. Nach vollkommenem Abtropfen wird der Filter in einen 25 ccm-Meßkolben gebracht und mit Wasser bis zur Marke aufgefüllt, mit dem man vorher das Becherglas ausgespült hat. Das Kölbchen wird unter häufigem Schütteln zur Lösung des Dextrins 2 Stunden lang stehengelassen. Dann wird die Lösung, entsprechend 1,25 g Succus, im 10 cm-Rohr polarisiert.

Berechnung: % Dextrin = $a \cdot 9{,}52$,

wobei a der Wert der Drehung und 9,52 ein empirisch gefundener Faktor der optischen Drehung des Dextrins ist.

GRIEBEL und WEISS fanden in einem selbstbereiteten Succus Liquiritiae aus ungeschälten, geschnittenen Wurzeln folgende Werte:

Wassergehalt	20,2%	In Wasser unlösliche Anteile .	4,8%
Trockensubstanz	79,8%	Aus wäßriger Lösung durch	
Mineralstoffe	10,9%	Alkohol fällbare Anteile ...	39,0%
Rohglycyrrhizin	32,8%	Dextrinartige Stoffe	4,9%
In Wasser lösliche Anteile ...	75,0%		

Radix Ononidis.

Von den bisher bekannten Inhaltsstoffen der Hauhechelwurzel kommt nach R. JARETZKY und F. NEUWALD[1] dem zu 0,2% enthaltenem ätherischen Öl eine diuretische Wirkung zu, während von den anderen Inhaltsstoffen, wie Ononid, Ononin, Onocol, keine therapeutischen oder pharmakologischen Wirkungen nachgewiesen werden konnten.

JARETZKY und NEUWALD haben die diuretische Wirkung von wäßrigen Auszügen an Ratten pharmakologisch untersucht und stellten fest, daß die Droge auch diuresehemmende Stoffe enthält. Bei der Dekoktbereitung (6/100) geht das flüchtige diuresesteigernde ätherische Öl verloren, während die diuresehemmenden Stoffe in das Dekokt gelangen, so daß das Dekokt eine diuresehemmende Wirkung ausübt. Mit einem Infusum (6/100) erhielten sie nur eine schwach diuresefördernde Wirkung. Erst wenn die diuresehemmenden, nicht flüchtigen Stoffe beseitigt wurden, indem die Autoren ein Wasserdampfdestillat aus der Droge im Verhältnis 1 : 10 bereiteten, das nur das ätherische Öl enthielt, konnten sie eine kräftige Diuresesteigerung von etwa 50% feststellen.

---

[1] Arch. Pharmaz. **276**, 114 (1938).

Nach diesen Untersuchungen ist die beste wäßrige Zubereitung das *Destillatum Ononidis*, wenn eine harntreibende Wirkung erreicht werden soll. Infolge der Flüchtigkeit des ätherischen Öles werden sich wirksame Präparate aber nur aus möglichst frischen Drogen, die erst vor der Extraktion zerkleinert werden, ergeben können.

Außer der Wurzel enthalten auch die krautigen Bestandteile von Ononis spinosa ätherisches Öl, so daß R. JARETZKY und A. SIEVERS[1] selbst am gesunden Menschen damit eine Diuresesteigerung von 20% beobachteten. Damit könnte auch der krautige Teil als diuretische Droge Verwendung finden.

Radix Primulae.

Decoctum Primulae.

Radix Primulae wird als harte Wurzeldroge zu einem Dekokt verarbeitet, z. B. nach den DRF 6,0 : 180,0. Höhere Konzentrationen kommen wegen des schlechten Geschmackes kaum in Betracht. Hierbei wirkt sich der Zerkleinerungsgrad auf die Saponinextraktion stark aus. L. KOFLER und PH. ADAM[2] fanden allerdings in einem viel schwächeren nämlich 0,5%igen Dekokt, aus zerschnittener Droge einen Hämolytischen Index von 425, aus gepulverter Droge einen solchen von 2.100. Ein alkalischer Zusatz zur leichteren Extraktion der sauren Saponine wirkt sich nicht immer aus, obwohl ein solcher auch beobachtet wurde. Bei Verwendung von gepulverter Droge können auch ohne Alkalizusatz gleiche Saponinausbeuten erzielt werden. R. HEIZ[3] konnte bei einem 2%igen Dekokt mit 1 g Natriumbicarbonat nur eine geringfügige Erhöhung der Saponinausbeute erreichen. Zudem wurde der Geschmack erheblich verschlechtert, so daß ein Alkalizusatz keine Vorteile bietet. I. MAZUREK[4] betont, daß das Dekokt 30 Minuten lang auf 90° zu halten ist, um eine optimale Saponinextraktion zu erhalten. A. BÜCHI, J. BÜCHI und R. DOLDER[5] äußern sich im ähnlichen Sinne wie HEIZ. Da sie aber bei Infusen und Dekokten Saponinausbeuten von nur 12 bis 20% erhielten, lehnen sie diese Präparate überhaupt ab. HEIZ erreichte zwar bedeutend höhere Ausbeuten, nämlich 60 bis 95%, die aber von BÜCHI und Mitarbeitern auf eine fehlerhafte Saponinbestimmung zurückgeführt werden. Auch HEIZ lehnt trotz seiner guten Ausbeuten Infuse und Dekokte ab, da sie trübe, unansehnliche Suspensionen bilden, die mit der Zeit stark absetzen und einen unangenehmen Geruch annehmen würden. Er empfiehlt die Dekoktbereitung durch Auflösen eines Trockenextraktes, z. B. 0,36 g Trockenextrakt, entsprechend 2 g Droge, in 100 ccm Wasser, womit eine schöne klare Lösung erhalten wird.

Zur Verbesserung des Geschmackes empfiehlt V. KWASNIEWSKI[6] je 5 bis 10% Elixir e Succo Liquiritiae und Sirupus Althaeae, womit sehr wohlschmeckende Endprodukte erzielt werden.

---

[1] Die deutsche Apotheke **2**, Nr. 1 (1933). — [2] Arch. Pharmaz. **265**, 624 (1927). [3] Pharmac. Acta Helvetiae **23**, 217 (1948). — [4] Arch. Pharmaz. **284**, 19 (1951). [5] Pharmac. Acta Helvetiae **25**, 354 (1950). — [6] Pharmazie **6**, 42 (1951).

Extractum Primulae fluidum.

Die Herstellung konzentrierter Auszüge aus Radix Primulae stößt durch die stark quellenden und vor allem gelierenden Inhaltsstoffe auf Schwierigkeiten, da bei höherem Wassergehalt der Auszüge Gelieren und starke Bodensatzbildung eintreten. Die Bereitung des Fluidextraktes war deshalb Gegenstand öfterer Untersuchungen. Nach K. ZIETAN[1] muß der Alkoholgehalt der Extraktflüssigkeit mindestens 45% betragen, nach V. WÜRTZEN[2] kommt nur 40 bis 60 gew.-%iger Alkohol in Betracht, H. MÜHLEMANN und W. SCHEIDEGGER[3] empfehlen 50 bis 70 vol.-%igen Alkohol, nach A. BÜCHI, J. BÜCHI und R. DOLDER[4] muß das Fluidextrakt mindestens 50 Gew.-% Alkohol enthalten, um Gelierung zu vermeiden.

MÜHLEMANN und SCHEIDEGGER prüften den Einfluß verschiedener Alkoholkonzentration auf die Saponinextraktion mit dem Ergebnis, daß die Perkolation mit 40 bis 70 vol.-%igem Alkohol praktisch gleich große und vollständige Saponinausbeuten ermöglicht und mit der vierfachen Menge Extraktionsmittel die Droge praktisch erschöpft wird. Bei Spiritus dilutus befinden sich bereits 84% der extrahierbaren Saponine im Vorlauf. Fluidextrakte mit diesem Extraktionsmittel stellen demnach im Verhältnis 1:1 oder 1:2 ohne Verarbeitung von Nachläufen hochwertige Präparate dar, wie sie von ZIETAN empfohlen wurden. Bei 40 bis 50%igem Alkohol genügen für eine praktische Ausbeute 5 Teilperkolate. Bedeutend schlechtere Saponinausbeuten dagegen zeigen die mit Wasser und 90%igem Alkohol bereiteten Perkolate, zu noch geringerer Ausbeute führt 30%iger Alkohol.

Da die Primulasaponine, zumindest die Primulasäure, in wäßriger und schwach alkoholischer Lösung schwer löslich sind und beim Eindampfen der Nachläufe ausfallen, sollen sie mit Ammoniak in eine leicht lösliche Form übergeführt werden. Zu diesem Zweck vereinigen MÜHLEMANN und SCHEIDEGGER 10 Teile des Vorlaufs mit den Nachläufen und dampfen diese im Vakuum unter 50° zu einem Trockenextrakt ein. Dieses wird in den 90 Teilen Vorlauf gelöst, mit Ammoniak neutralisiert und 3 Tage in den Kühlschrank gestellt. Dann wird filtriert und das Filtrat mit entsprechendem Alkohol auf 100 Teile ergänzt. Den Saponingehalt solcher Fluidextrakte mit verschieden starkem Alkohol zeigt Tab. 37.

Tabelle 37. *Saponingehalt verschiedener Fluidextrakte.*

| | Wasser | Alkoholgehalt des Menstruums in Vol.-% | | | | |
		30%	40%	50%	70%	90%
Hämolytischer Index pro g Fluidextrakt .	1160	360	2160	2440	2160	1160
Saponinverlust bei der Aufarbeitung der Perkolate	29%	65%	15%	7,2%	14,2%	10,8%

---

[1] Apotheker-Ztg. **48**, 369 (1933). — [2] Dansk Tidsskr. Farm. **15**, 25 (1941).
[3] Pharmac. Acta Helvetiae **22**, 405 (1947).
[4] Pharmac. Acta Helvetiae **25**, 354 (1950).

Auch hier erweist sich 40 bis 70 vol.-%iger Alkohol am günstigsten. Der HI des mit Spiritus dilutus bereiteten Fluidextraktes ist mit 2160 nur um weniges höher als der Vorlauf desselben mit 2100, so daß dieses Fluidextrakt auch ohne Nachläufe hergestellt werden kann, wie es von K. HERING[1] schon vorgeschlagen wurde.

Die Haltbarkeit der Fluidextrakte ist allerdings mäßig. Nach 6 Monaten sind in allen Präparaten Verluste von 24 bis 36% eingetreten, wie Tab. 38 zeigt.

Tabelle 38. *Saponingehalt von Fluidextrakten nach 6 Monaten.*

	Alkoholgehalt des Menstruums in Vol.-%				
	Wasser	30%	50%	70%	90%
Bodensatz	sehr viel	minimal	minimal	wenig	ziemlich viel
Hämolytischer Index pro g	800	230	1850	1600	800
Ursprünglicher HI pro g	1160	360	2440	2160	1160
Saponinverlust	31%	36%	24%	26%	31%

Das mit 40%igem Alkohol hergestellte Fluidextrakt war vollständig erstarrt. HEIZ fand bereits nach 3 Monaten Verluste von 37% bei 60 bis 80%igem Alkohol, während bei schwächerem Alkohol Gelierung eintrat. A. BÜCHI und Mitarbeiter beobachteten bei 50%igem Alkohol in einem Jahr eine 50%ige Abnahme des Saponingehaltes. Wegen dieser geringen Haltbarkeit fordern diese Autoren die Frischherstellung des Fluidextraktes durch Auflösen des Trockenextraktes nach Bedarf.

A. BÜCHI und Mitarbeitern[2] gelang es, das Fluidextrakt mit Glycerin und Zuckersirup zu stabilisieren, so daß der Hämolytische Index nach 18 Monaten zumindest erhalten bleibt. Sie schlagen vor, das Fluidextrakt durch Auflösen eines Trockenextraktes auf folgende Weise herzustellen:

Extractum Primulae fluidum (HI = 2000)

Extractum Primulae HI = 7500 .... 26,7 Teile
Glycerinum .... 15,0 Teile
Sirupus simplex................. 15,0 Teile
Spiritus .... 20,0 Teile
Aqua .... 23,3 Teile

26,7 Teile Primelwurzelextrakt werden in einer Mischung von 15 Teilen Glycerin + 20 Teilen Weingeist + 23,3 Teilen Wasser unter schwachem Erwärmen gelöst und 15 Teile Zuckersirup zugefügt. Wenn nötig, wird filtriert.

Extractum Primulae siccum.

Bei der Herstellung des Trockenextraktes liegen natürlich die gleichen Extraktionsverhältnisse wie beim Fluidextrakt vor, daß nämlich 40 bis 70 vol.-%iger Alkohol für die Extraktion am vorteilhaftesten ist. MÜHLEMANN und SCHEIDEGGER[3] haben von den oben erwähnten Fluid-

[1] Dtsch. Apotheker-Ztg. **58**, 173 (1943).
[2] Pharmac. Acta Helvetiae **25**, 354 (1950).
[3] Pharmac. Acta Helvetiae **22**, 405 (1947).

extrakten 40 g im Vakuum zu Trockenextrakten eingedampft und damit Extrakte mit Saponinausbeuten von 85 bis 89% erhalten. Die Extrakte sind mit Wasser in jedem Verhältnis klar mischbar und in den entsprechend starken Alkoholen klar löslich.

A. Büchi und Mitarbeiter[1] konnten auch durch zweistündige Maceration im Verhältnis 10 : 100 mit 40 bis 60 gew.-%igem Alkohol eine 100%ige Saponinextraktion erreichen. Bei einer Perkolation mit 40 gew.-%igem Alkohol und fünffacher Extraktionsmittelmenge erhielten sie eine Saponinausbeute von 91%, wobei im Vorlauf + 1. Teilperkolat bereits 73% der Saponine enthalten waren. Aus dem durch Eindampfen des Perkolates erhaltenen Trockenextrakt entfernten sie durch Einstellen auf eine bestimmte Alkoholkonzentration und Kaltstellen einen Teil unwirksamer Begleitstoffe, wobei die Alkoholkonzentration zur Vermeidung einer Gelierung mindestens 50 Gew.-% betragen soll. Die genaue Vorschrift lautet:

100 Teile gröbliches Schlüsselblumenwurzelpulver werden mit 40 Teilen einer Mischung von 43 Teilen Weingeist und 57 Teilen Wasser gleichmäßig durchfeuchtet. Dann werden mit der nötigen Menge derselben Mischung nach dem Perkolationsverfahren 100 Teile Vorlauf und 500 Teile Nachlauf aufgefangen und die Preßflüssigkeit gewonnen. Preßflüssigkeit, Nachlauf und Vorlauf werden nacheinander unter vermindertem Druck unterhalb 50° zur Trockene eingedampft. Der Trockenrückstand wird in der sechsfachen Menge einer Mischung von 60 Teilen Weingeist und 40 Teilen Wasser gelöst und mit Ammoniaklösung neutralisiert. Hierauf wird 6 Tage lang an einem kühlen Orte stehengelassen und filtriert. Das Filter wird mit 10 Teilen einer Mischung von 60 Teilen Weingeist und 40 Teilen Wasser nachgewaschen und die vereinigten Filtrate unter vermindertem Druck unterhalb 50° zur Trockene eingedampft. Im fein verriebenen und gut gemischten Rückstand wird der Hämolytische Index bestimmt und mit der nötigen Menge Rohrzucker auf einen Hämolytischen Index von 7500 eingestellt.

Die Autoren erhielten z. B. aus 500 g Droge 111 g Trockenextrakt mit einer Saponinausbeute von 59,1%. Der Defäkationsrückstand wog 7,4 g und enthielt 7,3% des Saponingehaltes der Droge, die dem Extrakt verlorengingen.

Das Trockenextrakt ist stark hygroskopisch, aber bei trockener Aufbewahrung war nach 2 Jahren der Saponingehalt unverändert geblieben. In 30 bis 50%igem Alkohol ist es in Mengen von 1 + 4 und 1 + 10 klar, in Wasser trübe löslich.

Sirupus Primulae.

Vorschrift nach V. Würtzen[2]:

Extractum Primulae fluid. (3800 HI) .   20,0
Aqua destillata   180,0
Sirupus Ribis nigri   800,0
    HI = 76,   Primulasaponine = 0,04%.

Vorschrift nach A. Büchi, J. Büchi und R. Dolder[1]:

Extractum Primulae (HI 7500) ....   1,35 Teile
Aqua destillata   20,0   „
Glycerinum   20,0   „
Sirupus simplex ....   58,65 „

---

[1] Pharmac. Acta Helvetiae 25, 354 (1950).
[2] Dansk Tidsskr. Farmac. 15, 25 (1941).

1,35 Teile Primelwurzeltrockenextrakt werden, wenn nötig unter gelindem Erwärmen, in 20 Teilen Wasser gelöst und die Lösung mit 20 Teilen Glycerin und 58,65 Teilen Zuckersirup vermischt. HI = 100.

Tinctura Primulae.

Nach dem Ergänzungsbuch 6 wird Primulatinktur aus gepulverter Droge im Verhältnis 1 : 5 mit Spiritus dilutus hergestellt. K. HERING[1] stellte fest, daß mit 50 bis 70%igem Alkohol gleichwertige Präparate erhalten werden, bei 90%igem Alkohol verringert sich der Hämolytische Index auf etwa die Hälfte. I. MAZUREK[2] beobachtete bei einer mit 45 vol.-%igem hergestellten Tinktur eine um 75% höhere Saponinausbeute als bei einer mit Spiritus dilutus bereiteten Tinktur. Sie setzt aber stark ab und der Saponingehalt war nach 8 Monaten um 70% zurückgegangen. Eine Gelierung trat nicht ein. Die mit Spiritus dilutus bereitete Tinktur zeigte nach 1 Jahr keine Saponinabnahme. Nach MAZUREK ist eine fünftägige Maceration ungenügend und eine zehntägige Maceration erforderlich, bei der aus gepulverter und geschnittener Droge gleichwertige Tinkturen erhalten werden. Durch Einwirken des Sonnenlichtes entsteht nach 3½ Monaten eine trübe Gallerte und der Saponingehalt verringert sich um 50%.

Eine Verfälschung mit bis zu 5% Veratrumtinktur läßt sich nach R. SEIFERT[3] mit Hilfe des Tropfencapillarbildes auf Filtrierpapier im UV-Licht und Behandeln mit Wasser nachweisen: Der Tüpfel wird 5 Minuten in 10 ccm Wasser gebadet und naß geprüft. Man erhält einen blau luminescierenden Fleck, wenn mehr als 5% Veratrumtinktur anwesend sind.

Radix Ratanhiae.

Untersuchungen über die *Extraktion* von Radix Ratanhiae wurden von M. DITTMAR[4], E. SEEBECK[5], J. BÜCHI und P. GANTNER[6] und H. DEANE und W. MITCHELL[7] durchgeführt, von denen BÜCHI und GANTNER die Extraktion der Droge bei verschiedenen Zubereitungen durch Gerbstoffbestimmungen mit der Zinnchlorürmethode verfolgten.

Bei einem Vergleich von *Dekokten, Infusen und Maceraten* verschiedener Art, die mit einer Droge des Zerkleinerungsgrades Sieb IV und einer Konzentration von 10 : 200 bereitet wurden, ergab das durch halbstündiges Kochen über freier Flamme hergestellte Dekokt mit 65% die höchste Gerbstoffausbeute. Halbstündiges Erhitzen im Wasserbad brachte 61%, das Macerodekokt Ph. Helv. V 54%, das Infusum Ph. Helv. V 30% und zwei- und vierstündige Maceration etwa 29% Gerbstoffausbeute. Bei einem feineren Drogenpulver wie Sieb IV a der Ph.

[1] Dtsch. Apotheker-Ztg. **58**, 173 (1943). — [2] Arch. Pharm. **284**, 19 (1951).
[3] Süddtsch. Apotheker-Ztg. **82**, 239 (1942).
[4] J. Amer. pharmac. Assoc. **12**, 682 (1923).
[5] Pharmac. Acta Helvetiae **14**, 187 (1939).
[6] Pharmac. Acta Helvetiae **18**, 85 (1943).
[7] Quart. J. Pharmac. Pharmacol. **21**, 218 (1948).

Helv. V, stieg die Ausbeute auf 80%. Der Drogenrückstand war aber etwas schmierig geworden, wodurch das Kolieren erschwert wurde. Bei noch feineren Drogenpulvern war aus demselben Grunde ein Kolieren nicht mehr möglich.

Von dem Ratanhia-*Trockenextrakt* wird vielfach eine klare Wasserlöslichkeit verlangt, weshalb es durch Extraktion mit Wasser oder Chloroformwasser hergestellt wird. Büchi und Gantner bereiteten z. B. ein Trockenextrakt durch Perkolation der Droge mit Chloroformwasser und Eindampfen der Perkolate im Vakuum unter 60°. Nach Deane und Mitchell[1] darf hierbei die Trocknungstemperatur 100° nicht übersteigen, da bei höheren Temperaturen die Wasserlöslichkeit des Trockenextraktes auf etwa 70% herabgesetzt wird. Das Trockenextrakt von Büchi und Gantner enthielt 27,3% Gerbstoffe, die einer Ausbeute von nur 33% entsprachen. Diese schlechte Ausbeute ist auf die Extraktion mit kaltem Wasser zurückzuführen, da während des Eindampfens praktisch keine Gerbstoffverluste eingetreten sind. Der Gerbstoffgehalt des Trockenextraktes war nach 6 Monaten nahezu unverändert geblieben.

Mit diesem Trockenextrakt stellten die Autoren ein Dekokt durch Auflösen von 4,45 g auf 200 g her, das weniger trübe als ein direkt aus der Droge bereitetes Dekokt war. Der Gerbstoffgehalt war in beiden Präparaten annähernd gleich (1,2 g Gerbstoffe im Dekokt, 1,4 g in der Extraktlösung), aber auf die ursprüngliche Droge berechnet, beträgt die Gerbstoffausbeute bei dem Dekokt 77,4%, bei der Extraktlösung nur 33%. Die Droge wird demnach durch das lege artis bereitete Dekokt mehr als doppelt so viel ausgenützt, wie durch das Auflösen des Trockenextraktes. In beiden Dekokten traten nach 6 Tagen Gerbstoffverluste von 6 bis 10% und eine leichte Säuerung ein. Erwähnenswert ist, daß das Dekokt vom 1. bis zum 6. Tage keimfrei war, während die Extraktlösung zuerst keimarm war und erst am 6. Tag keimfrei wurde.

Das Extrakt ist auch zur Herstellung eines *Sirups* der Ph. Helv. V geeignet: 1 g Ratanhiaextrakt wird im Gemisch von 4 g Glycerin, und 2 g Wasser auf dem Wasserbad gelöst und nach dem Erkalten 3 g Weingeist und 90 g Zuckersirup hinzugefügt.

Zur Herstellung der *Ratanhiatinktur* werden nach der Ph. Helv. V 10 g Rantanhia-Trockenextrakt in einer Mischung von 20 g Weingeist und 70 g Wasser gelöst und nach mehrtägigem Stehen an einem kühlen Ort filtriert. Der Gerbstoffgehalt einer solchen Tinktur betrug nach Büchi und Gantner 2,5% und war nach 6 Monaten auf 2,3% abgesunken, so daß dieser Ratanhiatinktur eine gute Haltbarkeit zugesprochen werden kann.

Um die Gerbstoffausbeute für eine Extraktbereitung zu erhöhen, versuchten Büchi und Gantner die Droge im Verhältnis 1 : 10 mit Wasser durch halbstündiges Erhitzen auf freiem Feuer, der besten Dekoktbereitung entsprechend, zu extrahieren. Der Auszug war aber durch Schleimstoffe so schmierig geworden, daß dessen Trennung von der Droge unmöglich war.

[1] Quart. J. Pharmac. Pharmacol. **21**, 218 (1948).

Nach E. SEEBECK werden die besten Gerbstoffausbeuten mit 50%-igem Alkohol erhalten, jedoch sind die Löslichkeitsverhältnisse eines solchen Trockenextraktes sehr schlecht, so daß es sich nicht zur Herstellung des Sirups oder der Tinktur eignet, die mit Myrrhentinktur gemischt einen Niederschlag gibt. Um eine klare und haltbare Mischung zu erhalten, kommt nach SEEBECK nur eine mit 70%igem Weingeist perkolierte Tinktur in Frage.

BÜCHI und GANTNER haben gleichfalls die Droge mit 50%igem Alkohol perkoliert und versuchten die Löslichkeit des Trockenextraktes durch Ausscheidung von Ballaststoffen zu verbessern, indem sie das Perkolat im Vakuum bis auf einen Alkoholgehalt von 33% eindampften, dann bei 5° zwei Wochen stehenließen, filtrierten und im Vakuum unter 40° zum Trockenextrakt eindampften. Der Gerbstoffgehalt dieses Extraktes betrug 35,5%, die einer Ausbeute von 79% entsprachen. Ein Dekokt und ein Sirup ließen sich allerdings mit diesem Extrakt nicht herstellen, dagegen konnte mit 60%igem Weingeist eine klare, 10%ige Tinktur, die sich mit gleichen Teilen Tinctura Myrrhae klar mischen ließ, bereitet werden.

Wurde der Alkoholgehalt der Perkolate vor dem Absetzen und Eindampfen zum Trockenprodukt auf 19% erniedrigt, so traten beträchtliche Gerbstoffverluste auf.

Radix Sarsaparillae.

Radix Sarsaparillae enthält mehrere Saponine, von denen nur das Sarsasaponin wasserlöslich ist, während sich das Parallin und die ebenfalls hämolytisch wirkenden primären Abbauprodukte, die sogenannten Anfangsapogenine sich in Wasser nicht lösen. Der Hämolytische Index der Droge liegt bei 1000. Systematische Untersuchungen über die Extraktion der Sarsaparillwurzel wurden von J. BÜCHI und P. GANTNER[1] ausgeführt.

Decoctum Sarsaparillae.

BÜCHI und GANTNER haben den Einfluß des Zerkleinerungsgrades, der Temperatur, der Extraktionszeit und der Wasserstoffionenkonzentration bei Dekokten 10,0 : 200,0 untersucht. Die Ergebnisse sind in Tab. 39 zusammengestellt.

Tabelle 39. *Saponinausbeuten verschiedener Sarsaparilldekokte.*

Feinheitsgrad der Droge	Saponin-ausbeute	Zubereitung des Dekoktes	Saponin-ausbeute	p_H der Extraktions-flüssigkeit	Saponin-ausbeute
mittelf. zerschnitt.	17%	Wasserbad	26,8%	5,8	34,3%
fein zerschnitten ..	35%	freie Flamme	23,7%	6,7	40,5%
grob gepulvert ...	37%	Macero-Dekokt	33,5%	7,0	40,5%
fein gepulvert	37%	Macerat 1 St.	28,7%	7,5	41,5%
		Macerat 4 St.	37,5%	8,7	37,5%
		Macerat 24 St.	38,9%		

[1] Pharmac. Acta Helvetiae **18**, 156 (1943).

Infolge der nur teilweisen Wasserlöslichkeit der Saponine sind die Ausbeuten in allen Fällen sehr schlecht und erreichen im günstigsten Fall nur 41,5%. Auch die alkalische Reaktion wirkt sich kaum aus; zudem eignen sich die alkalischen Extrakte wegen des schlechten Geschmackes nicht für die Praxis. Die Bereitung eines wäßrigen Auszuges aus Radix Sarsaparillae ist deshalb unbefriedigend und bezüglich der Saponinausbeute unwirtschaftlich.

Dagegen läßt sich aus einem Trockenextrakt, dessen Herstellung unten angegeben ist, ein ,,Dekokt'' bzw. ein ,,Infus'' durch Auflösen mit nahezu 100%iger Saponinausbeute bereiten. Büchi und GANTNER stellten bei einem regelrechten Sarsaparillinfusum einen Hämolytischen Index von 461 bzw. 4610, auf 10 g Droge bezogen, fest. Um ein Infus mit demselben Hämolytischen Index aus einem Trockenextrakt zu bereiten, mußten sie 0,68 g Trockenextrakt mit einem Hämolytischen Index von 6900 in 200 g Wasser auflösen. Das Extrakt löste sich leicht und klar, so daß sich eine Filtration erübrigte. Die Eigenschaften dieser beiden Infuse veranschaulicht Tab. 40.

Tabelle 40. *Eigenschaften des Sarsaparillinfuses und der Extraktlösung.*

Eigenschaft	Infus	Trockenextraktlösung 0,68/200
Farbe, Aussehen	braun, schwach trüb	gelb, sozusagen klar
Geruch	drogenartig	schwach aromatisch
Geschmack	aromatisch, etwas kratzend	etwas fader, weniger kratzend
Hämolytischer Index	461	450
Trockenrückstand	1,8014 g	0,6532 g
Asche	0,0392 g	0,0621 g
Alkoholgehalt	etwa 9,2 Gew.-%	—
p_H	5,1	5,0
Saponinausbeute	46,1%	97,6%

Der Vergleich ergibt, daß der Hämolytische Index beider Infuse gleich, aber die Saponinausbeute bei dem Infus aus dem Extrakt mehr als doppelt so hoch ist. Der Trockenrückstand des lege artis bereiteten Infuses ist allerdings dreimal größer, jedoch wird er auf den hohen Stärkegehalt zurückgeführt, dem in diesem Falle keine Bedeutung zugemessen wird. Die Unterschiede in Aussehen, Geruch und Geschmack sind nur geringfügig.

Extractum Sarsaparillae.

Nach Büchi und GANTNER[1] eignet sich zur Extraktion der Sarsaparillwurzel am besten 60 gew.-%iger Alkohol, mit dem über 90% der Saponine extrahiert werden. Die gleiche Saponinausbeute wird auch schon mit 40%igem Alkohol oder stärkeren als 60%igen Alkohol erreicht, aber mit 60%igem Alkohol wird außerdem die geringste Menge anderer Extraktstoffe extrahiert, z. B. nur 70% der Gesamtextraktivstoffe gegenüber 77% mit 40%igem Alkohol. Mit 60%igem Alkohol werden etwa 23% der Drogenbestandteile extrahiert.

[1] Pharmac. Acta Helvetiae **18**, 156 (1943).

Mit 60%igem Alkohol läßt sich Radix Sarsaparillae nicht perkolieren, da die Perkolation bald zum Stillstand kommt. Die Autoren haben deshalb die Droge durch dreifache Maceration erschöpfend extrahiert:

500 g Droge (Sieb IVa) werden 48 Stunden mit 2500 g Weingeist 60% in einer Weithalsflasche maceriert. Nach dem Absetzenlassen wird soweit wie möglich dekantiert, der Rückstand in ein sehr dichtes, leinenes Tuch gepackt und scharf abgepreßt. Der Preßrückstand wird hierauf auf gleiche Weise mit 1500 g und 1000 g Menstruum während 24 Stunden maceriert und die 3 Macerate vereinigt.

In das 1. Macerat gingen bereits 84% der Saponine über, in das 2. Macerat 15%, so daß sich die 3. Maceration für die Praxis erübrigt. Die Auszüge sind sehr viscos und klebrig und lassen sich nicht filtrieren. Sie können aber ohne Störung bei 40° im Vakuum und ohne Saponinverlust zu einem Trockenextrakt eingedampft werden. Dieses ist sehr hygroskopisch und Lösungen desselben, z. B. ein 20%iges Fluidextrakt, erstarren gallertartig. Die Autoren schieden deshalb diese gallertartigen Stoffe mit Alkohol auf folgende Weise aus:

1807 g Macerat (= 200 g Droge) wurden bei nicht über 40° im Vakuum auf 500 g eingedampft, mit 500 g Spiritus versetzt, gut geschüttelt und während 5 Tagen in der Kälte defäkiert. Während dieser Zeit schied eine gallertige, schlüpfrige, braune Masse aus, von der bequem und ziemlich quantitativ dekantiert werden konnte, da sie sich am Boden als ein fester, zusammenhängender Belag festgesetzt hatte. Dieser wurde hierauf mit 100 g 60%igem Weingeist nachbehandelt, die trübe Flüssigkeit filtriert, was etwas zeitraubend war, das Filtrat mit der dekantierten Hauptflüssigkeit vermischt und im Vakuum bei nicht über 40° zur Trockene eingedampft. Das Eindampfen war hauptsächlich gegen Schluß von kräftigem Stoßen und Spritzen begleitet, was jedoch durch wiederholte Luftzufuhr einigermaßen unterbunden werden konnte.

Es wurden 29 g Extrakt erhalten, die einer Ausbeute von 14,5% entsprachen, mit einem Hämolytischen Index von 6900, so daß 1 Teil Trockenextrakt etwa 7 Teilen Droge entspricht. Die Saponinausbeute betrug 97,6%. Auch dieses Trockenextrakt ist stark hygroskopisch und nimmt beinahe 20% Feuchtigkeit auf. Nach 4 Monaten war der Saponingehalt um 3,4% zurückgegangen. Aus diesem Trockenextrakt lassen sich Fluidextrakt und Sirup bereiten:

Extractum Sarsaparillae fluidum: 14,50 g Sarsaparill-Trockenextrakt werden bei gewöhnlicher Temperatur in 85,5 g Weingeist 50% unter kräftigem Schütteln gelöst.

Sirupus Sarsaparillae: 1,45 g Sarsaparill-Trockenextrakt werden durch Anreiben mit einem Gemisch von 1,5 g Glycerin, 3,0 g Wasser und 4,0 g Weingeist gelöst und hierauf 90,0 g Zuckersirup hinzugefügt.

Radix Scammoniae.

Resina Scammoniae.

F. Gstirner[1] bestimmte zur *Prüfung* des Scammoniumharzes folgende Konstanten:

1. Feuchtigkeit, Asche mit 1 g Substanz.

---

[1] Süddtsch. Apotheker-Ztg. **1933**, 400.

2. Ätherlöslichkeit: 1 g Harz wird mit 10 g Äther in einem 30 ccm-Fläschchen übergossen und unter oftmaligem Umschütteln mindestens 12 Stunden lang stehengelassen. Die Lösung wird in ein tariertes Glasschälchen filtriert, Fläschchen und Filter mit 5 ccm Äther nachgewaschen, der Äther vorsichtig auf dem Wasserbad verdunstet und der Rückstand nach kurzem Trocknen bei 100° gewogen.

3. Säurezahl: 0,5 g Harz werden in 50 ccm Alkohol gelöst und nach Zugabe von 20 Tropfen Phenolphthaleinlösung mit $n/2$-alkoholischer Natronlauge bis zur Rotfärbung titriert. Die Anzahl verbrauchter Kubikzentimeter $n/2$-Natronlauge · 56 gibt die Säurezahl.

4. Verseifungszahl: Zur titrierten Lösung gibt man weitere 10 ccm alkoholische Natronlauge und erhitzt am Rückflußkühler eine Stunde lang auf dem Wasserbad. Dann wird heiß die überschüssige Natronlauge mit $n/2$-Salzsäure bis zum Farbenumschlag zurücktitriert. Die Anzahl der zur Verseifung einschließlich der für die freie Säure verbrauchten Kubikzentimeter $n/2$-Natronlauge · 56 gibt die Verseifungszahl. Bei beiden Titrationen ist der Umschlagspunkt oft schwer deutlich zu erkennen.

5. Prüfung auf wasserlösliche Substanzen: 1 g Harz wird mit 10 ccm heißem Wasser von 80° verrieben und filtriert. Das Filtrat darf höchstens nur ganz schwach gelblich gefärbt sein.

6. Prüfung auf gewisse harzähnliche Beimengungen und Löslichkeit in Alkalien: 0,1 g Harz wird in 10 ccm Natronlauge ($c = 20$) gelöst und einige Augenblicke zum Sieden erhitzt. Nach dem Erkalten darf beim Übersättigen mit Salzsäure nicht sofort eine Trübung oder Fällung eintreten. Es zeigte sich, daß bei nicht genauer Einhaltung dieser Konzentrationsverhältnisse nach der Englischen Pharmakopö bei sämtlichen Harzen, auch bei den selbsthergestellten, eine irreführende Fällung eintrat. Beimengungen von zum Beispiel Mastix oder Sandarak können sofort dadurch erkannt werden.

7. Nachweis von Guajakharz: Wird das Ätherextrakt von Nr. 2 in Alkohol gelöst, damit ein Filtrierpapierstreifen getränkt und nach dem Trocknen mit einer verdünnten Eisenchloridlösung (1 + 9) betupft, so darf keine Blaufärbung auftreten; oder: Beim Versetzen einer Lösung von 0,5 g Harz in 5 ccm Alkohol mit 1 Tropfen 2%iger Kupfersulfatlösung und etwa 1 ccm Bittermandelwasser darf keine Blaufärbung eintreten.

8. Nachweis von Colophonium: Eine Lösung von 0,25 g Harz in 5 ccm Essigsäureanhydrid darf sich beim Versetzen mit 2 Tropfen konzentrierter Schwefelsäure nicht purpurrot färben.

9. Nachweis von Stärke: Eine wäßrige Abkochung des Harzes darf sich nach dem Erkalten und Versetzen mit Jodlösung nicht blau färben.

Tab. 41 zeigt das Untersuchungsergebnis von 14 verschiedenen Harzen:

Tabelle 41.

Nr.	Feuchtigkeit %	Asche %	Ätherlöslichkeit in %	Säurezahl	Verseifungszahl	Alkalische Lösung + Salzsäure	Farbe der wäßrigen Verreibung	Anmerkung
1	2,2	1,0	54,4	21,6	202	Ausflockg.	blaßgelb	Reaktion auf Guajakharz positiv
2	2,9	0,02	87,8	11,0	182	Opalescenz	farblos	
3	3,1	0,5	80,1	18,4	182	klar	farblos	
4	2,4	0,9	73,1	20,1	216	klar	gelb	
5	3,6	1,3	18,8	19,0	181	klar	gelb	
6	3,5	0,5	82,0	15,1	188	klar	farblos	
7	4,2	Spuren	31,9	13,1	161	klar	farblos	
8	3,7	0,2	53,3	16,8	191	klar	farblos	
9			89,8	16,8	172			In Essigsäureanhydrid nur teilweise lösl.
10	4,4	0,0	80,5	8,4	171	klar	farblos	Weißes Harz
11	2,5	0,1	77,5	15,6	188	klar	farblos	Selbst hergestellt
12	2,2	0,3	86,0	22,4	201	klar	farblos	Selbst hergestellt
13	3,9	0,6	85,8	11,2	176	trüb	farblos	
14	2,6	0,2	24,0	21,2	186	trüb	farblos	

Auf Grund dieser Tabelle und einiger älteren Zahlenangaben stellt GSTIRNER unter Berücksichtigung der ziemlich großen Schwankungen vorläufig folgende Normzahlen auf:

Ätherlöslichkeit mindestens......... 70%
Säurezahl höchstens 30
Verseifungszahl.................. 175—216.

Über die Wirksamkeit berichtet H. AUTERHOFF[1] unter Resina Jalapae (S. 246).

Radix Senegae.

Radix Senegae enthält etwa 10% Senegin, ein Saponin, das aus dem Sapogenin Senegenin und Glukose, Methylpentose und Arabinose besteht. Der Hämolytische Index des Senegins beträgt 66000, der Droge 300 bis 5000. Außerdem enthält die Droge 3 bis 9% fettes Öl.

Decoctum Senegae.

K. KARSMARK[2] prüfte den Einfluß von Natriumcarbonat am Decoctum Senegae, indem er 10%ige Senegaabkochungen aus zerschnittener und grob gepulverter Droge, mit und ohne Neutralisation mit Natriumcarbonat bereitete und den Saponingehalt dieser Präparate verglich. Der Saponingehalt wurde in je 100 g Dekokt mittels Hämolyse mit einer

---

[1] Planta medica 2, 195 (1954).
[2] Pharmaz. Zentralhalle Deutschland 1925, 352.

2%igen Aufschwemmung von noch serumhaltigem, defibriniertem Schweineblut in physiologischer Kochsalzlösung bestimmt. Die Ergebnisse zeigt Tab. 42:

Tabelle 42.

Probe	Zustand der Wurzel	Zahl der Abkochungen	Gesamter Hämolytischer Index
1	Zerschnitten	10	1 : 2584
	do. neutralisiert	4	1 : 3960
2	Zerschnitten	3	1 : 2183
	do. neutralisiert	1	1 : 3000
3	Zerschnitten	3	1 : 1650
	do. neutralisiert	1	1 : 2000
4	Grob gepulvert	10	1 : 3809
	do. neutralisiert	4	1 : 3498
5	Grob gepulvert	3	1 : 3683
	do. neutralisiert	3	1 : 3600

Daraus ergibt sich, daß sich die Saponinmenge im Dekokt aus grobem Pulver und im neutralisierten Dekokt aus zerschnittener Droge nahezu verdoppelt.

Bei Verwendung von grob gepulverter Droge zur Bereitung des Dekoktes erübrigt sich die Neutralisation. Diese Ergebnisse wurden von L. KOFLER[1] und von K. HERING[2] bestätigt. HERING empfiehlt für die Praxis bei der Bereitung des Senegadekoktes 1 g Natriumbicarbonat auf 10 g Droge zu nehmen. Der p_H-Wert liegt dann vor dem Kochen bei 8,5 und nach der Abkochung bei 7,8.

PH. HORKHEIMER[3] wendet die von RAPP empfohlene *kalte Maceration* zur Bereitung von Dekokten auf Radix Senegae an und verglich sie mit der üblichen Bereitungsweise. Die kalte Maceration nahm HORKHEIMER auf folgende Art vor:

Die Droge wurde im Mörser zerstoßen und die pulverigen Anteile durch Absieben entfernt. Mittels Sieb IV wurde dann aus dem groben Anteil eine äußerst fein zerschnittene Droge erhalten, die sich leichter extrahieren und gegenüber dem Pulver sich aus Mull ohne Schwierigkeiten abpressen läßt. 5 g fein zerschnittene Droge wurden mit wenig Wasser etwa 3 Minuten im Mörser kräftig mit dem Pistill durchgeknetet. Nach 10 Minuten wurde die Masse in ein Mullstück eingeschlagen und auf einen kleinen Trichter gebracht. Im Verlauf von 40 Minuten wurden etwa alle fünf Minuten 3 bis 4 ccm Wasser zugegeben; vor jeder neuen Zugabe wurde die Masse durch Aufdrücken mit dem Pistill ausgepreßt. Die abgetropften 60 bis 80 ccm Flüssigkeit wurden untersucht.

In einem Fall bereitete HORKHEIMER ein Dekokt mit Vorlauf, indem er die Perkolation der kalten Maceration nach etwa $^1/_4$ Stunde abbrach, aus der so vorbehandelten Droge ein Dekokt bereitete und beide Auszüge vereinigte. Weiter stellte HORKHEIMER einen Auszug im alkalischen Medium her mit einer gepufferten 0,9%igen Kochsalzlösung in m/15-Phosphatpuffergemisch von $p_H = 7,4$. Dieselbe Pufferlösung wurde zur Bestimmung des Hämolytischen Index und zur Bereitung der 2%igen Aufschwemmung von defibriniertem Blut verwendet. Die Ergebnisse zeigt Tab. 43:

---

[1] Arch. Pharmaz. **265**, 624 (1927). — [2] Arch. Pharmaz. **270**, 402 (1932).
[3] Süddtsch. Apotheker-Ztg. **1928**, 52.

Tabelle 43.

		Hämolytischer Index	
		I. Versuch	II. Versuch
	Dekokt aus zerschnittener Droge ..	1 : 900	1 : 810
	Dekokt aus fein zerschnittener Droge	1 : 1125	1 : 1260
aus fein zerschnittener Droge	Kalte Maceration	1 : 1260	1 : 1260
	Dekokt und Vorlauf	1 : 1440	1 : 1530
	Dekokt und Kochsalzpuffergemisch	1 : 1530	1 : 1620

Die kalte Maceration bietet demnach keine besonderen Vorteile gegenüber dem gewöhnlichen Dekokt. Erst durch Verbindung des Dekoktes mit der kalten Maceration wird ein höherer Saponingehalt des Präparates erreicht. Der günstige Einfluß der alkalischen Reaktion auf die Saponinausbeute wird auch durch diese Versuche bestätigt.

Konzentrate und Fluidextrakte sind nach HERING[1] zur Herstellung des Dekoktes nicht geeignet, da in solchen Präparaten der Saponingehalt nicht konstant ist. HERING beobachtete, daß in einem selbstbereiteten Fluidextrakt der Hämolytische Index nach 3 Monaten von 1000 auf 700 gesunken war und nach 12 Monaten fand er einen HI von nur mehr 145. In einem Konzentrat 1 : 5, das durch zweimaliges Auskochen und Auspressen gewonnen wurde und mit 5% Spiritus und $1^0/_{00}$ Nipagin konserviert worden war, sank der HI nach 8 Tagen von 1200 auf 900, nach 14 Tagen auf 800.

Trotz dieser schlechten Erfahrungen hat die Pharm. Norv. V folgendes Infusum Senegae concentratum aufgenommen:

Radix Senegae pulv. gr. 100
Solution Ammoniaci 2
Spiritus conc. .... q. s.
Aqua destillata .... q. s.

Man feuchtet 100 Teile grob gepulverte Senegawurzel mit 30 Teilen einer Mischung von 1 Teil konzentriertem (95%igem) Weingeist und 3 Teilen Wasser an und perkoliert mit so viel dieser Mischung, daß man 170 Teile Perkolat erhält, dem man 2 Teile Ammoniaklösung zusetzt. Das erste Perkolat wird beiseite gestellt. Danach perkoliert man mit so viel Wasser, daß das Perkolat farblos und beinahe ohne Geruch und Geschmack ist. Das zweite Perkolat wird auf dem Wasser- oder Dampfbad zu 28 Teilen eingeengt. Dann löst man es im ersten Perkolat auf, das mit Ammoniaklösung gemischt wurde. Nachdem die Flüssigkeit 12 Stunden gestanden hat und während dieser Zeit wiederholt geschüttelt wurde, wird sie filtriert. 2 Teile konzentrierter Aufguß entsprechen 1 Teil Senegawurzel. Soll klar und rotbraun sein.

Die Haltbarkeit dieses Präparates wurde von A. JERMSTAD und T. WAALER[2] untersucht, indem sie den Saponingehalt mit einem etwas abgeändertem Verfahren von R. WASICKY[3] durch Hemmung des Schäumungsvermögens bestimmten. Das Konzentrat wurde bei Raumtemperatur und bei 6° aufbewahrt. In beiden Fällen traten Saponinverluste ein und zwar bei dem bei Raumtemperatur aufbewahrten Präparat in höherem Maße. Die Autoren schließen aus ihren Ergebnissen, daß die Ein-

---

[1] Arch. Pharmaz. **270**, 402 (1932).
[2] Pharmac. Acta Helvetiae **28**, 348 (1953).
[3] Anais d. Faculd. Farm. y Odont. Univ. Saõ Paulo **4**, 230 (1944); s. Bd. I, S. 59.

führung einer begrenzten Aufbewahrungszeit in Erwägung gezogen werden muß. Aus den Tabellen kann man entnehmen, daß nach 2 bis 3 Monaten die Saponinabnahme nicht sehr erheblich ist und das Konzentrat bis zu dieser Zeit noch gut verwandt werden könnte. Bei dem bei 6° aufbewahrten Konzentrat könnte die Haltbarkeit bis 6 Monate noch verantwortet werden.

Zur Unterscheidung von Senegadekokt und Sarsaparilladekokt erwähnt J. TEMESVARY[1], daß Senegadekokt unter der Analysenquarzlampe weiß mit grünlichem Schimmer leuchtet, während Sarsaparilladekokt schmutzigbraun fluoresciert. Beide Farbtöne werden durch Ammoniakzusatz vertieft.

Extractum Senegae fluidum.

Bereitung. Bei der Herstellung des Senegafluidextraktes sind nach CH. SCHOUSEN[2] folgende Punkte zu beachten: Durch das Enzym der Senegawurzel, deren Hämolytischer Index zwischen 3000 bis 5000 liegt, werden die Saponine gespalten. Die Wirkung des Enzyms tritt in Wasser und stark wäßrigen Menstruen rascher ein, weshalb Fluidextrakte mit stärkerem Alkohol stets einen höheren Hämolysengrad aufweisen. Zur Zerstörung des Enzyms versuchte SCHOUSEN vergeblich die Droge auf 75° zu erhitzen; erst durch Kochen mit Alkohol und darauf folgendem Zusatz von kochendem Wasser gelang es ihm, das Enzym abzutöten. Trotzdem ist bei der Bereitung des Fluidextraktes die Verwendung von verdünntem Weingeist zur Mitextraktion des wasserunlöslichen Sapogenins angezeigt. Die anderen Saponine Polygalasäure und Senegin sind in Wasser und Spiritus dilutus löslich. SCHOUSEN hatte auf Grund dieser Beobachtungen nach folgender Bereitungsvorschrift das saponinreichste Fluidextrakt erhalten:

1 kg grob gepulverte südliche Senegawurzel (Indexzahl 3630) wurde in einem Destillierkessel mit 2½ kg Weingeist übergossen und eine halbe Stunde mit gespanntem Wasserdampf in der Weise erhitzt, daß die Temperatur gerade auf dem Siedepunkt gehalten wurde, was daran zu erkennen war, daß ständig einige Tropfen Weingeist überdestillierten. Dann fügte man 7½ kg kochendes Wasser hinzu und erwärmte bis zum Sieden der Flüssigkeit. Unter häufigem Umrühren ließ man eine halbe Stunde stehen und preßte ab. Der Preßkuchen wurde mit 3 kg verdünntem Weingeist (1 + 3) eine Viertelstunde gekocht, die ausgepreßten Flüssigkeiten koliert, der Weingeist abdestilliert, die Flüssigkeit auf 800 g eingedampft und mit 200 g Weingeist versetzt. Dieses Fluidextrakt hatte eine Indexzahl von 3590, also 98,9% der Indexzahl der Droge selbst.

Ein Zusatz von Ammoniak zum fertigen Fluidextrakt nach dem Amerikanischen Arzneibuch oder zur Vorfeuchtung der Droge nach BREDDIN wird von SCHOUSEN wegen der möglichen hämolytischen Wirkung der Ammoniumsalze selbst abgelehnt.

Wie bereits erwähnt, nimmt der HI nach HERING[3] im Fluidextrakt ab. C. J. T. MADSEN[4] beobachtete in einem Jahr einen Rückgang des Saponingehaltes um 30%. Die geringe Haltbarkeit beruht vermutlich

---

[1] Ber. ung. pharmaz. Ges. **1931**, H. 2; Ref. Pharmaz. Ztg. **1931**, 624.
[2] Farm. Tidende Nr. 51 (1931); Ref. Pharmaz. Ztg. **1932**, 138.
[3] Arch. Pharmaz. **270**, 402 (1932). — [4] Dansk Tidsskr. Farmac. **11**, 165 (1937).

auf der enzymatischen Spaltung des Saponins. Sie ist bei mit stärkerem Alkohol bereiteten Präparaten größer. Senegafluidextrakte mit schwachem Alkohol gelatinieren leicht, solche mit stärkerem Alkohol scheiden eine saponinreiche ölige Flüssigkeit ab. Das beste Präparat erhält man nach T. MADSEN[1] durch Perkolation von 1000 g Droge mit 60%igem Alkohol und Gewinnung von 800 g Vorlauf und 1000 g Nachlauf, der zum Spissumextrakt eingedampft und im Vorlauf gelöst und dieser mit verdünntem Alkohol auf 950 g aufgefüllt wird.

Zusätze von Ammoniak vermögen zwar die Extraktion der Saponine zu erleichtern, aber die Haltbarkeit wird dadurch verringert. S. A. SCHOU und C. T. MADSEN[2] fanden Senegasaponinlösungen mit 1% Ammoniak noch haltbar, größere Zusätze waren aber ungeeignet.

Prüfung. *Reaktionen* zur Erkennung von Senegafluidextrakt und einiger Verfälschungen von C. STAINIER[3]:

a) Schüttelt man das sauer reagierende Fluidextrakt mit Äther aus, so erhält man einen Körper, der mit Eisenchlorid die Salicylsäurereaktion gibt (Methylsalicylsäureester).

b) Wird der Trockenrückstand des Extraktes mit Alkohol extrahiert, der Alkohol abdestilliert und der Rückstand nach dem Erkalten mit einigen Tropfen Schwefelsäure versetzt, so entsteht beim Erwärmen auf dem Wasserbade eine rote bis rotviolette Färbung.

c) Wird das Extrakt mit verdünnter Salzsäure versetzt, der entstehende Niederschlag abfiltriert und nach dem Waschen mit Ammoniak gelöst, so soll der Verdampfungsrückstand dieser Lösung bitter (Senega, eventuell Enzian), aber weder süß (Süßholzextrakt) schmecken, noch geschmacklos sein (Saponaria).

Die *quantitative Bestimmung* des Saponingehaltes wird durch Ermittelung des *Hämolytischen Index* ausgeführt, und zwar wird jene Verdünnung des Drogenauszuges oder des Extraktes festgestellt, in der noch vollständige Hämolyse eintritt. Für das Senegafluidextrakt geben PH. FISCHER und PH. HORKHEIMER[4] folgendes Verfahren an:

Erforderliche Lösungen (unter Anlehnung an L. KOFLER):

a) Eine 0,9%ige Kochsalzlösung mit mol/30-Phosphatpuffergemisch von $p_H = 7,4$; b) eine mit a hergestellte 2%ige Aufschwemmung von gewaschenen Hammelblutkörperchen; c) eine frisch bereitete 0,03%ige Lösung von Saponin pur. alb. Merck in a. Zur Herstellung der mol/30-Phosphatpufferlösung werden folgende Stammlösungen gemischt: a) 18 ccm mol/3 primäres Natriumphosphat, b) 82 ccm mol/3 sekundäres Natriumphosphat, dazu kommen 900 ccm kohlensäurefreies destilliertes Wasser, in dem 9 g Kochsalz gelöst sind. Die Stammlösung a besteht aus: 50 ccm mol/1-Natronlauge, 50 ccm mol/1-Phosphorsäure, 50 ccm kohlensäurefreies destilliertes Wasser. Die Stammlösung b wird erhalten durch Mischen von 100 ccm mol/1-Natronlauge und 50 ccm mol/1-Phosphorsäure.

Zur Bestimmung des hämolytischen Index wird genau 1 ccm Senegafluidextrakt zur Entfernung des Alkohols in einem Kölbchen 40 Minuten lang in Wasser von etwa 70° eingestellt. Der Rückstand wird im evakuierten Exsiccator völlig getrocknet. Mit dem Rückstand werden 0,5%ige Lösungen in physiologischer Kochsalzlösung mit m/30-Phosphatpuffergemisch von $p_H = 7,4$ hergestellt. Dann wird in eine Reihe von Reagenzgläsern je 1 ccm der 2%igen Aufschwemmung von defibriniertem Blut gebracht, die mit dem gleichen Phosphatpuffergemisch hergestellt worden ist, und mit steigenden Mengen der 0,5%igen Senegaextraktlösung von

---

[1] Dansk Tidsskr. Farmac. **17**, 49 (1943).
[2] Dansk Tidsskr. Farmac. **11**, 153 (1937).
[3] J. Pharmac. Belgique **1927**, 693; Ref. Pharmaz. Ztg. **1927**, 1478.
[4] Süddtsch. Apotheker-Ztg. **1928**, 476.

0,1 bis 1,0 ccm versetzt. Der Inhalt der Reagenzgläser wird mit gepufferter Koch-salzlösung auf 2 ccm ergänzt und nach 10 Minuten leicht umgeschüttelt. Nach etwa 15 Stunden wird abgelesen und jenes Reagenzglas zur Berechnung des hämoly-tischen Index verwendet, in dem gerade noch totale Hämolyse eingetreten ist. Das nächste Glas mit dem etwas niedrigeren Saponingehalt muß beim Umschütteln bereits eine deutliche Trübung erkennen lassen.

Da verschiedene Blutproben auch verschieden empfindlich gegen Saponinhämolyse sind, empfiehlt es sich, als Testobjekt eine 0,02%ige frisch bereitete Lösung von Saponin. pur. albiss. Merck in Kochsalz-pufferlösung zu verwenden. Der hämolytische Index dieser Lösung be-trägt etwa 1 : 22 200. Näheres über die Bestimmung der Saponine ist im Bd. I, S. 46 angegeben.

Das *Schaumvermögen* des Senegafluidextraktes wurde von verschie-denen Seiten zur Wertbestimmung herangezogen. Trotz der schwerwie-gendsten Bedenken gegen ein solches Verfahren gelang es nach längeren Untersuchungen FISCHER und HORKHEIMER[1] eine Bestimmung der Schaumkraft auszuarbeiten, deren Werte dem Hämolytischen Index entsprechen.

Zur Bestimmung der Schaumkraft wird 1 ccm Senegafluidextrakt zur Ent-fernung des Alkohols in einem Kölbchen 40 Minuten lang in Wasser von etwa 70° eingestellt und der Rückstand im Vakuumexsiccator getrocknet. Aus dem Rück-stand wird eine wäßrige 0,1%ige Extraktlösung bereitet und davon steigend 5 bis 10 ccm in 6 Reagenzgläser von 1,9 cm lichter Weite gebracht und mit Wasser auf 10 ccm ergänzt. Die verschlossenen Gläser werden 20mal in der Längsrichtung geschüttelt und dann offen hingestellt. Die Messung der Schaumhöhe in mm wird nach 15 Minuten vorgenommen.

Extractum Senegae siccum.

Die Ph. Helv. V enthält ein Extractum Senegae, das durch Perkola-tion mit etwa 42,5%igem Alkohol hergestellt wird, in dem die Saponine gut löslich sind, so daß die drei- bis vierfache Menge Extraktionsmittel für eine praktisch erschöpfende Extraktion genügt. Da sich die sauren Saponine während des Eindampfens der Nachläufe ausscheiden, werden sie mit Ammoniak in Lösung gehalten, dessen Überschuß während des Eindampfens zum Trockenextrakt entweicht.

Sirupus Senegae.

KARSMARK[2] dehnte seine hämolytischen Untersuchungen auch auf den Senegasirup aus. Er verglich die Vorschriften des DAB 6 und des Schwedischen Arzneibuches, die er in mannigfacher Art abänderte mit dem Ergebnis, daß aus bei 60° getrockneter und im Mörser zerkleinerter Droge (Sieb 5 des Schwed. Arzneib., etwa 0,5 mm dicke Drähte pro cm) Sirupe mit höherem Hämolytischen Index gewonnen werden. Folgende Vorschrift erwies sich am günstigsten:

50 Teile Rad. Senegae, entsprechend zerkleinert, werden in einem Glaskolben mit 300 Teilen kochendem Wasser übergossen und dann verschlossen. Nach dem Erkalten werden 200 Teile konzentrierter Spiritus zugegeben und 2 Tage maceriert, worauf mit 600 Teilen Zucker der Sirup bereitet wird.

---

[1] Süddtsch. Apotheker-Ztg. **1928**, 188.
[2] Svensk farmac. Tidsskr. **1932**, 306; Ref. Pharmaz. Ztg. **1932**, 738.

Radix Valerianae.

Extractum Valerianae fluidum.

Bei der Herstellung des Fluidextraktes mit Spiritus dilutus geht nach
F. Gstirner und H. Kind[1] das ganze ätherische Öl bereits in den Vorlauf über. Das isolierte Öl zeigt nach 9 Monaten einen starken Geruch
nach Baldriansäure. Nach denselben Autoren werden durch die Perkolation etwa 80% mehr Säureverbindungen extrahiert als wie bei der
Tinktur durch Maceration, aber trotzdem sind $^3/_4$ des Säurewertes der
Droge in dieser zurückgeblieben. Das Fluidextrakt ist siebenmal wirksamer als die Tinktur (Tab. 44). Auch wird durch das Fluidextrakt eine
um etwa 50% bessere Drogenausnützung erreicht als wie durch die Tinktur und eine etwa doppelt so gute Ausnützung wie bei den wäßrigen Auszügen. Das Fluidextrakt stellt somit das wirksamste Baldrianpräparat
dar, mit dem die Droge am besten ausgenützt wird. Trotzdem werden
die Wirkstoffe nur ihrer Löslichkeit in 60 gew.-%igem Alkohol entsprechend extrahiert und ein großer Teil der Wirkstoffe bleibt in der Droge
zurück. Wird nämlich aus dem Drogenrückstand des Fluidextraktes ein
Infusum bereitet, so besitzt dieses dieselbe Wirkung wie ein Infus aus
nicht extrahierter Droge.

Extractum Valerianae siccum.

Das Trockenextrakt des Erg.B. 6 wird durch doppelte Maceration mit
36 gew.-%igem Alkohol hergestellt. Bei der ätherischen Ölbestimmung
fanden Gstirner und Kind[1] 0,5% einer fetten gelbgrünen Masse, die
mit Baldrianöl nicht identisch war. Im Destillat der Extraktlösung wurden etwa 40% des ätherischen Öles der Droge gefunden, so daß der größte
Teil überhaupt nicht extrahiert worden war. Die biologische Prüfung an
der Maus zeigte keine ausgesprochene sedative Wirkung, so daß das
Trockenextrakt dieser Art keine Anreicherung der ursprünglichen Bal-
drianwirkstoffe darstellt.

Infusum Valerianae.

Nach F. Gstirner und H. Kind[1] gehen in Infuse 1 : 10 und 24stün-
dige Kaltmacerate etwa 30% des ätherischen Öles über. Trotzdem sind
sie an der Maus geprüft stark physiologisch wirksam und die Droge wird
nur um weniges geringer ausgenützt als bei der Tinktur (Tab. 44):

Tabelle 44. *Physiologische
Wirkung verschiedener Baldrianpräparate an der Maus.*

Präparat	Mindestdosis ccm	Umgerechnet auf mg Droge
Infusum 1 : 10	0,09	9,0
Kaltmacerat 1 : 10	0,08	8,0
Tinktur 1 : 5	0,035	7,4
Fluidextrakt 1 : 1	0,005	5,0

[1] Pharmazie **6**, 57 (1951).

Infuse behalten nach H. Kind[1] 7 Tage, Kaltmacerate 3 Tage unverändert ihre Wirksamkeit und sind hierauf nahezu sofort ohne Übergang unwirksam. Durch 10% Alkohol und 0,2% Nipagin wird die Haltbarkeit beim Infusum nicht, beim Kaltmacerat auf 5 Tage erhöht, wonach die Wirkung auch schnell abnimmt.

Die Ph. Danica 1948 läßt das Infusum Valerianae aus einem *Concentratum Valerianae* bereiten, das auf folgende Weise hergestellt wird:

333 g geschnittene Baldrianwurzel wird mit 250 g einer Mischung von 1 Teil Weingeist und 4 Teilen Wasser 3 Tage lang durchfeuchtet, dann im Perkolator mit derselben Weingeist-Wassermischung übergossen und 8 Tage lang maceriert. Hierauf wird perkoliert bis 900 g Perkolat erhalten sind und dann weitere 700 g Perkolat mit Wasser als Extraktionsmittel. Diese 700 g werden auf 100 g eingedampft und im ersten Perkolat gelöst. Die Lösung wird einige Tage kalt gestellt und dann filtriert.

Zur Bereitung des Infusum Valerianae werden 300 g Konzentrat mit 700 g siedendem Wasser gemischt. Derivate der Barbitursäure werden dem abgekühlten Infus mit 0,6% Natriumbicarbonat zugegeben.

Tinctura Valerianae.

Die Baldriantinktur wird meist mit Spiritus dilutus im Verhältnis 1 : 5 hergestellt. Inwiefern sich Drogenform und Drogenalter auf den Extraktgehalt der Tinktur auswirkt, wurde von W. Meyer[2] untersucht. Er stellte Tinkturen aus grob gepulverter Handelsware, grob gepulverter Ia DAB Ware und aus Ia DAB conc. Ware her. Es ergab sich, daß die aus der Handelsware bereitete Tinktur die niedrigsten Konstanten (Dichte, Trockenrückstand, Säurezahl) aufwies, die aus der DAB gepulverten Droge hergestellte Tinktur hatte höheren Zahlen und die aus geschnittener Droge bereitete Tinktur stand an erster Stelle. W. Meyer glaubt dafür die Mitverarbeitung von Rhizomen, Ausläufern und Stengelresten zum Pulver verantwortlich machen zu können, die an Extraktgehalt den geschnittenen reinen Wurzeln nachstehen und auch mikroskopisch kaum wahrnehmbar sind.

Diese Untersuchung vermag aber nichts über die Wirkung der Tinkturen auszusagen, die nur biologisch bestimmt werden kann. Dasselbe gilt auch für die Prüfung verschiedener Alkoholkonzentrationen für die Herstellung der Tinktur, die W. Meyer ausführte, mit dem Ergebnis, daß die mit Spiritus dilutus bereitete Tinktur gegenüber Tinkturen, die mit stärkerem oder schwächerem Alkohol bereitet waren, mit Ausnahme von reinem Wasser, die höchsten Konstanten aufwies. Auch die interessanten diaphanometrischen Untersuchungen von C. Risch[3] geben keine Anhaltspunkte für die Wirkung verschiedenartig bereiteter Baldriantinkturen. Da das ätherische Öl nur zum Teil an der Gesamtwirkung beteiligt ist, so kann auch trotz dessen leichter Löslichkeit im Spiritus dilutus nicht die höchste Wirkung der Tinktur erwartet werden. Gstirner und Kind[4], die physiologische Prüfungen an der Maus durchführten, stellten fest, daß die Tinktur, obwohl sie das gesamte ätherische

[1] Diss. Bonn 1949. — [2] Pharmaz. Ztg. **1928**, 980.
[3] Pharmaz. Ztg. **1932**, 302, 616, 638. — [4] Pharmazie **6**, 57 (1951).

Öl enthält, auf 1 : 10 umgerechnet nicht viel wirksamer ist als ein wäßriges Infusum oder ein Kaltmacerat (Tab. 44). Der ätherische Ölgehalt bleibt nach H. KIND[1] nach 9 Monaten in der Tinktur unverändert, aber das isolierte Öl zeigt einen besonders heftigen Geruch nach Baldriansäure. Die physiologische Prüfung an der Maus ergab, daß nach 3 Monaten die Wirkung unverändert, aber nach 18 Monaten auf etwa 45% zurückgegangen war. Die Bestimmung des ätherischen Ölgehaltes einer Tinktur ist deshalb für die Wirksamkeitsprüfung wertlos und Tinkturen, die gerade einen starken „Baldriangeruch" besitzen, haben durch Spaltung des Borneolisovaleriansäureesters weitgehend ihre Wirksamkeit verloren.

Nach G. M. ENTIN[2] ist eine mit 40%igem Alkohol hergestellte Tinktur 1,9mal weniger wirksam als eine mit 70%igem Alkohol bereitete Tinktur. Sie ist auch weniger haltbar, indem sie sich trübt und mit der Zeit an Wirksamkeit verliert. Die biologischen Prüfungen wurden an männlichen Winterfröschen ausgeführt.

Prüfung. Wenn auch nur eine biologische Prüfung eine Beurteilung der Wirksamkeit zuläßt, so können doch grobe Verfälschungen an äußerlichen Merkmalen erkannt werden. Die Farbe z. B. allein ist aber auch ein sehr unsicherer Anhaltspunkt, da sie beträchtlichen Schwankungen unterliegt. Dies geht aus stufenphotometrischen Untersuchungen von P. DANCKWORTT[3] hervor, der neben einer DAB-Tinktur solche mit 10, 20 und 50% geringerer Drogenmenge ansetzte und die Farben stufenphotometrisch verfolgte. Aus den Messungen ergibt sich, daß am Tage der Fertigstellung die Tinkturen mit einem geringeren Ansatz von Baldrianwurzel alle durchschnittlich heller sind als die Arzneibuchtinktur und daß sie sogar in den ersten sieben Tagen an Lichtdurchlässigkeit zunehmen, also heller werden. Dann aber tritt der Verdunkelungsprozeß genau wie bei den regelrecht angesetzten Tinkturen ein, so daß die Tinkturen nach 14 Tagen schon dunkler sind als die Arzneibuchtinktur; noch mehr ist dies nach 11 Monaten der Fall. Wenn nun die falsch angesetzten Tinkturen schon nach 14 Tagen Werte geben, die der Arzneibuchtinktur entsprechen, so lassen die Farbmessungen an Baldriantinkturen vorläufig kein sicheres Werturteil zu.

Die dunkle Farbe der Baldriantinktur kann auch durch Zusätze von Tinctura Sacchari tosti oder durch Spuren Alkali, die sich durch die Reaktion verraten, erreicht werden, um den ungerechtfertigten Wünschen mancher Abnehmer nach einer dunklen Tinktur entgegenzukommen. Außerdem ist eine Tinktur, die mit zu stark wasserhaltigem Alkohol bereitet wurde, auffallend dunkel.

Eine Verfälschung mit Veratrumtinktur läßt sich nach R. SEIFERT[4] mit Hilfe der Tropfencapillaranalyse auf folgende Art erkennen:

Der Tüpfel wird 5 Minuten in 10 ccm Wasser gebadet und geprüft. Man erhält einen blau luminescierenden Fleck, wenn mehr als 5% Veratrumtinktur anwesend sind. Bei reiner Baldriantinktur sind die Konturen des Fleckes völlig verschwunden.

---

[1] Diss. Bonn 1949.
[2] Med. Industrie **1**, 33 (1949); Ref. Pharmaz. Zentralhalle Deutschland **88**, 387 (1949).
[3] Arch. Pharmaz. **1934**, 716. — [4] Süddtsch. Apotheker-Ztg. **82**, 239 (1942).

Tinctura Valerianae äthera.

A. Jermstad und O. Ostby[1] verglichen Perkolation und Maceration bei der Herstellung der ätherischen Baldriantinktur und stellten fest, daß bei der Perkolation die Ätherverluste größer wären als bei der Maceration, weshalb sie der Maceration den Vorzug geben.

Die *Kaliumacetatprobe* zur Bestimmung des Äthergehaltes, die in mehreren Arzneibüchern enthalten ist, wurde verschiedentlich kritisiert. W. Meyer[2] erinnert daran, daß die Scheidung beider Flüssigkeiten nur unvollkommen wäre und daß trotz Verwendung richtigen Spiritus äthereus sich bei der Kaliumacetatprobe nicht 2,5 ccm Ätherschichte absondern müssen. Es wird nämlich sowohl Äther in der Kaliumacetatlösung als auch Alkohol im Äther zurückgehalten und außerdem nehmen ätherische Öle, Terpene, Alkohole und kampferähnliche Substanzen, die durch den Ätherweingeist in größeren Mengen, als durch verdünnten Spiritus aus der Droge extrahiert werden, Mengen von Äther in die Alkoholschichte mit, so daß auf diese Weise die Ätherschichte verringert wird. Durch diesen nur scheinbar geringeren Äthergehalt könnte sich mancher Fabrikant verleitet fühlen, durch einen unerlaubten Ätherzusatz, die Ätherzahl bei der Kaliumacetatprobe auf die Höchstgrenze von 2,5 ccm zu bringen, um eine „bessere" Tinktur zu erhalten. Die Grenze von 2,5 ccm wird nur in Ausnahmefällen erreicht werden. Andererseits ist die Ätherschichte von 2 ccm zu niedrig bemessen, da eine Tinktur mit 10 bis 14% Wasserzusatz sich durch die Probe noch nicht erkennen lassen würde, und innerhalb der Arzneibuchgrenzen liegt. Ein Wasserzusatz macht sich auf folgende Weise bemerkbar: In einer einwandfreien Tinktur ist die untere wäßrig-weingeistige Schichte im Verlauf der Kaliumacetatprobe fast klar und wasserhell, während sie bei einer wasserhaltigen Tinktur durch die wasserlöslichen Extraktstoffe braungelb gefärbt ist. Aus diesen Überlegungen heraus empfiehlt W. Meyer folgende Fassung der Kaliumacetatprobe:

„10 ccm (zur Vermeidung gewisser Ablesungsfehler usw. geeigneter als 5 ccm) ätherische Baldriantinktur müssen beim Schütteln mit 10 ccm Kaliumacetatlösung mindestens 4,8 ccm und dürfen höchstens 5 ccm ätherische Schicht absondern." „Die untere weingeistig-wäßrige Kaliumacetatlösung darf nur spurenweise gefärbt und muß fast klar sein. Sie darf keinesfalls deutlich braun oder braunrot gefärbt, trübe oder mit Zone zwischen beiden Schichten auftreten."

W. Zimmermann[3] beobachtete, was auch von anderer Seite bestätigt wurde, daß die Ätherprobe in manchen Fällen durch starke Schaumbildung ohne Schichtentrennung entweder ganz oder teilweise verhindert wird. Er ging den Ursachen dieser Erscheinung nach und kam zu der Feststellung, daß bei einem Zusatz von 1 ccm Äther zur Arzneibuchprobe die Schaumbildung unterbleibt und ein überaus gleichmäßiges Verhalten aller 32 untersuchten Tinkturen zu beobachten war. Er schlägt daraufhin folgende Änderung der Arzneibuchprobe vor:

---

[1] Norges Apotekerforen. Tidsskr. **1934**, Nr. 24; Ref. Jber. Pharmaz. **70**, 298 (1935).
[2] Pharmaz. Ztg. **1928**, 994. — [3] Apotheker-Ztg. **1931**, 374.

Schüttelt man 5 ccm Tinctura Valerianae aetherea mit 5 ccm Kaliumacetatlösung und 1 ccm Äther, so müssen sich 3,6 bis 4,4 ccm einer ätherischen Schicht
abscheiden. Die dabei auffallend hohe abgesonderte ccm-Zahl erklärt sich aus dem
Verhalten der Kaliumacetatlösung, die, wie schon erwähnt, erhebliche Mengen
Äther zurückhält, wie auch der Äther Alkohol enthält. Bei einem Zusatz von nur
geringen Äthermengen tritt der bisher zurückgehaltene Äther in Erscheinung und
die Anzahl ccm abgesonderter ätherischer Flüssigkeit erhöht sich nicht im selben,
sondern im bedeutend größeren Verhältnis.

Diese Vorgänge wurden auch beobachtet von H. BAGGESGAARD-
RASMUSSEN und A. WOHLH[1] und W. MEYER[2].

W. MEYER erwähnt, daß bei solchen Tinkturen die Schichtentrennung
unterbleibt, deren Äthergehalt etwas zu niedrig oder deren Trockenrückstand relativ zu hoch ist. Zur Erhöhung des Trockenrückstandes genügt
schon ein höherer Feuchtigkeitsgehalt, um eine vermehrte Menge wasserlöslicher Substanzen zu extrahieren. Der Trockenrückstand beträgt
1,4 bis 2,5% (S. 51).

Bestimmung des Äthergehaltes.

Durch das unregelmäßige Verhalten der Ätherschichte, die durch
Ätherzusatz und den schwankenden Extraktgehalt stark beeinflußt wird,
kann aus der Kaliumacetatprobe nur in wenigen Fällen auf den tatsäch-
lichen Äthergehalt der Tinktur geschlossen werden, z. B. wenn der Äthergehalt mit annähernder Genauigkeit 25% in hochprozentiger alkoholischer Lösung beträgt (W. MEYER). Deshalb bemühte sich W. MEYER[2]
eines von den zahlreichen Verfahren zur Bestimmung des Äthers und
Alkohols auch auf die ätherische Baldriantinktur anzuwenden. Von diesen Methoden eignete sich am besten die des Reichsmonopolamtes für
Branntwein zur Ermittelung des Äther- und Alkoholgehaltes, die
W. MEYER besonders empfiehlt.

Das folgende Verfahren ist für eine Äther-Alkoholmischung in jedem
Verhältnis anwendbar:

25 g Ätherweingeist oder ätherische Baldriantinktur werden in einem ungefähr
300 ccm fassenden Kolben abgewogen und mit ungefähr 100 ccm destilliertem
Wasser vermischt. Auf den Kolben wird ein 50 cm hoher Destillationsaufsatz nach
HENRI VIGREUX aufgesetzt, den man mit einem abgekürzten Thermometer ver-
sehen und mit einem senkrecht stehenden Kühler verbunden hat. Die Destillations-
aufsätze — genannt Excelsior-Aufsätze — zur Destillation bei atmosphärischem
Drucke und im Vakuum, sowie die Excelsior-Kühler, welche es ermöglichen, bei einer
Länge von nur 30 cm die Dämpfe von 0,5 Liter heftig siedenden Äther völlig
zu kondensieren, sind ausführlicher beschrieben und abgebildet in Chem.-Ztg. **1904**,
Nr. 58, S. 686. Die Apparate werden geliefert von der Firma Franz Hugershoff,
Fabrik für Laboratoriumseinrichtungen, Leipzig C 1, Carolinenstraße 13. Als Vorlage benutzt man einen genau gewogenen, recht engen, mit Glasstopfen verschließbaren Schüttelzylinder von etwa 25 ccm Volumen, den man in eine wirksame Kältemischung gestellt hat. Das Übertreiben des Äthers muß mit ganz besonderer
Vorsicht erfolgen. Die Verbindungen der Apparate müssen einwandfrei dicht
sein, am besten sind natürlich Glasschliffe als Verbindungsstellen. Erst nach
2 Stunden darf das Thermometer 50° C anzeigen. Jetzt wird ganz vorsichtig weiter
erhitzt, bis 65° erreicht sind. Diese Temperatur hält man ungefähr 15 Minuten lang.
Dann nimmt man den Schüttelzylinder nebst Kältemischung fort und ersetzt ihn
durch ein gewogenes Kölbchen von 150 bis 200 ccm Fassungsvermögen. Die Destil-

---

[1] Farmac. Tidende **1928**, Nr. 38. — [2] Pharmaz. Ztg. **1930**, 92.

lation setzt man jetzt in regulären Betrieb, bis — bei ungefähren Arzneibuchwaren — 70 ccm übergegangen sind. Dieses Destillat bringt man durch Zugabe von destilliertem Wasser auf ein Gesamtgewicht von 100 g. Der sorgfältig abgetrocknete Schüttelzylinder wird genau gewogen. Der Gewichtsunterschied (letzte minus erste Wägung) wird mit 4 multipliziert und ergibt so den Äthergehalt in Gewichtshundertteilen. Der auf 100 g gebrachte Inhalt des Kölbchens wird in ein Pyknometer übergeführt und so die Dichte ermittelt. Gleich gut und bedeutend zeitsparender kann man auch mittels einer MOHR-WESTPHALschen Waage oder der hydrostatischen Waage der Sartorius-Werke in Göttingen die Dichte feststellen. In einer geeigneten Tafel liest man den hierzu gehörenden Alkoholgehalt ab. Durch Multiplikation mit 4 erhält man den Weingeistgehalt in Gewichtshundertteilen.

Ein einfacheres Verfahren zur Äther- und Alkoholbestimmung in Spiritus aethereus und ätherischer Baldriantinktur gibt F. WRATSCHKO[1] an:

In einen mit Glasstopfen versehenen engen Meßzylinder von mindestens 25 ccm Fassungsraum, der in $1/10$ ccm geteilt ist, gibt man 10 ccm des zu untersuchenden Spiritus aethereus und so viel destilliertes Wasser, daß die gesamte Flüssigkeit 20 ccm zeigt. Hierauf fügt man 5 ccm Petroläther zu und schüttelt kräftig durch. Wenn sich die Schichten getrennt haben (was in einigen Minuten der Fall ist), liest man die Höhe der unteren Schicht (k) genau ab.

Der Prozentgehalt des Untersuchungsobjektes an Alkohol (x) und Äther (y) ergibt sich dann aus folgenden Formeln:

$$y = \frac{7{,}2\,(20 - k)}{d}$$

und

$$x = p - \frac{5y}{4}\;;$$

y Prozentgehalt des Spiritus aethereus an Äther,
x Prozentgehalt des Spiritus aethereus an Alkohol[2],
k die Höhe der unteren Schicht im Meßzylinder in ccm,
d spez. Gewicht des Spiritus aethereus bei 15° C,
p Alkoholgewichtsprozente desjenigen Alkohol-Wassergemisches, das mit dem Spiritus aethereus dasselbe spez. Gewicht hat.

Der Wert p ist aus den üblichen Alkoholtafeln für die Temperaturen 15°/15° abzulesen. Da es aber Äther-Alkohol-Wassermischungen gibt, deren spez. Gew. niedriger ist, als das des 100%igen Alkohols, so kann es vorkommen, daß die p-Werte auf den Alkoholtafeln nicht zu finden sind. In diesen Fällen dient die folgende Tabelle als Ergänzung:

Die p-Werte von 100 aufwärts.

p	d	p	d	p	d	p	d	p	d
101	0,791	106	0,780	111	0,765	116	0,750	121	0,735
102	0,788	107	0,777	112	0,762	117	0,747	122	0,732
103	0,786	108	0,774	113	0,759	118	0,744	123	0,728
104	0,784	109	0,771	114	0,756	119	0,741	124	0,724
105	0,782	110	0,768	115	0,753	120	0,738	125	0,720

Bei der ätherischen Baldriantinktur muß der Trockenrückstand berücksichtigt werden, der in jedem Falle ermittelt werden muß. Der Trockenrückstand in Prozenten ausgedrückt, wird aus mathematischen Überlegungen mit 4 multipliziert und das Produkt durch 1000 dividiert.

---

[1] Pharmaz. Ztg. **1930**, 319. — [2] Gewichtsprozente.

Das Resultat wird vom spezifischen Gewicht (15°) der Tinktur abgezogen und diese Differenz gibt das spez. Gewicht des Ätherweingeistes (= d) der Tinktur an. Beträgt z. B. der Trockenrückstand 1,5% und das spez. Gewicht der Tinktur 0,810, so ergibt sich der Wert von $\frac{1,5 \cdot 4}{1000} = 0,006$, der von 0,810 abgezogen wird. Diese Differenz 0,804 ist das spez. Gewicht des verwendeten Ätherweingeistes (= d in der Formel).

Ein sehr einfaches Verfahren ist folgendes mit Calciumchlorid von A. JERMSTAD und O. OSTBY[1]:

10 g der Tinktur werden in einem $^1/_{10}$ ccm-Meßzylinder mit 12 ccm Calcium-chloridlösung (50%) geschüttelt. Nach einer Stunde langem Stehen bei 15° wird die abgeschiedene Ätherschicht abgelesen. Von der abgelesenen Zahl des Äther-volumens werden 22% abgezogen, um den wirklichen Äthergehalt der Tinktur zu ermitteln. Diese Zahl wird zunächst mit dem spez. Gewicht des Äthers 0,720 und danach mit der Zahl 10 multipliziert, um den Äthergehalt der Tinktur in Gew.-% zu erhalten.

Stabilisierte Baldrianpräparate.

Nachdem die in der frischen Droge enthaltenen Wirkstoffe, die Alkaloide und das Methylpyrrylketon und auch der Borneolisovaleriansäure-ester enzymatisch oder oxydativ während des Trocknens zerstört werden oder sich auch teilweise verflüchtigen, versuchte man die Droge zu stabilisieren und die frische Droge zu einer Tinktur zu verarbeiten.

Zur Gewinnung einer stabilisierten Trockendroge kann die frische Droge z. B. 30 Minuten lang dem strömenden Wasserdampf ausgesetzt werden. Die Mindestdosis eines Infuses aus einer solch behandelten Droge beträgt nach GSTIRNER und KIND[2] 5,9 mg pro Maus und steigt nach der Trocknung bei 40° auf 7,2 mg, während ohne Stabilisierung die Mindest-dosis etwa 10 mg beträgt. Durch Stabilisation kann demnach eine wirk-samere Trockendroge erhalten werden. Da aber durch die Wasser-dampfbehandlung und Trocknung der Droge das ätherische Öl teilweise verlorengeht und damit ein Wirkungsverlust eintritt, ist es vorteilhafter, die frische Droge mit Alkohol zu stabilisieren und sofort zu einer Tinktur zu verarbeiten. Dafür hat sich folgendes Verfahren bewährt, das auch in einige Arzneibücher (Ph. Helv. V, Cod. med.) aufgenommen wurde:

1000 Teile gut gewaschener Baldrianwurzeln werden unzerkleinert in einem mit Rückflußkühler versehenen Glaskolben mit 1000 Teilen Weingeist auf dem Wasser-bad erhitzt. Man hält 20 Minuten im Sieden, läßt dann erkalten, gießt die wein-geistige Lösung ab und stellt sie beiseite. Alsdann werden die Baldrianwurzeln fein zerkleinert, mit dem abgegossenen Weingeist wieder in den Kolben gebracht, der Kolbeninhalt wird mit Weingeist auf 2000 Teile ergänzt und nochmals 20 Minuten lang im Sieden erhalten. Nach dem Erkalten wird die weingeistige Lösung ab-gegossen, der Rückstand ausgepreßt, die Preßflüssigkeit mit der abgegossenen Lösung vereinigt und nach achttägigem Stehenlassen in der Kälte filtriert.

Das Verhältnis von trockener Droge zur Tinktur beträgt etwa 9 : 100, also fast nur die Hälfte wie bei der DAB-Tinktur. Die stabilisierte Tink-

---

[1] Norges Apothekerforen. Tidsskr. **1934**, Nr. 24; Ref. Jber. Pharmaz. **70**, 295 (1935).
[2] Pharmazie **6**, 346 (1951).

tur hat anfangs eine grüne Farbe, die allmählich in braun übergeht und besitzt einen angenehmen aromatischen Geruch. Ein Vergleich zwischen einer stabilisierten Tinktur (Alcoholatura) und einer DAB-Tinktur aus derselben Droge gibt nach Gstirner und Kind folgendes Bild (Tab. 45):

Tabelle 45. *Vergleich zwischen Alcoholatura und DAB-Tinktur.*

	M.D. mg Droge	Öl % der Droge bez. auf Trockensbst.	Wirkung der frischen %	Ölausbeute Wurzel %
Alcoholatura	2,1	0,86	100*	100*
Tinct. Valerianae DAB 6	8,0	0,25	26	24

Es ergibt sich daraus, daß die Alcoholatura die vierfache Wirksamkeit und auch den vierfachen Ölgehalt aufweist, womit die Überlegenheit der Alcoholatura über die DAB-Tinktur eindeutig bewiesen ist. Die Alcoholatura zeigte 18 Monate nach der Herstellung noch knapp die Hälfte ihrer ursprünglichen Wirksamkeit. Nachdem die DAB-Tinktur aus getrockneter Droge nach 18 Monaten ebenfalls knapp die Hälfte ihrer ursprünglichen Wirkung verloren hat, ist zu schließen, daß die Haltbarkeit der Wirkstoffe der frischen Wurzel einerseits und der getrockneten andererseits in der Tinktur praktisch gleich ist. Demnach erstreckt sich die Wirkung der Stabilisierung nicht auf die Tinktur, sondern nur auf den frischen Pflanzenteil. Neben der enzymastischen Zersetzung finden somit auch chemische Veränderungen der Wirkstoffe statt, die auch in der stabilisierten Tinktur vor sich gehen und eine allmähliche Wirkungsabnahme bedingen.

Die Überlegenheit der stabilisierten Tinktur gegenüber Präparaten aus getrockneter Droge wurde auch von L. Fauconnet[1] erwiesen, der die biologischen Prüfungen mit Goldfischen durchführte. L. Zechner und E. Pfeifer[2] führten ähnliche Untersuchungen an Baldrianpräparaten aus, deren Wirkung an Mäusen mit einer etwas geänderten „Wischmethode" nach A. Forst[3] geprüft wurde. Auch nach deren Ergebnissen sind die Tinktur und das Infusum aus getrockneter Droge der stabilisierten Tinktur aus frischer Droge weit unterlegen. Zechner und Pfeifer prüften auch Extrakte aus frischen Drogen, indem sie z. B. die stabilisierte Tinktur eindampften. Die Wirkung dieses Extraktes und eines zwei Jahre alten Trockenextraktes aus frischer Droge, dessen Herstellung nicht angegeben wird, war etwa gleich und nahezu viermal stärker als die der DAB 6-Tinktur. Daraus ergibt sich, daß es möglich ist, aus frischer Droge hochwirksame und haltbare Trockenextrakte herzustellen. Da die Trockenextrakte kein ätherisches Öl enthielten, so bestätigt sich auch hier, daß das ätherische Öl nur zu einem geringen Teil an der Gesamtwirkung beteiligt sein kann.

---

[1] Pharmac. Acta Helvetiae **22**, 265 (1947).
[2] Scientia pharmac. **20**, 137 (1952).
[3] Naunyn-Schmiedebergs Arch. exp. Pathol. Pharmakol **189**, 289 (1938).
* angenommen.

Rhizoma Filicis.

Extractum Filicis.

Nach Untersuchungen von R. WASICKY[1] und R. JARETZKY und W. PUNZEL[2] nimmt der Extraktgehalt und die Wirkung des Filixrhizomes während der Lagerung allmählich ab. JARETZKY und PUNZEL fanden ein Ansteigen der Dosis letalis minima bei Fischen innerhalb von 1½ Jahren von 0,040 auf 0,176. Sie schlagen deshalb vor, daß das frische Filixrhizom sofort zum Extrakt verarbeitet werden soll. V. KWASNIEWSKI[3] weist darauf hin, daß die Droge nicht zu frisch sein darf, da in frischer Droge das Wasser dem Äther als Extraktionsmittel den Zugang zu den Zellen erschwert.

Das Extrakt behält seine Wirkung mindestens 18 Monate, wenn es nach JARETZKY und PUNZEL in Ampullen oder im Exsiccator aufbewahrt wird. In braunen Flaschen aufbewahrt, verliert es in derselben Zeit ¼ seiner Wirkung. C. ZOLTAN[4] stellte gleichfalls keine oder nur geringe Wertminderung des Extraktes fest, wenn es in Gelatinkapseln aufbewahrt wird. KWASNIEWSKI schlägt vor, das Extrakt sofort nach der Herstellung in braune, vollgefüllte, zuparaffinierte 50 g-Flaschen zu füllen, die in schwarzes Papier gewickelt, in möglichst trockenen Räumen aufzubewahren und nach dem Anbruch bald zu verbrauchen sind. Ein Umfüllen in Standgefäße soll unterbleiben.

Nachweis vorhandenen Äthers nach G. BÜMMING[5]. Ein bis zur Hälfte mit Extrakt gefülltes Reagenzglas wird im Dampfbad schwach erwärmt. Aufsteigende Blasen deuten auf Äther.

W. PEYER[6] empfiehlt die Bestimmung des Flammpunktes: Zu diesem Zwecke wird ein 20 ccm fassendes Bechergläschen zu ¾ mit Farnextrakt gefüllt und im Sandbade mit eingehängtem Thermometer langsam erwärmt. Die zwischen etwa 28 bis 40° mit einem kleinen Flämmchen entzündbaren Gase, die dem Extrakt entweichen, müssen als Äther angesehen werden.

Zur ungefähren quantitativen Feststellung des Äthers schlägt BÜMMING vor, den Trockenrückstand des Extraktes unter Verwendung von erbsengroßen Bimssteinstücken zu bestimmen. Die Differenz, die durch Abziehen von 3% vom Trockenrückstand erhalten wird, kann auf Äthergehalt gewertet werden. BÜMMING fand bei ätherfreien Extrakten einen Trockenverlust bei 100° von etwa 3%. Größere Gewichtsabnahme ist demnach meistens auf vorhandenen Äther zurückzuführen.

PEYER empfiehlt eine gewogene Menge Extrakt 24 Stunden lang im evakuierten Schwefelsäureexsiccator zu halten und gleichzeitig den Trockenrückstand bei 100° zu bestimmen. Die Differenz der Gewichtsabnahmen kann als Äthergehalt angesprochen werden. Von 8 untersuchten Extrakten war nach diesem Verfahren nur eines von PEYER als ätherfrei befunden worden.

---

[1] Naunyn-Schmiedebergs Arch. exp. Pathol. Pharmakol. **1923**, 97.
[2] Arch. Pharmaz. **276**, 559 (1938). — [3] Pharmazie **7**, 381 (1952).
[4] Ber. ung. pharmaz. Ges. **1930**, 85.
[5] Apotheker-Ztg. **1927**, 859. — [6] Apotheker-Ztg. **1928**, 348.

V. KWASNIEWSKI[1] schlägt folgende zwei Rezepte zur Verabreichung von Extr. Filicis vor:

1. Rp:	Extr. Filic. mar. aeth.	10,0	2. Rp:	Extr. Filic. mar. aeth.	10,0
	Gummi arabic. plv.	5,0		Mucilag. Tylose	20,0
	Aqu. dest.	65,0		Aqu. dest.	40,0
	Sir. simpl.	20,0		Sir. simpl.	10,0
	Ol. Menth. pip.	gtts. IV		Ol. Menth. pip.	gtts. X
	(vel. Ol. Citri	gtts. VII)		M. f. emuls.!	
	M. f. emuls.!				

S. Morgens nüchtern die Hälfte, eine halbe Stunde später den Rest. Nach etwa 2 Stunden ein Abführmittel. Vor Gebrauch zu schütteln.

Chemische und biologische Prüfungsmethoden sind im Bd. I, S. 299 angegeben.

Rohfilicin.

Zur Herstellung des Rohfilicins wird das Extractum Filicis mit Hilfe von Magnesium oder Barium in eine wäßrige Lösung gebracht, aus der das Rohfilicin mit einer Säure wieder gefällt wird. In alkalischer Lösung tritt aber bald Oxydation ein, die an einer Verfärbung von gelbgrünlich nach orange-rötlich erkenntlich ist. Diese Oxydation versucht G. ACKERMANN[2] auf folgende Weise mit Natriumsulfit und schnelles Arbeiten bei tiefen Temperaturen zu verhindern:

1 g Extrakt wurde mit 2 g Magnesia usta zu einem feinen Pulver verrieben. Etwa die Hälfte von 1 g Natriumsulfit krist. wurde mitverrieben. Der Rest wurde in frisch aufgekochtem und wieder erkaltetem Wasser aufgelöst. Mit eben solchem Wasser wurde darauf das Pulver angerieben und die Lösung sofort in eine mit Essigsäure versetzte Saugflasche abgenutscht. Zur Ausfällung des Rohfilicins wurde Essigsäure verwendet, weil dadurch das Entweichen von SO_2 praktisch verhindert wird. Darauf wiederholten wir die Operation unter Verwendung der Sulfitlösung bis nur noch ganz unbedeutende Mengen ausgeflockt wurden. Auch zehnmaliges Wiederholen führte nach Abschluß, ebenso wenig wie bei der gewöhnlichen Magnesiamethode. Ein großer Fehler dürfte durch das vorzeitige Abbrechen nicht entstehen. Das Rohfilicin wurde dann mit verdünnter Essigsäure und zuletzt mit Wasser gewaschen, scharf abgenutscht und im Exsiccator getrocknet. Man erhält ein schön hellgelbes, fast weißes Rohfilicin, das die Wirkung der Totalextrakte in vermehrtem Maße in sich vereinigt als das gewöhnliche Magnesia-Rohfilicin.

Nach JARETZKY und PUNZEL[3] zeichnet sich das 24 Stunden lang im Vakuum getrocknete Rohfilicin durch eine unbegrenzte Haltbarkeit aus; zumindest konnte nach 18 Monaten keine Wertminderung festgestellt werden, auch wenn es nicht nur in Ampullen, sondern auch in öfters geöffneten weißen Flaschen aufbewahrt wurde. Ebenso haltbar ist eine 10%ige Lösung des Rohfilicins in Olivenöl. Ein zweistündiges Trocknen des Rohfilicins bei 50° wirkt sich weniger günstig auf die Haltbarkeit aus und ein einstündiges Trocknen bei 100° bedingt eine 40 bis 50%ige Wertminderung nach 18 Monaten.

Rhizoma Hydrastis.
Extractum Hydrastis fluidum.

Nach Untersuchungen von Z. CSIPKE[4] läßt sich das Hydrastin schwer aus der Droge extrahieren, auch mit der zwanzigfachen Menge verdünn-

---

[1] Pharmazie 7, 381 (1952). — [2] Diss. Bern 1946.
[3] Arch. Pharmaz. 276, 559 (1938). — [4] Ber. ung. pharmaz. Ges. 1929, H. 1.

tem Alkohol wird keine Erschöpfung erreicht. Mit 86 gew.-%igem Alkohol werden noch geringere Hydrastinausbeuten erhalten, aber solche Fluidextrakte bleiben klar, während Fluidextrakte mit verdünntem Alkohol zu starken Trübungen neigen. Nach P. DE VRIES[1] treten während des Eindampfens der Extraktlösungen Alkaloidverluste ein.

Alkaloidbestimmung.

Vereinfachte Hydrastinbestimmung von H. Neugebauer[2] nach der SCHULEK-schen Methode: 2 g Extractum Hydrastis fluidum werden in einem nicht zu enghalsigen Kölbchen von 100 bis 150 ccm mit 3 ccm Wasser versetzt und dann der Alkohol auf dem Wasserbade abgedampft. Darauf macht man mit Ammoniak alkalisch, was an der Blaufärbung eines Stückchens in die Lösung gegebenen Lackmuspapiers zu erkennen ist. Nun gibt man 40 ccm Äther zu und schüttelt etwa 3 Minuten kräftig durch (Kölbchen mit Gummistopfen verschließen, der zweckmäßig nach KÄLLSTRÖM mit Goldschlägerhaut umwickelt ist). Nach Zusatz von 1 g Traganth schüttelt man nochmals kurz durch. Dann filtriert man durch ein möglichst hartes Filter und wäscht Filter und Kolben zweimal mit je 10 ccm Äther nach. Das Filtrat dampft man bis auf einige ccm ein, legt 3 ccm n/10-Salzsäure und 5 ccm (völlig neutrales) Wasser vor und titriert nach Abdestillieren des restlichen Äthers und Abkühlen mit n/10-Natronlauge zurück. Indicator: 2 Tropfen Methylorange + 1 Tropfen Methylenblau (0,1% in Alkohol). Titrieren auf rein gelb bzw. grün. 1 ccm n/10-Salzsäure = 0,03832 g Hydrastin.

Gravimetrische Bestimmung von C. G. v. Arkel und M. Meijst[3]. 4 g Fluidextrakt werden mit 16 g Wasser versetzt, zum Sieden erhitzt und auf 8 g eingedampft. Die heiße Lösung wird mit 4 ccm 4-n-Salzsäure versetzt und mit Wasser auf 16 g ergänzt. Nach 24 Stunden wird 1 g Talk zugefügt und filtriert. 10 g Filtrat werden mit 1 ccm Ammoniak versetzt und mit 25 g Äther ausgeschüttelt. Nach Zusatz von 25 g Petroläther (65 bis 80°) und 3 g Traganth wird filtriert. 20 ccm des Filtrates werden auf 5 ccm eingedampft und der Rest durch Stehenlassen vertrieben. Das zurückgebliebene Hydrastin wird bei 100° getrocknet und gewogen.

Adsorptionsanalytisches Verfahren von R. FISCHER und H. FRANK[4]: Etwa 3 g Fluidextrakt (genau gewogen) versetzt man mit zwei Tropfen Ammoniak, bringt ihn auf eine trockene Säule von 5 g Aluminiumoxyd (Lumen des Rohres 10 bis 11 mm im Durchmesser) und läßt einsaugen. Man wäscht dann in 4 Portionen mit insgesamt 75 ccm Äthanol nach, verdunstet das Filtrat und nimmt es mit zweimal 5 ccm Chloroform auf und läßt über eine trockene Säule von 1 g Aluminiumoxyd laufen. Nachwaschen und titrieren, wie bei der Droge (Bd. I, S. 306) angegeben.

Bestimmung von Berberin und Hydrastin nach Brochmann-Hanssen[5]. Von dem Fluidextrakt nimmt man am besten 4 g und von der *Urtinktur des Hydrastisrhizoms* das zehnfache Quantum. Von der *Urtinktur der Berberitze* dürfen 25 bis 30 g genügen. Man gibt dem Fluidextrakt etwa das doppelte Volumen Wasser hinzu und vertreibt den Alkohol beim Erwärmen in einem Schälchen auf dem Wasserbade. Zu den Urtinkturen fügt man erst das Wasser hinzu, nachdem sie bis auf etwa ein Zehntel eingedampft sind. Wenn die Flüssigkeiten bis auf ein paar ccm eingeengt sind, bringt man sie mit Hilfe möglichst wenig essigsäurehaltigen Wassers (½%) quantitativ in einen Scheidetrichter. Nach dem Erkalten gibt man Ammoniakflüssigkeit bis zur alkalischen Reaktion und 50 ccm Äther hinzu und schüttelt etwa 2 Minuten lang kräftig durch. Nach dem Absetzen läßt man die wäßrige Flüssigkeit in einen zweiten und die ätherische in einen dritten Scheidetrichter fließen. Die wäßrige Flüssigkeit schüttelt man noch zweimal mit Äther aus (20 plus 10 ccm), gibt zu dem gesamten ätherischen Auszug 10 ccm Wasser und schüttelt

---

[1] Pharmac. Weekbl. **1932**, 1032; Ref. Pharmaz. Ztg. **1932**, 1278.
[2] Pharmaz. Ztg. **1933**, 1077.
[3] Pharmac. Weekbl. **87**, 853 (1952); Ref. J. Pharmac. Pharmacol. **5**, 327 (1953).
[4] Scientia pharmac. **16**, 38 (1948). — [5] Pharmac. Acta Helvetiae **21**, 23 (1946).

kräftig 5 Minuten lang. Nach dem Absetzen und Klären läßt man die wäßrige Schicht der berberinhaltigen Flüssigkeit zufließen. Aus dieser wird das Berberin mit Natronlauge und Äther wie bei der Droge (Bd. I, S. 307) angegeben ausgeschüttelt und weiter bestimmt. In der ätherischen Flüssigkeit erfolgt die Bestimmung des Hydrastins, wie es bei der Droge (Bd. I, S. 307) angegeben ist.

Weitere Verfahren und die Bestimmung von Hydrastin + Berberin + Canadin sind unter Urtinktur angegeben.

Urtinktur.

Bestimmung der Gesamtalkaloide.

H. NEUGEBAUER und K. BRUNNER[1] geben ein Verfahren an, mit dem die Summe von Hydrastin, Berberin, Canadin und Mekonin erfaßt und bestimmt werden. Das Berberin läßt sich als quarternäre Base zwar nicht mit Ammoniak und Äther extrahieren, aber es kann zur tertiären Base Dihydrodesoxyberberin reduziert werden, die mit Canadin isomer ist, und dann gemeinsam mit den anderen tertiären Basen mit Ammoniak und Äther ausgeschüttelt werden. Auf diesem Prinzip beruht folgende Bestimmung der Gesamtalkaloide:

1 bis 2 g Urtinktur werden nach Zugabe von 3 ccm verdünnter Essigsäure, 3 ccm verdünnter Schwefelsäure und 0,5 bis 1 g Zinc. met. pulv. auf dem Wasserbad unter öfterem Umrühren mit einem Glasstab erwärmt, dann wird die schwach gelblich gefärbte Lösung noch heiß durch Watte in einen Schüttelzylinder filtriert und dreimal Kolben, Zink und Wattefilter mit 3 ccm angesäuertem heißem Wasser nachgewaschen. Die im Schüttelzylinder befindliche Lösung wird nach dem Abkühlen mit Ammoniak versetzt bis das neben dem Alkaloid ausgefallene Zinkhydroxyd wieder gelöst ist, nach nochmaligem Abkühlen zweimal mit je 15 ccm Äther je 1 bis 2 Minuten ausgeschüttelt. Der Äther wird mit geglühtem Natriumsulfat getrocknet, durch Watte in ein Kölbchen filtriert, mit Äther das Wattefilter nachgewaschen und dann auf dem Wasserbade bis auf einige ccm abgedampft. Nach Vorlage von 3 ccm n/10-Salzsäure und Zugabe von 3 ccm Wasser wird der Rest des Äthers verdampft und nach dem Abkühlen mit n/10-Natronlauge zurücktitriert (Indicator Dimethylgelb). 1 ccm n/10-Salzsäure = 0,03585 g Gesamtalkaloide, berechnet mit dem durchschnittlichen Molekulargewicht von Hydrastin, Berberin und Canadin.

Bei der Bestimmung ist darauf zu achten, daß die reduzierte Berberinlösung schnell weiter verarbeitet wird, da besonders die ausgeschiedenen freien Basen sich leicht wieder oxydieren. Eine ganz geringe Gelbfärbung der ätherischen Lösung kann jedoch, wie Versuche zeigten, als innerhalb der Fehlergrenze gelegen, vernachlässigt werden. Zu titrieren ist auf rein *gelb* mit Dimethylgelb als Indicator. Mit Methylrot oder Methylrot-Methylenblau ergeben sich Werte, die etwa 20% zu niedrig liegen.

Zur Bestimmung der Gesamtalkaloide im Extractum Hydrastis fluidum werden 0,1 bis 0,2 g Fluidextrakt in gleicher Weise behandelt.

Bestimmung von Berberin und Hydrastin.

Ein Verfahren zur Bestimmung des Berberins in der Urtinktur gaben erstmalig H. NEUGEBAUER und K. BRUNNER[2] an, nach dem das Berberin als Pikrolonat bestimmt wird. Später empfehlen die Autoren[1], wie bei

---

[1] Pharmaz. Ztg. **82**, 1212 (1937). — [2] Pharmaz. Ztg. **81**, 1416 (1936).

der Gesamtalkaloidbestimmung das Berberin nach der Trennung vom
Hydrastin zu dem Dihydrodesoxyberberin zu reduzieren und dieses maß-
analytisch zu bestimmen:

10 g Urtinktur werden in einem Schälchen mit 1 bis 2 ccm Wasser versetzt und
dann auf dem Wasserbade vom Alkohol befreit. Die wäßrige Lösung wird in einen
Scheidetrichter gebracht, das Glasschälchen mit 1 bis 2 ccm Ammoniakflüssigkeit
und Äther nachgespült und im ganzen etwa 60 ccm Äther in den Schütteltrichter
gegeben. Nach 3 Minuten Schütteln läßt man absetzen, läßt vorsichtig die wäßrige
Schicht in einen zweiten Schütteltrichter ab und schüttelt die ätherische Lösung
noch einmal mit 20 ccm Wasser durch. Die wäßrige Schicht vereinigt man mit der
bereits abgelassenen, vertreibt nach dem Ansäuern den Äther durch Erwärmen,
reduziert das Berberin und verfährt weiter wie oben angegeben. In der ätherischen
Flüssigkeit wird das Hydrastin nach einem der oben angegebenen Verfahren
bestimmt.

Zur Bestimmung im Extractum Hydrastis fluidum werden 1 bis 2 g
in gleicher Weise behandelt.

Nach W. Awe[1] läßt sich das Berberin auch als schwerlösliches Berberiniumjodid in wäßriger Lösung fällen und gravimetrisch bestimmen:

10 g Urtinktur werden in einem Schälchen mit 5 ccm Wasser versetzt und dann
auf dem Wasserbad vom Alkohol befreit. Die wäßrige Lösung wird in einen Scheidetrichter von etwa 200 ccm Inhalt gebracht, wobei man das Schälchen zweimal mit
je 5 ccm Wasser, dann mit 3 ccm Ammoniakflüssigkeit und etwas Äther (10 ccm)
nachspült. Darauf gibt man noch etwa 50 ccm Äther in den Schütteltrichter.
Nach 3 Minuten langem Schütteln läßt man absetzen und die wäßrige Schicht
vorsichtig in ein Becherglas abfließen. Man schüttelt die ätherische Lösung noch
einmal mit 20 ccm Wasser durch. Die wäßrige Schicht vereinigt man mit der bereits abgelassenen und stellt sie zur Berberinbestimmung beiseite.
Die ätherische Lösung wird in einen kleinen Weithalskolben filtriert, der
Scheidetrichter und das Filter noch zweimal mit etwa 10 ccm nachgespült und die
vereinigten Filtrate dann weiter behandelt, wie im HAB bei der Gehaltsbestimmung von Hydrastis Urtinktur angegeben ist.
Die vom Hydrastin befreite wäßrige Lösung säuert man mit verd. Salzsäure
an, versetzt mit 10 ccm schwefeliger Säure und 5 ccm Kaliumjodidlösung (1 : 10).
Man rührt gut um, damit sich das ausfallende Berberiniumjodid zusammenballt
und schneller absetzt. Nach halbstündigem Stehen sammelt man den Niederschlag
auf einem gewogenen Sintertiegel. Der Umrechnungsfaktor von Berberiniumjodid
auf Berberiniumhydroxyd beträgt 0,7627.

Rhizoma Podophylli.

Podophyllinum.

Herstellung. 100 Teile Droge werden mit 95%igem Alkohol erschöpfend perkoliert und das Perkolat bis zur Konsistenz eines dünnen
Sirups eingedampft. Dieser wird unter ständigem Rühren in 100 Teile
unter 10° gekühltes Wasser, das 1 ccm 33%ige Salzsäure pro 100 ccm enthält, eingegossen. Nach Absetzen des Niederschlages dekantiert man und
wäscht unter Dekantation zweimal mit je 100 Teilen kaltem Wasser. Man
streicht den Niederschlag in dünner Schicht aus und läßt an einem kühlen
Ort, geschützt vor Licht, an der Luft trocknen und pulverisiert hierauf.

Nach A. H. Uhl[2] wird der Alkohol von dem Perkolat ganz abdestilliert, der Rückstand mit Petroläther ausgezogen und dann bei 10° in

---

[1] Dtsch. Apotheker-Ztg. **1937**, 1359.
[2] J. Amer. pharmac. Assoc. **27**, 595 (1938); Ref. Jber. Pharmac. **73**, 230 (1938).

1%ige Salzsäure eingegossen. Der Niederschlag wird bei Zimmertemperatur getrocknet.

Nach W. Husa und W. W. Lee[1] enthalten bei der Perkolation von 250 g Droge die ersten 250 ccm Perkolat 85 bis 90% des Gesamtharzes. Drückt man das Lösungsmittel durch Druckluft durch eine 90 cm hohe Drogenschicht, so enthalten die ersten 1000 ccm 99% des Harzes aus 1000 g Droge. Verwendet man zur Extraktion eine Mischung von 9 Vol. Alkohol + 1 Vol. Wasser, so wird nach W. J. Husa und P. Fehder[2] der Harzgehalt nur unbedeutend erhöht, dagegen werden erheblich mehr Ballaststoffe extrahiert.

Reaktionen nach L. Dávid[3]. Die im Verhältnis 1 : 1000 bereitete alkoholische Lösung von Podophyllin gibt mit Bleiessig einen rötlichen Niederschlag, mit Eisenchlorid eine grüne Färbung.

2 Teile Podophyllin werden mit 5 ccm Chloroform geschüttelt, filtriert und das Chloroform vertrieben. Wird der Rückstand in konzentrierter Essigsäure gelöst und auf 3 ccm konzentrierte Schwefelsäure geschichtet, entsteht ein blutroter Ring (Podophyllotoxin).

Wertbestimmung. Zur Bestimmung des wirksamen Bestandteiles von Podophyllin, des Podophyllotoxins, gibt es mehrere Methoden, von denen die einen das amorphe Podophyllotoxin direkt bestimmen, die anderen indirekt über das kristallinische Pikropodophyllin, dessen Menge in einem einfachen Verhältnis zum Podophyllotoxin steht. R. Eder und W. Schneiter[4] prüften die Methoden nach und entschieden sich für die des Holländischen Arzneibuches, die in die 5. Ausgabe übernommen wurde. Nach diesem Verfahren wird das Podophyllotoxin mit Chloroform extrahiert, mit Petroläther gefällt und gewogen. Eder und Schneiter arbeiteten das Verfahren nochmals durch und schlagen folgende Ausführungen vor:

1. Etwa 0,5 g (genau gewogen) fein pulverisiertes Podophyllin werden in einem Glasstöpselfläschchen mit 15 ccm (genau abmessen) Chloroform während einer halben Stunde öfters geschüttelt. Von der abfiltrierten Lösung werden 10 ccm (genau abmessen) in einen tarierten, 100 ccm fassenden Erlenmeyer gegossen, in welchem sich 50 g Petroläther befinden. Der entstehende Niederschlag wird nach dem Absitzenlassen auf einem lufttrocken tarierten, glatten Filter von 8 cm Durchmesser gesammelt. Kölbchen und Filter mit Niederschlag werden mit 20 ccm Petroläther nachgewaschen, dann beide während einer Stunde bei etwa 70° getrocknet und nach einstündigem offenen Stehen im Wägeschrank gewogen. Der Rückstand, der $^2/_3$ der verwendeten Podophyllinmenge entspricht, soll nicht weniger als 40% betragen.

2. *Modifikation mit Glasfiltertiegel*: Verwendet man einen Glasfiltertiegel statt eines Papierfilters, so wird derselbe samt Niederschlag während einer Stunde bei 70° getrocknet und nach dem Erkalten im Exsiccator gewogen.

3. *Variation der Methode mit Aceton*: Sie gestaltet sich zunächst wie sub 1 beschrieben, nur verwendet man zweckmäßig statt des gewöhnlichen Erlenmeyerkölbchens ein solches mit Glasstopfen.

Kölbchen und Filter mit Niederschlag werden ebenfalls mit 20 ccm Petroläther nachgewaschen und dann bei gelinder Wärme getrocknet. Nun bringt man den größten Teil des Niederschlages in das Kölbchen, löst den Rest auf dem Filter mit 10 ccm Aceton in das Kölbchen hinein, destilliert das Aceton ab, leitet während

---

[1] J. Amer. pharmac. Assoc. **28**, 593 (1939); Ref. Jber. Pharmac. **74**, 196 (1939).
[2] J. Amer. pharmac. Assoc. **26**, 1246 (1937); Ref. Jber. Pharmac. **73**, 234 (1938).
[3] Pharmaz. Ztg. **1927**, 642. — [4] Pharmac. Acta Helvetiae **1926**, 15.

einer halben Stunde einen trockenen Luftstrom auf dem warmen Wasserbad durch
das Kölbchen, schließt nach dem Erkalten im Exsiccator und wägt.

EDER und SCHNEITER fanden z. B. nach diesen Verfahren bei zwei
Mustern etwa 48% und etwa 36% Podophyllotoxin.

Rhizoma Rhei.

Extractum Rhei.

Allgemein ist bei der Herstellung von Extraktlösungen aus Rhizoma
Rhei zu berücksichtigen, daß die Droge reichlich Stärke und Pektinstoffe
enthält, die in Wasser stark aufquellen und die Filtration der Extraktlösungen äußerst erschweren. Für rein wäßrige Extraktionen wird deshalb in Scheiben zerschnittener Rhabarber verwendet. Aber auch bei
schwach alkoholischen Extraktionsflüssigkeiten, z. B. 33%iger Alkohol,
können bei grobem Pulver, von dem auch die feinen Anteile abgesiebt
sind, besonders bei der Perkolation Schwierigkeiten auftreten. In diesen
Fällen wird vorteilhafter eine fein zerschnittene Droge ohne Pulver-
anteile benützt.

Die Herstellung des Rhabarberextraktes wurde eingehend von GÖLD-
LIN V. TIEFENAU[1] geprüft mit dem Ergebnis, daß die Alkoholkonzentration des Extraktionsmittels von 45 bis 90% ohne Bedeutung sei und die
Extraktion sowohl durch Auskochen als auch durch Kaltextraktion vorgenommen werden könne. Außerdem zieht er die Maceration der Perkolation vor. Zum Eindampfen der Extraktlösung sei allerdings unbedingt das
Vakuum erforderlich, da sonst etwa $^3/_4$ der Wirkung verlorengehen würde.

H. MÜHLEMANN und I. SCHERRER[2] fanden schon mit etwa 33%igem
Alkohol eine quantitative Wirkstoffausbeute, die sie an Mäusen und am
Menschen bestimmten. Sie stellten das Extrakt nach dem Schweizer
Arzneibuch V durch ein Macero-Perkolationsverfahren her, das aber
gegenüber der gewöhnlichen Perkolation keine Vorteile aufweisen soll[3].
Aus einer Droge mit einer Wirkung von 2 g für den Menschen erhielten
sie ein Extrakt in einer Ausbeute von 40%, dessen Mindestdosis 0,5 g
betragen hatte, während theoretisch 0,8 g erwartet werden mußten. Es
wurde also durch das Extrakt eine Wirkungssteigerung erreicht. Wird
aus dem Trockenextrakt eine 35%ige Lösung hergestellt, so findet eine
weitere Wirkungssteigerung statt, indem die abführende Dosis nur 1 g
anstatt theoretisch 1,4 g beträgt. Die Gründe dafür sind nicht bekannt,
dürften aber voraussichtlich in unterschiedlichen Resorptionsbedin-
gungen liegen.

Trocken aufbewahrt, ist das Extrakt 1 Jahr unverändert haltbar,
nach 2 Jahren stellten MÜHLEMANN und SCHERRER eine Wirkungsabnahme um 40% fest. Eine Stabilisierung der Droge ist auf die Wirkstoffausbeute im Extrakt ohne Einfluß. Dagegen zeigen Extrakte, deren
Droge zur Stabilisierung mit 33%igem oder 86%igem Alkohol 30 Minuten zum Sieden erhitzt wurden, auch nach 2 Jahren keine Wirkungsabnahme. MÜHLEMANN und SCHERRER versuchten auch eine Anreiche-

---

[1] Diss. Bern 1924. — [2] Pharmac. Acta Helvetiae **1941**, 169.
[3] Kommentar zum Schweiz. Arzneibuch V, S. 356.

rung der Wirkstoffe mit verschiedenen Lösungsmitteln durchzuführen und berichten darüber folgendermaßen:

Es gelang durch aufeinanderfolgendes Erschöpfen der Droge mit Äther, Chloroform, Aceton, Methylalkohol und Wasser ein ungefähr doppelt so stark wirksames und anthrachinonreiches Wasserextrakt als alkoholisches Extrakt zu gewinnen. Dabei waren aber nur 20% der wirksamen Stoffe in diesem Extrakt vorhanden. Auch die Gesamtextrakt-ausbeute aller Lösungsmittel zusammengenommen ergab nur ungefähr die Hälfte der Gesamtextraktivstoffe gegenüber alkoholischen Extrakten. Das Äther-, Chloroform- und Methylalkoholextrakt erwiesen sich alle auch wirksam, wenn auch in bedeutend geringerem Maße als das Wasserextrakt, während das Acetonextrakt, wahrscheinlich infolge seines großen Gerbstoffgehaltes, eine direkt stopfende Wirkung aufwies. Interessant ist die Feststellung, daß das Wasserextrakt keine Leibschmerzen erzeugt und daß diese drastisch wirkenden Substanzen sich zum größten Teil im Ätherextrakt vorfinden.

F. GSTIRNER und H. HOLTZEM[1] führten ähnliche Versuche mit Rheum undulatum, dem Gemüserhabarber, aus. Extrakte mit Äther, Chloroform, Petroläther, Aceton erwiesen sich an der Maus als unwirksam, solche mit Alkohol und Isopropylalkohol als kaum wirksam, dagegen zeigten wäßrige Extrakte eine gleiche Wirkung wie das alkoholische DAB 6-Extrakt aus Medizinalrhabarber. Bemerkenswert ist, daß die wäßrigen Spissumextrakte entweder gleich oder stärker wirksam waren als die Trockenextrakte, obwohl sie die Wirkstoffe in etwa nur der halben Menge enthielten. Die größte Wirkung zeigte ein Extrakt, das nach der Dekoktbereitung nach dem DAB 6 hergestellt und im Vakuum zum Spissumextrakt eingedampft wurde.

Fluidextrakte, die durch Auflösen von 35% Trockenextrakt hergestellt werden, zeigen nach MÜHLEMANN und SCHERRER nach 4 Monaten eine Wirkungsabnahme von 60%, nach 12 Monaten sind sie vollkommen unwirksam. Stabilisation, Bereitung aus frischen Wurzeln konnten die Wirkungsabnahme nicht verhindern, die auch nicht durch Licht, Sauerstoff und Alkali bedingt ist.

H. AUTERHOFF[2] hat gleichfalls mehrere Extrakte mit verschiedenen Extraktionsmitteln hergestellt und den Gehalt an freien, gebundenen Anthrachinonen und den Anthranolgehalt chemisch nach seinem Verfahren mit der Eisessigmethode (Bd. I, S. 316) bestimmt. Die Ergebnisse sind in Tab. 46 eingetragen, die aber für eine Beurteilung der therapeutischen Wirkung nur mit großer Vorsicht ausgewertet werden können, da die antagonistischen Gerbstoffe in den Extrakten gleichfalls angereichert sind.

Nach AUTERHOFF müßte das Acetonextrakt mit 7,08% Anthranolen die beste Wirkung aufweisen. Nach den physiologischen Untersuchungen von MÜHLEMANN und SCHERRER[3] zeigt das Acetonextrakt aber eine stopfende Wirkung und nach GSTIRNER und HOLTZEM[1] erwies es sich an der Maus als unwirksam. Andererseits ist das wäßrige Extrakt nach

---

[1] Pharmazie **4**, 333 (1949). — [2] Dtsch. Apotheker-Ztg. **91**, 415 (1951).
[3] Pharmac. Acta Helvetiae **169** (1941).

Tabelle 46. *Untersuchung von Extrakten, die aus ein und derselben Rhabarberdroge unter Verwendung verschiedener Lösungsmittel hergestellt wurden.*

Präparat	Lösungsmittel	Ausbeute an Trocken-extrakt %	Freie Anthra-chinone %	Gebundene Anthra-chinone %	Anthra-nole %
Droge,Kenn-Nr.120	—	—	0,31	2,48	1,77
Extr. Kenn-Nr.121	95°iger Alkohol	12	1,53	6,33	4,35
Extr. Kenn-Nr.122	70°iger Alkohol	19	0,84	5,87	3,88
Extr. Kenn-Nr.123	30°iger Alkohol	35	0,07	4,13	1,52
Extr. Kenn-Nr.124	Wasser	21	—	0,92	0,61
Extr. Kenn-Nr.125	Aceton	5	6,20	9,52	7,08

AUTERHOFF mit 0,61 % Anthranolen das schwächste Präparat, während die alkoholischen Extrakte bedeutend mehr Anthranole enthalten. Nach den physiologischen Untersuchungen von MÜHLEMANN und SCHERRER und gleichfalls von GSTIRNER und HOLTZEM sind wäßrige Extrakte aber entweder den alkoholischen Extrakten gleichwertig oder diesen erheblich überlegen. Demnach scheint es noch nicht möglich zu sein, die physiologische Wirkung von Extrakten auch durch eine differenzierte chemische Bestimmungsmethode beurteilen zu können.

Identitätsreaktionen anthrachinonhaltiger Extrakte im ultravioletten Licht.

Zur Erkennung von anthrachinonhaltigen Extrakten hat I. STEINER[1] Extraktauszüge mit Aceton, Äther, Benzol und Chloroform hergestellt, mit diesen Tüpfel angefertigt, die mit Reagenzien behandelt wurden, und im UV-Licht geprüft.

Die Extrakte wurden zur Herstellung der Auszüge mit einigen Tropfen Wasser versetzt, dann mit Äther, Benzol oder Chloroform im Scheidetrichter kräftig geschüttelt und kurze Zeit stehengelassen. Nach Trennung der Schichten wurde der Äther-, Benzol- oder Chloroformanteil filtriert und vor Licht geschützt aufbewahrt. Als geeignete Konzentration erwies sich 1 Teil Extrakt auf 100 Teile Lösungsmittel. Acetonauszüge wurden so gewonnen, daß der Extrakt direkt in das Lösungsmittel eingetragen wurde. Nach häufigem Umschütteln wurde kurze Zeit stehengelassen und vom eventuell ungelöst gebliebenen Anteil abfiltriert.

Zur Herstellung der Tüpfel werden je 2 bis 3 Tropfen der so gewonnen Auszüge auf einen Filtrierpapierstreifen aufgegossen und die Farbe im feuchten als auch im trockenen Zustand im UV-Licht beobachtet, wobei charakteristische Fluorescenzen auftreten können. Die Acetontüpfel z. B. zeigen folgende Fluorescenzfarben:

Extractum Aloes	rostrot
Extractum Rhamni cath. cort.	dunkelviolett
Extractum Rhamni cath. fruct.	dunkelgelbgrün
Extractum Rhamni Frangulae	blaßviolett
Extractum Rhamni Purshiani	dunkelrostrot
Extractum Rhei	intensiv hellviolett
Extractum Sennae fol.	schwach grünlich
Extractum Sennae fruct.	weißlich

---

[1] Pharmac. Acta Helvetiae **20**, 442 (1945).

Die trockenen Tüpfel werden dann mit folgenden Reagenzien behandelt, indem mindestens ein Sektor des Tüpfels damit befeuchtet wird:

Ammoniak 10%, Antimontrichlorid in Chloroform 1%, Barytwasser 10%, Chloralhydrat 10%, Eisessig, Hexamethylentetramin in verd. Schwefelsäure 1%, Kalilauge 50%, Kalilauge weingeistig 10%, Natriumbiborat 1%, Natriumcarbonat 5%, Natronlauge 10%, Phosphorsäure 30%, Piperacin in Alkohol 5%, Piperidin in Alkohol 5%.

Die Fluorescenzen der so behandelten Tüpfel sind in umfangreichen Tabellen zusammengefaßt, aus denen sich folgendes für die einzelnen Extrakte der Ph. Helv. V charakteristisches Verhalten nach STEINER ergibt, das auch für Extrakte ähnlicher Herstellung zutreffen dürfte:

Extractum Aloes (mit Aceton bereitet) liefert zahlreiche ausgezeichnete Fluorescenzreaktionen. Sehr typisch ist die äußerst intensive gelbe Fluorescenz, die nach dem Trocknen der mit Natriumbiborat behandelten Acetontüpfel auftritt, während alle übrigen Extrakte nach der gleichen Behandlung nur schwach fluorescieren.

Extractum Rhamni catharticae corticis fluidum weist nur vereinzelt sehr lebhafte Fluorescenzen auf. Zu erwähnen ist die mit Chloralhydrat auftretende intensive Gelbfärbung der Äthertüpfel. Extractum Rhamni Frangulae zeigt ebenfalls eine Gelbfärbung, die aber nicht so intensiv ist. Mit Natriumbiborat versetzte Äthertüpfel fluorescieren rostrot mit hellblauem Rand, während Extractum Rhamni Frangulae gelb leuchtet.

Extractum Rhamni catharticae fructus fluidum zeichnet sich aus durch eine große Anzahl lebhafter Fluorescenzreaktionen, und zwar treten auch in denjenigen Fällen ausgesprochen intensive Leuchterscheinungen zutage, in denen sämtliche übrigen Extrakte keine Fluorescenz aufweisen. So fluorescieren z. B. die Benzoltüpfel nach Behandeln mit 10%iger Natronlauge intensiv gelb, während die Tüpfel aller übrigen Extrakte überhaupt nicht aufleuchten.

Extractum Rhamni Frangulae gibt einige sehr gute und charakteristische Reaktionen. Die Benzoltüpfel erstrahlen nach Zusatz von Natriumbiborat in trockenem Zustand intensiv hellgrün, die Chloroformtüpfel nach Betupfen mit Antimontrichlorid leuchtend gelb, mit Eisessig sehr intensiv gelb, mit Natriumbiborat trocken intensiv blaugrün.

Extractum Rhamni Purshiani fluoresciert in vielen Fällen sehr stark. Die Acetontüpfel leuchten auf Zusatz von Chloralhydrat intensiv blaugrün, auf Zusatz von Eisessig intensiv goldgelb, die Äthertüpfel mit weingeistiger Kalilauge trocken intensiv gelb.

Extractum Rhei ist sehr leicht von den übrigen Extrakten zu unterscheiden durch die intensiv hellviolette Farbe der Acetontüpfel (ohne Reagenzienzusatz). Mit Ammoniak fluorescieren sie hellblau mit intensiv hellblauem Rand, mit Natriumcarbonat sehr intensiv hellblau, ebenfalls intensiv hellblau mit Piperidin. Die Äthertüpfel leuchten mit Phosphorsäure intensiv violett.

Extractum Sennae folii fluidum gibt sich durch gelblichgrüne Farbtöne zu erkennen. Sehr stark gelb mit hellblauem Rand fluorescieren die Acetontüpfel mit Barytwasser, mit Piperidin leuchten sie intensiv gelbgrün. Die Äthertüpfel fluorescieren mit Barytwasser intensiv gelbgrün, die Chloroformtüpfel mit Natriumcarbonat intensiv orange mit schwach blauem Rand.

Extractum Sennae fructus fluidum ist in gar keinem Falle zu einer starken Fluorescenz anzuregen. Sehr oft treten schwach grünliche Fluorescenzfarben in Erscheinung. Zu erwähnen ist die Reaktion der Äthertüpfel mit Piperazin: die Tüpfel leuchten blaß rötlichviolett, nach einigen Sekunden nimmt die Farbintensität etwas zu.

Rhizoma Tormentillae.

Tinctura Tormentillae.

D. Tomic[1] fand in Macerationstinkturen (1 : 5) 3 bis 3,5 % Gerbstoffe, die einer Ausbeute von 90 % entsprechen. Hopmann[2] untersuchte den Einfluß verschiedener Alkoholkonzentration und der Stabilisierung. Es wurden Tinkturen aus Handelsware durch Maceration und Evakolation mit 35, 70 und 90 vol.-%igem Alkohol hergestellt. Die stabilisierte Tinktur wurde aus Frischdroge in Anlehnung an die Vorschrift der Ph.Helv.V für Baldriantinktur bereitet, indem die frischen, unzerkleinerten Rhizome mit der gleichen Gewichtsmenge 90%igem Alkohol 20 Minuten zum Sieden erhitzt, dann zerkleinert und unter Ergänzung des Alkohols auf die doppelte Gewichtsmenge neuerdings 20 Minuten bei Siedetemperatur extrahiert wurden. In einem zweiten Versuch wurde die zerkleinerte Frischdroge im Evakolator mit der doppelten Gewichtsmenge Spiritus dilutus perkoliert und der Drogenaufsog mit Wasser verdrängt. Die Ergebnisse der Gerbstoffbestimmung mit der Hautpulvermethode sofort nach der Herstellung und nach 9 Monaten veranschaulicht Tab. 47.

Tabelle 47. *Gerbstoffgehalt verschiedener Tormentilltinkturen.*

Tinktur	% Gerbstoffgehalt nach		Mehrausbeute durch Evakolat. %
	der Herstellung	9 Monaten	
Maceration 35%iger Alkohol	2,8	2,9	—
Maceration 70%iger Alkohol	3,7	3,9	—
Maceration 90%iger Alkohol	3,2	3,1	—
Evakolation 35%iger Alkohol	3,7	3,7	32
Evakolation 70%iger Alkohol	4,8	4,8	29
Stabil.-Maceration 1 + 2 90%iger Alkohol	2,7	3,5	—
Stabil.-Evakolation 1 + 2 70%iger Alkohol	4,4	4,2	62

Es ergibt sich daraus, daß durch Perkolation erwartungsgemäß die Gerbstoffausbeuten bedeutend und zwar um etwa 30 % höher liegen als die der Maceration und bei den stabilisierten Tinkturen die Mehrausbeute sogar auf 62 % steigt. Allerdings wirkt sich hier auch der schwächere Alkohol günstig auf die Extraktion aus, immerhin wird aber bei der Stabilisierung durch Perkolation die Gerbstoffausbeute wesentlich verbessert werden können. Die höhere Alkoholkonzentration von 70 Vol.-% ergibt mit 3,7 bzw. 4,8 % die höchsten Gerbstoffwerte, während mit 35 vol.-%igem Alkohol wesentlich weniger Gerbstoff (2,8 bzw. 3,7 %) extrahiert werden. Allerdings liegt die Ausbeute mit 90 vol.-%igem Alkohol wieder tiefer als die mit 70 vol.-%igem.

Nach 9 Monaten zeigten sich bei den Tinkturen aus Handelsware nur unwesentliche Änderungen im Gerbstoffgehalt. Bei den stabilisierten Tinkturen aus der Frischpflanze trat aber eine beachtliche Steigerung

---

[1] Hrvatski farm. Vjesnik **32**, 356, 388, 419, 451 (1942); Ref. Jber. Pharmaz. **77**, 54 (1942).
[2] Diss. Bonn 1950.

des Gerbstoffgehaltes um 29% ein, so daß auf eine postmortale Gerb-
stoffkondensation in der Tinktur geschlossen werden könnte. Die ver-
hinderte Gerbstoffzunahme in dem Evakolat aus frischer Droge ist darauf
zurückzuführen, daß durch den hohen Feuchtigkeitsgehalt der Frischdroge
der Alkoholgehalt zu gering wurde und bereits bakterielle Veränderungen
eintraten, die durch Schimmelbefall erkenntlich waren. Die Tinctura
Tormentillae zeichnet sich demnach auch durch eine große Haltbarkeit
aus, sofern nicht zu alte Droge dafür verwendet wird[1].

TOMIC[2] untersuchte den Gerbstoffgehalt 10%iger *Infuse* und *Dekokte* und fand etwa 1% darin. In den Dekokten betrug die Gerbstoffausbeute 57% und in den Infusen 52%.

Wäßrige *Trockenextrakte* enthalten nach TOMIC 55 bis 73% Gerbstoffe. Dies entspricht einer Ausbeute von 45% Gerbstoff bei einer
Extraktausbeute von 12 bis 16%.

Secale cornutum.

Extractum Secalis cornuti fluidum.

Bereitung.

Die Herstellung des Mutterkornfluidextraktes war Gegenstand zahl-
reicher Untersuchungen, die sich auf die erschöpfende Extraktion der
Droge und auf die Haltbarkeit des Fluidextraktes erstreckten. Es wurden dabei besonders folgende Punkte beobachtet: 1. Entfettung der
Droge; — 2. Extraktionsmittel; — 3. Extraktionsart.

1. Entfettung der Droge. Nach Untersuchungen verschiedener Autoren, z. B. A. PRYBILL und K. MAURER[3], L. FUCHS und E. SOOS[4] übt
das fette Öl der Droge auf die Extraktion der Alkaloide und auch auf die
Haltbarkeit derselben keinen Einfluß aus, so daß die Extraktion auch
aus nicht entfetteter Droge erfolgen kann. Dies gilt besonders dann,
wenn die Droge mit etwa 50%igem Alkohol extrahiert wird, in dem das
fette Öl praktisch nicht löslich ist. Bei stärkerem Alkohol, z. B. 70%ig,
geht das fette Öl bereits in merklicher Menge in Lösung und kann im
Fluidextrakt zu Trübungen und Bodensatzbildung führen. Die Notwendigkeit der Entfettung der Droge wird sich demnach nach der Stärke
des Extraktionsalkohols richten. Erweist sie sich als erforderlich, so wird
sie mit Petroläther durch Perkolation durchgeführt.

2. Extraktionsmittel. Als Extraktionsmittel wird Alkohol verschiedener Konzentration vorgeschlagen. Um die Entfettung der Droge zu
umgehen, wird vielfach 45 vol.-%iger Alkohol verwendet, mit dem auch
eine erschöpfende Alkaloidextraktion möglich ist. Nach L. FUCHS und
E. Soos stellt jedoch 70 vol.-%iger Alkohol die günstigste Konzentra-

---

[1] Nach noch unveröffentlichten Versuchen von F. GSTIRNER und A. BOPP
wurde mit der Agglutinationsmethode in Gerbstofftinkturen eine allmähliche Abnahme des Gerbstoffgehaltes festgestellt.
[2] Hrvatski farm. Vjesnik **32**, 356, 388, 419, 451 (1942); Ref. Jber. Pharmaz.
77, 54 (1942).
[3] Arch. Pharmaz. **266**, 464 (1928). — [4] Scientia pharmac. **20**, 25 (1952).

tion dar, der die Alkaloide am schnellsten extrahiert. In diesem Fall ist aber eine Entfettung der Droge empfehlenswert.

Das Ergometrin ist wasser- und alkohollöslich und wird deshalb ohne Schwierigkeiten von Alkohol verschiedener Stärke extrahiert werden. Die Alkaloide der Ergotoxin- und Ergotamingruppe sind jedoch nur alkohollöslich und wasserunlöslich und werden nur als lösliche Salze leicht extrahiert werden können. Da die salzartige Bindung der Alkaloide in der Droge wechselnd ist — bei älteren Drogen mit vermehrter Säurebildung wird ein größerer Teil der Alkaloide als leicht lösliche Salze in größerer Menge vorliegen als wie bei frischen Drogen — wird mit einem Zusatz einer Säure zu dem Extraktionsmittel eine erschöpfende Extraktion leichter möglich sein. Deshalb enthält nach neueren Vorschriften das Extraktionsmittel 0,5 bis 1,0% Salzsäure oder Weinsäure.

3. Extraktionsart. Wird das Fluidextrakt in der Weise bereitet, daß die Nachläufe eingedampft werden, so wird ein Teil der hitzeempfindlichen Alkaloide zerstört. FUCHS und SOOS[1] beobachteten Verluste von 50% und mehr bei den wasserunlöslichen Alkaloiden und 20 bis 30% bei den wasserlöslichen Alkaloiden. Diese thermische Zersetzung führte deshalb zu Vorschlägen, das Mutterkornfluidextrakt ohne Erhitzung herzustellen. So empfiehlt schon H. ESCHENBRENNER[2] nur 100 Teile Vorlauf ohne Nachläufe zu gewinnen, die ein den Ansprüchen des DAB 6 vollkommen entsprechendes Fluidextrakt darstellen sollen. W. PEYER[3] empfiehlt ein Perkolat 1 : 2 der entfetteten Droge, ebenso G. KEDVESSY[4] mit 50%igem Alkohol und 1% Weinsäure. Die so ohne Eindampfen von Nachläufen bereiteten Fluidextrakte enthalten nach PEYER fast sämtliche Alkaloide

Die Reperkolation zur Herstellung des Mutterkornfluidextraktes wird von H. ESCHENBRENNER und R. HOLDERMANN[5] mit 2% salzsäurehaltigem 50%igem Alkohol und von J. A. C. v. PINXTEREN[6] mit 1% Salzsäure und Entfettung der Droge und ebenso von E. STÄRKE[7] empfohlen. Auch die U.S.P. XI ließ das Mutterkornfluidextrakt durch Reperkolation herstellen. Dieses Verfahren wurde von FUCHS und SOOS[1] untersucht, die aber keine erschöpfende Extraktion feststellten. Nach ihren Untersuchungen enthielt dieses Fluidextrakt nur 67% der wasserunlöslichen und 40% der wasserlöslichen Alkaloide. Demnach eignet sich die Reperkolation nicht zur Herstellung des Mutterkornfluidextraktes.

Die Ausgaben der Ph. Britannica 1932 und 1948 lassen weinsaure alkoholische Perkolate herstellen und nach Bestimmung des Alkaloidgehaltes diese in der Weise mischen, daß sich ein Gehalt von 0,06% Gesamtalkaloiden ergibt:

Secale cornutum .... 1000 g
Acidum tartaricum .... q. s.
Alkohol 50% .... q. s.

Die Droge wird im Perkolator mit Petroläther (40 bis 50°) 24 Stunden maceriert, dann bis zur vollständigen Entfettung perkoliert, an der Luft oder höchstens bei

---

[1] Scientia pharmac. **20**, 25 (1952). — [2] Pharmaz. Ztg. **1928**, 13.
[3] Pharmaz. Ztg. **1934**, 618. — [4] Ber. ung. pharmac. Ges. **1940**, 374, 381.
[5] Süddtsch. Apotheker-Ztg. **1928**, 57. — [6] Pharmaz. Weekbl. **71**, 1230 (1934).
[7] Süddtsch. Apotheker-Ztg. **87**, 314 (1947).

40° getrocknet, mit einer 1%igen Lösung von Weinsäure in 50%igem Alkohol angefeuchtet und 4 bis 6 Stunden in einem bedeckten Gefäß stehengelassen. Dann wird die Droge in den Perkolator gebracht, mit demselben Lösungsmittel übergossen, 40 bis 48 Stunden maceriert und anschließend perkoliert. Es werden 8 Perkolate zu je 500 ccm aufgefangen.

Je 10 ccm dieser Perkolate werden gemischt und der Alkaloidgehalt bestimmt. Beträgt dieser mehr als 0,06%, so wird er durch Verdünnen der vereinigten Perkolate mit dem Extraktionsmittel auf 0,06% eingestellt. Ist der Alkaloidgehalt geringer, wird der Gehalt der einzelnen Perkolate ermittelt und diese derart gemischt, daß sich ein Gehalt von 0,06% ergibt. Auch können Perkolate mit weniger als 0,06% Alkaloiden durch Eindampfen im Vakuum bei höchstens 40° eingeengt werden.

Alkaloidbestimmung. 10 ccm Fluidextrakt werden in einem Schütteltrichter mit 50 ccm Wasser versetzt, mit Ammoniak schwach alkalisiert und mit 40, 25, 20, 15 ccm Äther ausgeschüttelt. Die ätherische Lösung wird dreimal mit je 25 ccm Wasser + 0,2 ccm Ammoniak (10%) und einmal mit 25 ccm Wasser gewaschen. Hierauf wird die ätherische Lösung mit 20, 10, 10, 10 ccm 1%iger Weinsäurelösung ausgeschüttelt und weiter wie bei der Droge verfahren (Bd. I, S. 329).

Frisch bereitet, soll das Fluidextrakt einen Gehalt von mindestens 0,06% Alkaloiden aufweisen, der auf 0,04% zurückgehen darf. Das Fluidextrakt soll kühl aufbewahrt werden.

Fuchs und Soos[1] haben den Extraktionsverlauf in den Perkolaten der Ph. Brit. untersucht und die Ergebnisse in Tab. 48 zusammengestellt. In dieser Tabelle ist zu berücksichtigen, daß ein Teilperkolat nur der halben Menge Droge entspricht. In den ersten 4 Teilperkolaten, die also einem Perkolat 1 : 2 gleichkommen, sind demnach bereits mehr als 90% der wasserunlöslichen und etwa $^2/_3$ der wasserlöslichen Alkaloide enthalten. Aus Versuchen, die die Autoren mit 70%igem Alkohol (statt 50%igem Alkohol) unter Zusatz von 1% Weinsäure unternahmen, ergab sich jedoch, daß auch von den wasserlöslichen Alkaloiden fast 90% in die ersten vier Teilperkolate übergehen.

Tabelle 48. *Extraktionsverlauf des Mutterkornfluidextraktes der Ph. Brit. 1948. Ein Teilperkolat entspricht der halben Drogenmenge.*

Fraktionen	Extrahierter Anteil der Gesamtmenge	
	Wasserunlösliche Alkaloide ber. als Ergotamin %	Wasserlösliche Alkaloide ber. als Ergometrin %
1. Teilperkolat	46,9	24,5
2. Teilperkolat	26,0	17,0
3. Teilperkolat	12,0	14,2
4. Teilperkolat	8,9	13,7
5. Teilperkolat	4,6	11,1
6. Teilperkolat	1,3	9,1
7. Teilperkolat	0,3	7,1
8. Teilperkolat	—	3,3

Demnach können Perkolate 1 : 2, wie sie schon von anderen Autoren, z. B. W. Peyer, vorgeschlagen wurden, als hochwertige Fluidextrakte angesehen werden, mit denen die Droge praktisch erschöpft wird und die Alkaloide während der Herstellung durch keine Erwärmung zerstört werden. Auch Fuchs und Soos schlagen daraufhin die Herstellung des

---

[1] Scientia pharmac. **20**, 25 (1952).

Mutterkornfluidextraktes durch ein Perkolat 1 : 2 mit 70%igem Alkohol und 1% Weinsäure aus entfetteter Droge vor. Durch Gewinnung von 4 Teilperkolaten (= 8 Teilperkolate nach der Ph. Brit.) und Einstellen derselben durch Mischen nach der Ph. Brit. lassen sich noch die restlichen etwa 10% der Alkaloide für das Fluidextrakt gewinnen.

Erwähnt sei auch eine Vorschrift von I. E. MACHADO und J. SONOL[1], nach der die Droge mit zwei verschiedenen Extraktionsmitteln extrahiert wird: Man mischt 100 g entfettetes Mutterkorn mit Magnesiumoxyd, bringt das Gemisch in eine Glasstöpfelflasche, extrahiert dreimal mit je 20 ccm Äther jeweils 5 Minuten unter häufigem Umschütteln. Die ätherischen Auszüge werden abgegossen, in einer Schale gesammelt und sich selbst überlassen. Die extrahierte Droge wird vom Äther befreit, mit 50%igem Weingeist angefeuchtet und in einem Perkolator mit 50%igem Weingeist, der 2% Salzsäure enthält, perkoliert. Dem in bekannter Weise zubereiteten Fluidextrakt wird der ätherische Auszug hinzugefügt.

Nach den National Formulary IX wird das Fluidextrakt aus der entfetteten Droge mit Spiritus dilutus und 2 Vol.-% Salzsäure hergestellt. Auch kann es aus nicht entfetteter Droge bereitet werden, indem das Fett aus dem Fluidextrakt bei − 14° ausgeschieden und abfiltriert wird.

Haltbarkeit.

Daß der Alkaloidgehalt des Fluidextraktes nicht konstant bleibt, wurde verschiedentlich festgestellt, z. B. von A. HARMSMA[2], PRYBILL und MAURER[3], L. W. ROWE und W. L. SCOVILLE[4], P. CASPARIS und J. BULLET[5], S. A. SCHOU und M. TÖNNESEN[6], FUCHS und SOOS[7]. Innerhalb von 6 Monaten wurde ein Alkaloidrückgang bis zu 60% beobachtet. Es wurden deshalb zahlreiche Untersuchungen zur Stabilisierung des Alkaloidgehaltes durchgeführt. E. E. SWANSON[8] und M. IRGANG[9] fanden z. B. eine Abhängigkeit der Haltbarkeit von der Wasserstoffionenkonzentration. Am zweckmäßigsten soll sich das Gebiet von p_H 3 bis 4 erweisen, am ungeeignetsten das Gebiet von p_H 5 bis 8. Auch SCHOU und TÖNNESEN[6], L. CZAKO[10] und G. SCHUMACHER[11] fanden einen günstigen Einfluß eines Säurezusatzes auf die Haltbarkeit der Alkaloide. Von C. PINXTEREN[12] wird er dagegen bestritten.

Die Wasserstoffionenkonzentration scheint auch die Wirkung des Fluidextraktes zu beeinflussen. Wird ein Fluidextrakt nach F. F. BERG[13] vom p_H 3 durch Natronlaugezusatz auf p_H 5 und 6,8 gebracht, so nimmt nach biologischer Prüfung durch Messung der cyanotischen Flächen des Hahnenkammes die Wirkung proportional zur Natronlaugemenge ab. Wird ein Präparat vom p_H 5,7 durch Salz-

[1] Monit. Farmac. **1941**, 1282, 217 und 1283, 228.
[2] Pharmac. Weekbl. **65**, 1114 (1928). — [3] Arch. Pharmaz. **266**, 464 (1928).
[4] J. Amer. pharmac. Assoc. **20**, 1030 (1931).
[5] Schweiz. med. Wschr. **68**, 485 (1938).
[6] Dansk Tidsskr. Farmac. **2**, 33 (1940); **14**, 49 (1949).
[7] Scientia pharmac. **20**, 25 (1952).
[8] J. Amer. pharmac. Assoc. **18**, 1127 (1929).
[9] Farmac. Tid. **42**, 605 (1932); Ref. Pharmaz. Ztg. **77**, 1278 (1932).
[10] Ber. ung. pharmaz. Ges. **18**, 42 (1942).
[11] Dtsch. Apotheker-Ztg. **55**, 312 (1940).
[12] Pharmac. Weekbl. **71**, 1230 (1934).
[13] J. Amer. pharmac. Assoc. **25**, 32 (1936).

säurezusatz auf p_H 3,2 gebracht, so nimmt die Wirkung um 32% zu. Gleichzeitig getrennte Injektion des Fluidextraktes und der Säure nebeneinander bewirkt keine Wirkungssteigerung, so daß diese auf eine schnellere Resorption des sauren Fluidextraktes von der Injektionsstelle (Brustmuskel) zurückgeführt wird. Auch die Wirkung von Ergotoxinäthanolsulfonatlösungen wird in der gleichen Richtung, aber schwächer, beeinflußt.

R. HOLDERMANN[1] glaubt in den Eiweißabbauprodukten, die durch verdünnten Alkohol in das Fluidextrakt gelangen, eine Ursache für den Alkaloidrückgang zu sehen und schlägt deshalb vor, das Fluidextrakt mit absolutem Alkohol aus der entfetteten Droge zu bereiten, in dem die Eiweißabbauprodukte nicht löslich sind. In einem solchen Fluidextrakt konnte er nach 6 Monaten keinen Alkaloidrückgang feststellen. Auch IRGANG[2] schlägt die Herstellung mit absolutem Alkohol + 1% Weinsäure aus entfetteter Droge vor.

Die Erkenntnis, daß die Mutterkornalkaloide vornehmlich durch oxydative Einflüsse zerstört werden, veranlaßte verschiedene Autoren Reduktionsmittel als Stabilisatoren zu verwenden, z. B. Hydrochinon, Vitamin A-Konzentrat, unterphosphorige Säure, Natriumhypophosphit, Natriumhyposulfit, deren stabilisierende Wirkung aber nicht ausreichend war. Bei Aufbewahrung des Fluidextraktes bei tieferen Temperaturen wird die Alkaloidzersetzung verzögert. Eine beträchtliche Stabilisierung wurde bisher nur mit Ascorbinsäure erreicht, die von SCHOU und TÖNNESEN[3] beobachtet wurde. Durch einen Ascorbinsäurezusatz von 1% sank der Gehalt an wasserunlöslichen Alkaloiden nach 6 Monaten um 29%, nach 12 Monaten um 40%, an wasserlöslichen Alkaloiden um nur 13% bzw. 16%. Von dieser Erkenntnis machte auch die Ph. Danica 1948 Gebrauch, die zur Herstellung des Mutterkornfluidextraktes 1% Ascorbinsäure vorschreibt:

1000 g grob gepulvertes Mutterkorn werden mit Petroläther entfettet, dann mit einer Mischung aus 1000 g Spiritus dilutus und 85 g 7%iger Salzsäure und hierauf mit Spiritus dilutus perkoliert. Die 800 g Vorlauf werden mit 10 g Ascorbinsäure versetzt, die Nachläufe werden im Vakuum zu einem dünnen Extrakt eingedampft und dieses im Vorlauf gelöst.

FUCHS und SOOS[4] prüften den stabilisierenden Einfluß der Ascorbinsäure auf Fluidextrakte 1 : 2, die mit 70%igem Alkohol, teils mit, teils ohne Weinsäure und Ascorbinsäure aus entfetteter und nicht entfetteter Droge bereitet wurden. Die Ergebnisse veranschaulicht Tab. 49.

Auch daraus ist eine sicher stabilisierende Wirkung der Ascorbinsäure ersichtlich. Nach 6 Monaten ist der Gehalt an wasserunlöslichen und wasserlöslichen Alkaloiden nur um etwa 15% zurückgegangen, nach 12 Monaten um etwa 25%. Der Einfluß der Entfettung und der Weinsäure ist geringfügig und unregelmäßig, so daß aus dieser Versuchsreihe sich keine eindeutigen Schlüsse ziehen lassen.

L. CORUBOLO, M. GRIMS und V. PETRIČIČ[5] stellten fest, daß ein Extrakt mit einem Gehalt von 1,5% Ascorbinsäure und bei Aufbewahrung

[1] Apotheker-Ztg. 1931, 16.
[2] Farmac. Tid. 42, 605 (1932); Ref. Pharmaz. Ztg. 77, 1278 (1932).
[3] Dansk Tidsskr. Farmac. 2, 33 (1940); 14, 49 (1949).
[4] Scientia pharmac. 20, 25 (1952).
[5] Acta Pharmac. Jugoslav. 2, 58 (1952); Ref. Scientia pharmac. 21, 144 (1953).

Tabelle 49.

Extraktionsmittel	Stabilisierungs-zusatz	Alkaloidverlust in % nach					
		3 Monaten		6 Monaten		12 Monaten	
		W. un-lösliche Alkal.	W. lös-liche Alkal	W. un-lösliche Alkal.	W. lös-liche Alkal.	W. un-lösliche Alkal.	W. lös-liche Alkal.
Nicht entfettete Droge							
70%iger Alkohol	—	26	15	52	26	100	48
	1% Ascorbin-säure	17	7	18	17	32	38
70%iger Alkohol + 1% Weinsäure	—	36	5	54	31	86	49
	1% Ascorbin-säure	9	2	16	16	21	30
Entfettete Droge							
70%iger Alkohol	—	33	16	59	38	77	42
	1% Ascorbin-säure	11	10	13	17	20	27
70%iger Alkohol + 1% Weinsäure	—	37	15	59	42	83	53
	1% Ascorbin-säure	12	9	17	15	25	18

in einer verschlossenen, vollgefüllten Flasche, den Alkaloidgehalt auch
ein Jahr unverändert beibehält. In einer Flasche, die während 6 Monaten
in gewissen Zeitabständen zur Probeentnahme geöffnet wurde, nahm der
Gehalt der Gesamtalkaloide eines mit 1% Ascorbinsäure stabilisierten
Extraktes, über dem sich nur ein kleiner Luftraum befand, um 40%,
derjenige eines Extraktes, über dem der Luftraum viel größer war, um
60% ab. Ein nicht stabilisiertes Extrakt verlor unter den gleichen Bedingungen im ersten Fall 77%, im zweiten Fall 90% seines Alkaloidgehaltes. Die in der pharm. Praxis in Betracht kommenden Aufbewah-
rungstemperaturen von 5 bis 20° hatten auf die Stabilität keinen Einfluß, ebensowenig der übliche Säuregehalt im Bereiche von p_H 1,82 bis
6,05. Von anderen Substanzen bewährte sich auch ein Zusatz von 1%
Chininhydrochlorid zur Stabilisierung des Mutterkornfluidextraktes.

Nach B. SIEGFRIED und R. SCHNEIDER[1] wirkt ähnlich wie Ascorbinsäure auch ein Zusatz von 1% α-oxybenzylphosphiniger Säure stabili-
sierend auf die Mutterkornalkaloide. Die beiden reduzierenden organischen Säuren vermögen den Alkaloidverlust etwa 6 Monate lang auf ungefähr 20% zu beschränken, während derselbe in nicht stabilisierten
Fluidextrakten etwa 50% betrug. 1% Natriumbisulfit wirkte nicht sta-
bilisierend.

Qualitative Reaktionen.

Kornutinreaktion nach H. HERING[2]:

Mutterkornfluidextrakt .... 1 g
Petroläther .... 5 g
Aqua dest. .... 5 g

---

[1] Pharmac. Acta Helvetiae **28**, 169 (1953). — [2] Apotheker-Ztg. **1929**, 542.

werden in einem kleinen Scheidetrichter eine halbe Stunde kräftig geschüttelt. Die klare Wasserextraktmischung wird von dem oft trüben Petroläther getrennt und dieser entfernt. Die Extraktmischung wird wieder eingefüllt und mit 5 g Äther kräftig eine halbe Minute durchgeschüttelt und dieser in einem engen Reagenzglas mit Pipette auf etwa 2 ccm Schwefelsäure geschichtet — nicht umgekehrt, da sonst ein Aufsieden stattfindet, das den Farbring zerstört — nach Zusatz von einem Tropfen Eisenchloridlösung 1 : 100 (eine stärkere Konzentration erweist sich als unnötig, stört vielmehr durch die Eigenfarbe) nach 10 bis 30 Minuten entsteht bei vollwertiger Droge ein kräftiger, reiner blauviolett bis kornblumenblauer Ring, der noch deutlicher wird, wenn sich nach einiger Zeit die Ätherlösung klärt.

Dieser reine blauviolette Ring entsteht nur bei guten Extrakten. Bei minderwertigen Fluidextrakten ist der blauviolette Ring oben und unten von einem braun bis grauen Nebenring umsäumt, dessen Farbe innerhalb 24 Stunden auf den ganzen Ring übergeht.

H. OETTEL[1] lehnt sowohl die Kornutinreaktion als auch die Fällung mit MAYERS Reagens zum Nachweis der Mutterkornalkaloide ab, da beide Reaktionen auch in alkaloidfreien Fluidextrakten positiv ausfallen. Ebenso wie für die Droge ist nach OETTEL für das Fluidextrakt die Sodaprobe der sicherste Nachweis für die Anwesenheit von Alkaloiden:

5 ccm Secalefluidextrakt werden mit 10%iger Sodalösung (etwa 5 gtts.) alkalisch gemacht und mit 20 ccm Äther während 10 Minuten häufig geschüttelt. Die Ätherschicht wird dreimal mit je 10 ccm Wasser ausgewaschen, denen jedesmal ein Tropfen Sodalösung (10%ig) zugesetzt ist, wodurch die Farbstoffe entfernt werden. Der völlig klare, farblose Äther wird schließlich mit 10 ccm 1%iger Weinsäurelösung ausgeschüttelt. In der durch gelindes Erwärmen vom Äther befreiten und wieder abgekühlten Weinsäurelösung muß durch einige Tropfen 10%iger Sodalösung eine deutliche, weißflockige Fällung entstehen. Der Niederschlag mit Eisessig aufgenommen gibt eine deutliche Kornutinreaktion.

Alkaloidbestimmung.

Maßanalytische Methoden.

Die Bestimmung der Alkaloide wird meist colorimetrisch durchgeführt, da für dieses Verfahren nur wenige ccm erforderlich sind. Die maßanalytischen und gravimetrischen Methoden gehen von etwa 100 g Fluidextrakt aus, lassen sich aber mit den üblichen Laboratoriumsgeräten ausführen. Solche Methoden wurden ausgearbeitet, z. B. von A. PRYBILL und K. MAURER[2] in Anlehnung an die DAB 6-Methode für die Droge, von PH. FISCHER und PH. HORKHEIMER[3] und R. HOLDERMANN[4] ohne Abdestillieren des Alkohols. Dieses Verfahren wurde auch von H. KÁUL[5] als brauchbar befunden, der es für 40 g Fluidextrakt umarbeitete und es veränderte. Es lautet folgendermaßen:

In einer Flasche von etwa 200 ccm werden 40 g Fluidextrakt mit 2 g Magnesia usta kräftig durchgeschüttelt und 40 ccm einer Mischung aus gleichen Teilen Chloroform und Xylol hinzugefügt. Das Gemisch wird unter kräftigem Umschütteln eine Viertel- bis halbe Stunde stehengelassen und der emulsionsartigen Mischung 7 g Traganthpulver hinzugesetzt und bis zum Zusammenballen des Traganthschleimes geschüttelt. Die klare Chloroformxylolmischung wird durch ein Wattebäuschchen

---

[1] Naunyn-Schmiedebergs Arch. exp. Pathol. Pharmakol. **1930**, H. 3, 4; Ref. Pharmaz. Ztg. **1930**, 680.
[2] Pharmaz. Ztg. **1928**, 46. — [3] Süddtsch. Apotheker-Ztg. **1928**, 43.
[4] Süddtsch. Apotheker-Ztg. **1928**, 57. — [5] Süddtsch. Apotheker-Ztg. **1928**, 195.

filtriert. Davon werden 25 ccm (= 25 g Fluidextrakt) in ein Stöpselkölbchen ab-
pipettiert, 20 ccm n/10-Salzsäure hinzugefügt und kräftig durchgeschüttelt. Nach
der Schichtentrennung kann die überschüssige Salzsäure sofort in der wäßrigen
Schicht mit n/10-Kalilauge und Methylorange als Indicator zurücktitriert werden.
Der Verbrauch an n/10-Säure multipliziert mit dem Äquivalent der Mutterkornalkaloide gibt den Gehalt der Gesamtbasen an. Nach dem DAB 6 entspricht 1 ccm
n/10-Salzsäure 0,06 g Alkaloiden.

Wenn auch die Chloroformxylolmischung die Titration keineswegs stört, so
kann sie auch in bekannter Weise vor der Titration durch Ausschütteln mit der
vorgeschriebenen Menge n/10-Säure und Nachwaschen mit Wasser im Scheidetrichter entfernt werden.

Colorimetrische Methoden.

Die colorimetrischen Methoden mit p-Dimethylaminobenzaldehyd
entsprechen den Methoden für die Droge (Bd. I, S. 322) und unterscheiden sich von diesen nur durch die Alkaloidextraktion aus einer alko-
holisch-wäßrigen Lösung, die für die wasserlöslichen Alkaloide langwierig
sein kann. Die Trennung der wasserunlöslichen und wasserlöslichen Alkaloide wird deshalb auf verschiedene Weise vorgenommen. C. N. HAMPSHIRE
und G. R. PAGE[1] z. B. extrahieren zur Bestimmung der Gesamtalkaloide
25 ccm Fluidextrakt nach dem Alkalisieren mit Ammoniak mindestens
6 Stunden im Perforator mit Äther. Die wasserlöslichen Alkaloide werden
durch fünfmaliges Ausschütteln einer ätherischen Lösung mit schwach
ammoniakalischem Wasser abgetrennt. P. CASPARIS und J. BULLET[2] extrahieren die wasserunlöslichen Alkaloide aus einer wäßrigen Weinsäurelösung nach dem Alkalisieren mit Tetrachlorkohlenstoff und bestimmen
in der wäßrigen Lösung die wasserlöslichen Alkaloide. Durch Emulsionsbildung soll jedoch die Ausschüttelung erschwert sein. S. A. SCHOU und
M. TÖNNESEN[3] führen die Trennung der wasserunlöslichen und wasserlöslichen Alkaloide durch Einhalten eines bestimmten pH-Wertes aus:
Sie extrahieren aus 20 ccm Fluidextrakt, das mit etwa 30 ccm Wasser
verdünnt wurde, zuerst bei pH 4 durch achtstündige Perforation mit
Äther die wasserunlöslichen Alkaloide. Aus der ätherischen Lösung werden die störenden Farbstoffe durch Ausschütteln mit einer Phosphatpufferlösung von pH 9,2 entfernt und anschließend mit einer wäßrigen
Weinsäurelösung die Alkaloide extrahiert. Das bei schwach saurer Reaktion extrahierte Fluidextrakt wird alkalisiert und hierauf werden die
wasserlöslichen Alkaloide mit Äther 8 Stunden lang im Perforator
extrahiert.

**Methode von P. Fischer-Jörgensen und M. Tönnesen[4] bzw. der
Ph. Danica IX.** FISCHER-JÖRGENSEN und TÖNNESEN entfernen störende
Farbstoffe durch Adsorption an Aluminiumoxyd und trennen die wasserunlöslichen und wasserlöslichen Alkaloide durch Ausschütteln bei einem
pH von 6,8. Dieses Verfahren wurde auch in die Ph. Danica IX, 1948,
aufgenommen, jedoch läßt diese die Alkaloide durch einen colorimetrischen Vergleich mit einer Standardlösung als Grenzwertbestimmung er-

[1] Quart. J. Pharmac. Pharmacol. **11**, 57 (1938).
[2] Schweiz. med. Wschr. **68**, 485 (1938).
[3] Dansk Tidsskr. Farmac. **12**, 279 (1938).
[4] Dansk Tidsskr. Farmac. **14**, 134 (1940).

mitteln. Zur genauen Bestimmung wird man eine colorimetrische Messung ausführen, wie sie bei der Droge oder bei dem folgenden Verfahren von FUCHS und SOOS angegeben ist. A. SILBER und T. SCHULZE[1] schütteln allerdings die wasserlöslichen Alkaloide nicht bei p_H 6,8, sondern bei p_H 8,0 aus. Näheres siehe Bd. I, S. 329.

7,5 g Fluidextrakt werden auf eine Aluminiumoxydsäule von 11 cm Höhe und 1,2 cm Durchmesser gegossen, indem mit 1 ccm Wasser nachgewaschen wird, und die Flüssigkeit in die Aluminiumoxydsäule gesaugt.

Dann werden die Alkaloide mit 70 ccm Äther eluiert und aus dem Filtrat die wasserlöslichen Alkaloide mit 20, 15, 15, 10, 10 ccm Phosphatpufferlösung von p_H 6,8 ausgeschüttelt. Die Ausschüttelungen werden in einen Meßkolben von 100 ccm filtriert, das Filter mit Phosphatpufferlösung nachgewaschen und auf 100 ccm aufgefüllt. 5 ccm werden mit 10 ccm p-Dimethylaminobenzaldehyd-Reagens versetzt und nach 5 Minuten in Reagenzgläsern von 16 mm × 160 mm colorimetriert. Die blaue Farbe entspricht einem Gehalt von 16 g Ammoniumnitrat in 1,8 ccm Kupfersulfatlösung, 7,2 ccm 2 n-Ammoniaklösung und Wasser bis zu einem Volumen von 100 ccm. Diese Farbe entspricht einem Gehalt von mindestens 0,02% wasserlöslichen Alkaloiden, berechnet als Ergometrin.

Die extrahierte ätherische Lösung wird mit 50, 10, 10 ccm einer Mischung von 10 ccm 2 n-Weinsäure und 90 ccm Wasser ausgeschüttelt. Die wäßrigen Ausschüttelungen werden in einen 100 ccm-Meßkolben filtriert, das Filter wird mit Wasser nachgewaschen und das Filtrat auf 100 ccm aufgefüllt. 5 ccm werden mit 10 ccm p-Dimethylaminobenzaldehyd-Reagens gemischt und die Farbe wie oben verglichen. Sie darf nicht schwächer sein als eine Lösung von 16 g Ammoniumnitrat in 3,10 ccm Kupfersulfatlösung, 8,0 ccm 2 n-Ammoniakflüssigkeit und Wasser von einem Gesamtvolumen von 100 ccm. Dies entspricht einem Mindestgehalt von 0,06% wasserunlöslichen Alkaloiden, berechnet als „Ergotoxin" ($C_{35}H_{39}O_5N_5$).

Methode von L. Fuchs und E. Soos[2]. FUCHS und SOOS haben ihr Verfahren der Alkaloidbestimmung für die Droge auf das Fluidextrakt übertragen. Vor der Bestimmung wird der Alkohol verjagt, weil er die quantitative Fällung der wasserunlöslichen Alkaloide behindern kann. Außerdem unterstützen sie die Ausschüttelung der Gesamtalkaloide durch einen Zusatz von Ammoniumsulfat. Liegt ein *Extr. spissum* oder ein *Extr. siccum* vor, so löst man eine entsprechende Menge in möglichst wenig Wasser und führt die Bestimmung in analoger Weise durch:

6 g des flüssigen Mutterkornextraktes werden in einer Glasschale auf dem Wasserbade bis zur vollständigen Entfernung des Alkohols eingeengt. Den Rückstand spült man mit 5 ccm Wasser in einen 150 ccm fassenden Scheidetrichter und wäscht die Schale noch zweimal mit je 2 ccm Wasser nach. Hierauf fügt man 3 g Ammonsulfat und 2 ccm Ammoniakflüssigkeit (10%) hinzu und prüft, ob die Flüssigkeit gegen Lackmuspapier alkalisch reagiert. Wenn dies nicht der Fall ist, wird noch bis zur deutlich alkalischen Reaktion Ammoniakflüssigkeit tropfenweise hinzugefügt. Sodann schüttelt man dreimal 5 Minuten lang je 40 ccm Äther (peroxydfrei) aus, erwärmt die vereinigten klaren Ätheranteile in einem Kölbchen bis zum beginnenden Sieden und engt unter Absaugen der Dämpfe auf etwa ein Drittel ein. Nach dem Erkalten bringt man die ätherische Flüssigkeit in einen 150 ccm fassenden Scheidetrichter, spült den Kolben dreimal mit wenigen ccm Äther nach und schüttelt fünfmal 2 Minuten lang mit je 5 ccm 1%iger wäßriger Weinsäurelösung aus. Die in einer Glasschale von 6 bis 8 cm Durchmesser vereinigten weinsauren Lösungen werden durch Erwärmen auf dem Wasserbade von dem darin gelösten Äther befreit und auf etwa 20 ccm eingeengt. Nach dem Erkalten bringt man die Lösung in einen 25 ccm-Meßkolben und füllt unter Nachspülen der Glasschale mit Wasser bis zur Marke auf (Lösung A = 6 g flüssiges Mutterkornextrakt.)

[1] Pharmazie 8, 675 (1953). — [2] Scientia pharmac. 20, 25 (1952).

a) Gesamtalkaloide, berechnet als Ergotamin ($C_{33}H_{35}O_5N_5$). 2 ccm der Lösung *A*
werden mit 4 ccm einer 1%igen wäßrigen Weinsäurelösung verdünnt (bei alkaloidärmeren Fluidextrakten ist die Lösung *A* nur im Verhältnis 1 + 1 oder gar nicht
zu verdünnen) und 2 ccm dieser Mischung mit 4 ccm des Dimethylaminobenzaldehyd-Reagens versetzt und durchgemischt, worauf nach 20 Minuten die Messung
der Extinktion *E* der blaugefärbten Lösung im Pulfrichschen Stufenphotometer
bei Verwendung des Spektralfilters S 61 und einer Schichtdicke von 1 cm vorgenommen wird. Hierbei ist die Gegenküvette mit einer Mischung von 1 Volumen-
teil 1%iger wäßriger Weinsäurelösung und 2 Volumenteilen des Dimethylaminobenzaldehyd-Reagens zu füllen. Falls sich bei der Messung für eine Schichtdicke
der Farblösung von 1 cm ein höherer Extinktionswert als 1,20 ergibt, ist die Farbreaktion unter sonst gleichen Bedingungen mit einer noch weiter verdünnten Probe
der Lösung *A* zu wiederholen (z. B. mit 2 ccm einer Mischung von 1 ccm der
Lösung *A* und 3 ccm oder 4 ccm einer 1%igen Weinsäurelösung). Die Messung kann
selbstverständlich mit jedem Spektralphotometer ausgeführt werden.

Der Gehalt an Gesamtalkaloiden (ber. als Ergotamin) ergibt sich dann durch
die Gleichung $\dfrac{E \cdot 10{,}65 \cdot V}{240} = \%$ Gesamtalkaloide (ber. als Ergotamin) im
flüssigen Mutterkornextrakt, wobei *V* die zur Messung notwendig gewesene Verdünnung der Lösung *A* ($V = 3$, wenn 2 ccm der Lösung *A* mit 4 ccm 1%iger Weinsäurelösung verdünnt wurden) und $E\left(= \log \dfrac{I_0}{I}\right)$ die bei 1 cm Schichtdicke
(Spektralfilter S 61) abgelesene Extinktion bedeuten.

Wird mit einem Colorimeter gearbeitet, so ist als Vergleichslösung eine etwa
10 mg-%ige Lösung von reinem Ergotaminextrakt genau bekannten Gehaltes
(berechnet als Ergotaminbase) in 1%iger Weinsäurelösung zu verwenden, mit der
in gleicher Weise wie mit der entsprechenden Verdünnung der Lösung *A* die Farbreaktion auszuführen ist. Der Unterschied in der Farbintensität beider Lösungen
soll hierbei nicht mehr als 20% betragen. Die Berechnung erfolgt dann nach
der Gleichung $\dfrac{P \cdot V}{240} = \%$ Gesamtalkaloide (ber. als Ergotamin) im flüssigen
Mutterkornextrakt, wobei *V* die zur Bestimmung notwendig gewesene Verdünnung
der Lösung *A* und *P* den in dieser Verdünnung der Lösung *A* ermittelten Gehalt
an Gesamtalkaloiden (ber. als Ergotaminbase) in mg-% bedeuten. Bei der colorimetrischen Bestimmung ist zu berücksichtigen, ob das als Standardsubstanz verwendete reine Ergotamintartrat 2 Mol Kristallmethanol enthält (= 84,5% Ergotamin) oder nicht (= 88,6% Ergotamin).

b) Wasserlösliche Alkaloide, berechnet als Ergometrin ($C_{19}H_{23}O_2N_3$). 20 ccm der
Lösung *A* (= 4,8 g flüssiges Mutterkornextrakt) werden in einem tarierten, 50 ccm
fassenden Erlenmeyerkölbchen mit Schliffstopfen tropfenweise mit Ammoniakflüssigkeit (10%) versetzt, bis eben eine beim Umschwenken der Lösung bestehenbleibende Trübung entsteht. Dann fügt man noch 1 bis 2 Tropfen Ammoniakflüssigkeit zu, bringt 2,5 g fein gepulvertes Ammonsulfat in das Kölbchen und löst
durch Umschwenken. Nun prüft man mit Lackmuspapier, ob die Lösung schwach
alkalisch reagiert, und fügt, falls dies nicht mehr der Fall sein sollte, nochmals
tropfenweise Ammoniakflüssigkeit bis zur schwach alkalischen Reaktion zu.
Schließlich wird das Gewicht des Gemisches mit Wasser auf 26,5 g (= 25 ccm bei
20° = 4,8 g flüssiges Mutterkornextrakt) gebracht und 12 Stunden an einem kühlen
Platz (am besten in einem Eisschrank) stehengelassen. Man filtriert man durch ein
kleines trockenes Filter von etwa 5 cm Durchmesser (Blauband Schleicher & Schüll),
wobei der Trichter mit einem Uhrglas bedeckt wird. Die ersten 10 ccm des Filtrates
werden verworfen und erst die weiteren 5 bis 8 ccm für die photometrische bzw.
colorimetrische Bestimmung des Gehaltes an wasserlöslichen Alkaloiden verwendet (Lösung *B*).

2 ccm der Lösung *B* werden mit 4 ccm des Dimethylaminobenzaldehyd-
Reagens versetzt und durchgemischt. Nach 20 Minuten führt man wie bei der
Bestimmung der Gesamtalkaloide die Messung der Extinktion (*E*) der blau-
gefärbten Lösung im Pulfrichschen Stufenphotometer bei Verwendung des
Spektralfilters S 61 und einer Schichtdicke von 1 cm durch.

$$\frac{E \cdot 5{,}95}{192} = \% \text{ wasserlösliche Alkaloide (ber. als Ergometrin) im flüssigen}$$

Mutterkornextrakt. Wird mit einem Colorimeter gearbeitet, so ist als Vergleichslösung die bereits bei der Bestimmung des Gesamtalkaloidgehaltes benützte Lösung von reinem Ergotamintartrat zu verwenden, mit der in geeigneter Verdünnung die Farbreaktion ausgeführt wird. Der Unterschied in der Farbintensität beider Lösungen soll hierbei nicht mehr als 20% betragen. Die Berechnung erfolgt hier nach der Gleichung $\dfrac{Q \cdot 0{,}599}{192} = \%$ wasserlösliche Alkaloide (ber. als Ergometrin) im flüssigen Mutterkornextrakt, wobei Q den entsprechend der Ergometrinvergleichslösung auf Ergotamin berechneten Gehalt der Lösung B in mg-% bedeutet. 0,599 ist der Umrechnungsfaktor, den man benötigt, um den Gehalt einer Lösung an Ergometrin zu berechnen, die bei der Reaktion mit dem Dimethylaminobenzaldehyd-Reagens die gleiche Farbintensität ergibt wie eine Ergotaminlösung bekannten Gehaltes. Dieser Faktor entspricht dem Verhältnis der Molekulargewichte der beiden Alkaloidbasen und wurde von FUCHS und SOOS auch experimentell bestätigt.

c) *Wasserunlösliche Alkaloide*, berechnet als Ergotamin ($C_{33}H_{35}O_5N_5$). Der Gehalt des flüssigen Mutterkornextraktes an wasserunlöslichen Alkaloiden (ber. als Ergotamin) ergibt sich durch Subtraktion des mit 1,79 multiplizierten Gehaltes des Extraktes an wasserlöslichen Alkaloiden, berechnet als Ergometrin (b) von dem Gehalt des Präparates an Gesamtalkaloiden, berechnet als Ergotamin (a).

$a - (b \cdot 1{,}79) = \%$ wasserunlösliche Alkaloide (ber. als Ergotamin) im flüssigen Mutterkornpräparat.

Die Herstellung des p-Dimethylaminobenzaldehyd-Reagens ist im Bd. I, S. 326 angegeben.

Bestimmung der wasserunlöslichen und wasserlöslichen Alkaloide von
B. Siegfried und R. Schneider[1].

SIEGFRIED und SCHNEIDER bestimmen die wasserlöslichen und wasserunlöslichen Alkaloide ähnlich wie die Ph. Danic. 1948, indem sie nach einer chromatographischen Reinigung der Alkaloide mit Aluminiumoxyd die wasserlöslichen Alkaloide mit einer Phosphatpufferlösung von p_H 6,8 und die wasserunlöslichen Alkaloide mit Weinsäure aus einer ätherischen Lösung ausschütteln:

Etwa 4 g Fluidextrakt (genau gewogen) werden in ein Glasrohr (etwa 22 cm lang und 10 mm Innendurchmesser) gegossen, das 10 g Aluminiumoxyd für Chromatographie enthält und das Gefäß mit 1 ccm Wasser nachgewaschen. Man läßt die Flüssigkeit bei schwachem Vakuum durch die Aluminiumoxydsäule fließen. Dann wird die Säule mit 120 ccm Narkoseäther nachgewaschen, den man stets frisch aufgießt, wenn die vorhergehende Partie gerade im Aluminiumoxyd verschwindet. Die abgelaufene, schwach gelbe Ätherlösung wird in einen Scheidetrichter gegossen und die Saugflasche mit soviel Narkoseäther nachgewaschen, daß 130 ccm vorhanden sind. Nun wird noch mit 20 ccm Phosphatpufferlösung p_H 6,8 nachgewaschen und die Ätherlösung damit ausgeschüttelt. Es wird noch viermal mit je 15, 15, 10 und 10 ccm Phosphatpufferlösung ausgeschüttelt. Dabei ist auf eine ganz saubere Abtrennung der Schichten zu achten. Die vereinigten Ausschüttelungen werden im Vakuum bei gewöhnlicher Temperatur vom gelösten Äther befreit und in einem Meßkolben mit Wasser auf 100 ccm ergänzt.

5 ccm dieser Lösung werden mit 10 ccm Reagens versetzt und nach 20 Minuten die Farbintensität gemessen = Wert I.

Die nach dem Ausschütteln mit Phosphatpufferlösung zurückbleibende Ätherlösung wird jetzt mit je 20, 15, 10 und 10 ccm 1%iger Weinsäurelösung ausgeschüttelt. Nach dem Entfernen des gelösten Äthers im Vakuum wird mit Wasser

---

[1] Pharmac. Acta Helvetiae **28**, 169 (1953).

auf 100 ccm ergänzt. Mit 5 ccm wird die colorimetrische Bestimmung ausgeführt = Wert II.

Berechnung: Wert I = wasserlösliche Alkaloide. Aus einer mit Ergometrin-(Ergonovin)-Base aufgenommenen Eichkurve wird die zugehörige Menge in mg Ergometrin abgelesen. Es kann auch aus einer Ergotamin-Eichkurve die der Farbintensität entsprechende Menge Ergotaminbase ermittelt und das Resultat mit dem Umrechnungsfaktor 0,559 multipliziert werden.

Wert II = wasserunlösliche Alkaloide. Aus einer Ergotamineichkurve wird die der Farbintensität entsprechende Menge in mg ermittelt und als Ergotaminbase berechnet.

Phosphatpufferlösung p_H 6,8: Gleiche Volumen $^1/_{15}$ mol. bibasische Natriumphosphatlösung und $^1/_{15}$ mol. einbasische Kaliumphosphatlösung werden gemischt. Nach A. SILBER und T. SCHULZE[1] werden die wasserlöslichen Alkaloide vorteilhafter mit einer Pufferlösung von pH 8 ausgeschüttelt.

Infusum und Decoctum.

In einem wäßrigen Infusum wird das Ergometrin vorhanden sein und die wasserunlöslichen Basen nur so weit als sie in löslicher Salzform in der Droge vorliegen. Durch einen Säurezusatz wird ihre Löslichkeit beträchtlich erhöht werden können. J. A. PINXTEREN[2] fand z. B. folgende Alkaloidausbeuten bei Infusen mit und ohne Säurezusatz:

Wasser ohne Zusatz 13,7%
Wasser + 0,5% Salzsäure 22,2%
Wasser + 1,0 Salzsäure 8,2%
Wasser + 1% Citronensäure 25,4%

Damit dürfte bei 0,5% Salzsäure das Optimum liegen, da ein höherer Zusatz scheinbar eine beträchtliche Alkaloidmenge zerstört. Deshalb wird sich besonders die Citronensäure bewähren.

G. SCHUMACHER[3] bestimmte in 2 Dekokten den Gehalt an wasserunlöslichen und wasserlöslichen Alkaloiden colorimetrisch mit p-Dimethylaminobenzaldehyd mit folgenden Ergebnissen:

	Wasserunlösliche Alkaloide mg-%	Ergometrin mg-%	
Droge	115	36	
1. Dekokt 20 : 200	Spur	31	berechnet
2. Dekokt mit 1% Weinsäure ..	70	4	auf die Droge

In dem rein wäßrigen Dekokt wird annähernd das gesamte Ergometrin ohne wasserunlösliche Alkaloide extrahiert. Wird der Rückstand mit 1% Weinsäure behandelt, so werden etwa 60% der wasserunlöslichen Alkaloide in das Dekokt übergeführt.

Semen Colae.

Extractum Colae fluidum.

Zur Extraktion der oxydierten, nicht stabilisierten Colanüsse wird meist 60%iger Alkohol verwendet. Nach K. SCHULZE[4] sind Colafluid-

[1] Pharmazie 8, 675 (1953).
[2] Pharmac. Weekbl. 71, 1230 (1934); Ref. Jber. Pharmaz. 70, 28 (1935).
[3] Dtsch. Apotheker-Ztg. 55, 312 (1940). — [4] Apotheker-Ztg. 1929, 1435.

extrakte, die mit Spiritus dilutus hergestellt werden, hochwertige Präparate, da sie bezüglich des Coffeingehaltes und der Begleitstoffe die wirksamsten Extrakte darstellen und der Coffeingehalt mindestens 13 Monate erhalten bleibt. Ein gelegentlich vorgeschlagener Zusatz irgendwelcher Säuren ist nach SCHULZE zwecklos, da die beste Coffeinausbeute im Fluidextrakt mit 70 bis 90 vol.-%igem Alkohol erzielt wird. M. EMANUELLI[1] erhielt dagegen mit einem geringen Salzsäurezusatz eine höhere Coffeinausbeute. EMANUELLI empfiehlt auch zur Herabsetzung des Gerbstoffgehaltes eine Behandlung mit Hautpulver.

Bei der Coffeinbestimmung des Ergänzungsbuches im Colafluidextrakt genügt es nach K. SCHULZE, die Chloroformmischung statt 5 Minuten nur 2 Minuten zu schütteln und das Coffein nach dem Verdunsten des Chloroforms noch weitere 10 Minuten auf dem siedenden Wasserbade und nicht im Trockenschrank bei 100° zu trocknen.

Nach F. DUCOMMUN[2] soll für die Extraktion der stabilisierten Droge 70%iger Alkohol benützt werden, da durch die Stabilisierung die Stärke teilweise verkleistert ist und die Perkolation mit schwächerem als mit 70%igem Alkohol nicht möglich oder sehr erschwert ist. Mit stärkerem Alkohol werden zwar weniger indifferente Stoffe extrahiert, so daß das Trockenextrakt um so mehr an Coffein und Colatin angereichert ist, aber die Extraktion beider Stoffe verläuft langsamer wegen der abnehmenden Löslichkeit mit steigender Alkoholkonzentration. Mit 90%igem Alkohol werden z. B. nur 50 bis 60% Wirkstoffe extrahiert. Zur erschöpfenden Extraktion mit 70%igem Alkohol ist die vier- bis fünffache Menge erforderlich.

H. GRIFFON, M. PÉRONNET und J. BARBAUD[3] untersuchten, ob das Coffein im Fluidextrakt und im Trockenextrakt in freier oder gebundener Form vorliegen würde. Das gebundene Coffein spalten sie mit Ammoniak oder Magnesiumoxyd und ermitteln es aus der Differenz des freien und des gesamten Coffeins, wofür sie folgende Ausführung angeben:

Bestimmung des freien Coffeins. 10 g Fluidextrakt oder 2 g Trockenextrakt (gelöst in 10 ccm Wasser) werden mit ungefähr 100 g wasserfreiem Natriumsulfat verrieben, so daß eine pulverförmige trockene Masse entsteht, welche in eine mit Watte verschlossene Glasröhre gefüllt wird; außerdem wird das Glasrohr vorher mit einer geringen Schichte Aktivkohle und einer zweiten Schicht wasserfreiem Natriumsulfat beschickt. Die ganze Masse wird mit 150 ccm Chloroform extrahiert, die Flüssigkeit aufgefangen und das Lösungsmittel verdampft. Durch die Behandlung mit Aktivkohle erhält man das Coffein in vollkommen kristallisierter und reiner Form und kann es bei 100° bis zur Gewichtskonstanz trocknen.

Bestimmung des Gesamtcoffeins. 10 g Fluidextrakt oder 2 g Trockenextrakt (gelöst in 10 ccm Wasser) werden entweder mit 7 ccm Ammoniakflüssigkeit oder 7 g Magnesiumoxyd versetzt, eine Stunde im geschlossenen Gefäß stehengelassen und nachher mit wasserfreiem Natriumsulfat verrieben und mit Chloroform, wie oben angegeben, behandelt. Wenn die Menge Gesamtcoffein als P und die Menge des freien Coffeins als p bezeichnet wird, so ergibt sich aus der Differenz der beiden die Menge an gebundenem Coffein.

---

[1] Giorn. Farmac. Chim. Sci. affini **1935**, 253.
[2] Pharmac. Acta Helv. **18**, 1, 73 (1943).
[3] Ann. Pharmac. Franç. **10**, 433 (1952); Ref. Scientia pharmac. **21**, 216 (1953).

Die Autoren fanden, daß Fluidextrakte und Trockenextrakte, gleichgültig, ob von stabilisierter oder nicht stabilisierter Droge ausgegangen wurde, das Coffein nur in freier Form enthalten, da durch Anwendung von Wasser und höheren Temperaturen bei der Herstellung beider Extrakte die Coffeinbindung bereits hydrolytisch gespalten wird. In einem Nebulisat dagegen, bei dem das Perkolat sehr rasch und bis zur absoluten Trockene bei möglichst niedriger Temperatur verdampft wird, unter weitgehendster Ausschaltung hydrolytischer Prozesse, bleiben die Inhaltsstoffe größtenteils in genuiner gebundener Form erhalten. Von 9% Gesamtcoffein waren z. B. 6,5% in gebundener Form vorhanden.

Colatinbestimmung nach F. Ducommun[1]. Zur Bestimmung des Catechinderivates, Colatin, benützt Ducommun die Grünfärbung der Catechine mit Eisenchloridlösung, deren Stärke colorimetrisch gemessen und mit einer Standardkurve von reinem Cola-Catechin verglichen wird : In alkoholischen Extraktlösungen müssen Wasser und Tannine beseitigt werden :

In einer Porzellanschale werden 1 g Perkolat, Fluidextrakt oder Tinktur mit 2 g Kaolin vermischt, auf dem Wasserbade zur Trockene eingedampft und mit einem Glasstab verrieben. Das Pulver wird in einem Kolben mit Rückflußkühler zweimal am Wasserbade mit je 30 ccm Essigäther (wasserfrei) extrahiert. Die Lösungen werden vereinigt, filtriert, zur Trockene eingedampft und der Rückstand mit 5 ccm siedendem Wasser aufgenommen. Nach vollkommenem Erkalten werden 10 ccm 0,3%ige Gelatinelösung zugesetzt, nach einigen Minuten auf 100 g mit Wasser ergänzt, 0,5 g Kaolin zugefügt, geschüttelt und filtriert.

Zur colorimetrischen Bestimmung wird die 1 cm-Küvette des Colorimeters von Lange mit 11 ccm Extraktlösung gefüllt, mit 3 Tropfen 10%iger Eisenchloridlösung ($FeCl_3 + 6 H_2O$) versetzt, nach 10 Minuten die Absorption gemessen und der Wert aus einer Standardkurve abgelesen (Bd. I, S. 352).

Im Fluidextrakt aus stabilisierter Droge oder das durch Auflösen des Trockenextraktes hergestellt wurde, fand Ducommun nach 3 Monaten keine Abnahme des Catechingehaltes von 3,8%, so daß im Gegensatz zu Griffon und Mitarbeitern auch den flüssigen Präparaten eine gewisse Stabilität des Colatin-Coffeins zukommen dürfte.

Extractum Colae siccum.

Zur Gewinnung eines Trockenextraktes wird das Perkolat ohne Filtration im Vakuum eingedampft. Durch die Filtration etwa ausgeschiedener Stoffe zur Reinigung des Extraktes geht eine beträchtliche Coffeinmenge verloren. Bisweilen tritt auch eine Trennung des Extraktes in zwei Schichten durch Ausscheidung harzartiger Stoffe ein, so daß das Extrakt körnig wird. Um diese Ausscheidung zu vermeiden oder auf längere Zeit hinaus zu verzögern, wird das Perkolat zur weichen Extraktkonsistenz eingedampft und dann mit $^1/_8$ seines Gewichtes mit 80%igem Alkohol gleichmäßig verrieben und dann zum Trockenprodukt eingedampft.

Coffeinbestimmung nach dem Cod. gall. 1949. 3 g Extrakt werden in 10 ccm Wasser gelöst und mit 15 g Magnesiumoxyd zu einem gleichmäßigen pulverigen Brei verrieben und eine Stunde stehengelassen oder im Vakuum getrocknet. Die

---

[1] Pharmac. Acta Helvetiae **18**, 1, 73 (1943).

Masse wird in einem tarierten 250 ccm-Kolben mit 150 g Chloroform 45 Minuten auf dem Wasserbade unter Rückflußkühlung zum Sieden erhitzt. Nach dem Erkalten wird das Chloroform auf das ursprüngliche Gewicht ergänzt, die Lösung filtriert und von 100 g Filtrat (= 2 g Extrakt) wird das Chloroform aus einem tarierten Kölbchen auf dem Wasserbade abdestilliert, der Rückstand bis zur Gewichtskonstanz bei 100° getrocknet und gewogen. Das Trockenextrakt soll 5% Coffein enthalten und muß vor Feuchtigkeit geschützt aufbewahrt werden.

Catechinbestimmung nach F. Ducommun[1]. 0,1 g Extrakt werden auf dem Wasserbade in 2 g 60%igem Alkohol gelöst, mit 2 g Kaolin versetzt und das Lösungsmittel auf dem Wasserbade abgedampft. Der Rückstand wird gepulvert und in einem Erlenmeyerkolben mit Rückflußkühlung mit 30 ccm Essigäther 10 Minuten lang zum Sieden erhitzt. Hierauf wird filtriert und der Rückstand noch einmal in gleicher Weise extrahiert. Die vereinigten Filtrate werden zur Trockene eingedampft, der Rückstand in 5 ccm warmem Wasser aufgenommen und mit kaltem Wasser auf 100 g ergänzt. Dann werden 0,5 g Kaolin zugefügt, geschüttelt und filtriert. Das Filtrat wird wie bei der Droge (Bd. I, S. 352) angegeben weiter behandelt. Ducommun fand in Extrakten aus stabilisierter Droge Werte von 18 bis 23% Catechin.

Tinctura Colae.

Nach J. Mikó[2] wird bei der Herstellung der Tinktur die Droge durch Maceration nicht vollkommen erschöpft und die aus fein gepulverter Droge bereitete Tinktur enthält mit 85% Ausbeute um etwa 10% Coffein mehr als die aus grobem Pulver bereitete Tinktur mit 75% Ausbeute.

Coffeinbestimmung nach J. Mikó. In einer Porzellanschale werden 40 g Tinktur auf dem Wasserbade bis auf 5 g eingedampft. Der Rückstand wird mit 15 ccm heißem Wasser aufgenommen und in einen Scheidetrichter gebracht. Nach dem Abkühlen werden 2 ccm Ammoniaklösung und 100 ccm Chloroform hinzugegeben und nach 20 Minuten wird kräftig geschüttelt. Nach der Schichtentrennung werden 50 ccm Chloroform abgelassen und in einer Abdampfschale auf dem Wasserbade verdunstet. Der Rückstand wird in 3 ccm Chloroform gelöst, zur Entfernung der Farbstoffe 20 ccm n/10-Schwefelsäure hinzugefügt und das Chloroform abermals verdunstet. Die in der Schale zurückgebliebene Schwefelsäurelösung wird in einen Scheidetrichter filtriert und mit einigen ccm Wasser nachgespült. Die Flüssigkeit wird mit etwa 2,5 ccm 5,0 n-Ammoniaklösung alkalisiert und mit 50, 40, 30, 20 ccm Chloroform ausgeschüttelt. Die vereinigten Chloroformmengen werden auf dem Wasserbade langsam und vorsichtig in einer gewogenen Schale eingedampft, der Rückstand getrocknet und gewogen. Der Coffeingehalt soll 0,25% betragen.

Die Colatinbestimmung ist unter Extractum Colae fluidum angegeben.

Vinum Colae.

Colawein wird durch Mischen von 5 bis 10% Colafluidextrakt mit Xeres- oder Malagawein und 10% Sirup hergestellt. Nach etwa 14 Tagen tritt Trübung und Bodensatzbildung ein. Im filtrierten Wein ist der ursprüngliche Coffeingehalt enthalten. Dagegen sind die Catechine, wenn ein Fluidextrakt aus stabilisierter Droge benützt wurde, nach F. Ducommun[1] weder im Filtrat noch im Rückstand vorhanden. Für die Herstellung des Colaweines ist demnach die Verwendung eines stabilisierten Fluidextraktes nicht zweckmäßig.

Coffeinbestimmung nach F. Ducommun[1]. 50 g Wein werden auf etwa 15 g eingedampft. Diese werden mit 2 g Wasser und 2 g Ammoniakflüssigkeit in einen

---

[1] Pharmac. Acta Helvetiae **18**, 1, 73 (1943).
[2] Pharmaz. Zentralhalle Deutschland **1933**, 301.

Schütteltrichter gespült und mit 100 g Chloroform 30 Minuten lang kräftig geschüttelt. Nach der Schichtentrennung werden 90 g Chloroform (= 45 g Wein) auf
dem Wasserbade eingedampft, der Rückstand wird mit 5 ccm Chloroform und
10 ccm Wasser aufgenommen, zum Sieden erhitzt und in ein tariertes Schälchen
filtriert. Kölbchen und Filter werden mit 10 ccm siedendem Wasser nachgewaschen
und die vereinigten Lösungen auf dem Wasserbade zur Trockene eingedampft.
Nach dem Trocknen im Exsiccator wird das Schälchen gewogen. Der Wein soll
etwa 0,1% Coffein enthalten.

Semen Colchici.

Extractum Colchici siccum.

Zur Herstellung eines trockenen Colchicum-Extraktes müssen die
etwa 10% Fett der Droge entfernt werden. Die verschiedenen Möglichkeiten der Entfettung wurden von J. BÜCHI und A. RELLER[1] geprüft.
Sie fanden, daß die Entfettung der Droge vor der Extraktion etwa die
sechsfache Menge Petroläther erfordert und einen Alkaloidverlust von
etwa 15% bedingt. Besser bewähren sich Verfahren, nach denen die ein-
geeengten Extraktlösungen der nicht entfetteten Droge entfettet werden,
z. B. mit Äther, Petroläther oder Paraffin. Die Ergebnisse der Versuche
sind in Tab. 50 zusammengefaßt.

Tabelle 50.

Bereitungsvorschrift	Alkaloide im Auszug vor der Entfettung %	Alkaloide im Auszug nach der Entfettung %	Alkaloid-gehalt im Trocken-extrakt %	Alkaloid-ausbeute im Trocken-extrakt %	Menge der Trocken-extrakte g
1. Pharm. Helv. V ... Droge entfettet	Auszug aus entfetteter Droge prak-tisch fett-frei	84,16	3,09	80,84	29,59
2. Codex Gallic. VI .. Extraktbrühe mit Äther entfettet	98,44	93,19	3,31	85,32	29,20
3. Pharm. USA XI ... Extraktbrühe mit Petroläther ent-fettet	98,44	95,35	3,31	85,45	29,22
4. Pharm. Brit. VI ... Extraktbrühe mit Paraffin entfettet	98,44	87,41	3,39	83,50	27,89

Nach dieser Tabelle wird die beste Entfettung mit Äther und Petroläther erreicht. Wenn auch durch Äther etwas mehr Alkaloide verlorengehen, so sind Alkaloidgehalt des Trockenextraktes und Alkaloidausbeute
im Trockenextrakt gleich. Die Entfettung mit Paraffin zieht auch Alkaloidverluste nach sich, aber trotzdem enthält das Extrakt den höchsten
Alkaloidgehalt. Die Autoren empfehlen daraufhin die Entfettung der
Extraktlösung mit Petroläther vorzunehmen. Um die starke Hygroskopizität des Trockenextraktes herabzusetzen, soll das Extrakt mit Rohr-

---

[1] Pharmac. Acta Helvetiae **22**, 513 (1947).

zucker auf 0,5% Colchicin eingestellt werden. Sie schlagen folgendes Verfahren zur Herstellung eines fettfreien Colchicumextraktes vor:

1000 Teile feines Zeitlosensamenpulver werden mit 400 Teilen einer Mischung von 460 Teilen Weingeist und 540 Teilen Wasser gleichmäßig befeuchtet, durch Sieb IV geschlagen und während 2 Stunden in verschlossenem Gefäß stehengelassen. Hierauf wird die Mischung nochmals durch Sieb IV geschlagen und mit der nötigen Menge der oben genannten Weingeist-Wassermischung nach dem Perkolationsverfahren zunächst 900 Teile Vorlauf bereitet. Es wird weiter perkoliert, bis 10 ccm des zuletzt abfließenden Perkolates mit 3 Tropfen 2 n-Salzsäure auf dem Wasserbade eingedampft, mit 5 ccm Wasser aufgenommen und filtriert, mit 2 bis 3 Tropfen MAYERS Reagens versetzt, keine Trübung geben. Nun läßt man ablaufen, preßt den Drogenrückstand gut aus und vereinigt die Preßflüssigkeit mit dem Nachlauf. Dann wird der Nachlauf zur Trockene gebracht und das Nachlaufextrakt im Vorlauf gelöst. Hierauf stellt man die Lösung während 48 Stunden in die Kälte und filtriert. Das Filtrat wird unter vermindertem Druck bei höchstens 50° auf 200 Teile eingeengt und in einen Scheidetrichter von 500 Volumenteilen Inhalt gebracht. Die Eindampfschale wird mit 50 Teilen heißem Wasser nachgespült und auch das Waschwasser in den Scheidetrichter gegeben. Nach völligem Erkalten fügt man 75 Volumenteile Petroläther hinzu und schüttelt während 5 Minuten sehr vorsichtig aus. Nach der Trennung der Schichten wird der Petrolätherauszug dekantiert und das Ausschütteln noch zweimal mit je 75 Volumenteilen Petroläther in derselben Weise wiederholt. In 3,0 g der entfetteten Extraktbrühe wird der Colchicingehalt und mit 1,0 g der Trockenrückstand bestimmt. Dann wird in der Extraktflüssigkeit die nötige Menge Zucker gelöst, um nach dem Eindampfen unter vermindertem Druck bei höchstens 50° ein Trockenextrakt mit einem Colchicingehalt von 0,45 bis 0,55% zu erhalten.

Tinctura Colchici.

Zur Prüfung der günstigsten *Bereitungsweise* stellten A. JERMSTAD und O. ÖSTBY[1] Tinkturen her durch 1. Digestion auf dem Wasserbad (die nähere Ausführung ist im Abschnitt Tincturae angegeben S. 41), 2. Perkolation und 3. Maceration während 3, 8 und 10 Tagen. Die Ergebnisse veranschaulicht Tab. 51.

Tabelle 51.

Tinctura Colchici	Spez. Gew.	Alka- loide %	Trocken- substanz %	Alkohol- zahl	Weing. Gew.-%	Weing. Vol.-%	$[\gamma]^{20}$
Digestion auf dem Wasserbad, 1 Stunde	0,8920	0,072	1,95	8,20	60,93	68,58	2,699
3 Stund.	0,8925	0,079	1,98	8,15	60,55	68.22	2,707
Perkolation	0,8936	0,080	2,16	8,20	60,93	68,58	2,719
Maceration, 3 Tage	0,8923	0,073	1,86	8,15	60,55	68,22	2,702
Maceration, 8 Tage	0,8925	0,077	1,88	8,20	60,93	68,58	2,705
Maceration, 10 Tage	0,8926	0,077	1,95	8,15	60,55	68,22	2,708

Die verschiedene Bereitungsart der Colchicumtinktur wirkt sich demnach kaum im Alkaloidgehalt aus. Wenn auch durch Perkolation zweifellos der höchste Alkaloidgehalt und vor allem die größte Menge Trockensubstanz erreicht wird, so kann auch durch dreistündige Digestion auf dem Wasserbad eine fast gleichwertige Tinktur erhalten werden.

---

[1] Pharmac. Acta Helvetiae **1934**, Nr. 8.

Die durch Perkolation hergestellte Tinktur enthielt 97,6%, die durch dreistündige Digestion 96,3% und die durch achttägige Maceration gewonnene Tinktur 93,9% der Drogenalkaloide.

JERMSTAD und ÖSTBY bestimmten die Alkaloide nach dem Verfahren des DAB 6, erhitzten allerdings das Gemisch von Zeitlosensamen und Wasser 2 Stunden bei 60 bis 70° statt 1 Stunde bei 50 bis 60°, da sonst zu niedrige Werte ermittelt wurden. Trotzdem bezweifeln JERMSTAD und ÖSTBY, daß durch dieses Verfahren die gesamten Alkaloide der Samen erfaßt werden und empfehlen eine Nachprüfung der Methode.

Eine fettfreie Colchicumtinktur mit einem Colchicingehalt von 0,045 bis 0,055% läßt sich nach J. BÜCHI und A. RELLER[1] wie folgt herstellen:

a) Aus dem Trockenextrakt durch Auflösen von 10 Teilen Extractum Colchici in einer Mischung von 460 Teilen Weingeist + 540 Teilen Wasser.

b) Aus den entfetteten Extraktflüssigkeiten (s. Extractum Colchici): Die Extraktion der Droge und die Entfettung des konzentrierten Perkolates wird nach der oben beschriebenen Weise durchgeführt. Nach der Entfettung wird wie folgt verfahren: In 3,0 g der entfetteten Extraktflüssigkeit wird der Colchicingehalt bestimmt. Dann wird der Auszug gewogen, mit dem gleichen Gewicht Weingeist versetzt und mit der nötigen Menge einer Mischung von 460 Teilen Weingeist und 540 Teilen Wasser auf einen Colchicingehalt von 0,045 bis 0,055% gebracht.

Alkaloidbestimmung.

Gravimetrische Methode nach R. FISCHER und H. FRANK[2]: 30 bis 50 g Tinktur werden auf eine Säule von 7 g Aluminiumoxyd (Lumen des Rohres 13 bis 14 mm) aufgegossen und mit insgesamt 75 ccm Äthanol in vier Portionen kalt nachgewaschen. Der Durchlauf wird eingedampft, mit dreimal 5 ccm Chloroform aufgenommen und wieder über eine Aluminiumsäule (1 g) geschickt. Hernach wird mit 2% Äthanol enthaltendem Chloroform nachgewaschen, eingedunstet, mit Wasser aufgenommen und der wäßrige Verdunstungsrückstand bei 80° bis zur Gewichtskonstanz gewogen.

Jodometrische Bestimmung nach H. MÜHLEMANN und R. TOBLER[3]: 50 g Tinctura Colchici werden in einem Becherglas abgewogen und in den Scheidetrichter der Apparatur (Abb. 40, Bd. I, S. 354) gegeben, dessen Hahn geöffnet ist. Das Becherglas wird mit 10 g Spiritus 95% nachgespült und diese ebenfalls in den Scheidetrichter gegeben. Die Tinktur läuft tropfenweise auf die Aluminiumoxydsäule. Das langsame Durchfließen durch die Säule läßt sich vom Auge gut verfolgen. Wenn die Flüssigkeit noch etwa 10 cm über dem unteren Säulenende steht, wird die Saugpumpe angeschlossen und so stark gesaugt, daß 20 bis 30 Tropfen pro Minute unten abfließen. Wenn alle Tinktur aus dem Scheidetrichter abgelaufen ist und das Flüssigkeitsniveau in der Säule noch etwa 1 mm über dem Aluminiumoxyd steht, gibt man 50 g 95%igen Spiritus in den Scheidetrichter und fährt mit Saugen fort, bis alles durchgeflossen ist. Das Nachspülen mit Spiritus hat den Zweck, das im Adsorptionsmittel etwa noch zurückgehaltene Colchicin herauszuwaschen. 50 g Spiritus, in welchem das Colchicin gut löslich ist, genügen, zum quantitativen Herauslösen des Colchicins. Die in der Saugflasche aufgefangene Flüssigkeit gibt man unter Nachwaschen mit 20 g Wasser in ein Becherglas und dampft auf dem Wasserbad zur Vertreibung des Alkohols auf etwa 30 g ein und fügt einige Tropfen Phenolphthalein als Indicator zu. Man läßt erkalten und versetzt mit soviel n/10-Salzsäure, daß die aufgetretene Rotfärbung verschwindet; 1 bis 2 Tropfen genügen meist. Hernach läßt man aus einer Bürette 15 ccm n/10-Salzsäure zufließen. Die gesamte Lösung wird unter gründlichem Nachspülen mit kleinen Anteilen Wasser in einen Meßkolben von 100 ccm gegossen. Man gibt 5 g Kochsalz zu und füllt

---

[1] Pharmac. Acta Helvetiae 22, 513 (1947). — [2] Scientia pharmac. 16, 38 (1948).
[3] Pharmac. Acta Helvetiae 21, 34 (1946).

nach dessen Auflösung in kleinen Portionen und unter ständigem Umschütteln mit Jodjodkalilösung bis zur Marke auf. Die Jodjodkalilösung besteht aus 1,0 g Jod, 1,5 g Jodkali, Aqua dest. ad 100,0 g. Den im Meßkolben gebildeten Niederschlag läßt man absetzen und filtriert ab. 50 ccm des Filtrates werden mit Natriumthiosulfat entfärbt, mit einigen Tropfen Phenolphthalein versetzt und bis zum Farbenumschlag nach violett mit n/10-Natronlauge titriert.

Die Berechnung der gesuchten Colchicinmenge gestaltet sich folgendermaßen: Verbrauch NaOH = a ccm. In 100 ccm = 50 g Tinktur sind 15 ccm n/10 HCl vorhanden, in 50 ccm also 7,5 ccm. Zur Fällung des Colchicins mit Jodjodkali in 50 ccm Lösung sind 7,5 − a ccm n/10 HCl verbraucht worden, in 100 ccm Lösung also 15 − 2a ccm. 1 ccm n/10 HCl = 0,03992 g Colchicin. In 50 g Tinctura Colchici sind (15 − 2a)·0,03992 g Colchicin enthalten.

Jodometrische Bestimmung ohne Adsorption von R. DIETZEL und W. PAUL[1]: 100 g Zeitlosentinktur dampft man in einem gewogenen Kölbchen von etwa 250 ccm Inhalt im siedenden Wasserbad auf 20 g ein, bringt die Lösung nach dem Erkalten mit Wasser auf ein Gewicht von 95 g, fügt 5 g Bleiessig hinzu, schüttelt die Mischung 3 Minuten lang kräftig und filtriert sie durch ein trockenes Faltenfilter von 12 cm Durchmesser im Arzneiglas von 150 ccm Inhalt vollkommen ab. Zu dem Filtrat gibt man 2 g zerriebenes Natriumphosphat, schüttelt 3 Minuten lang kräftig durch und filtriert die Lösung durch ein trockenes Filter von 10 cm Durchmesser. 80 g des Filtrates (= 80 g Zeitlosentinktur) versetzt man in einem Scheidetrichter mit 20 g Natriumchlorid, gibt nach dessen Lösung 50 g Chloroform hinzu und schüttelt die Mischung 5 Minuten lang durch. Nach vollständiger Klärung filtriert man die Chloroformlösung durch ein kleines glattes Filter, läßt 40 g dieser Lösung in einem Meßkölbchen von 50 ccm Inhalt verdunsten, löst den Rückstand in 15 ccm n/10-Salzsäure, versetzt nach Zugabe von 1 g Natriumchlorid allmählich mit 30 ccm Jodjodkaliumlösung (etwa 1 g Jod und 1,5 g Kaliumjodid für 100 ccm Reagens), schüttelt 5 Minuten lang und läßt bis zur vollständigen Klärung der überstehenden Flüssigkeit stehen. 25 ccm des klaren Filtrates werden mit einigen ccm Thiosulfatlösung entfärbt und nach Zusatz von einigen Tropfen Phenolphthaleinlösung mit n/10-Kalilauge bis zum Farbumschlag titriert. 1 ccm n/10-HCl = 0,03992 g Colchicin.

Semen Sabadillae.

Acetum Sabadillae.

Für die **Alkaloidbestimmung** haben SAIKO-PITTNER[2] und A. JERMSTAD und K. SAXHOLM[3] Verfahren ausgearbeitet, die von KÜRSCHNER und IMMENKAMP[4] verglichen wurden. Sie erhielten übereinstimmende Werte, jedoch ist die Methode von JERMSTAD und SAXHOLM einfacher. KÜRSCHNER und IMMENKAMP haben das Verfahren geringfügig verändert und empfehlen folgende Ausführung:

60 g Sabadillessig werden auf dem Wasserbade bis zum Extrakt eingedampft, wodurch der Alkohol und die Hauptmenge der Essigsäure entfernt werden. Nach dem Abkühlen spült man mit so wenig Wasser wie möglich (etwa 10 ccm) quantitativ in ein Arzneiglas von 200 ccm Inhalt und setzt 60 g Äther und 5 g Ammoniaklösung zu. Während 10 Minuten schüttelt man kräftig und filtriert nach dem Absetzen 50 g der klaren Ätherlösung (= 50 g Sabadillessig) in einen Erlenmeyerkolben von 150 ccm. Der Äther wird abdestilliert, der Kolben ausgeblasen und der Verdampfungsrückstand in 10 ccm Weingeist gelöst. Nach Zusatz von 10 ccm Wasser, 2 Tropfen Methylrot und 5 ccm n/10-Salzsäure wird mit n/10-Kalilauge zurücktitriert. 1 ccm n/10-Salzsäure = 0,0625 g Sabadillalkaloide.

---

[1] Süddtsch. Apotheker-Ztg. **76**, 476 (1936).
[2] Pharmaz. Mh. **1930**, Nr. 7. — [3] Norsk farm. Tidsskr. **1930**, Nr. 8.
[4] Pharmaz. Zentralhalle Deutschland **77**, 458 (1936).

Biologische Bestimmung. R. Janecke und H. Jaretzky[1] haben zur Prüfung von Präparaten aus Semen Sabadillae eine biologische Methode ausgearbeitet, nachdem sie nach vielen Versuchen mit zahlreichen Tieren die Ameise als geeignetes Versuchstier gefunden hatten. Das Verfahren bewährt sich allgemein zur Prüfung insekticider Drogen und aller aus ihnen hergestellten Präparate.

Eine bestimmte Menge der zu untersuchenden Flüssigkeit, z. B. 10 ccm Acetum Sabadillae, wird in einer Porzellanschale mit 10 g Seesand gemischt. Die Essigsäure (bzw. der Alkohol einer Tinktur) wird unter öfterem Umrühren des Sandes mittels eines Glasstabes auf dem Wasserbad verdampft, wobei es zweckmäßig ist, das verdampfende Wasser ein- bis zweimal zu ersetzen. Der trockene, präparierte Sand wird dann mit einigen Tropfen Wasser verrieben. Je nach Beschaffenheit der zu prüfenden Zubereitungen waren 20 bis 29 Tropfen Wasser erforderlich; bei der Prüfung fettreicher Zubereitungen weniger, bei der Prüfung fettfreier mehr Wassertropfen. Der präparierte und angefeuchtete Sand wird ohne Verlust in ein Reagenzglas gebracht und der leicht am Glase haftende Sand mittels eines Glasstabes gleichmäßig an der Wand verteilt. In das Reagenzglas werden nunmehr drei Ameisen gebracht, das Reagenzglas mit einem Korken verschlossen, wobei darauf geachtet werden muß, daß der Korkverschluß ebenfalls mit Sand bedeckt ist. Die Ameisen laufen munter im Reagenzglas umher und kommen immer wieder, wohin sie sich auch wenden wollen, mit den Giftstoffen in Berührung. Je nach der vorliegenden Giftkonzentration sterben die Ameisen früher oder später.

Der präparierte Sand muß feucht sein; im trockenen Sand sterben Ameisen auch dann, wenn keine besonderen Giftstoffe vorhanden sind. Essigsäure und Alkohol müssen verjagt werden, weil beide Substanzen auf Ameisen giftig wirken. 4 Tropfen 90%igen Alkohols in 10 g Sand töten bereits die Versuchstiere.

Bei der Prüfung alkohol- und essigfreier Galenika ist die Methode insofern zu vereinfachen, als nicht wiederholt auf dem Wasserbad bis zur Trockne eingedampft zu werden braucht, es wird lediglich nur so lange erwärmt und die Feuchtigkeit verjagt, bis der Sand die für die Versuche notwendige optimale Feuchtigkeitsmenge enthält. Bei der Prüfung von Drogenpulvern werden diese mit dem Sand gemischt, verrieben und mit Wasser angefeuchtet.

Zur Wertbestimmung wird feuchter Sand mit verschiedenen Giftkonzentrationen (z. B. Veratrin, Acetum Sabadillae) hergestellt. Als Dosis letalis minima (d.l.m.) gilt jene Substanzmenge, welche von 3 eingeführten Ameisen wenigstens 2 innerhalb von 24 Stunden tötet, die 3. Ameise mindestens lähmt. Die Versuche können nur dann gewertet werden, wenn bei der 10 bis 20% höher liegenden Konzentration mindestens 2 Tiere leben. Im Zweifelsfalle werden die Versuche mit 6 Tieren wiederholt. Mit dieser Methode werden sehr gut übereinstimmende Werte erzielt.

Die Autoren benützten zu ihren Versuchen die rotrückige Hausameise Lasius niger emarginatus L. Steht diese nicht zur Verfügung, so können natürlich andere Ameisenarten benützt werden. Da die Empfindlichkeit der Ameisenarten verschieden ist und auch jahreszeitlich wechselt, so muß die Ameisenempfindlichkeit mit einer Standardlösung bestimmt werden. Als Standardlösung empfehlen die Autoren eine Veratrinlösung folgender Zusammensetzung: Veratrin 2,0, Essigsäure 30%ig 10,0, Aqua destillata ad 100,0.

Aus den erhaltenen Werten errechnen sie die „wahre d.l.m." einer Droge oder eines Galenikums nach der Formel $\dfrac{TE}{G} = \dfrac{NE}{x}$. Für TE (Tagesempfindlichkeit) setzen sie die Zahl g der Standardlösung, die notwendig ist, um zwei Versuchstiere zu töten, das dritte zu lähmen, für G setzen sie die Anzahl g der geprüften Substanz (Droge, Galenikum), für NE (= normale Empfindlichkeit) 0,25, ein willkürlich angenommener Normalwert bei Lasius niger emarginatus. Die Art der Be-

---

[1] Arch. Pharmaz. **278**, 34, 82 (1940).

rechnung sei an einem Beispiel durchgeführt. Als d.l.m. wurde für die Standardlösung 0,6 g, für eine Zubereitung aus dem Sabadillsamen 0,8 g festgestellt. Hieraus
ergibt sich folgende Gleichung:

$$0,6 \; (= TE) : 0,8 \; (= G) = 0,25 \; (= NE) : x \quad \text{oder} \quad x = \frac{0,8 \cdot 0,25}{0,6} = 0,333.$$

Nach diesem Verfahren lassen sich alle relativen Werte in absolute, untereinander vergleichbare Werte umrechnen. Die Autoren drücken diese Werte in
,,Ameiseneinheiten'' (Am-E) aus, wobei eine Ameiseneinheit mit der d.l.m. gleich-
zusetzen ist. Da die Werte oftmals klein sind, beziehen sie die Ameiseneinheit auf
100 g Droge oder Zubereitung. Wenn z. B. Acetum Sabadillae 435 Am-E hat, so
will das heißen, daß 100 g Acetum Sabadillae 435 d.l.m. enthalten. Die so erhaltenen Werte lassen sich mit den in Prozenten ausgedrückten Alkaloidgehalten
direkt vergleichen, da beide sich in gleicher Richtung bewegen.

JARETZKY und JANECKE haben verschiedene Sabadillessige mit ihrer
biologischen Methode im Vergleich mit der chemischen Alkaloidbestimmung geprüft und festgestellt, daß der Alkaloidgehalt über die
Wirkung eines Präparates nichts auszusagen vermag. Zwei Präparate,
die aus einer frischen und alten Droge hergestellt waren, hatten zwar den
gleichen Alkaloidgehalt von 0,46%, zeigten aber 454 bzw. 168 Ameisen-
einheiten. Nach 8 bis 9 Monaten war der Gehalt trotz nahezu gleich ge-
bliebenem Alkaloidgehalt von 454 auf 45 bzw. von 161 auf 27 Ameisen-
einheiten gesunken. Umgekehrt hatte ein Sabadillessig mit 0,21% Alkaloiden eine Wirksamkeit von 242 Am-E, war also bedeutend wirksamer
als ein Sabadillessig mit dem doppelten Alkaloidgehalt von 0,44%. Daraus ergibt sich, daß in der Droge und besonders im Sabadillessig eine Zersetzung von Alkaloiden eintritt, die sich einer chemischen Alkaloidbestimmung entzieht. Offenbar wird das wirksame Cevadin in das wenig
wirksame Spaltprodukt Cevin abgebaut, das in gleicher Weise wie das
Cevadin bei der Alkaloidbestimmung erfaßt wird. Die Autoren fordern
daraufhin, daß der Sabadillessig alle 6 Monate erneuert werden soll.

An Stelle des Sabadillessigs werden auch Lösungen von Veratrin in
essigsaurem Wasser mit und ohne Alkohol hergestellt, die als *Acetum
Sabadillae artificiale* bezeichnet werden. JARETZKY und JANECKE prüften
solche Präparate, die 6% Essigsäure und 0,1 oder 5,0% Veratrin enthielten im Vergleich mit einem Acetum Sabadillae DAB 6 mit 0,21%
Alkaloiden. Es ergab sich, daß das DAB-Präparat zehnmal stärker als
die 0,1%ige Veratrinlösung wirkte, obwohl sie nur die doppelte Alkaloidmenge enthielt. Die 5%ige Veratrinlösung erwies sich nur fünfmal so
stark als das DAB-Präparat, trotzdem in ihr die 25fache Alkaloidmenge
enthalten war. Daraus muß geschlossen werden, daß entweder die Resorption des Veratrins aus dem natürlichen Essig rascher als aus einer
künstlichen Lösung verläuft oder daß außer dem Veratrin noch andere
Alkaloide der Droge an der Wirkung erheblich beteiligt sein müssen.
Demnach muß eine künstliche Veratrinlösung mindestens 1% Veratrin
enthalten, um in der Wirkung einem frisch bereiteten Acetum Sabadillae
DAB 6 zu entsprechen.

Nach JARETZKY und JANECKE[1] kann auch *Rhizoma Veratri* an Stelle
von Semen Sabadillae zur Herstellung eines wirksamen Läuseessigs
herangezogen werden.

---

[1] Arch. Pharmaz. **278**, 34, 82 (1940).

Tinctura Sabadillae.

JARETZKY und JANECKE[1] prüften die Tinktur mit 70 vol.-%igem Alkohol (Erg.B.6) und eine Tinktur, die mit 96%igem Alkohol bereitet worden war. Sie unterschieden sich im Alkaloidgehalt und in der Wirkung. Die Tinktur des Erg.B. hatte 0,65% Alkaloide, die Tinktur mit 96%igem Alkohol 0,78% und war biologisch geprüft um etwa 25% wirksamer. Ein Sabadillessig, der aus derselben Droge bereitet war, enthielt nur 0,44% Alkaloide und war bedeutend weniger wirksam. Daraus geht hervor, daß die Tinkturen wirksamer als der Essig sind und auch mehr Alkaloide enthalten. Wird eine Tinktur mit Spiritus dilutus und einem Zusatz von 2% Essigsäure oder Weinsäure hergestellt, so erhöht sich der Alkaloidgehalt auf 0,94% — sie entspricht dann der Tinktur mit 96%-igem Alkohol —, aber die Wirkung ist fast doppelt so hoch wie die der Tinktur ohne Säurezusatz. Die Tinkturen zeigten auch eine bedeutend längere Haltbarkeit als der Essig. Demnach sollte an Stelle des Acetum Sabadillae in den Arzneibüchern eine Tinktur mit 70 vol.-%igem Alkohol und 2% Essigsäure treten.

Eine *Tinctura Sabadillae acetosa* kennt z. B. die Ph. Helv. V, die 4% Essigsäure und etwa 40% Alkohol enthält. Zum Gebrauch muß die Tinktur mit der doppelten Menge Wasser verdünnt werden, um Reizungen durch die Säure zu vermeiden. Da durch diese Verdünnung die Wirkung sehr geschwächt wurde, versuchten P. CASPARIS, H. MÜHLE-MANN und F. BURKHARD[2] ähnliche Tinkturen, aber mit geringerem Säuregehalt herzustellen. Sie bereiteten Tinkturen mit etwa 40% Alkohol und geringen Zusätzen von Essigsäure, Salzsäure und Phosphorsäure, die der doppelten Menge entsprachen, als zur Bindung der Alkaloide erforderlich war:

100 g Droge werden mit 0,57 g Essigsäure und 40 g einer Mischung von 460 g Spiritus und 540 g Wasser gleichmäßig durchfeuchtet und mit dem Rest dieser Mischung perkoliert, nicht ausgepreßt, nach dreitägigem Stehenlassen filtriert und auf 1000 g ergänzt. An Stelle der Essigsäure wurde bei den anderen Tinkturen 4,79 ccm n-Salzsäure oder 0,559 g Phosphorsäure (84%) genommen.

Der Alkaloidgehalt der Tinktur mit Essigsäure betrug 0,249%, mit Salzsäure 0,292%, mit Phosphorsäure 0,282%. Theoretisch sollten sie 0,3% Alkaloide enthalten. Im klinischen Versuch wirkten alle Tinkturen gut und verursachten keine Reizerscheinungen. Ein Zusatz von Xylol und Formaldehyd brachte keine Vorteile. Die Autoren wollen jedoch noch keine bestimmte Herstellungsvorschrift empfehlen, bevor sie nicht auch eine verläßliche Alkaloidbestimmung angeben können. Dies war nicht möglich, da bei der Alkaloidbestimmung der Tinktur mit Salzsäure Schwierigkeiten sich einstellten, indem die Werte über den theoretischen Werten lagen. Diese Schwierigkeiten traten bei den Tinkturen mit Essigsäure und Phosphorsäure nicht auf, in denen sie die Alkaloide auf folgende Weise bestimmten:

30 g Tinktur wurden auf dem Wasserbade auf etwa 7 g eingedampft und mit 60 g Äther und 3 ccm Ammoniak während einer halben Stunde häufig und kräftig

[1] Arch. Pharmaz. **278**, 34, 82 (1940).
[2] Pharmac. Acta Helvetiae **21**, 242 (1946).

geschüttelt. Dann ließ man absetzen, schüttelte mit 2 g Traganth durch und filtrierte 40 g der Ätherlösung (= 16,6 g Tinktur) durch etwas Watte in einen Erlenmeyerkolben mit Glasstopfen. Nach Abdestillieren des Äthers nahm man den
Rückstand noch zweimal mit je 5 ccm Äther auf und dampfte diesen jedesmal
wieder völlig ab. Der Rückstand wurde in 5 ccm Weingeist gelöst, die Lösung mit
20 ccm Petroläther, 10 ccm frisch ausgekochtem und wieder erkaltetem Wasser
und 10 Tropfen Methylrot versetzt und mit n/10-Salzsäure bis zur Rosafärbung
der wäßrigen Schicht titriert, wobei nach jedem Säurezusatz kräftig geschüttelt
und daraufhin kurze Zeit stehengelassen wurde.

Einen besseren Umschlagspunkt erhielten die Autoren mit einem Mischindica-
tor. Setzte man 8 Tropfen Methylrot und 1 Tropfen Methylenblau (0,1%ige weingeistige Lösung) zu, so erschien die Lösung grün. Beim Umschlagspunkt ändert sich
die Farbe von schmutzig Blaugrün über Graugrün, Grauviolett und Rosaviolett.
Der letztere Farbton, der auch in der trüben Lösung gut erkennbar ist, wurde als
Endpunkt der Titration angenommen.

Semen Stramonii.

Extractum Stramonii.

Die Stechapfelsamen enthalten etwa 25% Fett, das zur Herstellung
eines Trockenextraktes entfernt werden muß. J. BÜCHI und A. RELLER[1]
prüften verschiedene Methoden zur Beseitigung des Fettes. Bei der Entfettung der Droge vor der Extraktion mit Petroläther werden z. B. für
1 kg Droge 7850 g Petroläther benötigt und bei einer Perkolationsgeschwindigkeit von 1 ccm pro Minute erfordert die Perkolation 201 Stunden. Damit wird zwar praktisch eine vollkommene Entfettung erreicht
— der Fettgehalt der Droge betrug nur 0,42% —, aber das Verfahren ist
langwierig und kostspielig. Alkaloide gehen bei dieser Art der Entfettung nicht verloren.

Vergleichende Extraktionsversuche von entfetteter und nicht entfetteter Droge mit Spiritus dilutus ergaben, daß das Fett die Extraktion
etwas hemmt. Die Alkaloidausbeuten waren bei nicht entfetteter Droge
68,9%, bei entfetteter Droge 74,7%. Die Droge wurde perkoliert, es
wurden 5 Teilperkolate aufgefangen und der Drogenrückstand wurde
ausgepreßt. Die Drogen entsprachen im Feinheitsgrad dem Sieb III, weil
die nicht entfettete Droge sich nicht weiter pulverisieren ließ. Die Alkaloidausbeute könnte nach Ansicht der Autoren noch erhöht werden,
wenn die entfettete Droge vor der Extraktion zu einer dem Sieb V
entsprechenden Korngröße pulverisiert werden würde. Besonders auffallend war, daß etwa 20% des Fettes von dem Spiritus dilutus gelöst
wurden.

BÜCHI und RELLER versuchten wegen der Nachteile der Entfettung
der Droge mit Petroläther wie bei Semen Strychni, das Fett aus der
Extraktlösung nach deren Einengen mit Petroläther, Äther oder Paraffin
zu entfernen. Bei allen diesen Verfahren traten aber Alkaloidverluste von
etwa 25% auf, so daß sie trotz ihrer einfacheren Ausführung für die Herstellung des Extraktes in dieser Form nicht in Frage kommen können.
Auch waren diese Trockenextrakte noch hygroskopischer als das Extrakt
aus entfetteter Droge.

[1] Pharmac. Acta Helvetiae **22**, 618 (1947).

Zur Herstellung des Trockenextraktes haben Büchi und Reller die entfettete Droge mit Spiritus dilutus perkoliert, wobei ein Vorlauf von 0,9 Teilen getrennt aufgefangen wurde. Die Nachläufe wurden zur Trockene gebracht und dann im Vorlauf gelöst, die Mischung während 48 Stunden bei einer Temperatur von etwa 7° defäkiert und dann durch Filtration von den abgeschiedenen Ballaststoffen getrennt. Das Filtrat wurde zur Trockene gebracht.

Semen Stramonii liefert Extrakte mit sehr hohem Alkaloidgehalt. Büchi und Reller erhielten Extrakte mit 3,8%, Gstirner und Stein[1] mit 4,8% Alkaloiden. Diese können mit mehr als der gleichen Menge eines indifferenten Mittels, wie Dextrin oder Milchzucker, auf einen Alkaloidgehalt von 1 bis 1,5% eingestellt werden, wodurch die Hygroskopizität stark herabgesetzt und die Haltbarkeit erhöht wird. Diese Extrakte sind nach Gstirner und Stein dem Belladonnaextrakt gleichwertig.

Die Herstellung eines *Extractum Stramonii e foliis* entspricht nach F. Gstirner und G. Stein[1] der des Belladonnaextraktes.

Tinctura Stramonii.

Büchi und Reller versuchten das Fett der Tinktur durch tiefe Temperaturen auszuscheiden, wie es G. Tomi[2] für die Strophanthustinktur vorgeschlagen hat. Obwohl die Tinktur 1 : 10 während 30 Minuten auf −10° abgekühlt und dann filtriert wurde, konnten nur 6% des ursprünglichen Fettes auf diese Weise entfernt werden. Bei neuerlichem Abkühlen auf −16° während 1 Stunde trat keine eigentliche Fettabscheidung mehr ein. Die Entfettung durch Abkühlen ist demnach bei der Stechapfeltinktur aus Samen nicht anwendbar, da die Hauptmenge des Fettes in Lösung bleibt.

Zur **Alkaloidbestimmung** in der Tinktur erwähnt K. H. Blum[3], daß es durch den Gehalt an fettem Öl zur Bildung von fettsauren Ammoniumsalzen kommt, die zu einer Emulsion und zu Überwerten führen, da sie durch die n/10-Salzsäure bei der Titration der Alkaloide mitbestimmt werden. Er schlägt vor, das fette Öl nach dem Eindampfen der Tinktur mit Petroleumbenzin zu entfernen und auf folgende Weise vorzugehen:

20 g Tinctura Stramonii werden nach Zusatz von 1 ccm Salzsäure, um die Alkaloide als Salze in die wäßrige Phase zu überführen, in einem Kölbchen von 100 ccm Inhalt im siedenden Wasserbad auf etwa 8 g eingedampft. Nach dem Erkalten setzt man 20 ccm Benzinum Petrolei zu und schwenkt einige Minuten um. Hierbei wird das beim Eindampfen an der Flüssigkeitsoberfläche sich ansammelnde fette Öl großenteils aufgenommen. Man läßt bis zur vollständigen Trennung stehen und gießt die Petroleumbenzinlösung vorsichtig ab. Der beschriebene Vorgang wird mit 10 ccm Petroleumbenzin wiederholt. Zur Befreiung von Resten des Petroleumbenzins wird die Alkaloidlösung zunächst etwa 10 Minuten in heißes Wasser von 80 bis 90° gestellt und anschließend im siedenden Wasserbad auf etwa 5 g eingedampft.

---

[1] Pharmazie **7**, 90 (1952).

[2] Arch. Farmacol. sperim. Sci. affini **57**, 161 (1934); Ref. Pharmaz. Zentralhalle Deutschland **1934**, 697.

[3] Dtsch. Apotheker-Ztg. **93**, 861 (1953).

Nunmehr werden nach dem Erkalten des Rückstandes 25 g Äther zugewogen, tüchtig geschüttelt und mit 4 g Ammoniak versetzt. Nach weiteren 5 Minuten langem kräftigen Schütteln werden 1,5 g Traganthpulver zugefügt. Man schüttelt wiederum durch bis zur Klärung und führt die Bestimmung, wie im Erg.B. 6 beschrieben, weiter fort, indem man 20 g der klaren, ätherischen Lösung in ein Kölbchen gießt, den Äther abdestilliert und nach dem Erwärmen auf dem Wasserbad bis zum Verschwinden des Äthergeruches schließlich den Rückstand in 1 ccm Weingeist löst. Nach Zugabe von 5 ccm n/10-Salzsäure, 5 ccm Wasser und 1 Tropfen Methylrotlösung titriert man mit n/10-Kalilauge bis zum Farbumschlag.

Der Mindestgehalt soll 0,03% Hyoscyamin betragen (1 ccm n/10-Salzsäure = 0,02892 g Hyoscyamin).

Semen Strophanthi.

Tinctura Strophanthi.

Zur Bereitung der Tinktur wird die Droge, die bis zu 35% fettes Öl enthält, nach dem DAB 6 mit Petroleumbenzin im Perkolator entfettet, um nachträgliche Trübungen zu vermeiden, wozu die fünf- bis sechsfache Menge Petroleumbenzin erforderlich ist. Nach R. Springer[1] läßt sich die Droge auch mit Äther oder Chloroform und auch im Soxhletapparat entfetten. Bei der gravimetrischen Strophanthinbestimmung fallen aber die Werte durch größere Mengen Fremdstoffe höher aus als wenn die Droge mit Petroleumbenzin extrahiert wurde. Die Kristalle einer Tinktur, deren Droge mit Petroleumbenzin entfettet wurde, sind am reinsten.

Durch fraktionierte Perkolation läßt sich nach H. Welte[2] die Entfettung mit etwa nur der doppelten Menge Petroläther ausführen:

200 g Droge werden in einem Röhrenperkolator mit 200 bis 220 ccm Petroläther (Spez. Gew. 0,670 bis 0,680) übergossen und 24 Stunden stehengelassen. Dann wird mit 15 Tropfen pro Minute ohne Nachgießen von Petroläther bis zum vollständigen Abtropfen perkoliert. Hierauf werden 200 ccm Petroläther aufgegossen und mit etwa 60 Tropfen pro Minute perkoliert und die Entfettung durch Auftropfen auf Schreibpapier, das empfindlicher als Filtrierpapier ist, geprüft. Meistens fällt diese Probe nach dem Ablaufen der ersten 100 ccm Perkolat negativ aus, so daß zur Entfettung 400 ccm Petroläther ausreichend sind. Notfalls werden noch 100 ccm Petroläther aufgegossen, womit sicher eine vollständige Entfettung erreicht werden soll.

Am sichersten läßt sich die Entfettung durch Wägung des Abdampfrückstandes einiger ccm Perkolat feststellen.

Nach G. Tomi[3] ist eine Entfettung der Strophanthussamen vor ihrer Verarbeitung zur Tinktur nicht nötig. Es soll vielmehr genügen, die aus nicht entfetteten Samen bereitete Tinktur eine halbe Stunde unter öfterem Umrühren auf −10° abzukühlen. Das in Lösung gegangene Fett soll sich hierbei vollständig ausscheiden und die so erhaltene Tinktur in ihrer biologischen Wirksamkeit allen Anforderungen entsprechen.

Maceration und Perkolation wirkt sich bei der Herstellung der Tinktur nach biologischen Versuchen an der Katze von A. Stasiak[4] auf den Wirkungswert nicht aus. An Tinkturen aus kombé-Samen hat ebenfalls

---

[1] Dtsch. Apotheker-Ztg. **92**, 628 (1952).
[2] Süddtsch. Apotheker-Ztg. **88**, 270 (1948).
[3] Arch. Farmacol. sperim. Sci. affini **57**, 161 (1934); Ref. Pharmaz. Zentralhalle Deutschland **1934**, 697.
[4] Arch. Pharmaz. **1932**, 385.

STASIAK[1] biologisch festgestellt, daß die Entfettung der Droge keinen Wirkungsverlust nach sich zieht, daß aber mit konzentriertem Alkohol eine erheblich schwächere Tinktur als mit Spiritus dilutus erhalten wird. Zu ähnlichen Ergebnissen gelangte auch C. L. HUYCK[2] mit Hilfe einer colorimetrischen Bestimmung mit Pikrinsäure. Darnach erhält man durch Extraktion der Droge nach dem Perkolations- und Macerationsverfahren ungefähr gleich wirksame Tinkturen. 65%iger Alkohol zeigt ein besseres Lösungsvermögen als 95%iger Alkohol, jedoch neigen die alkoholärmeren Tinkturen zur Bildung von Niederschlägen. Auch hat in solchen Tinkturen HUYCK nach 6 Monaten eine Strophanthinabnahme von z. B. 10 mg/ccm auf 1,67 mg/ccm beobachtet. Dieses Ergebnis, das vermutlich mit kombé-Samen erhalten wurde, steht allerdings im Widerspruch zu FOCKE[3], der in einer Tinktur, die aus $^2/_3$ kombé- und hispidus-Samen bereitet war, nach 20 Jahren keinen Wertverlust feststellte.

Reaktionen nach Ph. Horkheimer[4]. 3 ccm Tinktur werden in einem Porzellanschälchen zur Trockene eingedampft. Nach dem Erkalten wird der Rückstand an mehreren Stellen mit 80%iger Schwefelsäure betupft. Bei einer Tinktur aus gratus-Samen tritt bald eine Rotfärbung auf, bei einer Tinktur aus kombé-Samen eine Grünfärbung. Bestand das Ausgangsmaterial aus gratus- und kombé-Samen, so sind grüne und rote Farbtöne erkennbar. Nach P. DUMONT und G. THOMAS[5] fluorescieren Tinkturen aus Strophanthus kombé im UV-Licht blau, aus Strophanthus hispidus und gratus grüngelb. Mit Furfurol-Schwefelsäure geben Strophanthus kombé und hispidus eine indigoblaue, Strophanthus gratus eine rosa Farbe.

Strophanthinbestimmung.

Die gravimetrische Strophanthinbestimmung nach dem DAB 6 liefert keine sehr genauen Ergebnisse, da das Strophanthin mehr oder weniger stark bräunliche Fremdstoffe enthält und durch das Abgießen der Mutterlauge und Auswaschen Strophanthinkristalle verlorengehen. Nach R. SPRINGER und H. SCHÄFER[6] trifft dies besonders zu, wenn das Strophanthin in kleinen Kristallen krustenartig den Boden des Schälchens bedeckt und nicht in großen quadratischen Täfelchen zusammengefaßt, in einzelnen Büscheln auskristallisiert. Deshalb bewährt sich auch nicht immer das Animpfen der Lösung, da dann das Strophanthin sich in kleinen Kristallen ausscheidet, die schwer verlustlos auswaschbar sind. R. SPRINGER[7] stellte beim Eindampfen der Strophanthinlösung auf 1 g nach dem DAB 6 einen Strophanthinverlust von 6% fest. In wesentlich reinerer Form erhält man dagegen die Strophanthinkristalle, wenn man während der vom DAB 6 geforderten Zeit von etwa 24 Stunden langsam auf nur 1,7 bis 1,5 ccm abdunsten läßt. Der Strophanthinverlust beträgt dann allerdings 11 bis 12%. Nach SPINGER führt schließlich folgende Versuchsanordnung zu besseren Ergebnissen:

---

[1] Arch. Pharmaz. **1932**, 385.

[2] J. Amer. pharmac. Assoc. **37**, 191 (1948); Ref. Scientia pharmac. **17**, 133 (1949).

[3] Pharmaz. Ztg. **1926**, 782. — [4] Süddtsch. Apotheker-Ztg. **1928**, 264.

[5] J. Pharmac. Belgique **21**, 397 (1939); Ref. Jber. Pharmac. **74**, 10 (1939).

[6] Arch. Pharmaz. **280**, 268 (1942). — [7] Dtsch. Apotheker-Ztg. **92**, 628 (1952).

Man fügt nach eingetretener Kristallisation, bei der gemäß der Arzneibuchvorschrift das Gewicht während 24 Stunden auf 1 g zurückgehen soll, bevor man die Mutterlauge abgießt, 1 ccm destilliertes Wasser hinzu, schwenkt um und läßt abermals 12 Stunden stehen, wobei das Gewicht wieder um ungefähr 0,4 g vermindert wird. Erst dann gießt man die Mutterlauge vorsichtig ab und behandelt nach DAB 6 weiter, indem man die Kristalle nachspült und sie bei 110° trocknet.

Zahlreiche Versuche zeigten, daß bei dieser Abwandlung der Gehaltsbestimmung reinere Strophanthinkristalle ohne nennenswerten Verlust erhalten werden. Das erneut zugefügte Wasser nimmt einen großen Teil der zwischen den Strophanthinkristallen befindlichen Begleitstoffe auf, während das einmal auskristallisierte Glykosid sich nur schwer wieder löst. Auch das Nachspülen gestaltet sich einfacher, da bereits das zugesetzte Wasser einen großen Teil der Verunreinigungen aufgenommen hat.

H. DIETMANN[1] konnte auf folgende Weise eine Kristallisation aus einem sirupartigen Rückstand erreichen:

Nach Zugabe von 20 ccm Wasser, in dem sich dieser vollständig und klar löste, wurde auf 10 g eingedampft und nach dem Erkalten mit 30 ccm Isopropylalkohol (in Ermangelung von Alcohol absolutus) versetzt. Es erfolgte eine starke Ausflockung, die abfiltriert wurde. Filter und Schälchen wurden dreimal mit je 3 ccm Isopropylalkohol ausgespült und nachgewaschen. Die filtrierte Flüssigkeit wurde auf 5 g eingedampft, so daß aller Isopropylalkohol entfernt war und abermals mit 20 ccm Isopropylalkohol versetzt. Wiederum entstand eine starke Trübung, die rasch ausflockte. Diese wurde in gleicher Weise abfiltriert und dreimal mit je 2 ccm Isopropylalkohol Schälchen und Filter behandelt. Nun wurde bis zur Trockene eingedampft und der Rückstand in 3 ccm Wasser auf dem Wasserbad gelöst, in das vorgeschriebene Wägegläschen übergeführt und das Abdampfschälchen dreimal mit 1 ccm Wasser sorgfältig nachgespült. Im Wägegläschen wurde nun gleich auf etwa 1 ccm eingedampft. Der Rückstand war noch gelblich, aber dünnflüssig. Bereits nach 1 Stunde begann die Kristallbildung, die sich zusehends vermehrte. Nach etwa 4 Stunden war sie beendet. Nach 24 Stunden wurde die Mutterlauge entfernt, aber nicht, wie vorgeschrieben, durch Abgießen, sondern sie wurde an einer von Kristallen freigelegenen Stelle durch Schräghalten des Schälchens aus der kantigen Vertiefung mittels einer Augenpipette abgesogen. In gleicher Weise wurde dreimal ½ ccm Wasser über die Kristalle getropft und abgesogen. Nach dem Trocknen verblieb ein Rückstand von 0,285 g schöner g-Strophanthinkristalle.

Colorimetrische Strophanthinbestimmung mit Pikrinsäure von C. L. Huyck[2].

HUYCK benützt die colorimetrische Bestimmung nach KNUDSON-DRESBACH mit Pikrinsäure für Digitoxin, die mit dem Laktonring des Strophanthins unter Orangefärbung reagiert, zur folgenden Strophanthinbestimmung in der Tinktur:

2 ccm Tinktur werden auf etwa 15 ccm mit destilliertem Wasser verdünnt, 2,5 ccm einer 10%igen Lösung von Bleiacetat (Pb(C$_2$H$_3$O$_2$)$_2$ 3 H$_2$O) zugesetzt, gut gemischt und mit destilliertem Wasser auf 25 ccm aufgefüllt. Danach wird erneut durchgemischt und filtriert. 12,5 ccm Filtrat versetzt man mit 0,75 ccm einer 10%igen Lösung von Natriumphosphat (Na$_2$HPO$_4$ · 12 H$_2$O), füllt mit destilliertem Wasser auf 25 ccm auf und filtriert nach gutem Durchschütteln ab. 5 ccm Filtrat + 5 ccm alkalische Pikrinsäurelösung (4,75 ccm 1%ige Acid. picrinic. + 0,25 ccm 10%ige NaOH) werden gemischt und die Farbe entweder mit einer Standardlösung von Strophanthin oder mit einer 0,344%igen wäßrigen Kaliumbi-

[1] Süddtsch. Apotheker-Ztg. **86**, 82 (1946).
[2] J. Amer. pharmac. Assoc. **37**, 191 (1948); Ref. Scientia pharmac. **17**, 133 (1949).

chromatlösung verglichen. Die mg Strophanthin, berechnet als Oubain, erhält man durch Dividieren der mm Schichtdicke des Standards durch jene der Probe und Multiplikation mit 0,266 mg.

Die Resultate der colorimetrischen Prüfungsmethode (orig. KNUD-SON-DRESBACH und modifizierte Methode) ergeben höhere Werte als die Ergebnisse mit der Frosch-Testmethode, was zur Annahme geführt hat, daß die colorimetrischen Methoden nur für Voruntersuchungen genügend genaue Resultate liefern. Dazu sei vermerkt, daß es sich bei diesen Untersuchungen vermutlich um Tinkturen aus kombé- und nicht aus gratus-Samen handeln dürfte.

H. WELTE[1] beobachtete, daß durch ein zu langes Einleiten von Schwefelwasserstoff die Kristallisation des Strophanthins verhindert wird, das vielleicht durch die Reduktionswirkung eine Veränderung erfährt, und empfiehlt das Einleiten des Schwefelwasserstoffes möglichst kurz auszuführen.

Semen Strychni.

Extractum Strychni.

Die Brechnüsse enthalten etwa 4% Fett, das zur Herstellung eines Trockenextraktes entfernt werden muß. Dies geschieht z. B. durch Entfettung der Droge mit Petroläther vor der Extraktion. Um das Ende der Entfettung festzustellen, fordert die Ph. Helv. V, daß 5 ccm Petrolätherperkolat nach dem Verdunsten höchstens 0,5 mg Rückstand hinterlassen dürfen. Weniger genau ist die Prüfung mit Filtrierpapier, auf dem nach dem Verdunsten von 5 Tropfen Perkolat kein Fettfleck zurückbleiben soll oder daß 1 ccm Perkolat in einem Glasschälchen verdunstet, nur einen sehr leichten Schleier, aber keinen öligen Rückstand hinterlassen soll. Diese beiden Prüfungen können als Vorproben für die gravimetrische Kontrolle nützlich sein. Nach J. BÜCHI und A. RELLER[2] genügt allerdings eine Entfettung, wenn 5 ccm Perkolat 1 bis 2 mg Rückstand nach dem Verdunsten hinterlassen. Die Entfettung verläuft praktisch ohne Verlust an Alkaloiden. Die genannten Autoren fanden einen solchen von nur 0,58% der Gesamtalkaloide.

Nach BÜCHI und RELLER erfordert 1 kg Droge bei einer Perkolationsgeschwindigkeit von 1 ccm pro Minute 4,5 kg Petroläther und etwa 112½ Stunden zur Entfettung, wodurch die Extraktbereitung bedeutend verteuert und auch verlängert wird. BÜCHI und RELLER prüften deshalb näher die Entfettung der Droge durch Perkolation und noch andere Verfahren zur Entfernung des Fettes.

Auf die Alkaloidextraktion wirkt sich die Entfettung nicht aus, auch werden aus einem mittelfeinen Pulver die Alkaloide leicht extrahiert, da sich der Hauptteil bereits in den ersten zwei Teilperkolaten befindet (Tab. 52).

Die Entfettung der Droge ist demnach nicht unbedingt erforderlich und das Fett kann auch nach der Extraktion entfernt werden, wie es

---

[1] Dtsch. Apotheker-Ztg. **91**, 920 (1951).
[2] Pharmac. Acta Helvetiae **22**, 387 (1947).

von einigen Arzneibüchern vorgeschrieben wird: Die Droge wird mit
Spiritus dilutus extrahiert, mit dem etwa 50% des Fettes in die Extraktflüssigkeit gelangen. Der Alkohol wird abdestilliert und aus der wäßrigen
Extraktlösung wird das Fett mit Äther oder Petroläther ausgeschüttelt
oder auch mit geschmol-
zenem Paraffin auf-
genommen. Auf diese
Weise sind bedeutend
geringere Mengen Fett-
lösungsmittel nötig, z. B.
für 1 kg Droge 150 ccm
Äther bzw. 350 ccm
Petroläther, und die
Entfettung läßt sich in
einigen Stunden durch-
führen. Während mit
geschmolzenem Paraffin

Tabelle 52.
*Verlauf der Perkolation von entfetteter und
nicht entfetteter Semen Strychni-Droge.*

Teilperkolat	Alkaloidausbeute in %	
	nicht entfettet	entfettet
1	71,78	71,34
2	13,03	13,11
3	4,21	3,73
4	2,23	2,19
5	1,41	1,46
Preßflüssigkeit	0,89	1,57
Summe	93,55	93,41

die Entfettung weniger gut verläuft und etwas größere Alkaloidverluste
auftreten, sind bei den anderen Verfahren und der Entfettung der
Droge vor der Extraktion Entfettung und Alkaloidverlust fast gleich.
Die Alkaloidausbeute im Trockenextrakt beträgt etwa 80%. Büchi und
Reller schlagen darauf folgendes Verfahren zur Herstellung des
Strychnusextraktes vor:

1000 Teile feines Brechnußpulver werden mit 400 Teilen 70 vol.-%igem Weingeist gleichmäßig durchfeuchtet, durch Sieb IV geschlagen und während 2 Stunden
im verschlossenen Gefäß stehengelassen. Hierauf wird die Mischung nochmals
durch Sieb IV geschlagen, in einen Perkolator gefüllt und zunächst 1000 Teile Vorlauf perkoliert. Dann wird die Perkolation fortgesetzt bis 2,5 ccm des zuletzt abfließenden Perkolates mit 3 Tropfen etwa 2 n-Salzsäure auf dem Wasserbade eingedampft, mit 5 ccm Wasser aufgenommen und filtriert, mit 2 bis 3 Tropfen
Mayers Reagens versetzt, sofort nur noch eine opalisierende Trübung geben. Der
Nachlauf wird unter vermindertem Druck unterhalb 50° zur Trockene gebracht.
Nachdem das Nachlaufextrakt im Vorlauf gelöst ist, wird der Auszug unter vermindertem Druck unterhalb 50° auf 200 Teile eingedampft. Dann wird die Extraktlösung in einen Scheidetrichter von 500 ccm Inhalt gegossen und die Eindampfschale mit 50 ccm heißem Wasser gut nachgewaschen und das Waschwasser ebenfalls in den Scheidetrichter gespült. Nach dem Erkalten der Mischung fügt man
50 ccm Äther hinzu und schüttelt während 5 Minuten sehr vorsichtig aus. Nach der
Trennung der Schichten wird der Äther dekantiert und weggegossen und das Ausschütteln in der beschriebenen Weise noch zweimal mit je 50 ccm Äther wiederholt. Dann wird mit 1 g Extraktlösung der Alkaloidgehalt und mit 0,5 g der
Trockenrückstand ermittelt. Hierauf wird in der Extraktlösung die nötige Menge
Zucker gelöst, um nach dem Eindampfen unter vermindertem Druck ein Trockenextrakt mit einem Alkaloidgehalt von 10% bzw. nach dem DAB 6 von 15%, zu
erhalten.

Um Verfälschungen des Gesamtalkaloidgehaltes des Trockenextraktes mit Brucin zu erkennen, sollte der Gehalt nur an Strychnin bestimmt
werden, z. B. mit der titrierten Lösung der Gesamtalkaloidbestimmung
nach der Oxydationsmethode (S. 238).

Chromatographische Bestimmung der Gesamtalkaloide siehe unter
Tinctura Strychni (S. 241).

Tinctura Strychni.

Obwohl die Alkaloide durch Perkolation im Verhältnis 1 : 10 mit
Spiritus dilutus sich erschöpfend extrahieren lassen, wird die Extraktion auch mit Zusatz von Säuren durchgeführt. D. PONTE[1] empfiehlt
z. B. Zusätze zu dem Extraktionsmittel von 1% Essigsäure oder 0,5%
33%ige Salzsäure. Die U.S.P.X schrieb 10 ccm Essigsäure, die U.S.P.XI
7,5 ccm Salzsäure auf 100 g Droge vor.

Der Gesamtalkaloidgehalt geht bei der Lagerung allmählich zurück,
doch soll nach W. MEYER[2] die Abnahme nur das oxydationsempfindliche
Brucin betreffen, während das widerstandsfähige Strychnin erhalten
bleibt. Deshalb ist für die Tinktur eine gesonderte Bestimmung des
Strychningehaltes besonders dringlich. Außerdem kann die Tinktur aus
einer Droge mit geringem Alkaloidgehalt hergestellt sein, die mit dem
therapeutisch wenig wirksamen Brucin auf den geforderten Gesamtalkaloidgehalt eingestellt wurde. Solche Verfälschungen können nur
durch eine Strychninbestimmung erkannt werden.

Bestimmung des Strychningehaltes nach der Oxydationsmethode.

Von den Verfahren neuerer Arzneibücher zur Bestimmung des Strychningehaltes, die auf der Oxydationsmethode beruhen, sei das der Ph.
Brit. 1948 angeführt:

Man dampft 100 ccm Tinktur auf einem Wasserbad auf ungefähr 10 ccm ein
und fügt 5 ccm Alkohol (95%), 10 ccm n-Schwefelsäure, 30 ccm Chloroform und
20 ccm Wasser zu. Hierauf bringt man das Gemisch in einen Scheidetrichter und
spült den Kolben mit n/10-Schwefelsäure bis zur vollständigen Entfernung der
Alkaloide nach. Nun schüttelt man, läßt das Chloroform nach Trennung der
Schichten abfließen und wiederholt die Extraktion noch zweimal mit je 5 ccm
Chloroform. Die gesammelten Chloroformlösungen werden zweimal mit je 10 ccm
n/10-Schwefelsäure ausgeschüttelt und das Chloroform verworfen. Die vereinigten
sauren Lösungen versetzt man mit verdünnter Ammoniaklösung bis zur deutlich
alkalischen Reaktion und schüttelt dann mehrmals mit je 20 ccm Chloroform bis
zur vollständigen Extraktion der Alkaloide aus (Prüfung mit MAYERS Reagens).
Die Chloroformauszüge werden gemeinsam verdampft, der Rückstand mit 5 ccm
Alkohol (95%) versetzt und wieder zur Trockene eingedampft. Nun löst man den
Rückstand in einer Mischung von 15 ccm 3%iger Schwefelsäure und 2 ccm Salpetersäure (70%ig), setzt einige Kristalle Natriumnitrit zu und läßt 30 Minuten
bei einer Temperatur zwischen 15 und 20° stehen. Hierauf bringt man das Gemisch
in einen Scheidetrichter, der 20 ccm Natronlauge (20%ige wäßrige Lösung) enthält,
schüttelt 2 Minuten, setzt 20 ccm Chloroform zu und schüttelt wieder. Die Chloroformlösung wird abgetrennt und zuerst mit 5 ccm Natronlauge, anschließend mit
20 ccm Wasser gewaschen. Man setzt das Ausschütteln mit je 10 ccm Chloroform
bis zur vollständigen Extraktion des Alkaloids fort, wobei jede einzelne Chloroformlösung mit der Natronlauge und dem Wasser, die zum Waschen der ersten Chloroformlösung verwendet wurden, ausgeschüttelt wird. Nun destilliert man das
Chloroform ab, fügt 5 ccm Alkohol (95%) zu, verdampft wieder und trocknet eine
halbe Stunde bei 100°. Der Rückstand wird in 10 ccm n/10-Säure gelöst und der
Überschuß der Säure unter Verwendung von Methylrotlösung oder Cochenille-
tinktur als Indicator mit n/10-Natronlauge zurücktitriert.

1 ccm n/10-Säure entspricht 0,03344 g Strychnin. Zur Korrektur des Strychnin-
verlustes muß das Resultat mit 1,02 multipliziert werden.

[1] Giorn. Farmac. Chim. Sci. affini **84**, 152 (1935); Ref. Jber. Pharmac. **70**, 279
(1935).
[2] Dtsch. Apotheker-Ztg. **54**, 913 (1939).

Spektrophotometrische Bestimmung von Strychnin und Brucin.

Strychnin zeigt ein Absorptionsmaximum bei 255 mμ, Brucin zwei
Maxima bei 264 mμ und 301 mμ, so daß beide Alkaloide nebeneinander
bestimmt werden können. Das spektrophotometrische Verfahren wurde
von K. Jentzsch[1] zur Strychnin- und Brucinbestimmung in Tinctura
Strychni und Tinctura Ignatii, von M. S. El Ridi und K. Khalifa[2] zur
Strychninbestimmung in der Tinktur und im Fluidextrakt herangezogen.

Verfahren von K. Jentzsch[1].

Jentzsch verwendet die spektrophotometrische Methode zur Bestimmung von Strychnin und Brucin in Tinctura Strychni und Tinctura
Ignatii, womit die Tinkturen auch unterschieden werden können. Der
wesentlichste Vorteil dieser Methode
liegt darin, daß man für eine Bestimmung nur 0,5 ccm Tinktur oder noch
weniger benötigt und der Zeitaufwand
nur etwa 3 Stunden beträgt. Wenn es
auch bei der Ausführung der Bestimmung genügen würde, die Extinktion
nur bei $\lambda = 302$ und 263,5 mμ zu mes-
sen, so erscheint es dennoch empfehlenswert, die vollständige Absorptions-
kurve (Abb. 15) der isolierten Alkaloide
zu bestimmen, da erst aus deren Verlauf erkannt werden kann, ob störende
Begleitstoffe anwesend sind oder nicht.
Diese müssen vorher aus der Alkaloidlösung entfernt werden. Zur Messung
der Absorption verwendet Jentzsch
das Beckman-Spektrophotometer.

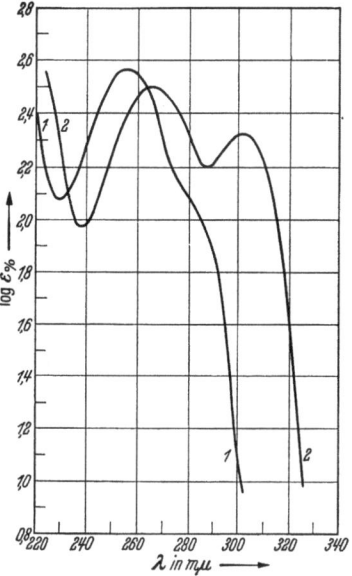

Abb. 15. Strychnin (1) in 0,1 nHCl;
Brucin (2) in 0,1 nHCl.

Man verdampft genau 1,50 g Tinktur
nach Zusatz von 0,1 ccm verdünnter Schwefelsäure in einer kleinen Porzellanschale von
etwa 5 bis 7 cm Durchmesser auf dem Wasserbad zur Trockene, wobei die intensive violette Farbreaktion des Loganins auftritt.
Dies ist gleichzeitig ein qualitativer Nach-
weis, daß es sich bei der zu untersuchenden Tinktur tatsächlich um eine Zubereitung
aus den Drogen (Semen Strychni bzw. Semen Ignatii) und nicht nur um eine alkoholische Lösung der beiden Alkaloide Strychnin und Brucin handelt. Nach dem
Erkalten (die Violettfärbung schlägt dabei in ein schmutziges Schwarzbraun um)
wird der Rückstand mit etwa 1,5 ccm destilliertem Wasser versetzt und mit einem
Glasstab von der Schale losgelöst. Hierauf bringt man die Lösung samt den ungelöst bleibenden dunklen Flocken in ein 50 ccm Erlenmeyerkölbchen und spült die
Schale dreimal mit je 1 bis 2 ccm Wasser nach. Der Inhalt des Kölbchens wird durch
Zusatz von 3 Tropfen Natronlauge (15%ig) und 0,3 ccm Natriumcarbonatlösung
(1 Teil in 2 Teilen Wasser) alkalisiert, mit 5 g Chloroform und 10 g Äther versetzt
und 5 Minuten kräftig geschüttelt. Nach Zufügen von 0,5 g Traganth schüttelt man

[1] Scientia pharmac. **19**, 219 (1951).
[2] J. Pharmac. Pharmacol. **4**, 190 (1952).

nochmals, bis sich die Äther-Chloroformschicht vollständig geklärt hat und gießt 10 g der klaren Lösung (= 1 g Tinktur) durch ein Wattebäuschchen in ein 50 ccm-Erlenmeyerkölbchen. Nun wird das Lösungsmittel bis auf wenige Tropfen verdampft, mit ungefähr 10 ccm etwa n/10-Salzsäure versetzt und die Lösung bis zum Verschwinden des Chloroformgeruches auf dem Wasserbad erhitzt. Die salzsaure Lösung spült man hierauf quantitativ mit den sich meistens in geringer Menge abscheidenden weißen bis gelblichen Flocken in ein 100 ccm-Meßkölbchen, füllt mit n/10-Salzsäure zur Marke auf und führt die Messung nach Filtration in einem BECKMAN-Spektrophotometer in 1 cm-Küvetten aus.

Bei Verwendung von 0,5 ccm Tinktur wird nur mit 1 Tropfen verdünnter Schwefelsäure zur Trockene verdampft und nach dem Überspülen in das Kölbchen

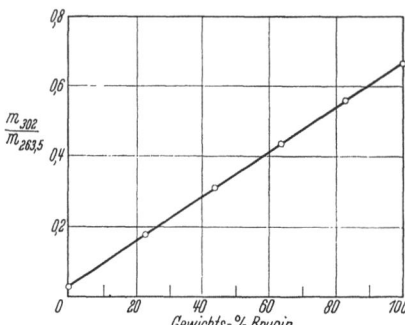

mit 2 Tropfen Natronlauge (15%ig) und mit 0,2 ccm Natriumcarbonatlösung alkalisiert. Die Mengen der organischen Lösungsmittel, 5 g Chloroform und 10 g Äther, werden beibehalten, jedoch nur ein aliquoter Teil von 7,5 g (= 0,25 ccm Tinktur) abfiltriert. Nach dem Einengen wird mit etwa 5 ccm n/10-Salzsäure versetzt, die letzten Reste Chloroform verjagt und in einem 25 ccm-Meßkolben zur Marke aufgefüllt.

Man kann die Bestimmung sogar mit 0,15 ccm Tinktur ausführen, wenn ein aliquoter Teil, der 0,1 ccm Tinktur entspricht, weiterverarbeitet und schließlich auf ein Volumen von 10 ccm gebracht wird.

Abb. 16. Standardkurve zur Bestimmung des Mischungsverhältnisses Strychnin : Brucin.

Berechnungsbeispiel für *Tinctura Strychni*: Gefunden: $\log m_{302} = -0,629$, $\log m_{263,5} = -0,188$, der daraus berechnete Quotient $m_{302} : m_{263,5}$ entspricht nach der Eichkurve (Abb. 15) $x = 52,0\%$ Brucin im Gemisch der Gesamtalkaloide (Tab. 53). Daraus läßt sich nach den Formeln I, II, III berechnen:

$B^c = 1,077$ mg/100 ccm und 1,073 mg/100 ccm, Mittelwert: 1,075 mg/100 ccm,
$S^c = 0,992$ mg/100 ccm.

100 ccm der Gesamtalkaloidlösung enthalten daher 0,992 mg Strychnin + 1,075 mg Brucin und die Tinktur somit 0,20% des Gemisches der Hauptalkaloide, wobei 48% auf Strychnin und 52% auf Brucin entfallen.

Berechnungsbeispiel für *Tinctura Ignatii*: Gefunden: $\log m_{302} = -0,665$, $\log m_{263,5} = -0,104$, der daraus berechnete Quotient $m_{302} : m_{263,5}$ entspricht nach der Eichkurve (Abb. 16) $x = 38,5\%$ Brucin im Gemisch der Gesamtalkaloide (Tab. 53). Daraus läßt sich nach den Formeln I, II, III berechnen:

$B^c = 0,968$ mg/100 ccm und 0,961 mg/100 ccm, Mittelwert: 0,964 mg/100 ccm
$S^c = 1,54$ mg/100 ccm.

Tabelle 53.

Probe	Proben-menge	$\log m_{302}$	$\log m_{263,5}$	$\dfrac{m_{302}}{m_{263,5}}$	% Brucin	%Strychnin
					im Gemisch	
Tinct. Strychni	2,g	− 0,629	− 0,188	0,36	52,0	48,0
Tinct. Strychni	0,5 ccm	− 0,712	− 0,270	0,36	52,0	48,0
Tinct. Ignatii	2 g	− 0,665	− 0,104	0,275	38,5	61,5
Tinct. Ignatii	0,5 ccm	− 0,814	− 0,219	0,254	35,0	65,0

Formeln:

$$(I) \quad B^c = \frac{m_{263,5} \cdot x}{31{,}300}, \quad (II) \quad B^c = \frac{m_{302}}{201{,}26 + \dfrac{914}{x}}, \quad (III) \quad S^c = \frac{B^c (100 - x)}{x}.$$

100 ccm der Gesamtalkaloidlösung enthalten daher 1,54 mg Strychnin + 0,964 mg Brucin und die Tinktur somit 0,25% des Gemisches der Hauptalkaloide, wobei 61,5% auf Strychnin und 38,5% auf Brucin entfallen.

Im Vergleich mit der DAB 6-Methode wurden im Gesamtalkaloidgehalt übereinstimmende Werte erhalten, sofern bei der Berechnung das wechselnde Verhältnis von Strychnin und Brucin in Semen Strychni und Semen Ignatii berücksichtigt wurde.

Verfahren von M. S. El Ridi und K. Khalifa[1].

EL RIDI und KHALIFA bestimmen nur das Strychnin im Extractum Strychni fluidum und in der Tinctura Strychni. Störende Stoffe werden durch Adsorption an Aluminiumoxyd entfernt und das Brucin wird mit Kaliumpersulfat oxydiert, nachdem Salpetersäure bei 302 mμ absorbiert und die Bestimmung stört. Das Verfahren zeichnet sich durch Einfachheit und Schnelligkeit aus.

Extr. Strychni fluidum. In ein Absorptionsrohr von 25 bis 30 cm Länge und 1,3 cm Durchmesser mit eingeengtem Ende werden 15 g aktiviertes Aluminiumoxyd trocken eingefüllt, so daß sich eine Adsorptionssäule von 14 cm Länge ergibt. 2 ccm Fluidextrakt werden langsam durchgesaugt. Bevor die Flüssigkeit vollkommen eingesaugt ist, werden mit kleinen Mengen 86%igem Alkohol die Alkaloide in die Säule hineingewaschen und dann mit größeren Mengen 86%igem Alkohol so lange nachgespült, bis das Eluat alkaloidfrei ist, wozu insgesamt etwa 50 ccm 86%iger Alkohol nötig sind. Das Eluat wird in ein 100 ccm-Meßkölbchen gebracht und mit 96%igem Alkohol aufgefüllt. 20 bis 30 ccm werden eingedampft, der Rückstand wird in 10 ccm 3%iger Schwefelsäure aufgenommen und dann 0,5 g Kaliumpersulfat unter Schütteln gelöst. Die Lösung wird eine Stunde in ein Wasserbad von 60 bis 70° gestellt. Nach dem Erkalten wird die Lösung in ein 100 ccm-Meßkölbchen mit destilliertem Wasser gespült und nach dem Durchmischen durch ein trockenes Filter in einen trockenen Kolben filtriert. Mit dieser Lösung wird die Extinktion *E* 254 mμ in einem (Unicam) Spektrophotometer gemessen und der Strychningehalt nach folgender Formel berechnet:

$$C = E/E_{1\,cm}^{1\%} \cdot$$

C = Konzentration in g-%, $E_{1\,cm}^{1\%}$ = 390 bei 254 mμ ,

E = die bei 254 mμ gemessene Extinktion.

Von der *Tinctura Strychni* werden 10 ccm über 10 g aktiviertem Aluminiumoxyd chromatographiert und sonst in gleicher Weise wie bei dem Fluidextrakt verfahren.

Chromatographische Bestimmung der Gesamtalkaloide von K. W. MERZ und R. FRANCK[2]. Adsorptionsrohr von 20 cm Länge und 1 cm lichter Weite. Als Adsorptionsmittel dient reinstes, wasserfreies Al_2O_3 von E. Merck (standardisiertes Al_2O_3 nach BROCKMANN ist nicht geeignet). 10 ccm Tinktur werden auf die Adsorptionssäule gebracht und mit 70%igem Alkohol entwickelt, bis etwa 40 ccm Filtrat erhalten werden. Das klare Filtrat wird auf dem Wasserbade bis zur Trübung eingeengt, der Rückstand in n/10-Salzsäure gelöst und mit n/10-Natronlauge zurücktitriert (Methylrot).

Extractum Strychni. 0,5 bis 1,0 g Extrakt werden in 10 ccm 70%igem Alkohol gelöst, die Lösung chromatographiert und so lange mit 70%igem Alkohol entwickelt, bis etwa 45 ccm Filtrat erhalten sind. Diese werden wie bei der Tinktur weiter verarbeitet.

---

[1] J. Pharmac. Pharmacol. **4**, 190 (1952). — [2] Arch. Pharmaz. **275**, 345 (1937).

Tragacantha.

Mucilago Tragacanthae.

W. J. Husa und J. M. Plaxco jr.[1] führten Arbeiten über die Herstellung eines Traganthschleimes als Suspensionsmittel für Arzneistoffe aus. Sie stellten fest, daß eine 1%ige Lösung an Stelle der 6%igen Lösung, wie sie in den USA gebräuchlich ist, günstigere Eigenschaften als Suspensionsmittel besitzt und daß der Traganth besser in Pulverform als in Stücken zu verarbeiten ist. Wird Traganth in Stücken genommen, so muß eine 24stündige Maceration durchgeführt werden, während das Pulver in kleinen Mengen sofort in einer Reibschale mit der zwei- bis vierfachen Menge Alkohol oder Glycerin angerieben und dann allmählich das Wasser hinzugegeben werden kann. Bei der Herstellung größerer Mengen empfiehlt sich ein elektrischer Mischer. Ein Zusatz von Alkohol (bis 40%) steigert die Suspensionskraft des Traganth, ein höherer Gehalt wirkt sich jedoch ungünstig aus.

Die Autoren weisen auf die Unverträglichkeit des Traganthschleimes mit Bismutum subnitricum hin, das zu einer dicken gelartigen Masse führt, die aus den Gefäßen nicht mehr ausgegossen werden kann. Die Ursache dafür dürfte in der Einwirkung des pos. geladenen Bi-Ions auf die Traganthmicellen zu suchen sein und kann durch Hinzufügen der Salze dreiwertiger negativer Ionen beseitigt werden. Die Autoren schlagen das von Schmitz und Hill[2] bereits empfohlene sekundäre oder tertiäre Natriumphosphat vor und weiterhin Natriumcitrat (mindestens 10 mg für 60 ccm Mucilago). Natriumchlorid, Natriumbicarbonat, Natriumsulfat, Bariumchlorid und Aluminiumsulfat erwiesen sich als wirkungslos. Ein Einfluß des p_H (geprüft wurde von 1,9 bis 8,5) ergab sich nicht.

Die Unverträglichkeit des Bismutum subnitricum besteht mit Mucilago Gummi arabici zwar nicht, aber dessen Suspendierungsvermögen ist viel geringer. Bismutum subcarbonicum und Bismutum subgallicum sind so wenig ionisiert, daß sie mit Traganthschleim keine Unverträglichkeit darstellen.

Tubera Aconiti.

Extractum Aconiti.

Bereitung. Zur Herstellung eines in Wasser und Spiritus dilutus leicht löslichen Trockenextraktes 1 : 1 empfiehlt R. Freudweiler[3] folgendes Verfahren:

100 g gepulverte Aconitknollen (V) werden gleichmäßig mit 40 g Spiritus dilutus (70 Vol.-%) durchfeuchtet, hierauf durch Sieb III geschlagen und 2 Stunden der Ruhe überlassen. Dann wird das Pulver neuerdings durch Sieb V geschlagen, in einen Perkolator gebracht und gleich mit Spiritus dilutus perkoliert. Zur Er-

---

[1] J. Amer. pharmac. Assoc. Pract. Ed. **14**, 222 (1953); Ref. Scientia pharmac. **21**, 145 (1953).

[2] J. Amer. pharmac. Assoc. Pract. Ed. **9**, 493 (1948).

[3] Pharmac. Acta Helvetiae **1934**, Nr. 4.

schöpfung der Droge ist ungefähr die sechsfache Menge Extraktionsmittel erforderlich. Die vereinigten Nachläufe werden im Vakuum bei 30 bis 40° und 50 mm auf 200 g eingedampft und zur Abscheidung indifferenter unlöslicher Stoffe 36 Stunden auf Eis gestellt. Hierauf wird filtriert oder besser zentrifugiert und zweimal mit je 100 ccm Wasser nachgewaschen. Das Filtrat wird im Vakuum bei 30 bis 40° und 30 mm auf 100 g eingedampft, 24 Stunden auf Eis gestellt, dann filtriert und mit ungefähr 75 g Wasser nachgewaschen. Nach Ermittelung des Trockenrückstandes und des Alkaloidgehaltes wird dem Filtrat die entsprechende Menge Zucker zugesetzt, um ein Trockenextrakt mit einem Alkaloidgehalt von 0,5% zu erhalten. Die mit Zucker versetzte Flüssigkeit wird im Vakuum bei 30 bis 40° fast bis zur Trockene eingedampft. Die vollkommene Trocknung wird am zweckmäßigsten im Hochvakuum zuerst bei einer Temperatur von 25 bis 30°, dann bei 15 bis 20° vorgenommen. Das Trockenextrakt wird sofort in braune Flaschen gebracht, deren Hohlstopfen mit Calciumchlorid gefüllt sind.

Nach A. LAUWAET[1] ist die Alkaloidausbeute bei Verwendung von hochprozentigem Alkohol ergiebiger, die Extraktausbeute geringer als bei Verwendung von Spiritus dilutus.

Alkaloidbestimmung. Die Bestimmung der Gesamtalkaloide und des Aconitins wird in entsprechender Weise wie bei der Droge ausgeführt. Nach H. MÜHLEMANN und R. WEIL[2] werden 5 g Aconitextrakt in 10 ccm Aqua dest. unter vorsichtigem Erwärmen auf dem Wasserbad bei einer maximalen Temperatur von 45 bis 50° gelöst. Nachdem sich so ein „Fluidextrakt" gebildet hat, werden 15 ccm 25%iges Ammoniak zugegeben und mit 100 g Äther in einem gut verschlossenen Erlenmeyerkolben während 30 Minuten ausgeschüttelt und dann weiter wie bei der Droge verfahren (Bd. I, S. 377).

Tinctura Aconiti.

Die Aconittinktur wird im Verhältnis 1 : 10 mit Spiritus dilutus aus der Droge hergestellt und auf einen Gesamtalkaloidgehalt von 0,05% eingestellt. Nach R. FREUDWEILER[3] kann sie auch durch Auflösen von 10 g Trockenextrakt (0,5% Alkaloide) in 90 g 25 vol.-%igem Alkohol bereitet werden. Das Aconitin wird in der Tinktur allmählich gespalten unter Bildung von Benzoylaconin und Aconin, wodurch gleichzeitig die physiologische Wirkung abnimmt. Nach W. B. BAKER[4] sinkt der biologische Wirkungswert innerhalb eines halben Jahres auf die Hälfte ab. H. MÜHLEMANN und R. WEIL[2] fanden durch chemische Bestimmung eine Verminderung des Aconitingehaltes innerhalb eines Jahres von 45,5% auf rund 20% des Gesamtalkaloidgehaltes. Die Haltbarkeit der Aconittinktur und des Fluidextraktes ist nach E. SWANSON und C. HARGREAVES[5] in hohem Maße von der Wasserstoffionenkonzentration abhängig. Bei einem p_H von 2,5 bis 3 ist die Haltbarkeit am größten. Dies wird auch von W. BAKER[4] bestätigt, nach dem der Wirkungswert einer Tinktur, die mit Salzsäure auf p_H 2,3 eingestellt ist, fast drei Jahre konstant bleibt. Eisessig und Phosphorsäure sind weniger wirksam und praktisch. Auch R. FREUDWEILER[6] läßt hierauf die durch Auflösen des

---

[1] J. Pharmac. Belgique **1930**, 26. — [2] Pharmac. Acta Helvetiae **24**, 419 (1949).
[3] Pharmac. Acta Helvetiae **1934**, Nr. 4.
[4] J. Amer. pharmac. Assoc. **23**, 974 (1934).
[5] J. Amer. pharmac. Assoc. **1927**, Nr. 4.
[6] Pharmac. Acta Helvetiae **11**, 193 (1936).

Trockenextraktes hergestellte Tinktur auf p_H 2,5 bis 3,0 mit Salzsäure einstellen.

Reaktion der Pharm. Nederl. V nach F. GSTIRNER[1]. Schüttelt man 2 ccm Tinktur mit 3 ccm Äther und 1 ccm Ammoniakflüssigkeit (10%), fügt 4 ccm Wasser zu und läßt 2 ccm der Ätherschicht mit 10 Tropfen Phosphorsäure (25%) verdunsten, so hinterbleibt eine Flüssigkeit, die beim Erwärmen sich violett färbt.

Alkaloidbestimmung. Die Bestimmung der Gesamtalkaloide und des Aconitins wird in entsprechender Weise wie bei der Droge ausgeführt. MÜHLEMANN und WEIL[2] dampfen 100 g Tinktur im Vakuum auf etwa 10 ccm ein, versetzen diese mit 15 ccm 25%iger Ammoniakflüssigkeit und 100 g Äther und schütteln während 30 Minuten. Dann wird weiter wie bei der Droge verfahren (Bd. I, S. 377).

Verfahren von G. Baker und D. Ch. B. Jordan[3].

Dieses Verfahren, das für die *Tinktur* und das *Fluidextrakt* bestimmt ist, geht von der Voraussetzung aus, daß die ätherlöslichen Alkaloide aus Aconitin und Benzoylaconin bestehen und beruht auf der Beobachtung, daß Benzoylaconin in Gegenwart von teilweise mit Ammoniumchlorid gesättigter Ammoniakflüssigkeit (Pufferlösung) in Äther wenig löslich ist. Bei Versuchen mit reinem Aconitin erhielten sie im Mittel 0,93% Verlust und von reinem Benzoylaconin gingen im Mittel 9,86% in den Äther über. Die Autoren empfehlen folgende Ausführung:

Zu 10 ccm Fluidextrakt oder 100 ccm Tinktur fügt man 1 ccm 10%ige Schwefelsäure und verdampft den Weingeist auf dem Wasserbad. Man fügt 20 ccm Wasser hinzu und gießt die Lösung durch ein Papierfilter in einen Scheidetrichter. Das Filter wird mit kleinen Mengen Wasser, dann mit angesäuertem Wasser nachgewaschen. Die filtrierte Lösung schüttelt man mit 20 ccm Äther, um die färbenden Bestandteile zu entfernen. Nach Abtrennung des Äthers fügt man vorsichtig 10%ige Ammoniaklösung hinzu, bis die Lösung auf Lackmus schwach alkalisch reagiert und extrahiert die Alkaloide wiederholt mit Äther. Zu den vereinigten Ätherausschüttelungen gibt man 10 ccm 0,01 n-Säure, destilliert den Äther auf dem Wasserbad ab, kühlt ab und bestimmt den Säureüberschuß mit 0,01 n-Lauge und Methylrot als Indicator. Die verbrauchte Anzahl ccm 0,01 n-Säure multipliziert mit 6,45 ergibt die Gesamtalkaloide in mg, berechnet als Aconitin (= h). Die neutralisierte Alkaloidlösung spült man in einen Scheidetrichter, der 50 ccm der Pufferlösung (0,0159 n-NH$_4$OH und 0,75 n-NH$_4$Cl) enthält und extrahiert die Alkaloide durch viermaliges Schütteln während 10 Minuten mit je 25 ccm Äther. Die vereinigten Ätherausschüttelungen versetzt man mit 10 ccm 0,01 n-Säure, destilliert den Äther auf dem Wasserbad ab und bestimmt den Säureüberschuß mit 0,01 n-Lauge und Methylrot als Indicator. Die bei dieser Titration verbrauchte Anzahl ccm 0,01 n-Säure ist der substituierte Wert für y in der Gleichung. Die Berechnung des Aconitingehaltes geschieht nach der Formel:

$$A = 7,236 \cdot y - 0,1106 \cdot h \, .$$

A mg Aconitin,
y Anzahl ccm 0,01 n-Säure, welche bei der Endtitration durch die Alkaloide gebunden werden,
h Gesamtalkaloide in mg, berechnet als Aconitin.

---

[1] Pharmaz. Ztg. **74**, 465 (1932). — [2] Pharmac. Acta Helvetiae **24**, 419 (1949).
[3] J. Amer. pharmac. Assoc. **25**, 291 (1936).

EDER und RUCKSTAHL[1] machen darauf aufmerksam, daß Ammoniak
auch in den Äther übergeht und als Alkaloid mitbestimmt wird. Dieser
Ammoniakfehler läßt sich aber durch vorheriges wiederholtes Abdestillieren des Äthers vermeiden. Auch der Berechnungsformel soll der
Ammoniakfehler anhaften.

Schließlich läßt sich das Aconitin auch spektrographisch in ätherischer Lösung
durch die Intensität der 2 Absorptionslinien im UV-Licht im Vergleich mit einer
bekannten Aconitinlösung bestimmen.

Zur Herstellung eines *Sirupus Aconiti* empfiehlt R. FREUDWEILER[2]
5 g Tinctura Aconiti (0,05%) mit 95 g Sirupus simplex zu mischen. Der
Alkaloidgehalt des Sirups beträgt 0,0025%.

Tubera Jalapae.

Resina Jalapae.

Um das Harz von Exogonium purga Bentham bzw. ,,Mexiko'' oder
,,Vera Cruz'' Jalape von den Harzen aus Oriziba- oder Brasil-Jalape
unterscheiden zu können, hat E. J. SHELLARD[3] Versuche ausgeführt. Es
gelang ihm diese drei Harze durch die Löslichkeit, die Fluorescenz und
einige physikalische Daten erkennen zu können.

Im filtrierten UV-Licht zeigen die gepulverten Harze folgende
Fluorescenzen: Vera Cruz-Harz: blauviolett, Orizaba-Harz: tief blaurot,
Brasilien-Harz: gelbbraun. Die Fluorescenzen lassen sich noch besser an
den Chromatogrammen mit Magnesiumoxyd der alkoholischen, ätherischen und chloroformischen Lösungen erkennen.

Zur Bestimmung der Löslichkeiten wird 1 g Harz mit 100 ccm Lösungsmittel unter öfterem Umschütteln 24 Stunden stehengelassen, filtriert, das Filtrat eingedampft und der Rückstand gewogen. Die Extraktionsmittel müssen vollkommen wasserfrei sein und Äther und
Chloroform dürfen keinen Alkohol enthalten. SHELLARD fand folgende
Werte (Tab. 53):

Tabelle 53. *Löslichkeit der Harze in verschiedenen Lösungsmitteln.*

Lösungsmittel	Vera Cruz-Harz %	Orizaba-Harz %	Brasilien-Harz %
Petroläther	2,66	2,36	2,86
Äther	4,01	73,26	2,94
Chloroform	22,25	1,12	48,12
Äthylacetat	22,08	19,84	42,33

Orizaba kann demnach leicht an der hohen Ätherlöslichkeit erkannt
werden. Auch in Benzol ist es im Gegensatz zu den anderen Harzen bis
zu 90% löslich. Wenn im obigen Fall das Brasilien-Harz auch eine etwa
doppelt so hohe Löslichkeit in Chloroform und Äthylacetat wie das
Vera Cruz-Harz zeigt und die beiden Harze sich daran erkennen lassen,

[1] Pharmac. Acta Helvetiae **19**, 53 (1944).
[2] Pharmac. Acta Helvetiae **1934**, Nr. 4.
[3] J. Pharmac. Pharmacol. **4**, 304 (1952).

so können aber auch größere Schwankungen in den Löslichkeiten auftreten, die eine klare Unterscheidung erschweren. Brasilien-Harz läßt sich aber leicht an der hohen Wasserlöslichkeit erkennen. Wird 1 g Harz mit 100 ccm destilliertem Wasser 3 Stunden geschüttelt, so gehen etwa 20% in Lösung, während von Vera Cruz-Harz und Orizaba-Harz etwa 0,5% bzw. 0,3% gelöst werden. Durch weitere wäßrige Maceration können von Brasilien-Harz bis zu 80% in Lösung gehen. Die wäßrige Lösung ist durch ein starkes Schäumen ausgezeichnet.

Auch die spezifische Drehung und der Schmelzpunkt differieren bei den einzelnen Harzen und können zur Identifizierung dienen:

	Spez. Drehung	Schmelzpunkt
Vera Cruz-Harz	− 37,6°	138−144°
Orizaba-Harz	− 25,4°	121−127°
Brasilien-Harz	− 20,0°	94−100°

Tabelle 54. *Biologische Wirksamkeit verschiedener Harze.*

Harz	ED 50-Werte-Schwankungen bei Handelspräparaten
Jalapa	0,5 bis 1,6 mg pro Maus
Operculata .	0,8 bis 1,0 mg ,, ,,
Orizaba	1,5 bis 2,0 mg ,, ,,
Turpethi ..	0,6 bis 1,0 mg ,, ,,

H. AUTERHOFF[1] hat die Wirksamkeit von Resina Jalapae DAB 6, Resina Ipomoeae operculatae (= sog. brasilianische Jalape), Resina orizabensis (= Res. Scammoniae Erg. B. 6) und Resina Turpethi biologisch an der Maus geprüft, wonach Resina orizabensis schwächer wirkt als die übrigen Harze, die praktisch die gleiche Wirksamkeit zeigen. Die Ergebnisse sind in Tab. 54 zusammengestellt.

[1] Planta medica **2**, 195 (1954).

Sachverzeichnis.